PATHOGENIC MICROBIOLOGY

병원미생물학

김관천 · 김충환 · 박미숙 · 범진필 · 이광배 · 이진희 · 정명실 공저

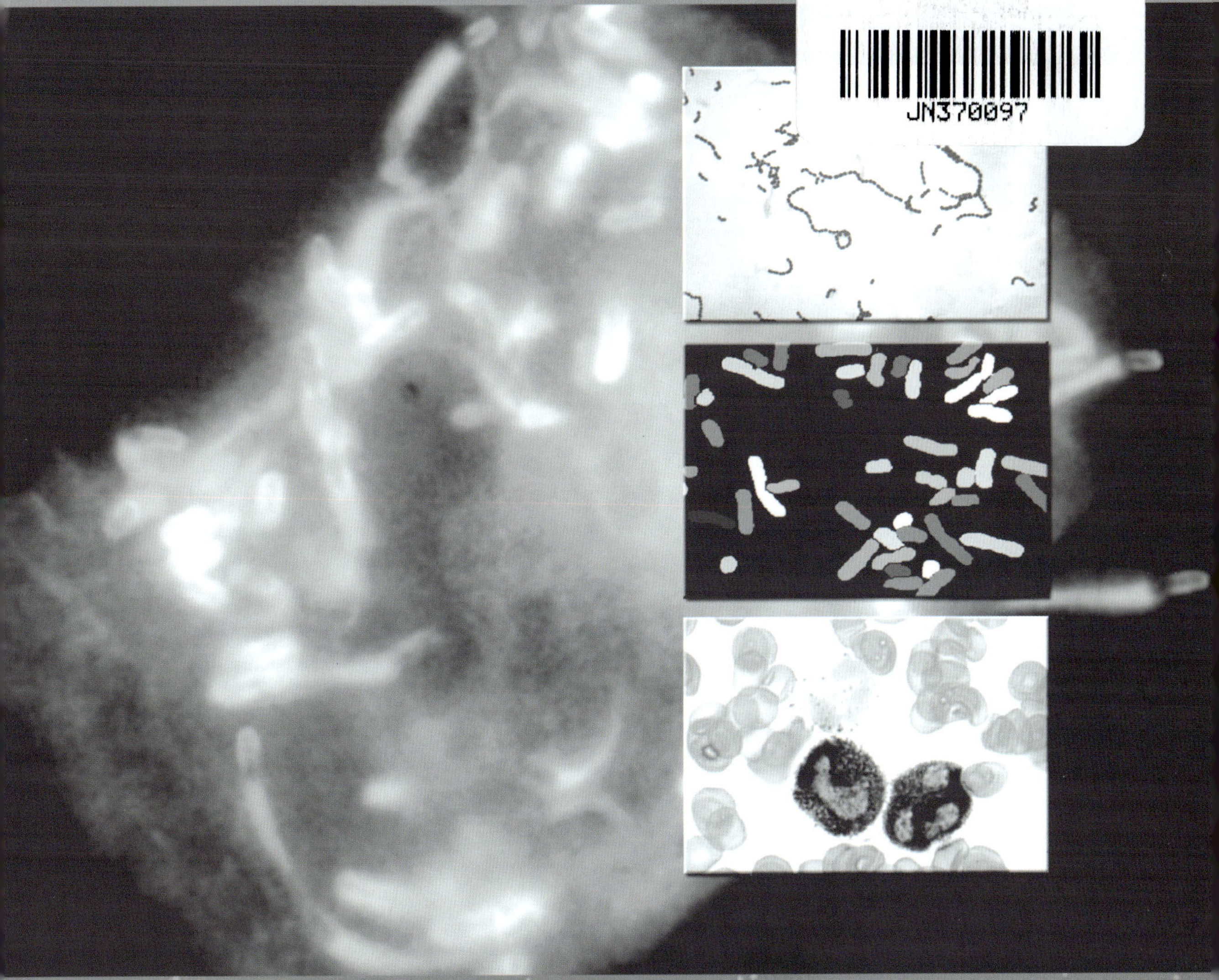

정문각

머리말

이 책의 특징은 임상실무와 관련하여 감염원과 치료 및 예방을 최신 자료를 수록하였다는 점이다. 국내외적으로 새롭게 출현하고 있는 감염질환이나 병원감염관리 부분에 대하여 추가하였고, 최근 일부 학명이 바뀐 내용들을 가능한 한 반영하였다. 아울러 자주 사용하는 미생물학 관련 의학용어도 우리말 새용어로 통일하였을 뿐만 아니라, 이미 옛용어에 익숙한 독자를 위하여 옛용어를 병기하여 새용어 사용으로 인한 혼란을 최소화하였다.

임상미생물학 전문가와 대학의 교수님들이 강의와 실무경험을 토대로 감염질환과 관련된 미생물을 좀 더 흥미롭고 쉽게 학습할 수 있도록 심혈을 기울였다.

탈고하고 나면 항상 느끼는 것이지만 지면의 제약으로 좀 더 많은 자료를 상세하게 소개하지 못한 점이 아직도 아쉽고 부족함을 느끼지만 주어진 여건에서 최선을 다하였다는 것으로 위안을 삼아본다. 부족한 부분은 강의하시는 교수님들께서 채워주시기 바라며, 많은 고견과 질책을 보내주시면 개정판에서 보완하도록 노력하겠다. 더불어서 미생물학을 공부하는 학생들이나 졸업 후 임상실무에서 감염관리 및 업무에 도움이 된다면 더 없는 보람이 될 것이다.

이 책이 출간되기까지 집필을 맡아주신 교수님들과 출판을 맡아주신 정문각 김시동 사장님과 편집부 임직원 여러분께 심심한 감사를 드린다.

2013. 2

대표저자 **범 진 필**

ATLAS

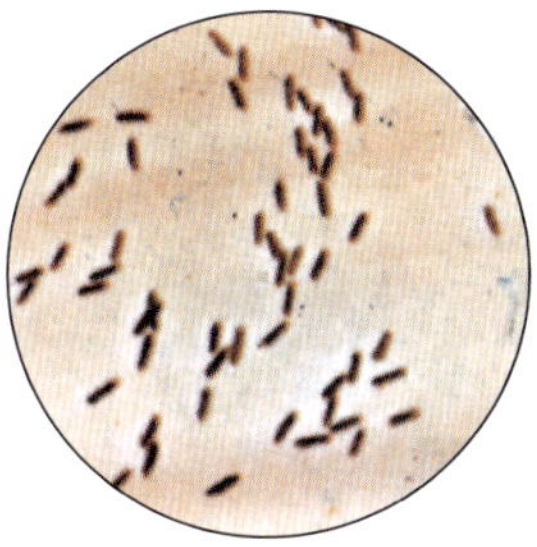

대장균
Escherichia coli(Gram)

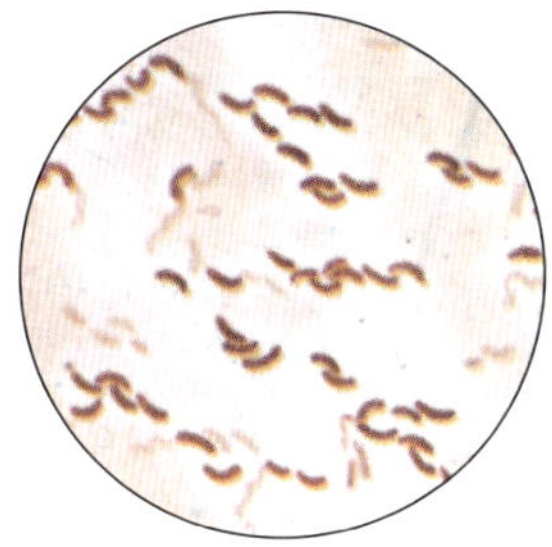

콜레라균
Vibrio cholerae(Gram)

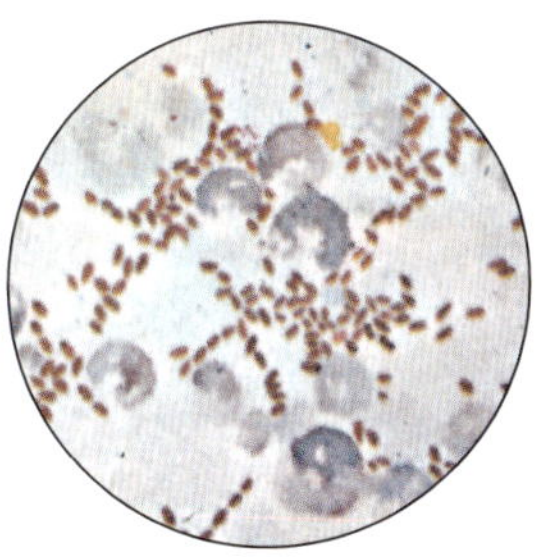

페스트균
Pasteurella pestis
(Pappenheim)

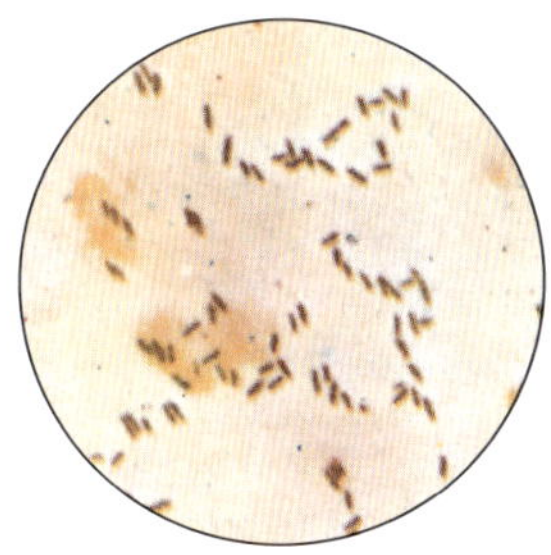

녹농균
Pseudomonas aeruginosa
(Gram)

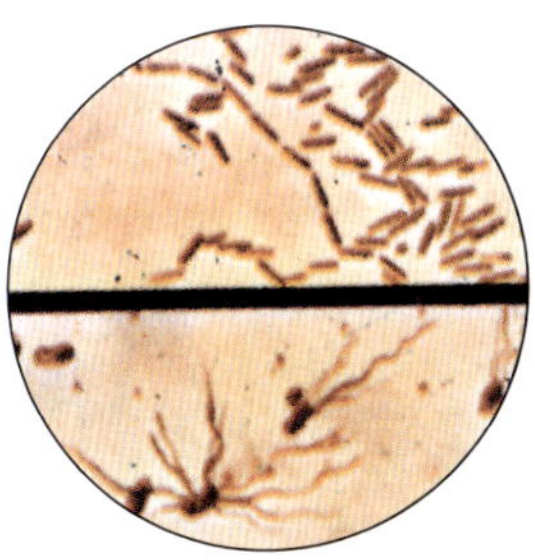

장티푸스균
Salmonella typhi
Showing flagellae

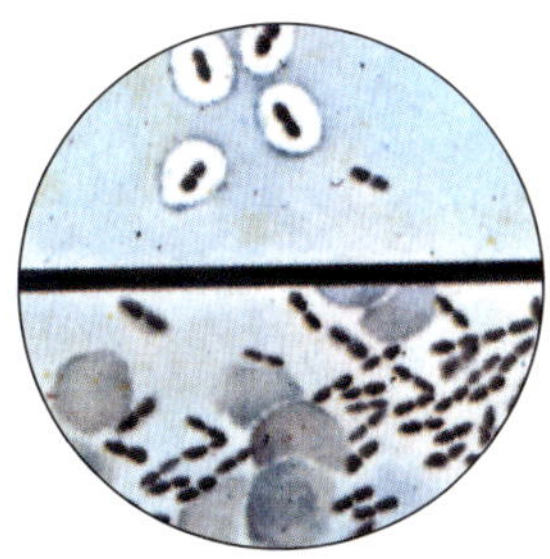

폐렴쌍알균
Pneumococcus(Gram)

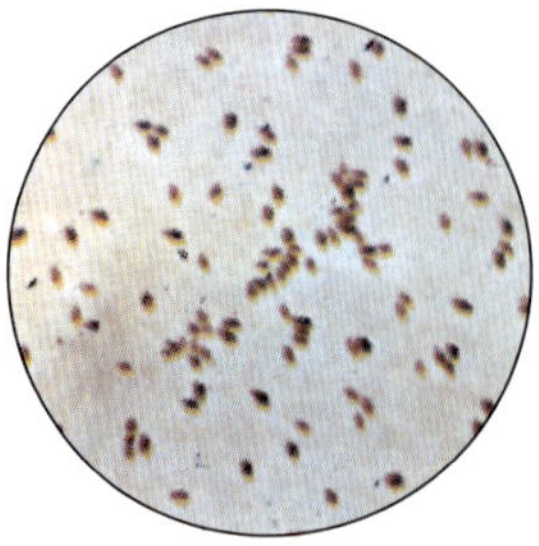

백일해균
Hemophilus pertussis
(Gram)

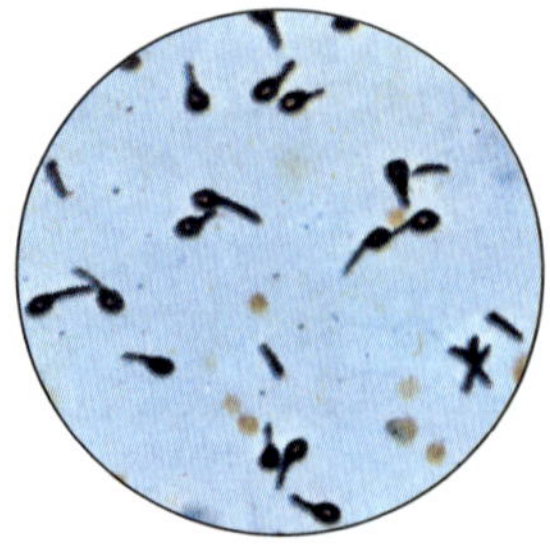

파상풍균
Clostridium tetani
(Fuchsin-methylene blue)

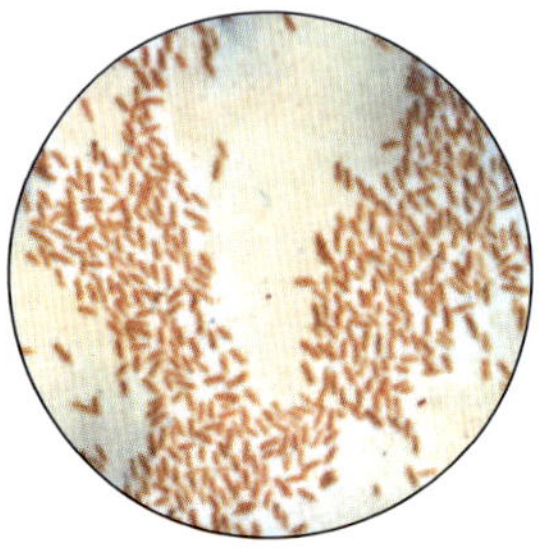

인플루엔자균
Hemophilus influenzae
(Gram)

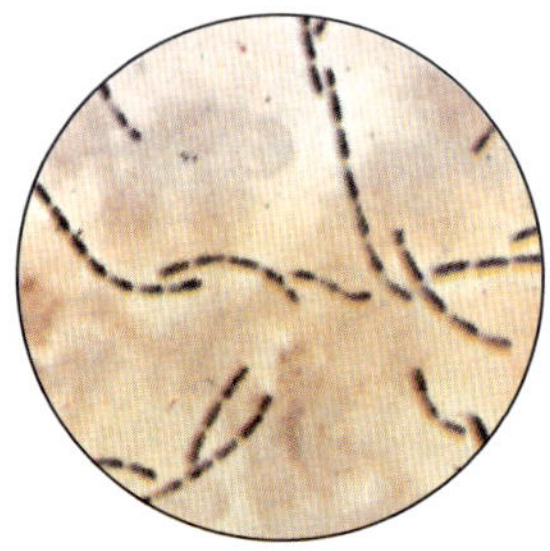

탄저균
Bacillus anthracis(Gram)

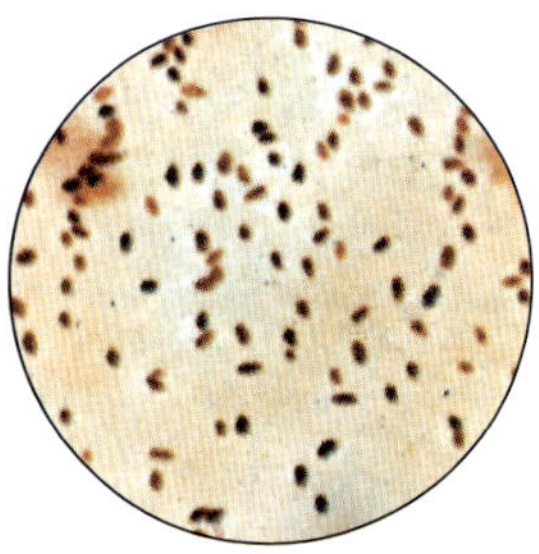

우유산균
Brucella abortus
(Carbolfuchsin)

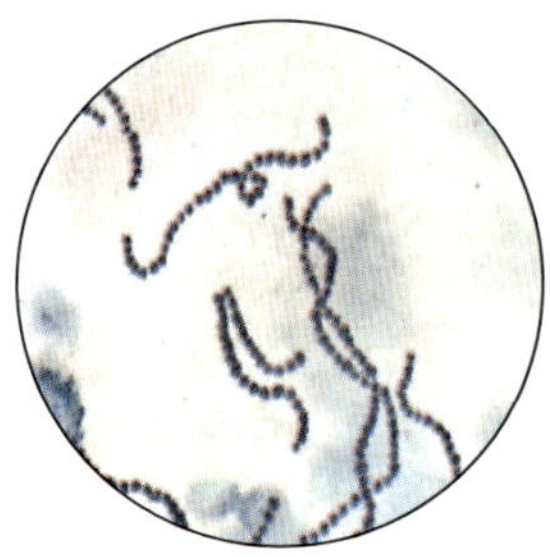

용혈사슬알균
Streptococcus hemolyticus
(Methylen blue)

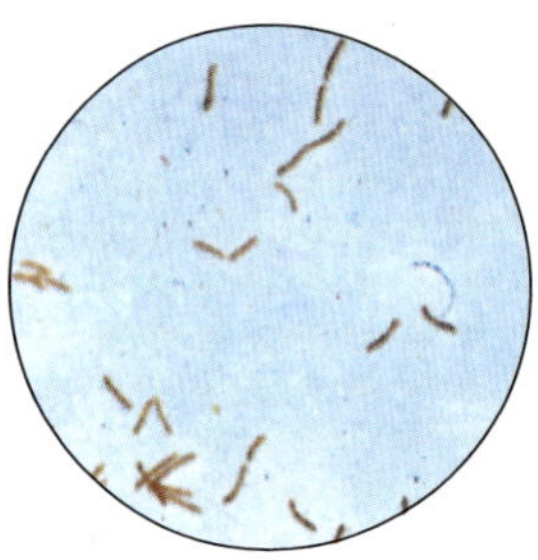

결핵균
Mycobacterium tubeculosis
(Ziehl-Neelsen)

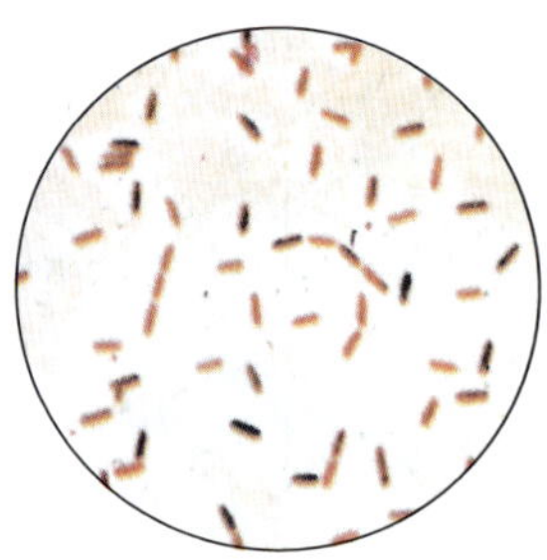

결막염쌍막대균
Morax-Axenfeld bacillus
(Carbolfuchsin)

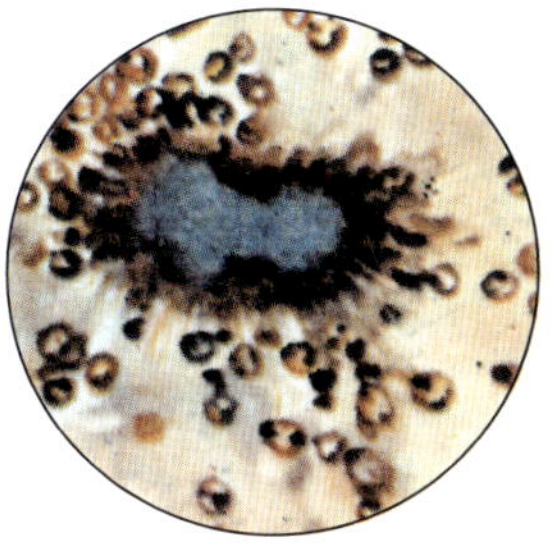

방선균
Actinomyces(Gram)

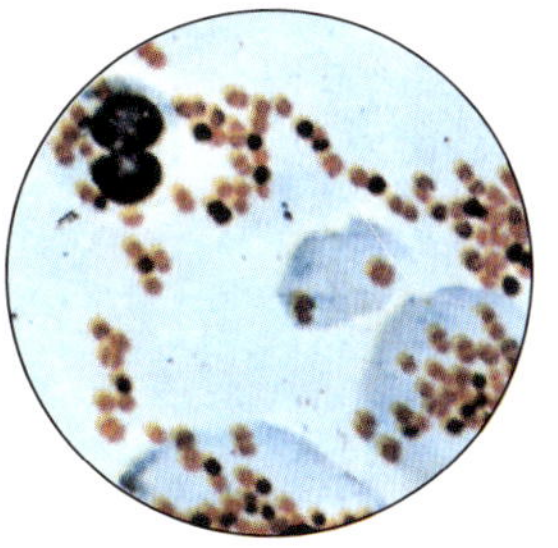

수막염균
Meningococcus(Gram)

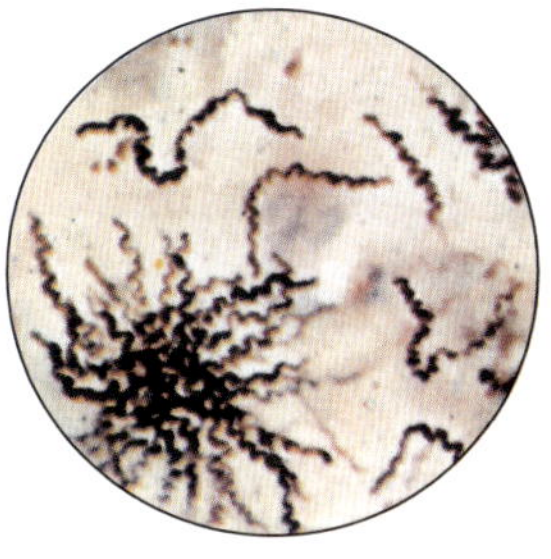

매독 스피로헤타
Treponema pallidum
(Levaditi)

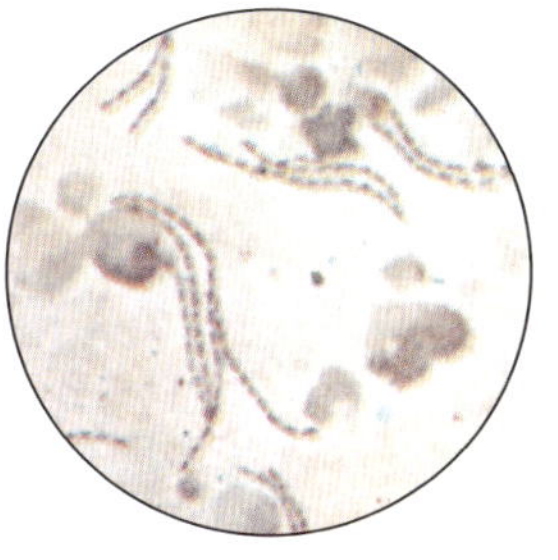

연성하감균
Hemophilus ducreyi
(Gentian violet)

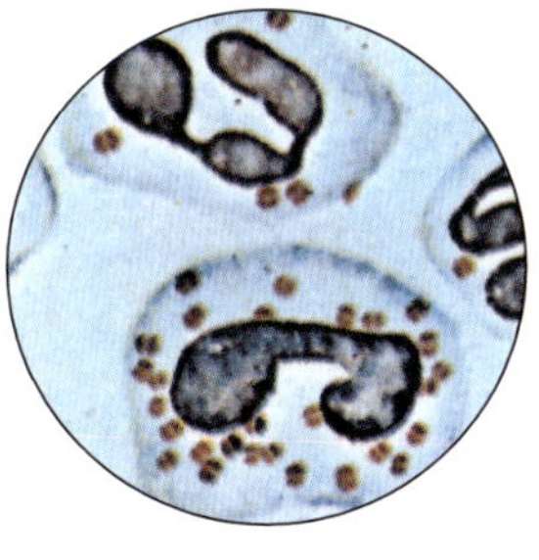

임 균
Gonococcus(Gram)

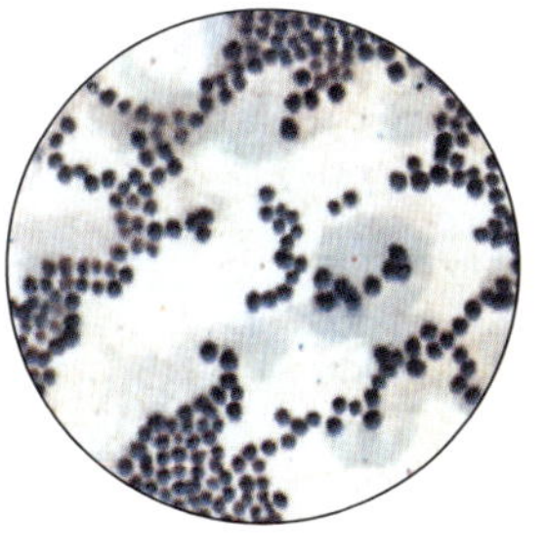

포도알균
Staphylococcus aureus
(Gram)

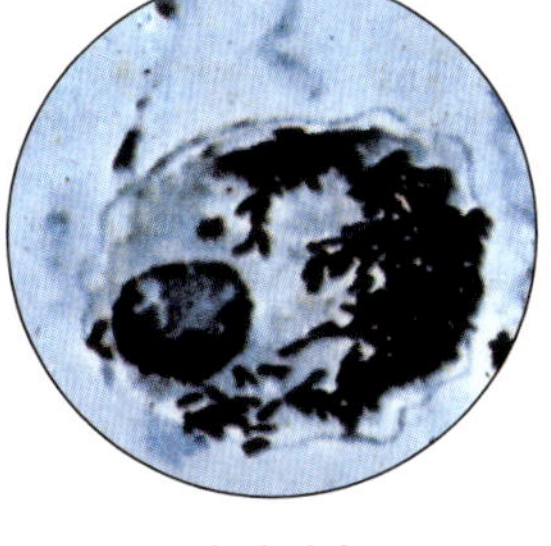

리케차속
Rickettsiae(Giemsa)

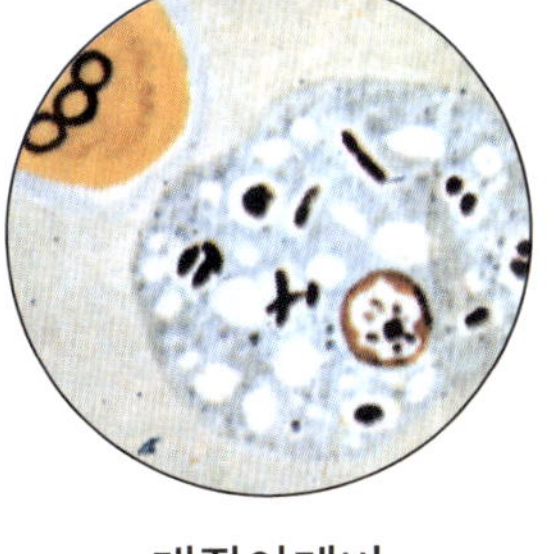

대장아메바
Endameba coli(Giemsa)

차 례

제 3 장 면역학 119

제 4 장 세균학 각론 149

제 9 장 원충학 369

Chapter 01

제 1 장 미생물학 총론

제 1 절 미생물의 구성

1 미생물의 종류

지구상에는 눈에 보이지 않는 작은 생명체가 무수히 존재하고 있으며 이를 **미생물**(microorganisms)이라 한다. 이러한 미생물은 하나의 세포(단세포)로 이루어진 것이 특징이며 어떤 것은 인간에게 이롭고, 어떤 것은 해가 되기도 한다.

미생물에는 **세균**, **바이러스**, **원충**, **조류**, **진균** 등이 있으며, 세균은 일반 세균(bacteria)과 **리케차**(Rickettsia), **클라미디아**(Chlamydia), **미코플라스마**(Mycoplasma)와 같은 특수 세균으로 세분한다. 때로는 조류, 진균과 같이 본래는 단세포 생물이지만 다세포 형태(예를 들면, 곰팡이와 버섯 등의 진균류)를 취하기 때문에 눈으로 볼 수 있는 것도 있다.

2 미생물의 생물학적 위치

생물을 분류함에 있어서 많은 학자들은 그 생물의 속성에 따라 다양한 분류체계를 확립하기 위해 노력을 기울여 왔다. 그 주류는 생물계를 **동물계**(kingdom metazoa)와 **식물계**(kingdom metaphyta)의 2단계로 분류하고 많은 종류의 미생물도 그 어느 곳인가에 소속시키는 것이었다. 1866년 Haeckel은 동물계와 식물계에 **원생생물계**(kingdom protista)를 추가하여 미생물을 독립시키는 3계(kingdom) 분류를 제창하였고, 더욱 발전하여 미생물계를 다시 세분한 5계 분류법으로 확립하여 오늘날 생물의 분류법으로 일반적으로 사용된다. 그러나 최근에는 미생물에 관한 많은 연구와 금세기 중기에 전자현미경학적 연구에 의해 생물의 구성단위인 세포의 구조에 따라 **진핵생물계**(kingdom eucaryote)와 **원핵생물계**(kingdom procaryote) 2개로 대 분류하는 방법이 제시되었다. ▶표 1-1에 생물계를 3계로 나누고 원생생물계를 세분하여 분류한 5분류 체계를 제시하였다. 원충, 진균은 고등 원생생물에 속하며, 세균, 미코플라스마, 리케차, 클라미디아, 바이러스 등은 하등 원생생물에 속한다. 이를 연구하는 학문을 **미생물학**(microbiology)이라 한다. 고등 원생생물 이상의 생물세포는 핵에 핵막, 염색체 구조를 가졌고, 세포질에 미토콘드리아, 소포체, Golgi 장치를 가지는 진핵생물계에 속하며, 하등 원생생물의 세포는 이러한 구조를 가지고 있지 않다. ▶표 1-2에 진핵생물계와 원핵생물계의 차이점을 제시하였다. 바이러스는 세포 형태를 가지고 있지 않은 미생물로서 어느 것에도 속하지 않는다.

▶ **표 1-1 미생물의 생물계에서의 위치**

- 진핵생물계(kingdom eucaryotae)
  - 동물계(kingdom metazoa)
  - 식물계(kingdom metaphyta)
  - 원생생물계(kingdom protista)
    - A. 고등 원생동물(higher protista)
      - 원충(protozoa)
      - 조류(algae)
      - 진균(fungi)
- 원핵생물계(kingdom procaryotae)
  - B. 하등 원생생물(lower protista)
    - 남조류(cyanophyta)
    - 세균(bacteria)
    - Rickettsia
    - Chlamydia
    - Mycoplasma
- C. virus

▶ **표 1-2 진핵생물계와 원핵생물계 세포의 차이점**

구 분	진핵생물계	원핵생물계
핵막	+	−
유사분열	+	−
염색체 수	다수	1개
미토콘드리아	+	−
엽록체	+	−
세포골격	+	−
운동기관	섬모	편모 또는 축사

제 2 절 병원미생물학의 영역과 의의

지구상에 존재하는 미생물 중에서 극히 일부의 미생물이 사람과 동식물에 질병을 일으키게 되는데, 이런 질병을 일으키게 하는 성질을 **병원성**(pathogenicity)이라 하고, 이와 같은 병원성을 가진 미생물을 **병원미생물**(pathogenic microbes)이라고 한다.

사람에게 병원성을 나타내는 미생물 뿐만이 아니라 동물에게 병원성을 나타내는 미생물도 연구하지 않으면 안 되며, 병원미생물에는 사람 및 동물 모두에 병원성을 나타내는 것도 많이 있다. 이와 같은 미생물에 의한 질병을 **인수공통감염병**(zoonosis)이라고 한다. 또한 사람에게는 병원성을 나타내지만 동물에 대해서는 병원성을 나타내지 않는 미생물 또는 그 반대의 성질을 가진 미생물도 많다. 미생물의 병원성은 미생물 쪽의 요인에 의해서만 결정되는 것이 아니라 숙주 및 환경적 요인에 의해서도 결정된다. 예를 들면, 건강한 사람에 대해서는 무해한 비병원성 미생물(약독균, 상재균 등)이 저항력이 저하된 숙주(노화, 면역억제요법을 받고 있는 환자, 암 환자, 미숙아, 신생아, 당뇨병 환자, 기타의 중증질환을 가진 경우)에 대해서는 병원성을 나타내는 경우가 매우 많다. 이와 같은 경우의 감염을 **기회감염**(opportunistic infection)이라고 한다. 병원미생물학(pathogenic microbiology)에서는 병원미생물을 상대로 할 뿐만 아니라 관련된 비병원성 미생물에 대해서도 관심을 기울이지 않으면 안 된다.

또한, 병원성은 그 미생물이 존재하는 환경과 전파수단에도 좌우된다. 항균물질을 다량으로 사용하는 병원 내에는 항생물질에 내성(저항성, resistance)을 가진 미생물이 존재할 수 있는 좋은 장소가 되며 의료에 종사하는 의사, 간호사, 임상병리사 등은 이러한 항균물질 내성 병원미생물과 접촉할 기회가 많기 때문에 항균물질 내성 미생물의 보유자(reservoir) 또는 매개자(vector)가 될 위험성을 안고 있다. 이러한 병원 내의 인자를 통해 감염되는 것을 **병원감염**(hospital infection 또는 nosocomial infection)이라 하며, 현대 의학에서 매우 중요하게 취급되고 있는 한 분야이다. 따라서 의료 종사자들은 미생물의 성상, 병원성, 환경에 대한 저항성 및 자연계와의 관련성(생태계)에 관한 지식을 충분히 습득하여 감염증의 치료뿐만 아니라 감염증의 원인을 제공하지 않도록 하는 노력이 필요하다. 사람의 질병과 관련된 미생물을 주 내용으로 하는 병원미생물학의 목적은 감염증의 진단, 예방 및 치료에 있다.

제 3 절 병원미생물학의 발전

1 감염병학의 기원

1) 신벌설

고대 사람들은 미생물의 존재를 몰랐기 때문에 많은 사람들에게 유행성으로 전파되는 감염병을 '**신의 벌**' 에 의한 것으로 믿었고, 이러한 사상은 중세에 이르기까지 인간 사회를 지배하였다.

2) 장기설(Miasma설)

Hippocrates(B.C. 459~377년)는 'miasma(오염된 공기)'를 감염병의 원인이라고 설명했지만 이것은 오늘날의 감염병에 대한 개념과는 먼 것이었다. 이 흐름은 로마제국의 멸망과 함께 쇠퇴하였는데 아라비아 의학에 있어서도 감염병의 병인론은 Hippocrates의 개념에서 벗어나지 않았다.

3) 접촉감염설(Contagium설)

14~15세기에 천연두, 페스트의 대유행이 유럽을 엄습하였고, Columbus의 아메리카 대륙의 발견(1492년)에 이어 매독이 대유행하였다. 이와 같은 감염병의 유행에 의해 점차 감염병에 대한 지식이 증대하였는데, 이것을 계통적으로 정리한 사람이 Girolamo Fracastoro(1483~1553년)이다. 그는 감염병에 관한 저서를 저술(1546년)하여, 각각의 감염병에는 각각의 '살아있는 감염원(contagium vivum)'이 존재하며 이것이 직접적인 접촉에 의해 또는 매개물과 공기를 통해 전파한다고 설명하였다. 이 contagium 설은 오늘날의 감염병에 대한 병인론과 동일한 최초의 주장이었다. 그러나 그 당시에는 현미경이 없었기 때문에 그 미생물의 존재에 관해서는 완전히 추측의 범위를 벗어나지 못한 것이었다.

2 현미경에 의한 미생물의 관찰과 기록

17세기 초기에 손으로 렌즈를 연마하여 만든 200배 확대되는 현미경이 인류 최초의 현미경이었다. 네덜란드 한 시민인 Antony van Leewenhoek(1632~1723년)는 직접 제작한 단식렌즈 현미경으로 다년간에 걸쳐 미생물을 관찰하였는데 그 기록을 1683년 영국의 Royal Society of London의 연구지에 보고하였다. 막대균(간균), 알균(구균) 및 나선균 등을 구별하였으며, 이 기록이 미생물의 관찰과 기록의 효시이다(▶그림 1-1).

3 현대 미생물학의 기원

과학적인 체계를 가진 병원미생물학은 프랑스의 Louis Pasteur(1822~1895년) 및 독일의 Robert Koch(1843~1913년)에 의해 그 기초가 확립되었다(▶그림 1-2, 3).

Pasteur는 결정학을 연구했던 학자였는데, 발효연구 분야에 파고들어 포도주의 발효에 관한 연구에 착수하였다. 당시 발효현상은 화학반응에 의하는 것이라고 하는 설이 주류를

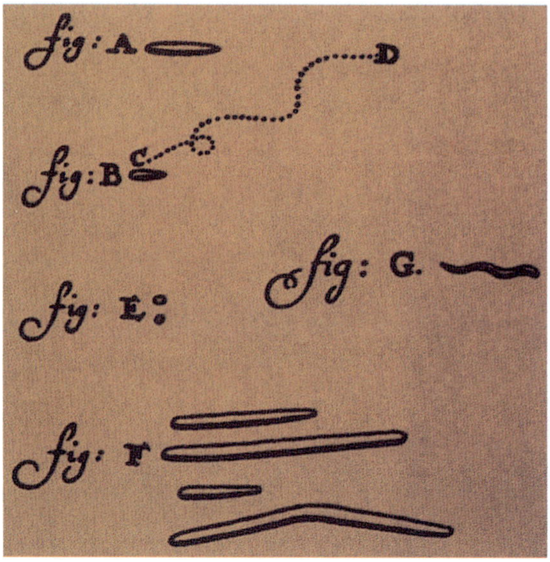

▶ **그림 1-1** Antony van Leewenhoek가 관찰한 세균

이루고 있었으나 Pasteur는 발효현상을 미생물(효모)의 발효작용에 의한다는 것을 입증하는 한편, 포도주의 품질을 저하시키지 않고 산패를 막을 수 있는 60~65℃로 30분간 가열하는 저온살균법(pasteurization)을 확립하였다. Pasteur는 이와 같은 연구를 통하여 전부터 믿어왔던 질병에 대한 자연발생설의 잘못을 실험적으로 증명하였다(1861년). 그는 flask 내부와 외부는 통하고 있으나 외계의 공기 중에 있는 미생물이 flask 내부의 육즙에까지 도달하지 못하게 한 유명한 **백조 목모양 플라스크**(swan neck flask)를 고안하였는데, 그 속에 넣은 육즙을 가열하면 육즙이 부패하지 않는다는 것, 즉 미생물이 자연발생하지 않는다는 사실을 입증했던 것이다. 이와 같은 Pasteur의 자연발생설을 부인하는 연구결과에 기반을 두고 영국의 외과의사 Joseph Lister(1827~1912년)는 석탄산(페놀)에 의한 외과수술 시 소독법을 고안하여 화농의 방지에 성공하였다(1987년). 이것이 현대의학에 있어서 소독법의 창시이다.

사람에게 질병을 일으키는 원인 미생물을 최초로 발견한 사람은 독일의 Remak(1837년)였는데, 그는 소아황선 환자로부터 황선균을 발견하였다. 이 발견에 이어 Obermeier(1868년)에 의한 재귀열균(Borrelia)의 발견, Loesch(1875년)에 의한 이질 아메바, Koch에 의한 탄저균(1876년), 결핵균(1882년) 및 콜레라균(1883년), Sigakiyoshi(1989년)에 의한 이질균, Kitasato와 Behring(1899년)에 의한 무산소균(혐기성균)에 대한 배양법의 확립과 파상풍균(1889년) 및 그 외독소의 발견 등 19세기 후반에서 20세기 초기에 걸쳐 많은 병원성 세균이 발견되었다. 이러한 발견의 기초를 만든 것은 무엇보다 Koch의 공헌이 컸다.

Koch는 시골의 순회의사였는데 양의 탄저병에 관심을 가지고 동물접종 실험을 시행, 동물의 혈액, 비장 중에 탄저균이 있는 것을 발견하였고(1876년), 이 균의 발육분열, 아포의

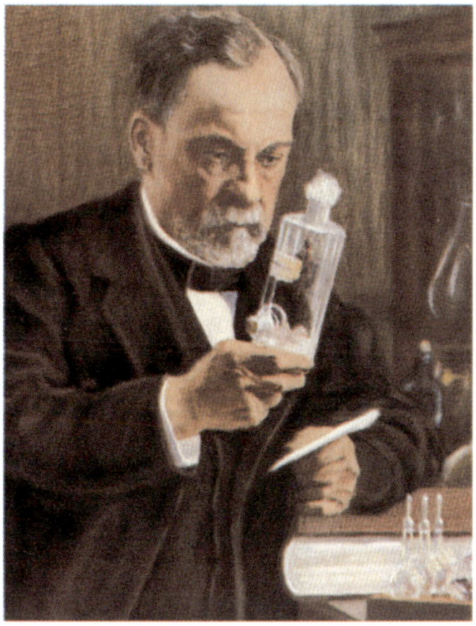

▶ **그림 1-2** Louis pasteur

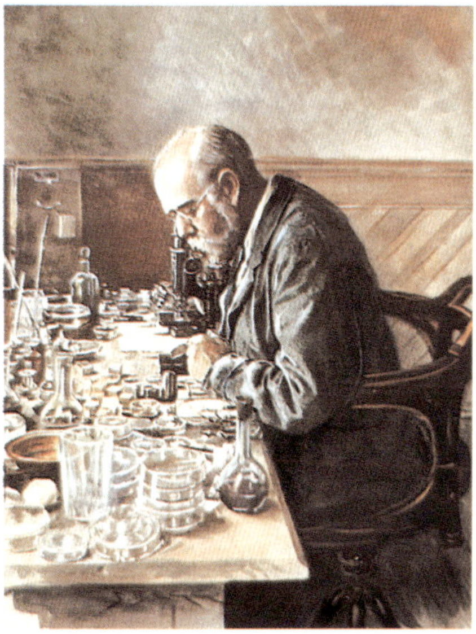

▶ **그림 1-3** Robert koch

저항성 및 쥐에 접종하는 계대배양법을 보고하였으며, 또한 약독생균 vaccine으로써 감염을 예방하여 vaccine의 유효성을 입증하였다. 그리고 gelatine 배지, 우무(한천)배지를 고안(1881년)하여 세균의 분리배양법과 순수배양법을 확립하였다. Koch는 이 실험과정에서 미생물이 그 감염병의 병원체라는 것을 입증하기 위한 Koch의 조건(Koch's postulate, 1882년)을 제창하였다. 이것은 1840년에 J. Henle에 의해 제시된 3원칙을 보강한 것이다(▶그림 1-4).

이 조건은 질병의 원인 미생물을 동정하는 조건으로 오늘날까지도 사용되고 있으며, 병원미생물학의 발전에 크게 공헌하였다. 한편, 미생물계에 있어서 특수한 위치를 차지하는 virus의 발견은 Iwanowski(1892년)가 담배의 모자이크병 병원체는 세균여과기를 통과하는 미세한 것이라는 것을 보고한 데서 비롯되었다. 그러나 이 보고는 병원인자가 독소단백과 같은 것으로서 증식능력을 가진 생물로는 인식하지 못했다는 점에서 문제가 있었다. 얼마 후에 Löffler와 Frosch는 소의 구제병에 관한 병원연구위원회(1898년)에서 세균 여과기로 여과한 수포 내용액 중에 세균보다 작은 생물이 있다는 것을 다각적으로 검토 · 추론하였다. 또한 때를 같이하여 Beijerink(1879년)는 담배 모자이크병의 원인으로서 가용성 미생물(contagium vivum fluidum)의 존재를 보고하였다. Löffler와 Frosch 및 Beijerink의 2가지 보고가 virus학의 효시이다. 그 후 이런 종류의 병원체가 잇달아 발견되었는데, 그 한편에서는 Earle(1948년)에 의한 생쥐(mouse) 섬유모세포(1세포), Gey(1952년)에 의한 자궁경부암세포(hela 세포) 등의 배양세포주(strain)의 수립, Enders(1949년) 등에 의한 배양세포에서의 polio virus의 증식배양의 성공은 현대 바이러스학(virology)의 발전뿐만이 아니고 유전학과 분자생물학의 발전에도 커다란 기초가 되었다.

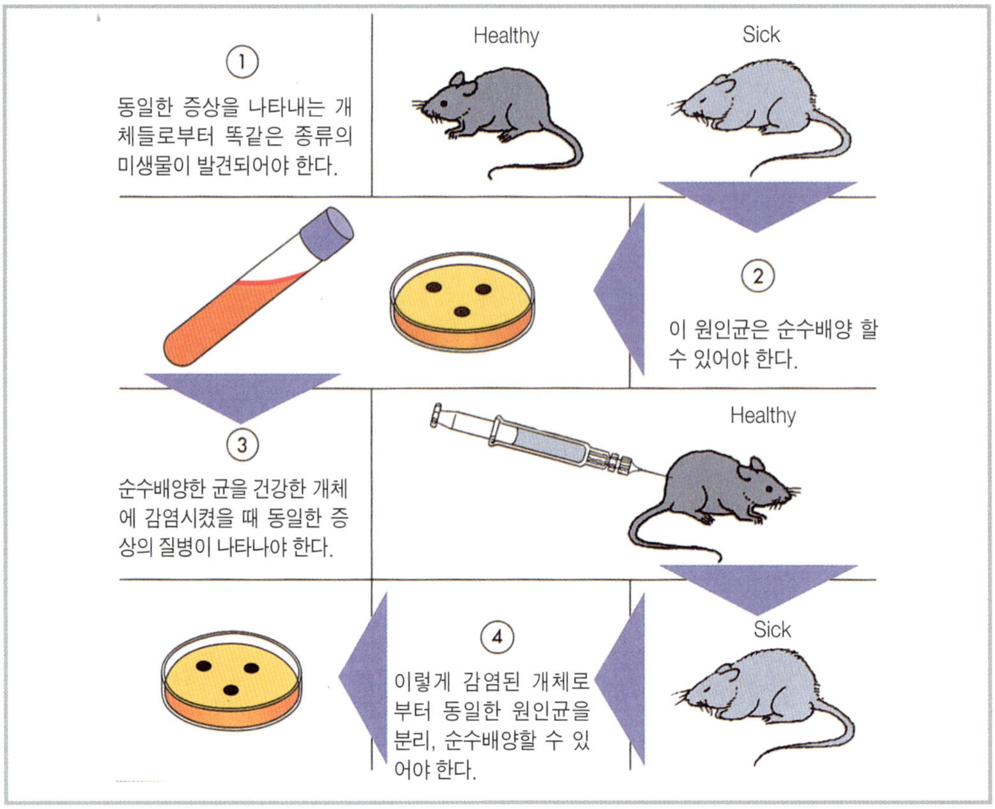

▶ **그림 1-4** Koch's postulate

미생물학의 발전에 공헌을 남긴 학자들은 ▶표 1-3과 같다.

4 예방의학의 확립과 면역학

B.C 400년경의 페로폰네소스 전사 중에는 그리스의 아테네에 유행했던 전염병에 관한 기술이 있는데 여기에는 "전염병에 걸렸던 자는 두 번 다시 동일한 전염병에는 걸리지 않는다."는 내용이 들어 있다. 이렇듯 고대로부터 전염병에 걸렸던 자는 저항성을 획득하는 현상에 대해 경험적으로 알고 있었던 것을 실험을 통하여 이론으로 확립한 사람은 Edward Jenner였다. Edward Jenner(1749~1823년)는 우두에 걸린 소와 접촉한 목동과 젖 짜는 여인이 손가락에 가벼운 두진과 겨드랑(액와)림프절의 종창, 권태감, 두통을 느끼고 나서 수일이면 증상이 소멸하여 그 후에는 천연두(두창)에 걸리지 않는다는 것에 착안, 8세 소년에게 우두를 접종하고 다음 해에 두창환자에게서 채취한 두창 내용액을 팔에다 접종했는데 아무런 증상도 나타나지 않았다. 이 관찰과 실험결과는 1798년에 발표되었으며, Jenner가 예리한 관찰에 입각하여 이론을 세우고 그 이론을 즉시 실험에 옮겨 입증했다는 것은 획기적인

▶ 표 1-3 미생물학 발전에 공헌을 남긴 학자들

연 대	학자 및 업적
BC 459~377	Hippocrates : Miasma설 – 지진, 홍수, 화산폭발로 인한 공기 오염
BC 384~322	Aristoteles : Pest설
BC 96 ~ 55	Lucreitus : 종자설(atomistic seed)
131~201	Galen : 전염설 주장
1483~1553	Fracastoro : 접촉감염설(contagion)
1632~1723	Antony van Leewenhoek : 현미경을 이용, 세균, 원충, 조류 등의 미생물 관찰
1626~1697	Francesco Redi : 자연발생설 부정
1713~1781	Needham : 자연발생설 주장
1729~1799	Spallanzani : 자연발생설을 실험적으로 부정
1749~1823	Jenner : 천연두 예방백신 방법 도입
1838	Schleiden : 식물 세포설 제창
1839	Schwann : 동물 세포설 제창
1865	Mendel : 유전법칙 발표
1822~1895	Louis Pasteur : 발효연구, Pasteurization, 광견병(공수병) 백신, 탄저균 백신
1841~1860	Darwin : 자연도태설
1822~1895	Lister : 무균수술법(페놀)
1843~1910	Robert Koch : 세균염색법, 순수배양법, 결핵균, 콜레라균 발견, 코흐의 조건 정립
1864~1920	Ivanovski : 담배모자이크 바이러스 발견(1892)
1879	Hansen : 나균 발견
	Neisser : 임균 발견
	지석영 : 우두시술
1884	Metchnikoff : 식균작용 발견
	Gram : Gram 염색법 창안
1881~1899	Winogradsky : 항독소발견, 동 · 식물 바이러스 발견, 보체 발견
1887	Petri : 배양접시 발견
1900~1920	Ehrlich : 화학요법 연구, 박테리오파지 발견, 바이러스 암 유발가능성 발견
1900	Landsteiner : 사람 혈액형(ABO group) 발견
1906	Wassermann : 매독혈청반응 창시
1908	Ehrlich : 매독치료제 Salvarsan 제조, 최초의 화학요법제
1910	Rous : 닭의 육종암 바이러스 발견
1913	Sturtevant : 초파리의 염색체 지도작성
1915~1917	Twort & Herelle : bacteriophage 발견
1928	Griffith : 세균의 형질전환
1929	Fleming : 최초의 항생제 페니실린 발견
1933	Ruska & Borries : 전자현미경 개발
1935	Domagk : sulfa제
1941	Florey & Chain : 페니실린 정제 생산

▶ 표 1-3 미생물학 발전에 공헌을 남긴 학자들(계속)

연 대	학자 및 업적
1942	Coons : 형광항체법 개발
1944	Waksmann : 스트렙토마이신 발견
1953	Watson & Crick : DNA 이중나선 구조
1954	Salk : polio 백신
1957	Isaacs & Lindenmann : Interferon 발견
1959~1960	Edelman & Porter : 항체의 구조 연구
1972	Berg : 시험관내 재조합 DNA 제조
1973	Boryer & Cohen : plasmid를 이용한 clone
1975	Milstein, Kohler & Jerne : 단클론항체 제조방법
1979	세균으로부터 유전공학 기술에 의한 insulin 합성
1982	Hepatitis B virus 백신 개발
1983	Montagnier & Gallo : HIV(human immunodeficiency virus) 분리
1987	Tonegawa : 항체 다양성에 대한 유전학적 연구
1989	Bishop, Huber Michel : oncogene(암 유전자)
1991	사람의 헤모글로빈을 생산하는 동물 개발
1994	인간의 유방암 유전자 분리
1997	양 돌리 복제(영국의 로슬린 연구소)
2000	Human genome project 완성

것이었다. 그 성과는 Pasteur에 이어졌고, 각종 병원체의 발견과 더불어 19세기 후반에는 전염병에 대한 예방법으로서 사균과 약독생균 vaccine의 개발로 발전하게 되었다.

1888년 Roux와 Yersin은 디프테리아균 배양액 중에서 외독소가 생산된다는 것과 이것을 접종한 동물에서는 독소를 중화시키는 물질이 만들어진다는 것을 밝혀냈다. 이와 같은 시기에 Behring과 Kitasato는 파상풍균과 그 외독소를 발견하고 독소에 대한 항독소의 존재와 항독소혈청의 치료에 대한 응용을 동물실험을 통해 입증하였다. 이는 면역현상이 면역학으로서 체계적 기초를 마련하는 계기가 되었다. 뒤이어 Pfeiffer(1894년)에 의한 용균소, Gruber(1896년)에 의한 응집소, Kraus(1897년)에 의한 침강소, Buchner(1895년)에 의한 보체의 발견 등은 면역학의 발전에 크게 기여하게 되었다.

20세기에 접어들어 Landsteiner(1970년)는 면역특이성이 화학구조에 입각하고 있다는 것을 입증하였고, Tisselius와 Kabat는 항체의 본태가 γ-globulin이라는 것을 증명(1938년)하였다. 그러다가 1959년 Burnet에 의해 특이성 항체의 생산이론과 생체의 자기(self)와 비자기(non-self)의 인식기구에 관한 **클론선택설**(clonal selection theory)이 발표됨으로써 현대 면역학은 꽃을 피우게 되었다.

제 4 절 우리나라 미생물학의 발전과정

옛날부터 두창(small pox)은 인류에게 심한 피해를 준 질병 중에 하나였는데, 두창은 한 번 걸렸던 사람은 다시 걸리지 않는다는 사실이 오래 전부터 알려져 있었기 때문에 중국의 의인들은 가벼운 두창이 유행할 때에 어린이에게 고의로 감염시킴으로써 두창의 피해를 최소화하려는 두창접종을 시행해 왔다. 우리나라에서는 정조 14년(1790년)에 박제가에 의해 최초로 소개되었으며, 정조 23년(1799년)에 정다산이 '종두심법요지' 를 편찬하여 전국에 보급시켰다. 그 이후 청나라에서 종두전문서적(종두신서, 종두진서) 등의 수입으로 전국에 널리 전파되어 있다.

1796년 영국인 의사 Edward Jenner가 두창에 대한 예방접종법을 처음 발견한 이래 헌종 원년(1835년)에 '신증종두기법상실' 과 두묘가 북경을 왕래하던 천주교인에 의해 우리나라에 우두접종법이 처음 소개되었다. 우리나라 최초로 종두법을 정다산이 비밀리에 실시하였으나 양학의 배척으로 중단되었다. 1876년 한일수호조약 체결 후 수신사 수행원이던 박영선이 '종두귀감' 을 지석영(1855~1945년)에게 전했고, 지석영은 일본에 가서 종두법과 두묘제조법을 전수하여 각지에서 종두를 실시하는 한편, 1885년에 '우두신설' 을 저술하여 종두법을 전국에 보급시키는 데 공헌하였다. 1888년 갑오경장 이후에는 종두법을 비롯한 각종 '전염병 예방법' 이 법규로 시행되었으며, 내무위생국에서는 우두중계소, 두의양성소 등을 설치하여 전국적인 두창예방사업을 실시하였다.

독립운동가 서재필(1863~1951년)은 조지 워싱턴대학에서 의과대학을 졸업한 후 세균병리학을 석사과정에서 전공하였으며, 여기에서 Walter Reed와 같은 황열바이러스(yellow fever virus)를 비롯한 미생물학을 연구하여 우리나라 사람으로서는 최초로 의학박사학위를 받았다. 일제시대에 유일한 미생물학자는 경성의학전문학교 유일준(1895~1932년) 교수였는데, 그는 독일 후라이 부르크대학에서 우렌후트 교수로부터 사사하여 박사학위를 취득한 후 돌아와 교수로 재직하면서 포도알균(포도구균)의 응고소, 저온혈구 응집소, 발진티푸스의 세균학적 연구, 발진티푸스 병원체의 인공배양과 조직법 및 발진티푸스의 시험관내 배양시험 등 미생물학의 역사에 빛날 많은 연구업적을 남겼다. 유일준 교수의 제자로는 진주현, 기용숙, 최영태 등이 있으며, 해방 후 우리나라 미생물학을 재건하고자 헌신한 학자로는 기용숙, 허규, 최영태 교수를 들 수 있다. 유일준 교수의 제자인 기용숙 교수는 중국 대련의 만철위생시험소에서 10년간 Weil Felix 반응을 이용한 Rickettsia의 항원분석, 동물에 대한 Rickettsia의 감수성, 안점막을 통한 Rickettsia의 감염성, 사슬알균(연쇄구균)을 비롯한 수막염균, 파상풍균, 페스트균, 장티푸스균, 가스괴저균에 대한 연구, 파상풍균 독소, 디프테리아 독소 및 각각의 면역글로불린에 대한 면역화학적 연구 등 훌륭한 연구를 수행하였으며, 해방 직후부터는 경성의학전문학교, 서울대학교 의과대학의 교수를 역임하면서 대한미생물학회의 육성 및 부산대학교 의과대학, 가톨릭 의과대학 미생물학교실을 창설하였고, 국립보건연구원 미생물부를 도왔으며 전염병 유행 시에는 역학적 조사를 통한 방역대책을 수립하는 등 우리나라 미생물학의 발전 및 국가보건사업 발전에 크게 이바지 했다.

한편, 허규 교수는 경성여자 의학전문학교 교수로 재직하면서 모교인 성대의학부 세균학교실에서 '단개균 배양법에 의한 결핵균의 발육양식에 관한 연구' 로 훌륭한 업적을 남겼던 학자이다. 또 최영태 교수는 유일준 교수의 지도를 받아 세계 학계의 최고 수준의 Rickettsia 병원체에 관한 연구에 참여하였으며, 그 당시 세계 학계에서 논란이 많았던 Calmette의 '불가시 결핵균 증식형 존재' 에 대해서 '결핵균의 증식물질은 핵산임' 을 증명하여 Calmette설을 뒤집는 훌륭한 업적을 남겼다. 또한 의학전문학교에서 교수로 재직하면서 현 국립보건연구원 미생물부의 전신인 경무국 세균검사소에서 발진티푸스 백신 제조에 관한 연구를 수행하였으며, 항 파상풍 혈청의 제조 및 투베르쿨린 반응액도 제조하는 등 미생물학의 발전에 중요한 업적을 남겼다.

현재, 국립보건연구원 미생물부는 1912년에 조선총독부 경무통감부 위생과 세균실로 창설되어 1945년 해방과 더불어 조선방역연구소(국립중앙방역연구소), 국립보건연구원 미생물부로 변천을 거듭해 오면서 감염병에 관한 미생물학적 연구와 역학적 조사를 실시하였으며, 감염병 예방 및 치료에 관한 생물학적 제재(백신, 항혈청, 진단시약 등)를 생산, 공급함과 더불어 많은 인재를 배출하여 우리나라 미생물학 발전과 보건사업 발전에 이바지한 바가 크다.

Chapter 02

제2장

세균학 총론

제 1 절 세균의 분류와 명명법

생물계의 분류체계는 가장 상위단계인 계(kingdom)에서부터 문(동물 phylum, 식물 division), 강(class), 목(order), 과(family), 속(genus) 그리고 기본단위인 종(species)에 이르기까지 총 7단계로 구성되어 있다.

생물계는 세포의 구조에 따라 진핵생물계(kingdom eucaryotae)와 원핵생물계(kingdom procaryotae)로 나눈다. 미생물은 광합성을 하는 식물계와 운동성이 있는 동물계와 구별되어 제3의 생물계인 원생생물계(protista)에 속한다. 이 **원생생물계** 내에도 그 특성에 따라 **진핵생물계**(eucaryotae)와 **원핵생물계**(procaryotae)로 구분된다. 진핵생물계의 특징은 핵막이 있으며 핵이 뚜렷하게 염색되고 미토콘드리아가 있으며 유사분열을 하는 것으로 원충(protozoa)이나 진균(fungus) 등이 여기 속하며 이들을 고등 원생생물이라 한다. 원핵생물계는 핵막이 없고 핵 유사물질(염색체)이 세포질 내에 퍼져 있으며 미토콘드리아가 없고 유사분열을 하지 않는 것으로 일반 세균(bacteria)과 특수 세균인 리케차(rickettsia), 클라미디아(chlamydia)가 있다. 바이러스도 미생물로 분류되나 그 구조가 다른 미생물과 크게 다르므로 따로 구별하고 있다(▶표 1-1, 2 참고).

현미경이 개발되고 처음으로 세균이 발견된 이래 세균을 분류하는 작업도 점차 발달되고 있다. 세균을 분리해냈을 때 그 세균이 어떤 종류인가를 결정하기 위해서는 여러 특성, 즉 세균의 형태, 집락의 성상, 편모 및 아포 유무, 염색성, 영양 요구성, 운동성, 병원성, 생화학적 특성, DNA 유사성 등을 알아내어 그 특성을 가진 종을 찾아내어 결정한다. 이렇게 분리된 세균의 그 특성을 알아내어 어떤 균으로 결정하는 것을 **동정**(identification)이라 한다. 현재 널리 사용되고 있는 방법은 Bergey's manual로 세균의 성상을 여러 가지로 비교해서 Bergey의 분류기준에 비추어 동정한다. ▶표 2-1은 Bergey의 최근 분류체계로 세균학 각론은 기본적으로 이 분류법을 따르고 있다. 최근의 분류학에서는 DNA 염기 조성의 차이점, DNA 잡종 형성, 16S 리보솜 RNA 상동성 등에서 계통 발생적 관계를 조사하거나 균체 성분의 화학성분에 의하여 분류하기도 한다. 세균을 표시할 때는 원칙적으로 이명명법에 의한 학명을 쓴다.

이명명법이란 세균의 속명과 종명을 함께 쓰는 것으로, 속명의 첫 자는 대문자를, 종명의 첫 자는 소문자로 쓴다. 예를 들면, 우리가 흔히 대장균이라 부르는 세균의 학명은 *Escherichia*속에 속하는 것으로 *Escherichia coli*라고 쓴다.

▶ 표 2-1 Bergey의 동정입문에 의한 분류체계

계 Procaryotae 원핵생물

문 Ⅰ. Gracilicutes
- 부문 1. The spirochetes
  - 목 Ⅰ. Spirochaetales
  - 과 Ⅰ. Spirochaetaceae ; 속 *Treponema* 등
  - 과 Ⅱ. Leptospiraceae ; 속 *Leptospira*
- 부문 2. Aerobic / microaerophilic, motile, helical / vibrioid Gram-negative bacteria, 산소성 / 미세산소성 Gram음성 나선균 ; *Spirillum, Campylobacter* 등
- 부문 3. 생략
- 부문 4. Gram-negative aerobic rods and cocci Gram음성 산소성 막대균 및 알균
  - 과 Ⅰ. Pseudomonadaceae ; 속 *Pseudomonas* 등
  - 과 Ⅶ. Legionellaceae ; 속 *Legionella*
  - 과 Ⅷ. Neisseriacese ; 속 *Neisseria* 등
  - 과불명 ; 속 *Bordetella, Brucella* 등
- 부문 5. Facultatively anaerobic Gram-negative rods 조건 무산소성 Gram음성 막대균
  - 과 Ⅰ. Enterobacteriaceae ; 속 *Escherichia, Shigella* 등
  - 과 Ⅱ. Vibrionaceae ; 속 *Vibrio, Aeromonas* 등
  - 과 Ⅲ. Pasteurellaceae ; 속 *Pasteurella* 등
- 부문 6. Anaerobic Gram-negative straight. curved and helical rods 무산소성 Gram음성 막대균
  - 과 Ⅰ. Bacteroidaceae ; 속 *Bacteroides* 등
- 부문 7. 생략
- 부문 8. Anaerobic Gram-negative cocci 무산소성 Gram음성 알균
  - 과 Ⅰ. Veillo nellaceae ; 속 *Veillonella* 등
- 부문 9. The rickettsias and chlamydias 리게차와 클리미디이
  - 목 Ⅰ. Rickettsiales
  - 과 Ⅰ. Rickettsiaceae ; 속 *Rickettsia, Coriella* 등
  - 목 Ⅱ. Chlamydiales
  - 과 Ⅰ. Chlamydiaceae ; 속 *Chlamydia*

문 Ⅱ. Tenericutes
- 부문 10. The mycoplasma 미코플라스마
  - 강 Ⅰ. Mollicutes
  - 목 Ⅰ. Mycoplasmatales
  - 과 Ⅰ. Mycoplasmataceae ; 속 *Mycoplasma, Ureaplasma* 등
- 부문 11. 생략

문 Ⅲ. Firmicutes
- 부문 12. Gram-positive cocci Gram양성 알균
  - 과 Ⅰ. Micrococcaceae ; 속 *Staphylococcus* 등
  - 과불명 : 속 *Streptococcus, Peptococcus, Peptostreptococcus* 등
- 부문 13. Endospore-forming Gram-positive rods and cocci 아포형성 Gram양성 막대균 및 알균 : 속 *Bacillus, Clostridium* 등
- 부문 14. Regular, nonsporing Gram-positive rods 정형무아포 Gram양성 막대균; 속 *Lactobacillus, Listeria* 등
- 부문 15. Irregular, nonsporing Gram-positive rods 비정형무아포 Gram양성 막대균 ; 속 *Corynebacterium, Eubacterium, Actinomyces* 등
- 부문 16. The mycobacteria 항산성균
  - 과. Mycobacteriaceae ; 속 *Mycobacterium*
- 부문 17. Nocardioforms 노카디아형균 ; 속 *Nocardia, Rhodococcus* 등

제 2 절 세균의 형태와 구조

1 세균의 크기

세균을 측정하는 단위로는 흔히 ㎛(마이크로미터)를 사용한다. 1㎛는 10^{-3}mm이고 1nm(나노미터)는 10^{-6}mm, 1Å(옹스트롬)은 10^{-7}mm, 1pm(피코미터)는 10^{-9}mm이다. 예를 들면, 황색포도알균(*Staphylococcus aureus*)의 직경은 1㎛ 정도이며, 큰 막대균으로서 탄저균(*Bacillus anthracis*)의 크기는 1~1.3㎛×3~10㎛, 작은 막대균인 영균(*Serratia marcescens*)은 0.5㎛×0.5~1㎛, 나선균인 매독균(*Treponema pallidum*)의 크기는 0.2㎛×6~20㎛ 정도이다.

2 세균의 형태

1) 세균의 외형

세균의 외형은 크게 알균(구균, coccus, cocci), 막대균(간균, bacillus, bacilli), 나선균(spirllum, spirilla)으로 나눌 수 있다(▶그림 2-1).

(1) 알균(구균, Coccus, Cocci)

균의 외형이 공처럼 둥근 모양을 하고 있는 것으로 완전히 둥글거나 신장형(lancet형)의 모양을 하고 있으며, 다음과 같이 분류한다(▶그림 2-1, 2).

① 단알균(단구균, Monococcus) : 특정한 배열이 없이 알균이 흩어져 있는 경우를 말한다.

② 쌍알균(쌍구균, Diplococcus) : 알균이 2개씩 짝을 지어 관찰되는 경우로 임균

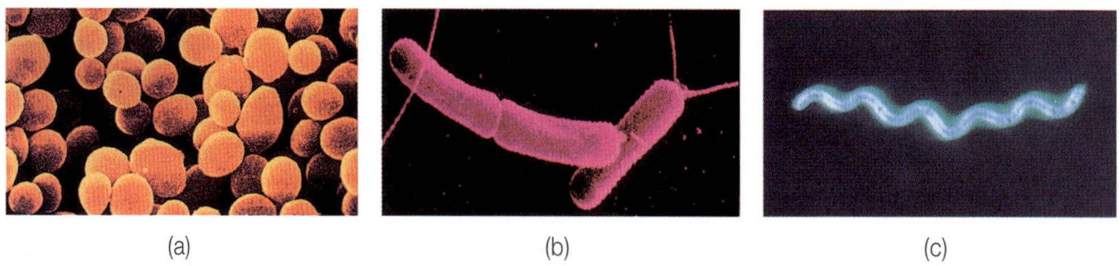

(a) (b) (c)

▶ **그림 2-1 세균의 외형.** (a) 알균, (b) 막대균, (c) 나선균.

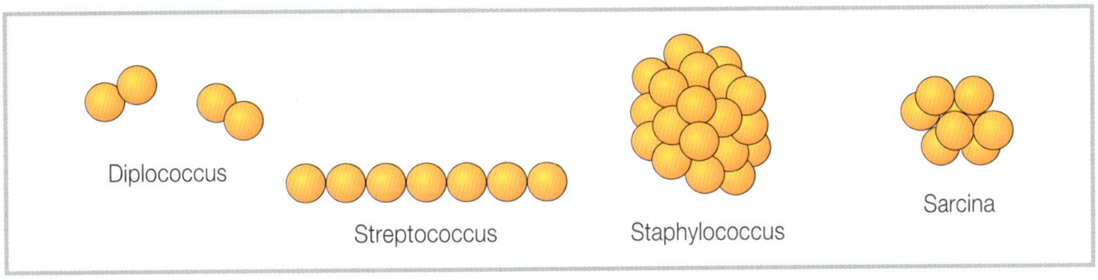

▶ 그림 2-2 알균의 배열

(*Neisseria gonorrhoeae*)과 폐렴알균(*Streptococcus pneumoniae*)의 일부에서 발견된다.

③ 사련알균(사련구균, Tetrad) : 알균이 4개씩 배열되어 관찰된다.

④ 팔련알균(팔련구균, Sarcina) : 알균이 8개씩 입체적으로 배열되어 관찰된다.

⑤ 사슬알균(연쇄구균, Streptococcus) : 알균이 일렬로 연결되어 있는 것처럼 관찰되며 *Streptococcus pyogenes*에서 관찰된다.

⑥ 포도알균(포도구균, Staphylococcus) : 알균이 포도송이처럼 불규칙적으로 배열되어 있는 것으로 *Staphylococcus aureus*에서 관찰된다.

(2) 막대균(간균, Bacillus, Bacilli)

균의 외형이 나무막대 모양(간상)을 한 것으로 다음과 같이 분류한다.

① 짧은막대균(구간균, Coccobacillus) : 막대균의 장축이 짧아서 알균과 유사한 구조를 보인다.

② 긴막대균(장간균, Filamentous bacillus) : 막대균의 장축이 길다.

③ 방추막대균(방추간균, Fusiform bacillus) : 막대균의 양끝이 뾰족하다.

④ 콤마막대균(콤마간균, Comma shaped bacillus) : 막대균이 콤마형의 구조를 보인다.

⑤ 원주막대균(원주간균, Squared end bacillus) : 막대균의 양끝이 곧은 원주상 모양을 보인다.

⑥ 양단둔원막대균(양단둔원간균, Rounded end bacillus) : 막대균의 양끝이 둥근 모양을 보인다.

⑦ 사슬막대균(연쇄간균, Streptobacillus) : 막대균의 양끝이 서로 연결되어 사슬 모양으로 보인다.

(3) 나선균(Spirillum, Spirilla)

나선균은 외형이 가늘고 긴 것이 꼬여 있는 모양을 하고 있다.

① 트레포네마(Treponema) : 규칙적인 작은 꼬임 형태이다.

② 보렐리아(Borrelia) : 불규칙적이고 부드럽게 꼬여 있는 모양이다.

③ 렙토스피라(Leptospira) : 낚시바늘 모양으로 앞쪽 끝부분이 꼬부라져 있다.

3 세균의 구조와 기능

최근 전자현미경이 개발되어 세균의 외형뿐만 아니라 세균의 내부구조에 대해서도 점차 그 모양 및 기능이 밝혀지고 있다. 세균은 단세포 생물로 그 세포에서 영양의 흡수, 대사, 노폐물의 배설 및 증식이 이루어지고 있다. 그 구조와 기능을 보면 다음과 같다(▶그림 2-3).

1) 세포벽(Cell wall)

세포벽은 세균 세포를 둘러싸고 있는 구조물이다. 세포벽의 폭은 세균에 따라 다르지만 대략 200Å 정도이다. 세포벽의 주성분은 peptidoglycan으로 이것은 세균의 외형, 즉 알균, 막대균, 나선균의 형태를 유지해 주는 역할을 하고 있고 또한 외부환경, 즉 삼투압 등에 대해 방어를 할 수 있는 역할을 하고 있다(▶그림 2-4).

세균은 Gram양성균과 Gram음성균으로 구분할 수 있는데 이것은 세포벽의 구조에 따라 염색성이 다르기 때문이다. Gram양성균의 세포벽은 peptidoglycan층과 teichoic acid,

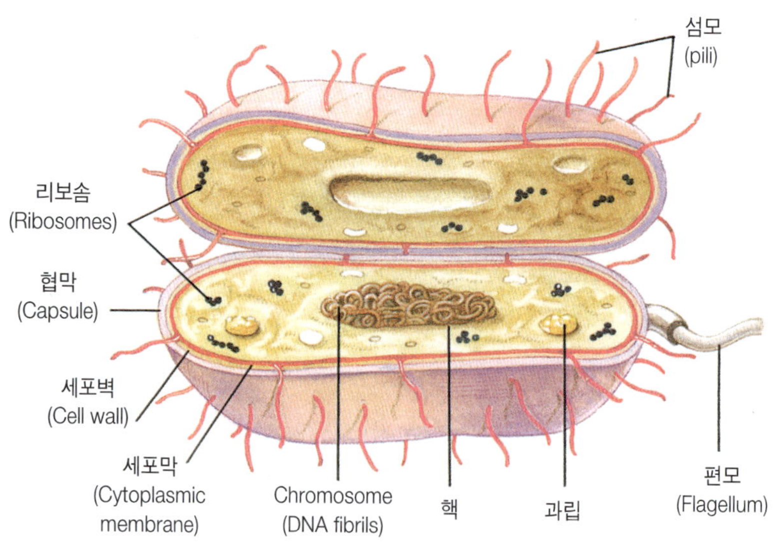

▶ 그림 2-3 세균의 구조

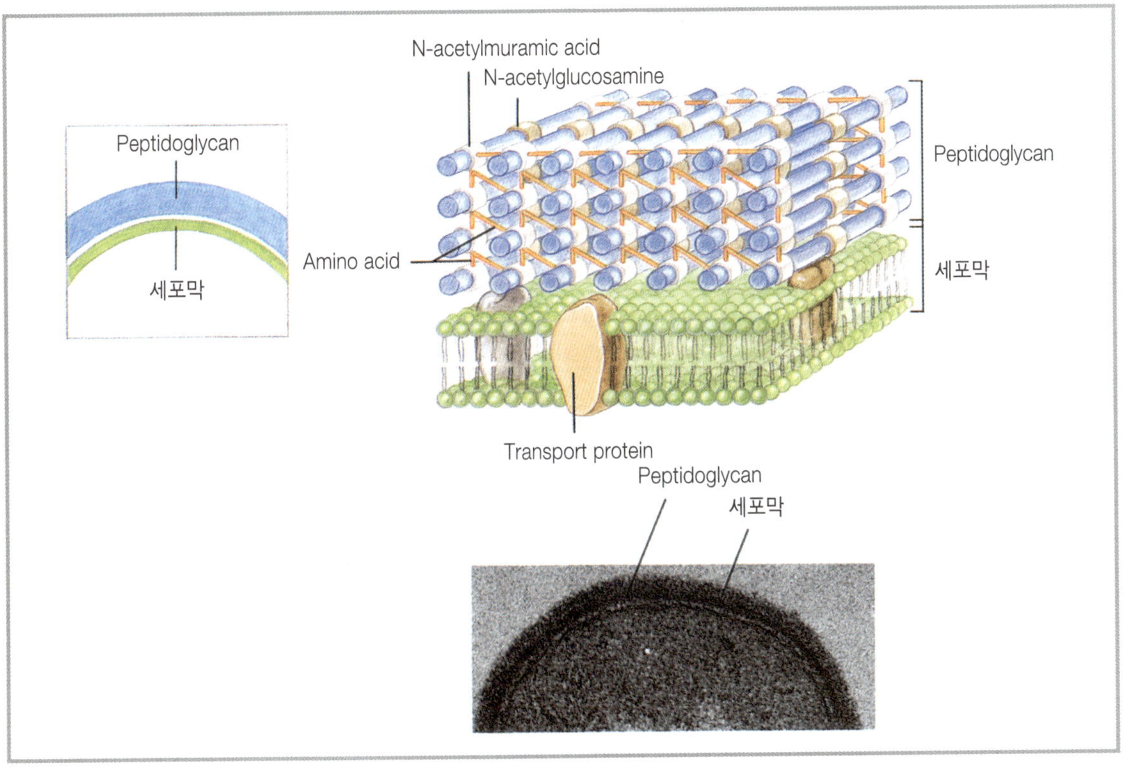

▶ 그림 2-4 Gram양성균의 세포벽 구조

다당체 층으로 이루어져 있고, Gram음성균의 세포벽은 peptidoglycan층과 그 바깥쪽에 외막을 가지고 있다. 이 바깥막의 성분은 lipopolysaccharide(LPS, 균체 항원으로 O 항원으로 불린다. 내독소) 및 lipoprotein, phospholipid로 구성되어 있으며 외계로부터 침입하는 물질을 막고 있다(▶그림 2-4, 5).

세균의 peptidoglycan 층은 혈청과 침 중에 존재하는 효소 lysozyme에 의해 절단되며 또한 penicillin 등 항생물질에 의해 peptidoglycan의 생합성이 저지된다. Gram양성균의 peptidoglycan층이 가수분해 되어 세포막만 남아있는 세포를 구형세포(protoplast), Gram음성균의 바깥막과 세포막이 남은 것을 구형질체(spheroplast)라고 한다. 이 구상세포와 구형질체를 모두 L-form이라고 하는데, 이것은 세포 외형을 유지시키는 peptidoglycan층이 분해되었으므로 알균, 막대균 모두 둥근 모양을 하고 있으며 독자적으로 대사, 증식이 가능하지만 증식을 하면 원래의 모습으로 돌아가는 특징을 갖는다(▶그림 2-5).

2) 세포막(Cytoplasmic membrane)

세포벽 안쪽에는 세포막이 있다(▶그림 2-6). 세포막의 주요 기능은 물질 투과와 수송에 관여하는 것으로 필요한 영양소는 내부로 끌어들이며 불필요한 노폐물은 외부로 배출시킨다(선택적 투과, permiability). 또한 세포벽, 협막의 합성에 관여하고 균체외 효소를 분비한다. 세포막은 여러 곳에서 세포질 내로 함몰되어 있는 모습을 볼 수 있는데 이것을 **메소솜**(mesosome)이라고 한다. 메소솜의 기능은 세포분열 시 격막(transverse septum) 형성에 관여하는 구조로, 효소를 분비하는 구조물로 생각되어지고 있다.

3) 세포질(Cytoplasm)

세포막이 둘러싸고 있는 내부를 세포질이라 하며 여기에는 핵, 리보솜(ribosome), 효소, 조효소, 대사산물, 무기질 등이 있다.

4) 핵(Nucleus)

핵은 핵막이 없어 핵 유사물질로 세포질 내에 존재하며 DNA로 구성되어 있다. 이것의 기능은 **세균의 유전**에 관여한다. 대장균에서 DNA를 손상 주지 않고 추출하여 연구한 결과 길

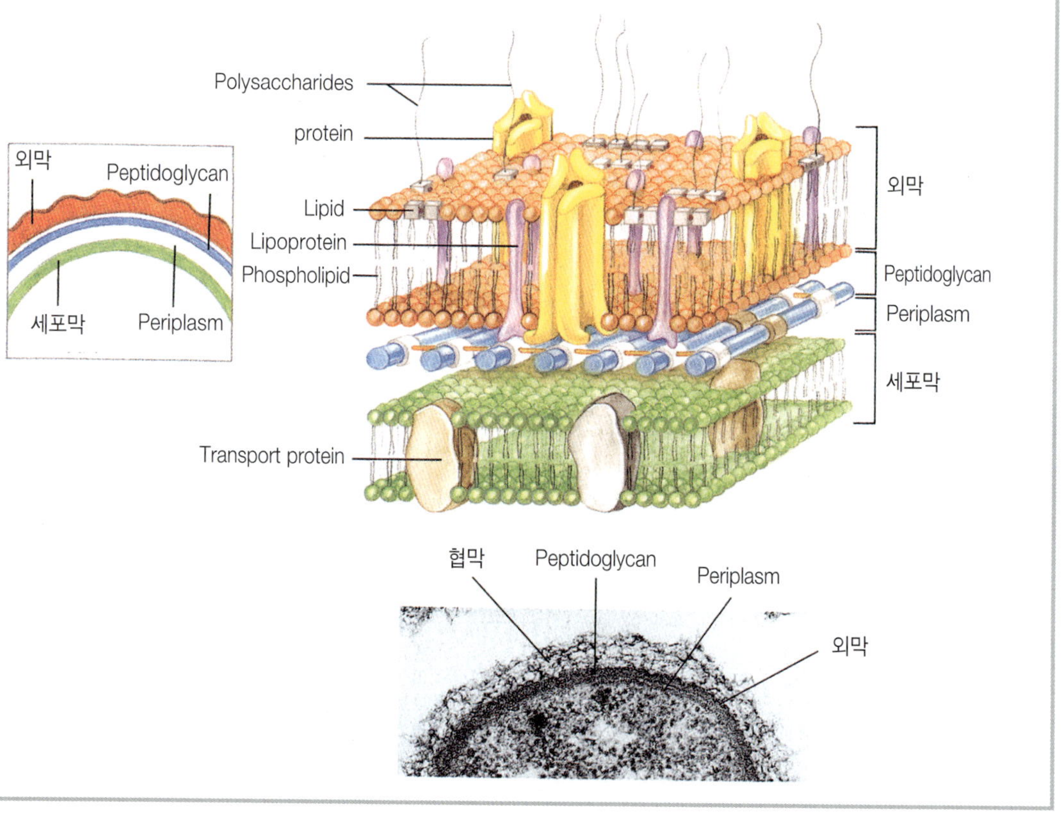

▶ **그림 2-5** Gram음성균의 세포벽 구조

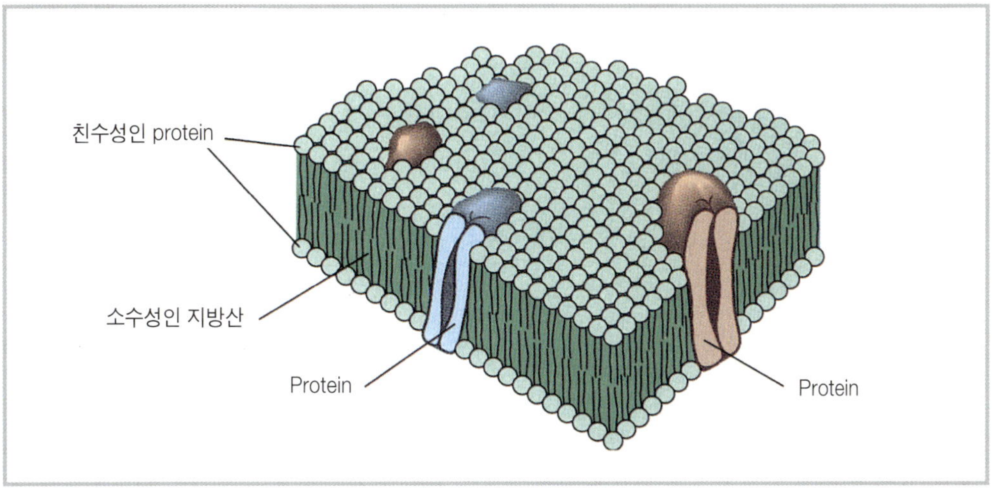

▶ 그림 2-6 세포막의 구조

이가 약 1 mm 정도의 실 모양을 하고 있는 환상(circle)임이 밝혀졌다. 길이가 1mm 정도인 DNA가 평균 2㎛ 정도 크기인 세균 세포 내에 존재하는 것은 물리적으로 불가능하며, 이것이 가능하려면 세균의 DNA는 환상의 이중나선구조로 초나선형(super coiling)으로 꼬여야만 가능하다. 실제로 세균 세포의 염색체는 세포질 내에 초나선형으로 존재하고 있으며 핵을 구분 짓는 핵막이 존재하지 않는 형태로 분포하고 있다. 그리고 그 구성성분의 본체는 DNA이다. 또한 진핵세포의 염색체에서 기본적으로 나타나는 단백질인 히스톤(histone)이 원핵세포에서는 나타나지 않는다. 세균 세포는 분열할 때마다 원형의 DNA 복제를 시작하기 때문에 세균 세포가 분열되는 동안 완전히 복제된 게놈(genome)을 생산하며 세균의 증식과 DNA 복제는 같은 빈도로 일어난다.

세균의 정상적인 증식방법을 이분열법(binary fission)이라 하는데, 이 과정은 하나의 세균 세포가 분할되어 같은 크기의 딸세포 두 개를 생산하는 과정이다. 세균은 염색체 외에 하나 또는 그 이상의 작고, 원형의 플라스미드(plasmid)라고 부르는 DNA를 세포질에 갖고 있을 수 있다. 염색체 DNA는 모든 세균이 갖고 있는 반면에 플라스미드 DNA는 모든 세균이 갖고 있지는 않다. 플라스미드는 스스로 복제능력을 갖고 있으며 상대적으로 작은 분자량을 띠기 때문에 유전공학에서 아주 유용한 도구로 쓰이고 있다.

5) 협막(Capsule)

세균의 균체 밖, 즉 세포벽 밖에는 분비물로 생각되는 다당체 또는 단백이 존재하고 있는 것을 볼 수 있는데 이것을 협막(capsule)이라 한다. 그 중 발육이 양호하고 외계와 경계가 확실한 경우에 협막이라 하고, 발육이 불량하고 경계가 확실하지 않은 경우에는 점액층 또는

envelope이라고 한다. 협막의 기능은 숙주의 방어기능에 저항하여 **식균작용으로부터 세균을 보호**하는 역할을 한다.

협막을 갖는 균에는 폐렴알균(*Streptococcus pneumoniae*), 폐렴막대균(*Klebsiella pneumoniae*), 탄저균(*Bacillus anthracis*), 수막염균(*Neisseria meningitidis*), 백일해균(*Bordetella pertussis*) 등이 있다. 이것은 균의 동정의 기준이 되며 대부분 항원성이 있고 병원성과 관계가 있다. 이 협막에는 약하지만 항원성이 있어 **K 항원**이라 부르고 있다.

6) 아포(Spore)

세균은 환경이 부적당한 경우 균의 저항력을 키우기 위해 아포를 형성한다. **아포**(spore)는 영양분 부족, 건조, 열, 소독약에 대해 저항력이 강하여 부적당한 환경에서 오랜기간 생존한다. 아포가 생성된 균은 100℃에서 30분간 자비멸균에서도 살아 남으며 고압증기멸균(autoclave, 121℃ 15분)에서 살균된다. 아포가 생성된 균은 부적당한 환경에서 오랜 기간 증식이나 사멸하지 않고 생존하다가 다시 적당한 환경이 되면 발아하여 증식한다. 이렇게 발아하여 증식한 균체를 **영양형**이라 한다. 아포가 형성되는 균은 균종에 따라 다르므로 아포는 균의 동정에 이용된다.

아포를 형성하는 균은 탄저균(*Bacillus anthracis*), 고초균(*Bacillus subtilis*), 파상풍균(*Clostridium tetani*), 보툴리눔균(*Clostridium botulinum*) 등이 있다. 탄저균은 중앙성 아포(central spore)가 형성되고, 파상풍균은 균체의 끝부분에 아포를 생성하는 단재성 아포(terminal spore)가 형성되며 보툴리눔균은 균체의 끝부분 가까이에 아포를 생성하는 편재성 아포(subteriminal spore)가 형성된다. 아포는 전자현미경으로 관찰하면 아포막(coat), 겉질(cortex), 중심(core)의 3부분으로 구성되어 있다(▶그림 2-7).

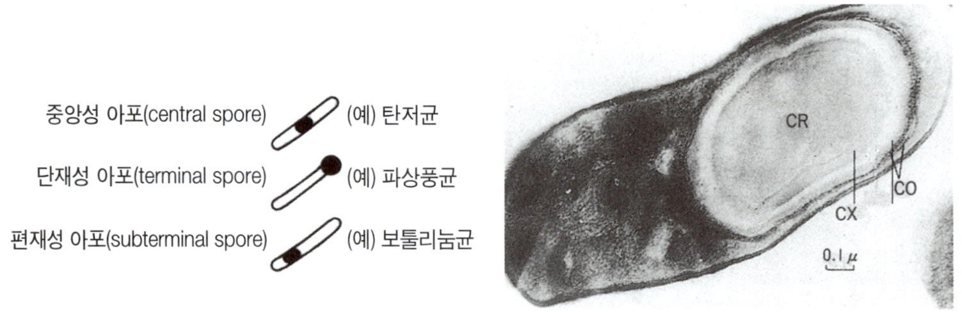

(a) 아포의 형과 위치 (b) 아포의 전자현미경 사진

▶ **그림 2-7 아포.** CO : Coat(아포막), CX : Cortex(겉질), CR : Core(중심)

무편모균	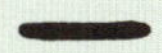 무모균(atricha)	이질균, 폐렴막대균 등
유편모균	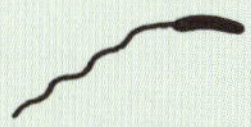 단모균(monotricheus)	콜레라균, 장염 비브리오, 녹농균, *Campylobacter*
	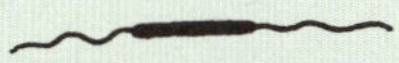 양모균(amphitricheus)	나선균
	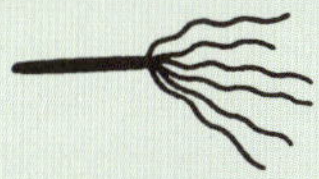 총모균(lophotricheus)	Spirillum, 녹농균
	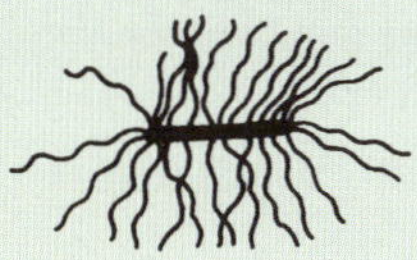 주모균(peritricheus)	대장균, 장티푸스균, 변형균 등

▶ **그림 2-8 편모의 수와 위치**

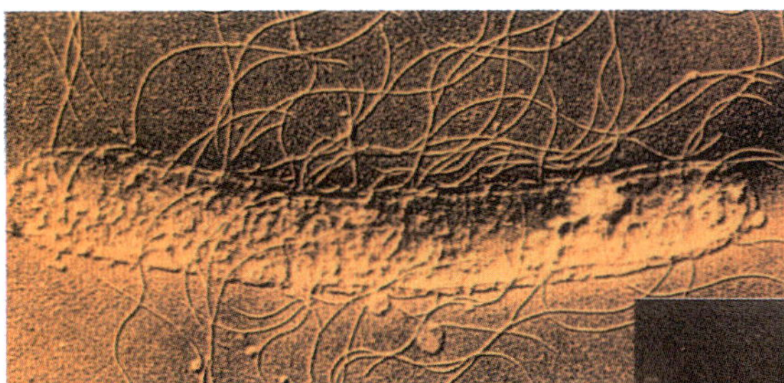

(a) 주모균

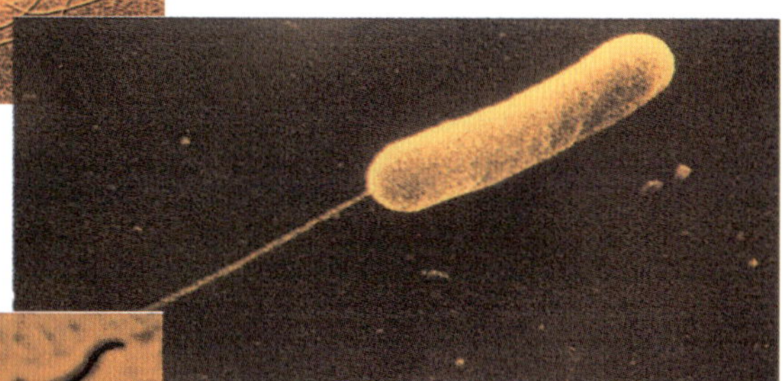

(b) 단모균

(c) 총모균

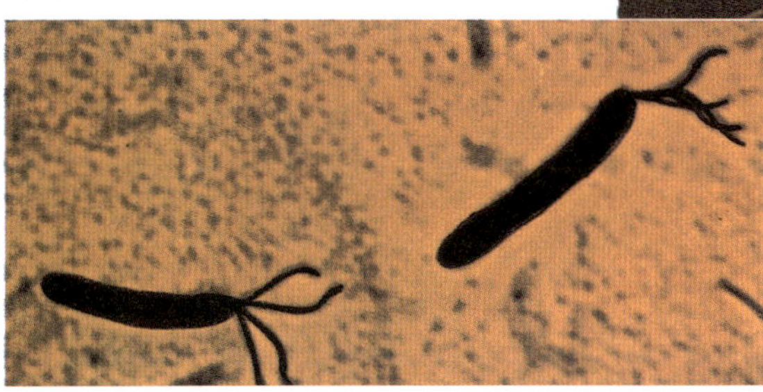

▶ **그림 2-9 편모의 전자현미경 사진**

7) 편모(Flagella)

편모(flagella)는 세포막에서부터 나와 세포벽을 관통하여 균체 밖으로 나와 있는 구조물이다. 이것의 기능은 **균체의 운동**에 관여한다. 편모의 성분은 단백질로서 항원성이 있다. 편모항원을 **H 항원**이라 하는데 그 항원구조는 혈청형의 분류에 이용한다. 편모의 수나 위치는 균종에 따라 다른데 이것 또한 균의 동정에 이용한다(▶그림 2-8, 9).

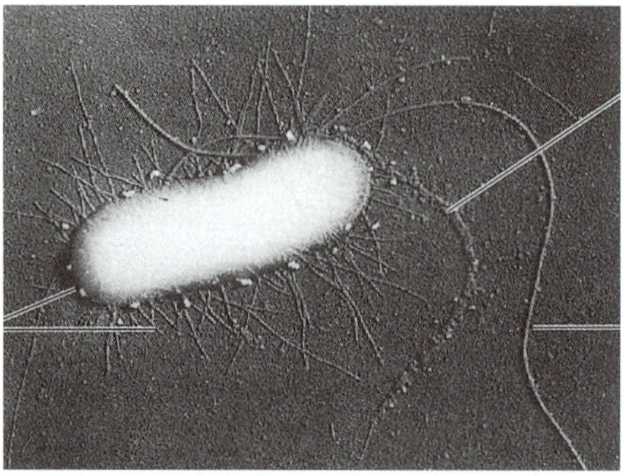

▶ **그림 2-10** 섬모(*E. coli*)

8) 섬모(Pili)

섬모(pili)의 성분은 단백질로서 편모보다는 가늘고 직선적이며 중심부에는 구멍이 있다. 이것은 세균의 운동과는 관계가 없고 세균이 숙주조직의 표면에 부착, 감염하기 위한 **정착인자**로서 필요하여 또한 2개의 균 사이에 섬모를 통하여 유전자를 주고 받는 경우가 있는데 이를 접합(conjugation)이라 하며, 이러한 섬모를 **성섬모**(sex-pili)라고 한다. 섬모는 일반적으로 적혈구 응집을 일으킬 수 있다(▶그림 2-10).

9) 리보솜(Ribosome)

리보솜(ribosome)은 단백질 합성 기관으로 DNA의 유전정보를 전사받은 mRNA가 리보솜에서 **단백질을 합성**한다. 세균 리보솜의 분자량을 나타내는 침강계수는 70S로 50S와 30S 2개의 subunit으로 구성되어 있다. 이 특징은 진핵세포인 사람의 리보솜이 60S와 40S 소단위(아단위, subunit)로 구성된 80S 리보솜이라는 특성과 다르기 때문에 세균 감염질환 치료에 이용되는 항균제의 선택독성 작용에 중요한 인자가 된다.

4 세균의 관찰

1) 염색법

세균은 무색이기 때문에 광학현미경으로 관찰하기 위해서 **염색**을 해야 한다. 세균 염색에는 염기성 aniline 색소 등이 사용된다. 염색을 하여 관찰을 함으로써 세균의 유무와 균량, 세균의 형태 및 배열 등을 알 수 있고 또한 세균의 분류 및 동정에 이용된다.

염색하는 가장 기본적인 방법은 다음과 같다.

① 도말(smear): 슬라이드글라스 위에 관찰할 세균을 얇게 펴 바른다.

② 건조(drying): 위의 슬라이드글라스 위에 펴 바른 세균이 건조될 때까지 공기 중에 방치한다.

③ 고정(fixation): 알코올 램프의 화염 위로 도말면을 위로 하여 2~3번 통과하여 고정시킨다. 이것은 세균을 죽일 뿐 아니라 균체의 단백질이 응고되어 슬라이드글라스에 세균이 고정된다.

④ 염색(staining): 원하는 색소액을 도말한 곳에 떨어뜨려 염색한다.

⑤ 수세(washing): 슬라이드글라스의 색소액을 증류수로 가볍게 세척한다.

⑥ 건조(drying): 슬라이드글라스의 수분을 여과지로 가볍게 흡수시키고 자연건조시킨다.

⑦ 현미경 관찰(검경, microscopy): 슬라이드글라스 위에 immersion oil(유침유)을 한 방울 떨어뜨린 후 현미경으로 관찰한다.

(1) 단염색(Simple staining)

① 도말

② 건조

③ 고정

④ 염색: Methylene blue나 crystal violet 혹은 safranin으로 염색한다.

⑤ 수세

⑥ 건조

⑦ 현미경 관찰

위의 방법은 가장 간단한 염색법으로 한 가지 염료만을 사용하며 현미경으로 세균을 관찰했을 때 methylene blue로 염색하면 파란색, crystal violet으로 염색하면 보라색, safranin으로 염색하면 붉은색으로 보인다(▶그림 2-11).

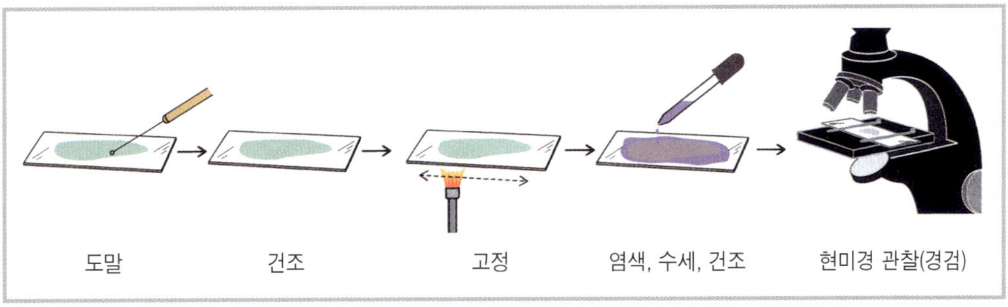

▶ 그림 2-11 단염색법

(2) Gram 염색(Gram's staining)

〈Hucker 변법〉

시약:

ⓐ Crystal violet

A 용액 ┌ crystal violet 2g ┐ 2일간 흔들어 녹임
└ 95% ethyl alcohol 20mL ┘

B 용액 ┌ ammonium oxalate 0.8g ┐ 잘 녹음
└ D. W(증류수) 80mL ┘

A 용액과 B 용액을 섞어 24시간 놓아둔 후 여과지로 여과하여 갈색 병에 넣는다.

ⓑ Gram's iodine

┌ iodine 1g ┐
├ potassium iodide 2g ┤ 잘 녹음
└ D. W 300cc ┘

ⓒ Acetone alcohol

┌ acetone 30mL ┐
└ 95% ethyl alcohol 70mL ┘

ⓓ Safranin

A 용액 ┌ Safranin O 2.5g ┐ 2일간 흔들어서 녹임
└ 95% ethyl alcohol 10mL ┘

A 용액 10mL와 D.W 90mL를 여과지로 여과하여 병에 넣는다.

① 도말

② 건조

③ 고정

④ Crystal violet으로 1분간 염색한 후 수세한다.

⑤ Acetone iodine으로 1분간 매염시킨 후 수세한다.

⑥ Acetone alcohol로 20~30초간 탈색시킨다.

⑦ Safranin으로 1분간 후염색(대조염색, counter staining)한 후 수세한다.

⑧ 건조

⑨ 현미경 관찰

위의 방법은 분별염색법(differential staining)으로 세균을 Gram 염색한 경우 세포벽의 구조에 따라 acetone alcohol에 탈색되는 시차를 이용하는 방법으로 탈색이 빠르게 진행되는 경우 crystal violet(보라색)으로 염색한 것이 탈색된 후 다시 safranine(붉은색)으로 후 염색되므로 현미경 관찰시 붉은색으로 보이게 되는데 이것을 Gram음성균

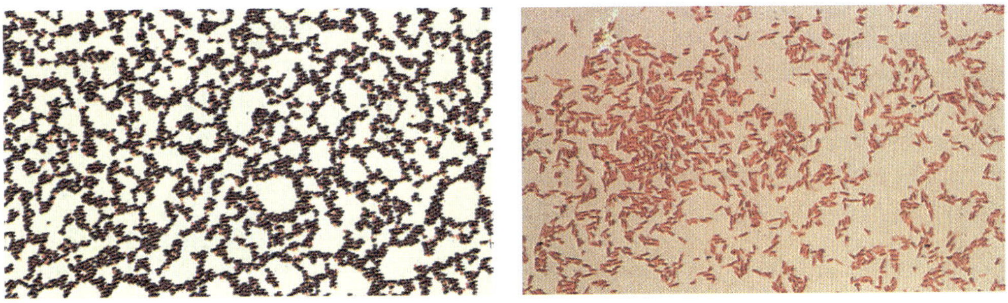

(a) (b)

▶ 그림 2-12 (a) Gram양성균(황색포도알균), (b) Gram음성균(대장균).

이라 한다. 탈색이 지연되는 경우 crystal violet으로 염색된 그대로 있고 safranin으로 후염색이 되지 않으므로 현미경 관찰 시 보라색으로 보이게 된다. 이것을 **Gram양성균**이라 한다(▶그림 2-12).

이와 같이 세균에 Gram 염색을 했을 때 세균에 따라 염색성에 차이가 나타나는 것은 세포벽의 peptidoglycan의 구조와 양 그리고 외막의 존재 여부에 따라 결정되는 것으로 알려져 있으며 Gram 염색의 결과에 따라 세균을 분류하고, 또한 세균의 동정에 이용한다. Gram음성균과 Gram양성균은 다음의 표와 같다(▶표 2-2).

▶ **표 2-2 Gram 염색법에 의한 분류**

	Gram음성균	Gram양성균
알균	*Neisseria gonorrhoeae*(임균) *Nrisseria menigitidis*(수막염균)	*Staphylococcus aureus*(황색포도알균) *Streptococcus pyogenes*(화농사슬알균) *Streptococcus pheumoniae*(폐렴알균)
막대균	대다수의 막대균 *Escherichia coli*(대장균) *Salmonella typhi*(장티푸스균) *Sigella dysenteriae*(이질균) *Klebsiella pneumoniae*(폐렴막대균) *Serratia marcescens*(영균) *Proteus vulgaris*(변형균) *Yersinia pestis*(페스트균) *Vibrio cholerae*(콜레라균) *Pseudomonas aeruginosa*(녹농균) *Bordetella pertussis*(백일해균) *Legionella pheumophila*(재향군인병균)	*Bacillus anthracis*(탄저균) *Bacillus surtilis*(고초균) *Clostridium tetani*(파상풍균) *Clostridium botulinum*(보툴리눔균) *Clostridium of gas gangrene*(가스괴저균) *Corynebacterium diphtheriae*(디프테리아균) Genus *Lactobacillus*(젖산막대균속) *Listeria monocytogenes*(리스테리아균) Genus *Nocardia*(노카디아속) Genus *Actinomyces*(방선속균) *Mycobacterium tuberculosis*(결핵균) Genus *Bifidobacterium*(비피더스균)
기타	원충, 동물 세포	진균

(3) 항산성 염색(Acid-fast staining)

〈Ziehl-Neelsen 법〉

시약:

ⓐ Carbol funchsin

A 용액	basic fuchsin	0.3g	2일간 흔들어 녹임
	95% ethyl alcohol	10mL	
B 용액	phenol 중탕하여 녹인 것	5mL	
	D. W	95mL	

A 용액과 B 용액을 섞어 여과지로 여과하여 병에 넣는다.

ⓑ Acid alcohol

hydrochloric acid(HCl)	3mL
95% ethyl alcohol	97mL

ⓒ Methylene blue

methylene blue	0.3g	잘 녹음
D. W	100mL	

① 도말

② 건조

③ 고정

④ 슬라이드글라스를 알코올 램프 위에 고정시키고 석탄산 fuchsin 염색액을 마르지 않도록 계속 떨어뜨리면서 5분간 가온 염색한다.

⑤ 슬라이드글라스가 식으면 수세한다.

⑥ 3% 염산 알코올(acid alcohol)로 탈색시킨다.

⑦ Methylene blue로 20~30초간 후염색 후 수세한다.

⑧ 건조

⑨ 현미경 관찰

항산성 염색 역시 분별 염색법의 일종으로 항산균의 검출을 위한 염색방법이다. 항산균이란 한번 염색된 세균이 산으로 탈색되지 않는다는 의미로 붙여진 이름으로 결핵균, 나균 등이 이러한 특징을 가고 있으며 이들 세균을 염색하는 방법으로 이용되고 있다. 항산균은 석탄산 fuchsin(붉은색)이 염색되면 강산에도 탈색되지 않으므로 후염색약인 methylene blue(파란색)에 염색되지 않아 현미경으로 관찰시 붉은색을 나타낸다. 항산성균 이외의 기타 세균은 석탄산 fuchsin이 강산에 탈색되기 때문에 methylene blue가 후염색되어 현미경으로 관찰시 파란색이 나타난다.

최근 형광염색법에 의한 결핵균 검출법으로 객담 중의 소수 결핵균을 검출하는 데 효과적인 방법으로 이용하고 있는데 rhodamine auramine 액에 15분간 염색하고 산성 알코올로 탈색시킨 뒤 potassium permanganate로 3~4분간 대조 염색하여 형광현미경을 이용하여 검경하면 녹색의 배경에 형광 빛의 균체를 확인할 수 있다.

(4) 아포 염색(Spore staining)

① 도말
② 건조
③ 고정
④ 석탄산 fuchsin이나 malachite green으로 5분간 가온 염색한다.
⑤ 슬라이드글라스가 식으면 수세한다.
⑥ 알코올이나 산으로 탈색시킨다.
⑦ Methylene blue나 safranin으로 대조염색 후 수세한다.
⑧ 건조
⑨ 현미경 관찰

아포는 일반 염색법으로는 염색이 되지 않으므로 일반 염색법으로 염색했을 때는 세포 중에 무색으로 관찰된다. 그러나 석탄산 fuchsin이나 malachite green으로 가온염색하면 염색이 된다. 한번 염색된 아포는 알코올이나 산에 탈색되지 않고 영양세포는 탈색이 되므로 methylene blue나 safranin으로 후 염색을 하면 영양 세포에만 염색이 된다. 그러므로 그것을 현미경으로 관찰하면 아포는 염색약에 따라 붉은색, 녹색을 띠고 균체는 푸른색, 붉은색으로 염색된다.

(5) 이염색과립 염색(Metachromatic body staining)

① 도말
② 건조
③ 고정
④ Neisser 액(methylene blue와 crystal violet을 혼합한 것)으로 30초간 염색한 후 수세한다.
⑤ Bismark brown으로 후염색한 후 수세한다.
⑥ 건조
⑦ 현미경 관찰

디프테리아균은 균체 내에 염색성이 다른 이염색과립을 가지고 있다. 디프테리아가 갖고 있는 이염색과립은 화학적으로는 다중인산염으로 염기성 염료 친화성으로 위와 같은 방법으로 염색하면 균체는 황색으로 염색되고 이염색과립은 흑색으로 염색되어 관찰된다. 이러한 이염색과립은 디프테리아균 특유의 구조로 디프테리아균의 동정에 기준이 되고 디프테리아 진단에 도움이 된다.

(6) 협막 염색법(Capsule staining)

① 슬라이드글라스에 균 액 한 방울을 떨어뜨리고 그 옆에 india ink나 흑색색소인 nigrosin액 한 방울을 떨어뜨려 혼합한 후 다른 덮개유리(cover glass)로 덮는다.

② 현미경 관찰

위의 염색방법은 폐렴알균, 폐렴막대균, 크립토코쿠스 등 협막을 보유하고 있는 균을 관찰하기 위해 사용하는 방법으로 세균체와 같은 음성 하전을 띠는 염색액을 이용하여 세균의 배경을 검게 하여 세균이 드러나게 하는 방법으로 현미경으로 관찰하면 검은 배경에 협막이 투명하게 보인다.

(7) 기 타

편모 염색법(flagella staining)은 편모를 염색하여 편모의 수, 부착부위 등을 관찰하기 위하여 사용하며 세균의 동정에 이용한다. **음성 염색법**(negative staining)은 Spriochaeta 등을 검사하기 위한 방법으로 균체는 염색하지 않고 배경을 염색함으로써 균체를 드러나게 하는 방법이다. 시료와 흑색 색소를 혼합, 도말하여 관찰한다. 세균을 살아 있는 그대로 관찰하고, 특히 운동의 유무를 관찰하는 방법으로 현적표본에 의한 **운동성 검사법**(hanging drop method)이 있다. 이것은 균액 한 방울을 커버글라스에 떨어뜨리고 커버글라스를 조심스럽게 뒤집어서 오목한 슬라이드글라스에 올려놓고 400배로 검경한다. 두 개의 글라스 사이에는 바셀린이나 파라핀을 발라 놓는다. 세균의 위치 이동이 있을 경우에는 운동 양성으로 하고, 한 군데에서 작게 진동하고 있을 때에는 브라운 운동에 의한 것으로 운동 음성으로 한다(▶그림 2-13).

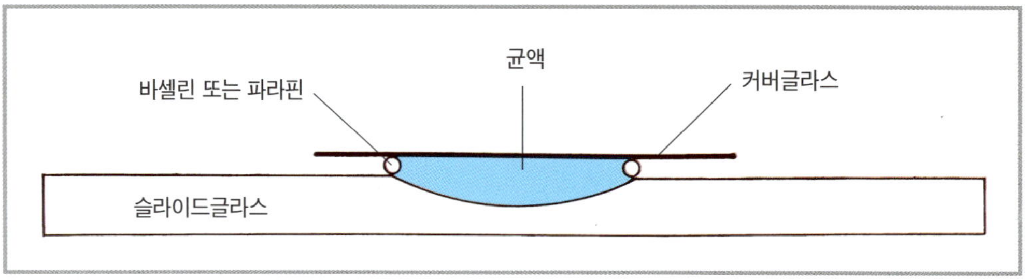

▶ 그림 2-13 운동성 검사법(Hanging drop method)

2) 현미경

(1) 광학현미경(Light microscope)

광학현미경의 기본구조는 대물렌즈, 대안렌즈, 재물대, 집광기, 조동나사, 미동나사로 이루어져 있다. 최근의 현미경은 광원이 내장되어 있고 그렇지 않은 경우에는 반사경으로 광선을 반사시켜 사용한다. 현미경의 배율은 대물렌즈 배율과 대안렌즈의 배율을 곱한 것이다. 보통 세균을 관찰하기 위해서는 1,000배율로 하는데 대물렌즈 100배, 대안렌즈 10배의 배율을 사용한다. 확대된 두 개의 물체가 근접되어 있어 분리되어 보이지 않는 것을 확대된 별개의 물체로 관찰할 수 있는 능력을 **해상력**(resolving power; R)이라 하는데, 두 개의 물체를 서로 별개의 것으로 인식할 수 있는 두 물체 간의 최소한의 거리를 **해상한계**(resolving limit; *d*)라 한다. 이 해상한계에 의해 사용 가능한 광학현미경의 최대배율이 결정된다. 해상력(R)의 값이 작을수록 작은 사물을 뚜렷하게 볼 수 있는 해상 능력은 커진다. 세균을 관찰하기 위해서는 500~1,000배의 배율로 0.2~0.5㎛의 해상력을 가진 현미경이 필요하다. 현미경의 해상력은 대물렌즈의 성능에 의해 정해지며 접안렌즈는 단지 그것을 확대한 것 뿐이다. 세균을 관찰하기 위한 현미경 사용법은 다음과 같다(▶그림 2-14, 15).

① 1,000배의 배율로 관찰하기 위한 대안렌즈 10배, 대물렌즈 100배를 사용한다.
② 세균을 염색하여 건조시킨 슬라이드글라스 위에 유침유를 한 방울 떨어뜨린 후 현미경의 재물대 위에 고정시킨다.
③ 조동나사를 이용하여 슬라이드글라스가 깨지지 않도록 조심스럽게 대물렌즈가 슬라이드글라스에 닿도록 재물대를 천천히 올린다.
④ 대안렌즈에서 세균을 관찰하면서 미동나사로 세균이 보일 때까지 재물대를 천천히 내린다.
⑤ 세균이 보이면 초점을 잘 맞춘 후 관찰한다.
⑥ 관찰이 끝나면 조동나사로 재물대를 내려 렌즈 페이퍼와 렌즈 세척액으로 렌즈를 깨끗이 닦아 보관한다.

(2) 암시야현미경(Dark field microscope)

슬라이드글라스 위의 커버글라스로 봉한 표본을 염색하지 않고 살아 있는 그대로 관찰하는 현미경이다. 이 현미경은 모여진 빛이 대물렌즈에 들어가지 않고 슬라이드글라스를 비스듬히 지나 바깥쪽으로 나오게 되어 있는데, 만약 슬라이드글라스 위에 세균이 있으면 빛은 난반사를 하여 대물렌즈로 들어가 검은 배경에 반짝거리는 균체를 관찰할 수 있게 된다. 이것은 스피로헤타를 식별할 수 있으며 균체의 운동성도 검사할 수 있다(▶그림 2-15).

(3) 위상차현미경(Phase contrast microscope)

위상차현미경은 살아있는 미생물의 내부구조를 보기 위해서 주로 사용하기 때문에 염색이 필요 없다. 위상차현미경의 원리는 빛의 파동현상에 근거를 두고 있다. 세포나 세포 구조를 통과하는 빛은 매질 주변의 저밀도를 통과하는 빛에 비하여 상대적으로 느리게 통과된다. 세포나 세포 구조를 통과하는 빛은 빛의 속도를 변화시키는 능력인 굴절률이 커서 빛의 파동을 지연시키는 힘도 크다. 즉 빛의 속도는 굴절률에 반비례하게 된다. 만일 특정 광원에서의 빛의 파동이 다른 광원에서의 빛의 파동과 일치하는 현상이 일어난다면 두 빛은 상호작용하여 상대적으로 밝게 나타나는 강화현상(reinforcement)이 될 것이다. 그러나 특정 광원에서의 빛의 파동이 다른 광원에서의 빛의 파동과 일치하지 않는 현상이 일어난다면 두 빛은 상호작용하여 상대적으로 어둡게 나타나는 간섭현상(interference)이 될 것이다. 위상차현미경에서는 광원에서 직접 공급되는 빛과 검체의 특정 구조에 반사되거나 회절 되는 빛 두 조합이 나타난다. 이 두 빛이 대안렌즈에 영상을 만들 때 강화현상이 일어난 곳은 밝게, 간섭현상이 일어난 곳은 어둡게 영상을 만들게 되어 미생물의 내부구조를 뚜렷하게 나타낼 수 있다. 염색하지 않은 무색투명한 균체를 빛이 통과할 때 굴절률이 다르기 때문에 빛의 통과속도가 서로 다른 데서 광파의 위상에 차이가 생긴다. 그러나 이것을 눈으로 인식할 수 없기 때문에 명암의 차로 바꾸어 눈

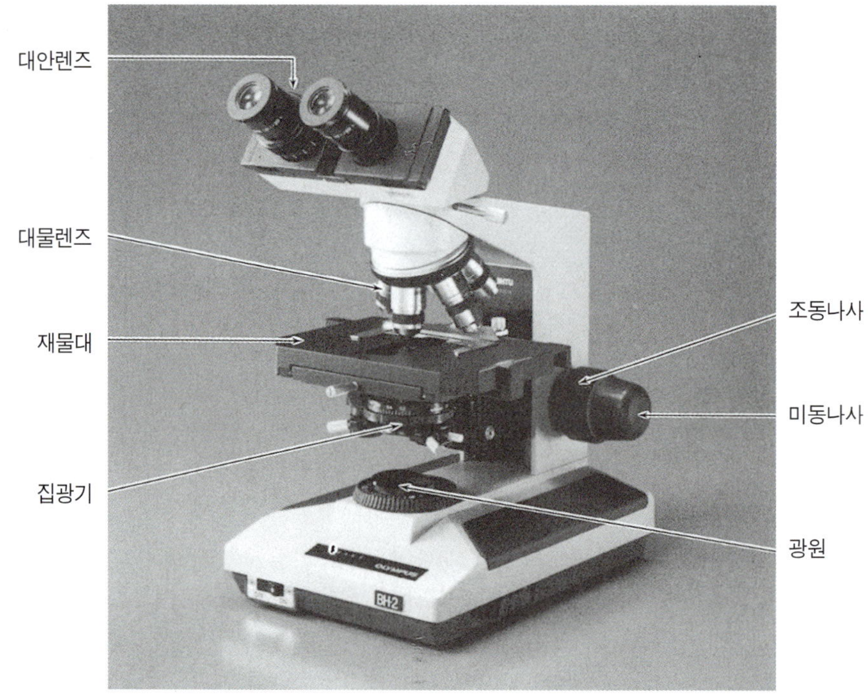

▶ **그림 2-14** 광학현미경 사진

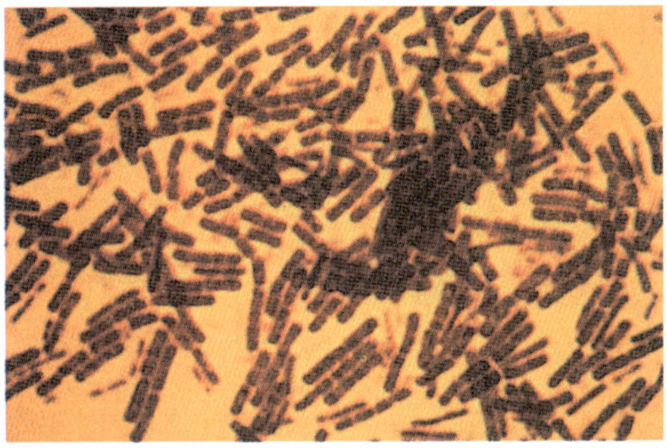

(a) 광학현미경

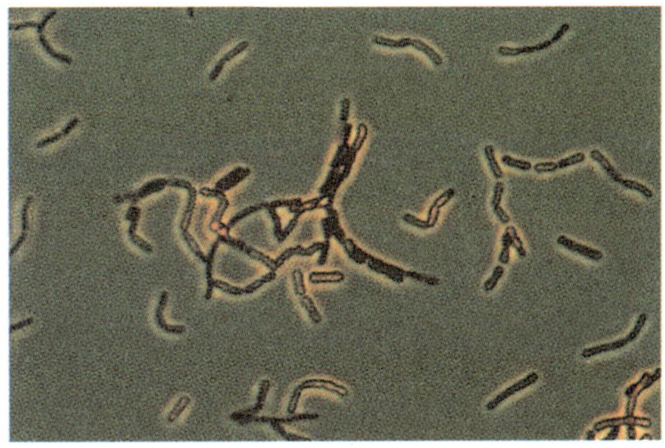

(b) 위상차현미경

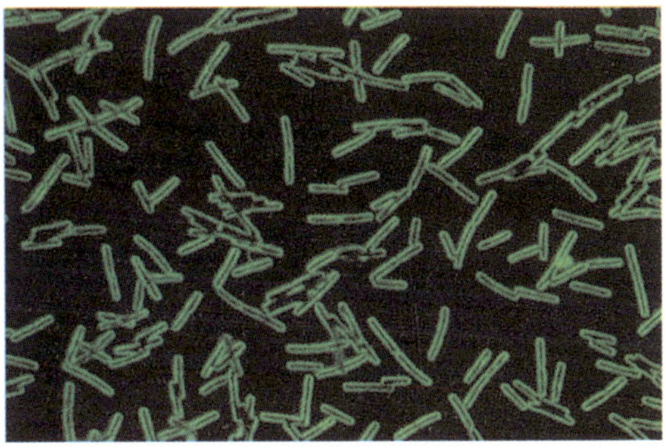

(c) 암시야현미경

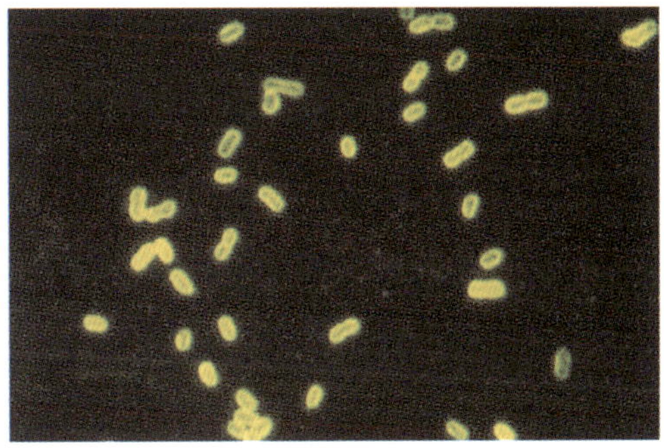

(d) 형광현미경

▶ **그림 2-15** 현미경으로 관찰한 미생물

에 보이게 한 것이 위상차현미경이다. 위상차현미경과 유사한 것으로 미세구조를 더욱 잘 관찰할 수 있는 것으로는 미분간섭현미경(interference microscope)이 있다(▶그림 2-15).

(4) 형광현미경(Fluorescent microscope)

형광현미경은 짧은 파장(자외선)의 빛을 흡수하여 긴 파장(가시광선)의 빛을 방출하는 특성을 갖는 형광염료로 검체를 염색하여 관찰할 수 있도록 고안되어 있다. 형광염료는 특정 파장의 빛(여기파장, excitation wavelength)을 비추었을 때 다른 파장(방출파장, emission wavelength)으로 방출하게 되므로 형광염색을 했을 때는 형광현미경을 사용하여야 사물을 관찰할 수 있다. 눈으로 볼 수 없는 미생물을 형광염료로 염색하여 자외선이나 자외선에 가까운 광원이 장착된 형광현미경으로 관찰하면 미생물은 어두운 배경에 발광성으로 나타난다. 형광염료인 isothiocyanate는 자외선을 비추면 녹색 빛을 방출한다. 또 결핵균에 강력하게 흡수되는 auramine O라는 형광염료는 자외선을 비추면 노란색의 가시광선을 방출하여 결핵균의 관찰에 유용하게 이용되고 있다(▶그림 2-15). 형광현미경은 검체를 비추기 위해 광원에서 방출되는 빛(여기파장)이 통과되는 다양한 종류의 여기필터와 검체를 통과여 온 빛을 모두 차단하고 가시광선(방출파장)만 통과되는 차단필터로 구성되어 있다.

(5) 전자현미경(Electron microscope)

전자선을 가시광선 대신 사용하고 렌즈 대신 전자선을 굴절시키는 전자장을 사용한 현미경이 전자현미경이다. 전자선의 파장은 가시광선의 1만 분의 1 이하인데, 전자현미경의 해상력은 2~3Å 정도이다. 따라서 전자현미경으로는 세균 균체의 내부구조, 바이러스의 미세구조 등을 관찰할 수 있다. 투과형 전자현미경과 주사형 전자현미경이 있는데, 전자는 시료를 통과한 전자선으로 관찰하는 것이고, 후자는 시료의 표면에서 생기는 2차 전자선으로 표면을 관찰하는 것이다.

제 3 절 세균의 영양과 대사

1 세균의 영양

세균의 세포가 발육, 증식하기 위해서는 사람과 마찬가지로 영양소가 필요하다. 이러한 영양소로 세균은 균체 성분을 합성하고 필요한 에너지를 얻는다. 세균이 이러한 영양소를 어디에서 얻느냐에 따라 **독립영양균**(autotroph)과 **종속영양균**(heterotroph)으로 나눌 수 있다.

① **독립영양균**은 영양소로서 유기물을 필요로 하지 않고 무기물만으로 균체성분을 합성하여 증식할 수 있는 균으로 공기 중 질소를 동화하거나 이산화탄소, 탄산염 등에서 탄소원을 얻을 수 있다. 이러한 세균에는 질산균, 아질산균, 철세균이 있다.

② **종속영양균**은 필수 유기물을 합성하지 못하여 영양소로 아미노산, 포도당 등 외계로부터 유기물을 섭취해야 하는 균으로 인체에 질병을 일으키는 대부분의 병원체들이 여기에 속한다.

또한 세균은 균체의 구성성분을 합성하는데 필요한 에너지를 어디에서 얻느냐에 따라 **광영양성 세균**(phototroph)과 **화학영양성 세균**(chemotroph)으로 나눌 수 있다.

① **광영양성 세균**은 엽록소나 기타의 색소로 에너지를 빛으로부터 얻는 세균이다.

② **화학영양성 세균**은 에너지를 화학반응의 결과로 얻는 세균을 말한다. 인체에 기생하는 균이나 병원균 등은 화학영양성 세균이다.

세균에 필요한 영양소는 고등생물이 필요로 하는 영양소와 유사하며 물, 탄소원, 질소원, 무기염류, 발육인자 등 5가지 영양소가 있다.

1) 세균의 영양소

(1) 물(H_2O)

세균의 균체성분 중 75~85%는 **물**로 이루어져 있다. 세균의 대사에는 물이 절대적으로 필요하며 영양소 또한 수용액 상태로 외계에서 균체 내로 흡수된다. 그러므로 세균의 발육과 증식에는 물이 필수적으로 필요하다.

(2) 탄소원(Carbon source)

탄소원은 세균의 에너지원으로 이용되는 영양소로 일부는 균체성분이 되기도 한다. 독립영양균은 이산화탄소나 탄산염으로부터 탄소원을 얻지만 종속영양균은 포도당, 주석산, 지방산 등의 유기물질로부터 탄소원을 얻어 사용한다.

(3) 질소원(Nitrogen source)

물을 제외하면 균체는 대부분 단백질로 되어 있으므로 질소원은 세균의 발육과 증식에 다량으로 필요하다. **질소원**은 각종 아미노산의 합성에 필요한 영양소로 독립영양균은 공중질소를 동화하거나 질산염으로부터 질소원을 얻고 종속영양균은 아미노산, 펩톤, 단백질로부터 질소원을 얻는다. 많은 세균은 암모늄염, 질산염, 아질산염을 질소원으로 이용하고 아미노산, 펩톤, 단백질로부터 몇 가지 종류의 필수아미노산을 얻는다.

(4) 무기염류(Minerals)

무기염류로서는 인(P), 유황(S)이 비교적 다량으로 필요하다. 인은 인산으로서 ATP, 핵산, 인지질, NAD와 NADP 등의 조효소(coenzyme)의 구성원소로서 필요하며, 황은 메치오닌, 시스테인 등의 황함유 아미노산의 구성성분으로서 필요한 것이다. 기타 Mg, K, Na, Ca, Fe, Mn, Co, Zn, Cu, Mo 등이 필요하다.

(5) 발육인자(Growth factor)

세균의 증식에는 필수적인 것이면서도 균체 스스로 합성할 수 없는 물질을 **발육인자**라고 한다. 발육인자로는 비타민, 필수아미노산, 퓨린, 피리미딘 등이 있는데 세균에 따라 다양하다. 예를 들어, 인플루엔자균은 hemin(X 인자), NAD(nicotinamide adenine dinucleotide, V 인자)를 발육인자로서 필요로 한다.

2 세균의 대사(Metabolism)

대사란 생체내에서 일어나는 모든 생화학반응을 말한다. 이것은 고분자물질을 저분자물질로 분해하여 ATP형의 에너지를 발생시키는 **이화작용**(catabolism)과 에너지를 이용하여 저분자물질을 고분자물질로 축합하여 자신의 구성성분을 합성하는 **동화작용**(anabolism)으로 나눌 수 있다.

1) 이화작용(Catabolism)

세균에 있어서 물질대사 중에 유기화합물을 분해하여 ATP형으로 에너지를 획득하는 반응을 **이화작용**(분해대사)이라고 한다. ATP 생산양식에는 **기질의 인산화**와 **산화적 인산화**의 두 가지가 있다. 어느 경우나 대사로부터 나온 결합에너지를 ADP와 무기인산(Pi)에서 ATP 분자를 생성하기 위해 사용된다.

(1) 기질의 인산화

분해대사의 과정에서 만들어진 중간산물이 가진 고에너지 인산기가 직접 ADP에 전

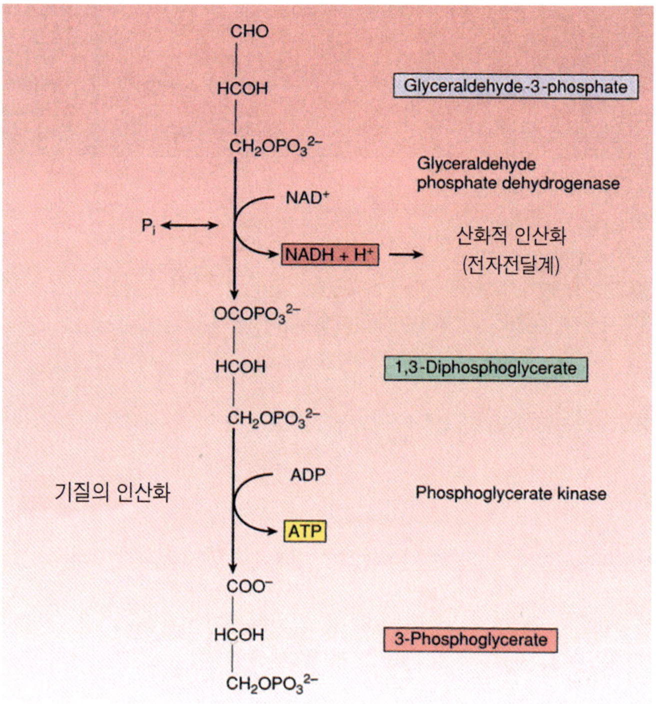

▶ 그림 2-16 기질의 인산화

이되어 ATP가 만들어진다(A~ⓟ + ATP → A + ATP, ⓟ : 고에너지 인산기), 대표적인 대사경로인 Embden-Meyerhof(E-M) 경로(pathway)와 기타 다수의 대사경로에서 보게 된다(▶그림 2-16).

(2) 산화적 인산화

세포질막 중에서 일어나는 전자전달과 함께 ADP에서 ATP가 만들어진다(▶그림 2-17). $NADH_2$는 산화적 인산화 반응에서 3ATP를 생성하며 $FADH_2$(flavoprotein)은 2ATP를 생성한다. 이화작용은 ATP 생산양식에 의해 호흡과 발효로 분류된다.

① 호흡(Respiration)

이화작용에 산화적 인산화에 의한 ATP 생산기구가 있는 경우를 호흡이라 한다. 최종 전자수용체가 O_2인 경우를 호기적 호흡(aerobic respiration), O_2 이외의 질산염, 탄산염, 황산염과 같은 무기물(NO_3^-, CO_2^-, SO_4^{--})인 경우를 혐기적 호흡(anaerobic

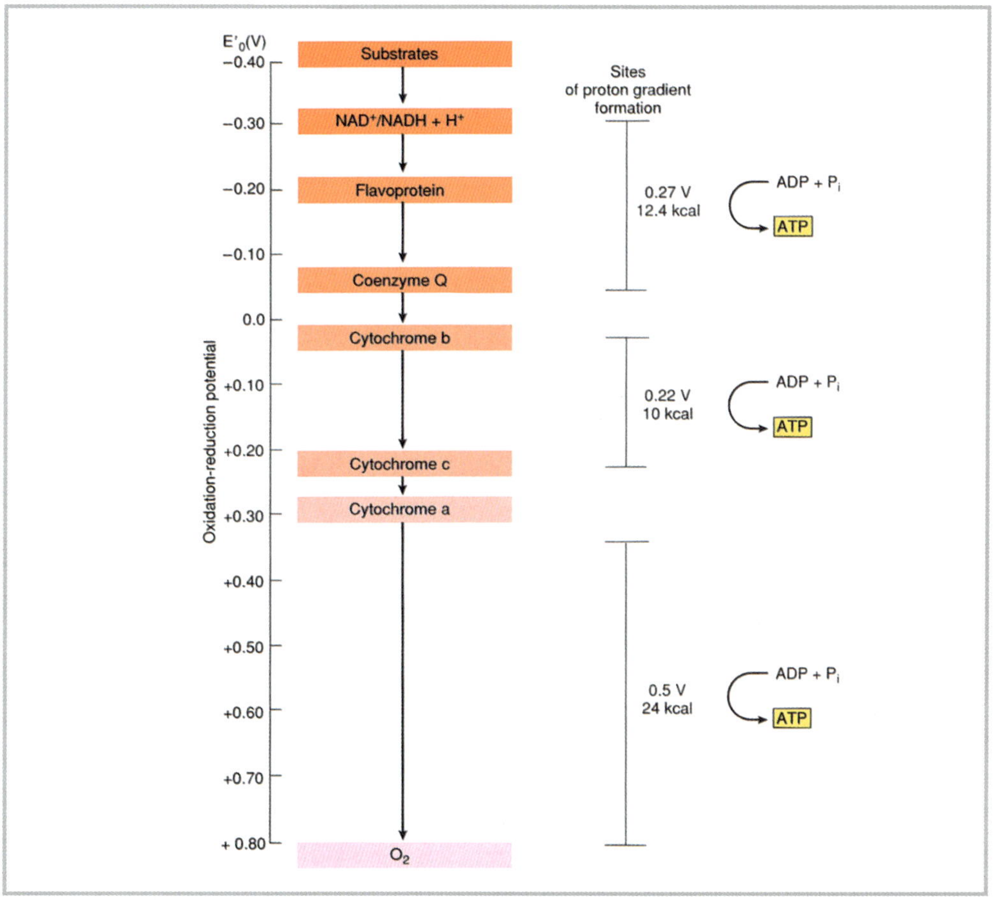

▶ 그림 2-17 전자전달계(산화적 인산화)

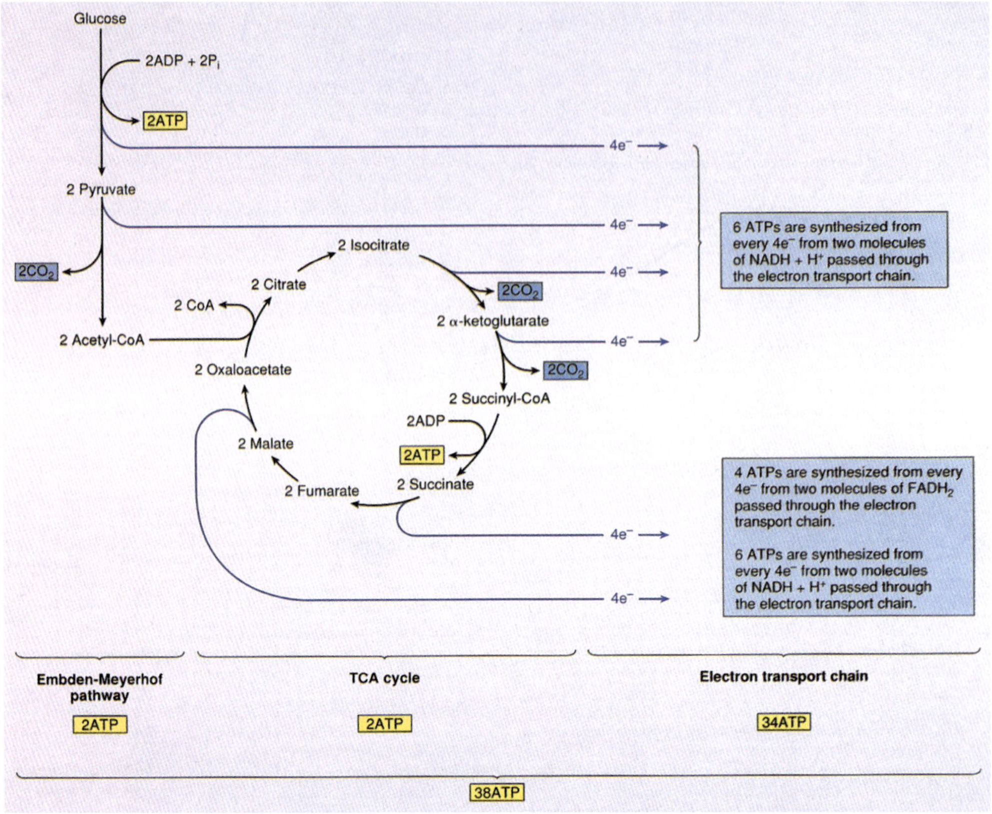

▶ 그림 2-18 Glucose의 대표적 호흡경로

respiration)이라 한다. ▶그림 2-18은 glucose의 대표적 호흡경로이다.

② **발효**(Fermentation)

이화작용을 기질적 인산화에 의한 ATP 생산기구만으로 시행하는 경우를 **발효**라고 한다. 세균에는 다양한 발효양식이 있으며, 대사경로, 대사 최종산물을 세균군에 있어서 특징적인 것으로 동정에 이용할 수 있다.

2) 동화작용(Anabolism)

영양소를 이용하여 핵산, 단백질, 다당, 복합지질, 기타 모든 균체성분을 합성하는 반응을 **동화작용**(합성대사)이라고 한다. 세균의 합성능력은 균종에 의해 달라지나 합성대사의 여러 가지 반응은 세균의 경우 거의 공통되어 있으며, 또한 다른 생물의 경우와 공통점이 많다. E-M 경로와 TCA 회로(구연산회로)는 이화작용만이 아니고 그 경로의 중간 대사산물은 동화작용의 원료가 되어 다양한 아미노산, 지질, 당 등을 합성한다(▶그림 2-19, 20).

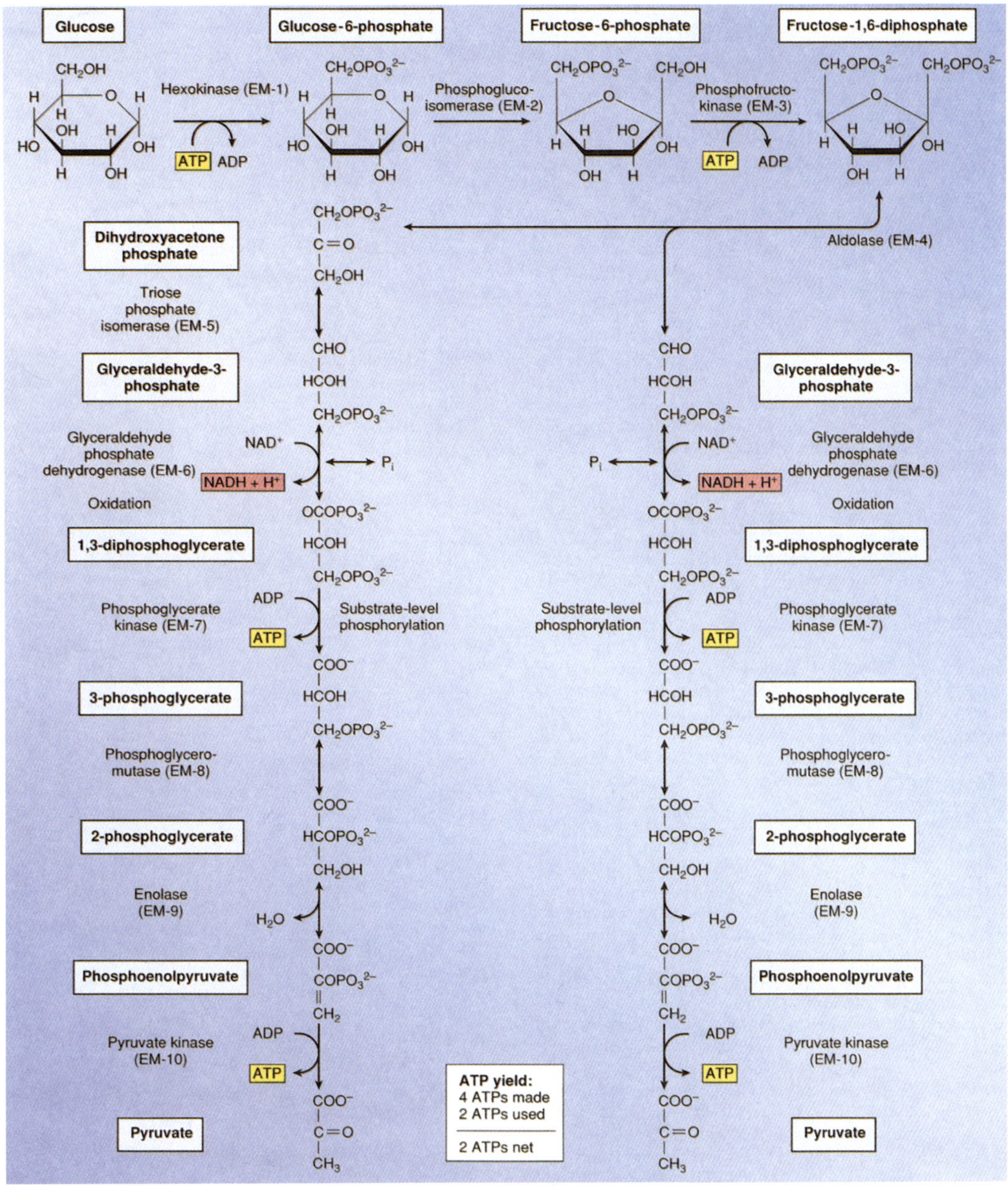

▶ 그림 2-19 Embden-Meyerhof 경로

3) DNA의 복제(Replication)

DNA는 이중나선구조이며, 세균의 유전정보를 가지고 있다. 원래의 DNA와 정확하게 같은 DNA를 합성하는 것을 **DNA의 복제**라고 한다. DNA의 복제는 adenine(A)과 thymine(T), guanine(G)과 cytosine(C) 사이의 염기 상보성에 따라 시행된다. 복제는 2가닥 DNA의 일부분이 풀려 1가닥으로 되면서 시작된다. 이어 각각의 1가닥 DNA가 DNA-

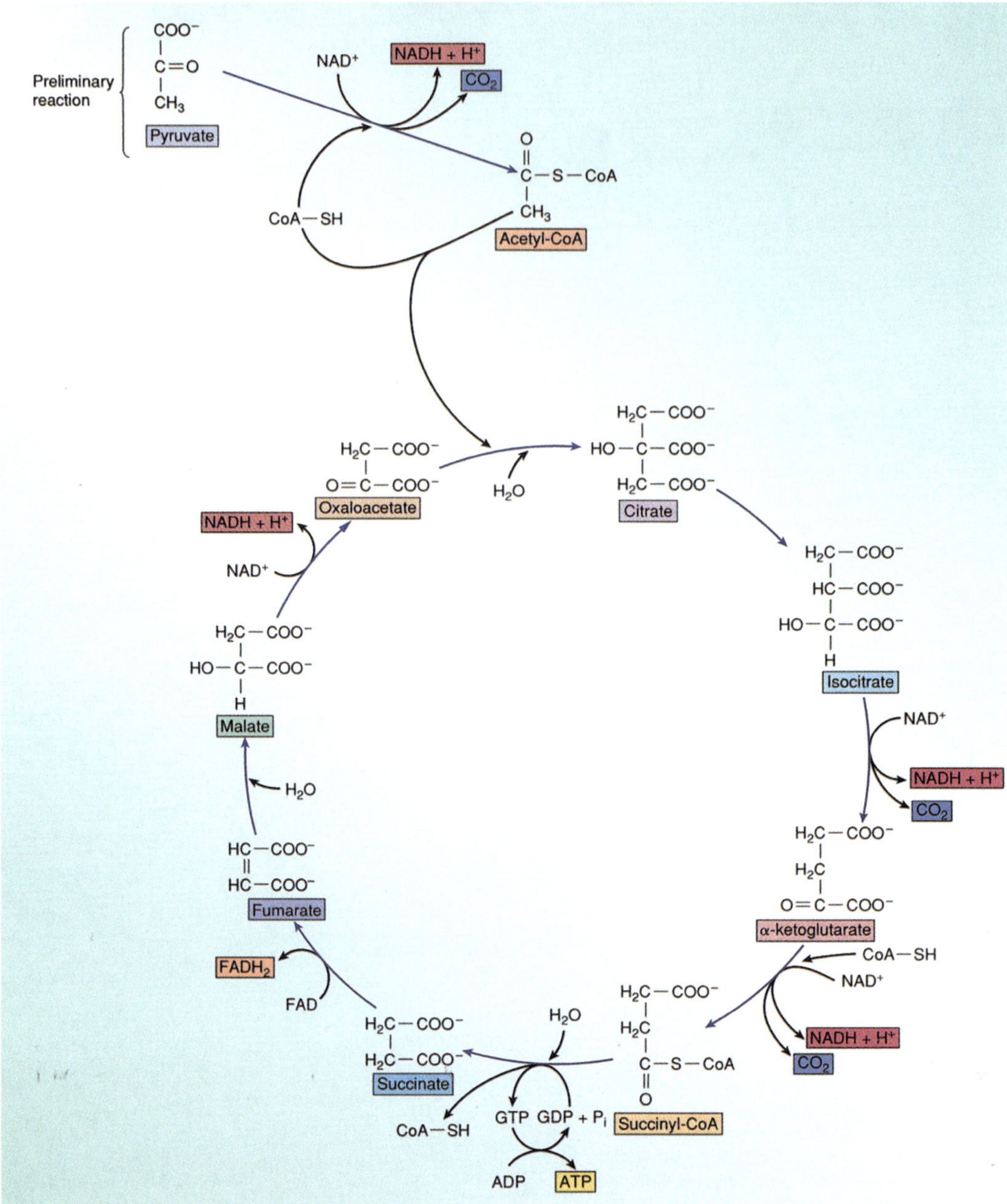

▶ **그림 2-20** Tricarboxylic acid(TCA) 회로, Citric acid(구연산) 회로

polymerase의 작용에 의해 상보성을 가진 새로운 DNA가 만들어진다(▶그림 2-21).

4) 단백질의 합성(Synthesis)

세균의 증식은 단백질로 이루어진 효소의 작용에 의해 이루어진다. 세균이 단백질을 합성

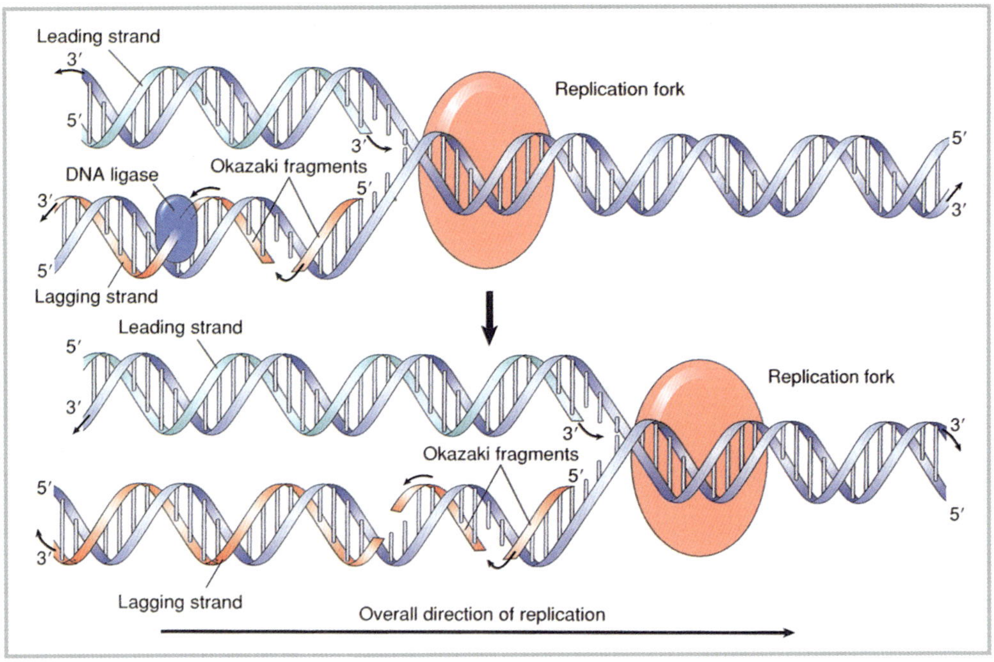

▶ **그림 2-21** DNA의 복제

하는 기전은 대략 동물 세포와 비슷하다. DNA의 유전정보를 그대로 **전사**(transcription)받은 mRNA가 단백질 합성 장소인 리보솜(rRNA)에서, tRNA가 결합하여 운반해 온 아미노산(amino acid)을, 단백질 합성의 유전정보(codon, 염기 3개 단위)를 **번역**(해독, translation)하여 아미노산을 일정한 순서로 peptide 결합하면 단백질이 합성된다(▶그림 2-22).

(1) 리보솜(Ribosome)

리보솜은 단백질 합성을 시행하는 세포질 내 과립으로 RNA와 단백질로 구성되어 있다. 원핵생물인 세균의 리보솜은 70S의 침강계수를 나타내고 있고 이것은 50S와 30S의 소단위(아단위, subunit)로 이루어져 있다.

5) 세균의 분열과 증식

세균의 분열에서는 염색체 DNA가 먼저 복제된다. 복제가 끝나면 격벽이 만들어지고 이어 2개의 딸세포(daughter cell)로 분열한다. 염색체 DNA는 환상의 2가닥 DNA로 그 복제는 어느 특정부위에서 시작하여 두 방향으로 진행된다(▶그림 2-23).

(1) Cooper & Helmetter의 모델

대장균을 사용하여 DNA 복제와 분열주기를 DNA의 복제점의 견지에서 설명하는 모

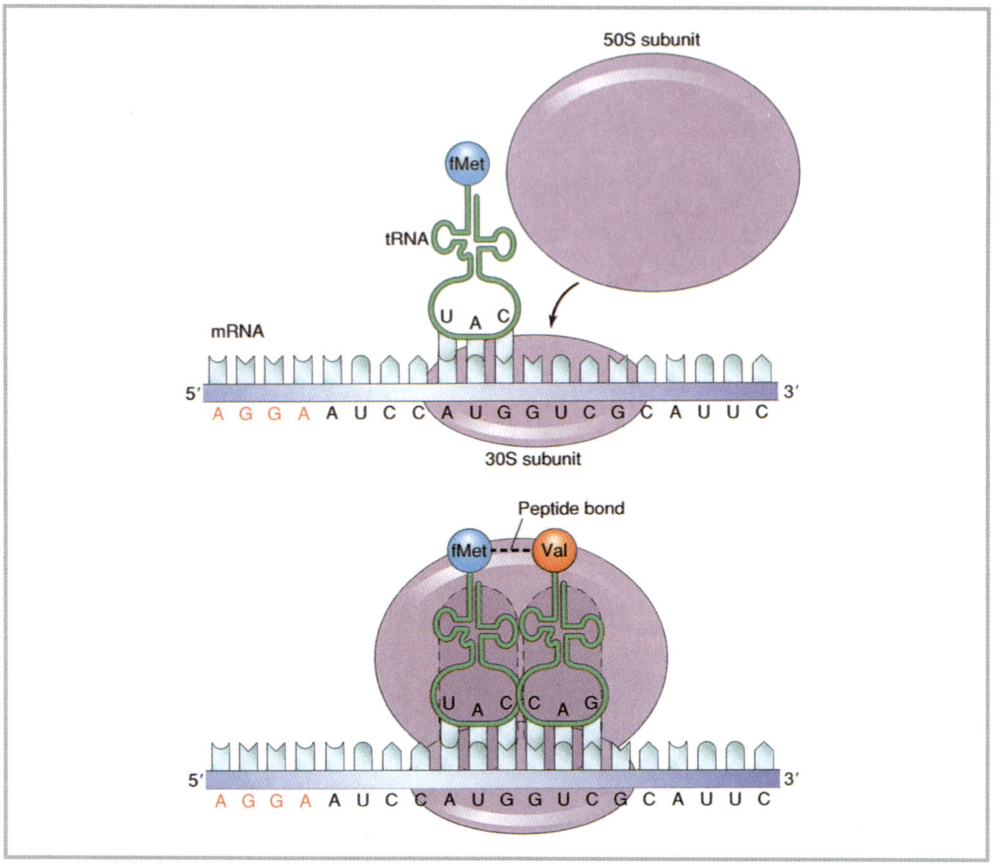

▶ **그림 2-22** 단백질의 합성

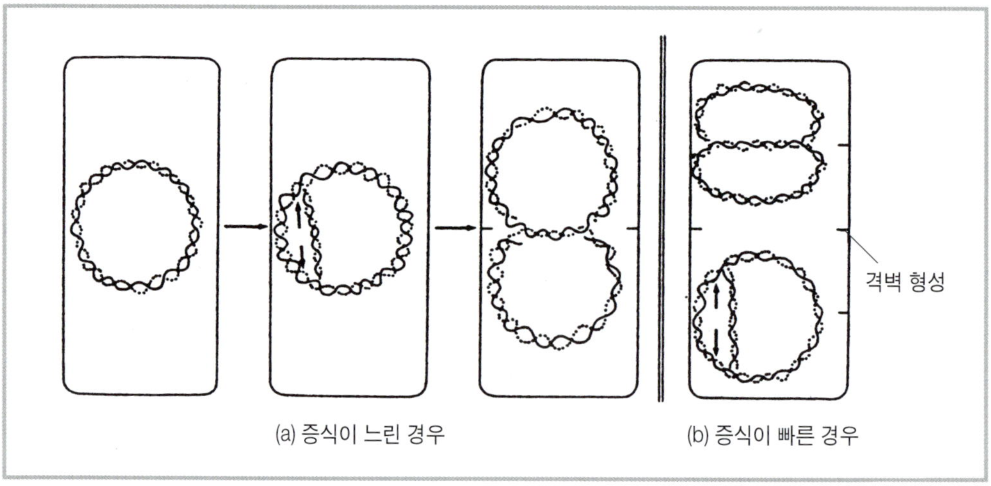

▶ **그림 2-23** **염색체 DNA의 복제.** 복제는 염색체가 세포질막(mesosome)에 결합하고 이어 어느 특정 부분(복제 개시점, replication origin)에서 시작하여 두 방향으로 나간다(화살표).

델이다. 이 모델에서는 DNA의 복제에 소요되는 시간(C)을 40분, 복제에서 분열까지의 시간(D)을 20분으로 하고 이들 시간을 세대시간 20~60분인 경우의 세포 각각에 대해 설명하고 있다.

세대시간이 60분인 경우 최초의 40분이 C이며, 2분자의 DNA가 최초 40분, 즉 분열 20분 전에 만들어진다. 후반의 20분은 D이며, 분열 직후의 세포는 1분자의 복제 DNA를 가지게 된다. 세대시간이 40분인 경우에도 분열 20분 전에는 2분자의 DNA가 만들어지지 않으면 안 된다. 그래서 분열 20분 전에는 2분자의 복제 DNA가 만들어짐과 동시에 다음 분열을 위한 DNA 복제가 각각의 복제 DNA에서 일어난다(복제점이 2개소). 따라서 분열 직후의 세포는 1.5분자의 복제 DNA를 가지게 된다. 세대시간이 30분, 20분으로 짧아지면 복제점이 더욱 증가함으로써 세대시간에 맞추어 이분열이 가능하도록 DNA의 복제가 이루어진다. 그러므로 1개의 세포에는 다양한 단계의 복제 DNA가 동시에 존재하게 된다.

제 4 절 세균의 증식

1 세균의 증식

일반적으로 **발육**(growth)이라고 하면 한 개체의 크기가 증가하는 것을 말하고, **증식**(multiplication)이라고 하면 개체의 수가 증가하는 것을 말한다. 그러나 단세포 생물인 세균은 발육의 결과로 세균의 크기가 커지고 그 후 분열로 증식이 일어나므로 결국 발육과 증식은 같은 의미에서 받아들여진다. 이렇게 세균은 크기가 커진 모세포가 둘로 나뉘어져 동일한 2개의 딸세포가 되는데 이러한 증식방법을 **이분열**(binary fission)이라 한다. 예외적으로 *Actionmyces*속, *Nocardia*속, *Streptomyces*속 등은 세포의 신장과 분지, 단열에 의해 증식한다(▶그림 2-24).

세대(generation)란 하나의 개체가 2개의 개체로 되는 것으로 하나의 세균이 분열해서 2개의 세균이 되었을 때까지를 한 세대라 하고, **세대기간**(generation time)이란 그때까지 걸리는 시간을 말한다. 세대기간은 균종, 배양 조건에 따라 다르다. 대장균(*Escherichia coli*)은 세대시간이 20분 정도이며 포도알균(*Staphylococcus*), 사슬알균(*Streptococcus*)의 세대시간은 25~35분, 결핵균(*Mycobacterium tuberculosis*)의 세대시간은 20시간 정도이다. 대장균의 경우 1개의 균은 10시간에 2^{30}(약 10^9)개가 된다.

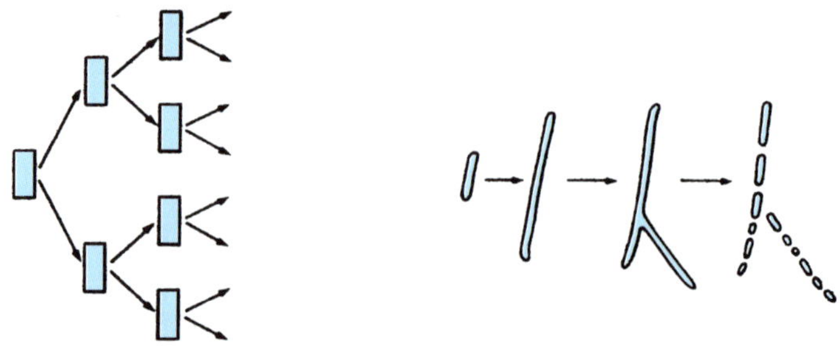

▶ **그림 2-24** 세균의 분열양식

1) 증식곡선(Growth curve)

증식곡선은 일정량의 배지에 세균을 접종하고 배양했을 때 시간이 지남에 따라 나타나는 생균수의 변화를 그래프로 나타낸 것으로 다음과 같이 4시기로 구분할 수 있다(▶그림 2-25).

(1) 유도기(적응기, Lag phase)

세균은 새로운 배지에 처음 접종하면 한 동안 증식하지 않는 시기가 있는데 이를 **유도기**라 한다. 이 시기는 세균이 환경에 적응하고 분열을 하기 위해 준비하는 시기로 효소 활동이 증대되며 세균의 크기가 2~3배로 증가한다.

(2) 대수증식기(Logarithmic growth phase)

유도기가 지나면 세균의 세포분열이 시작되면서 왕성하게 증식하는 시기이다. 이 시

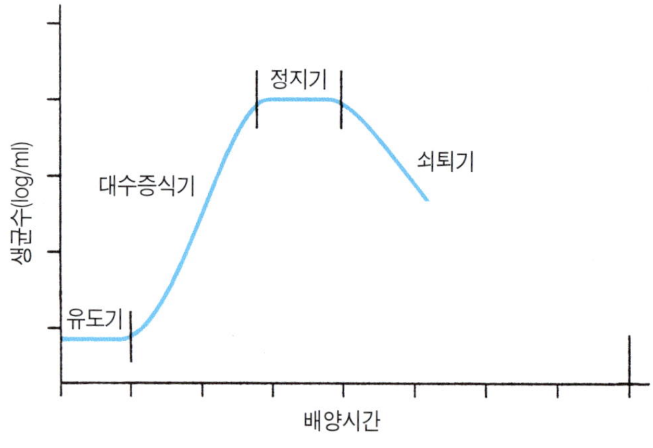

▶ **그림 2-25** 세균의 증식곡선

기는 시간을 횡축에 보통 눈금으로 하고 생균수를 종축에 대수 눈금으로 하여 그래프를 그리면 직선으로 나타나는 시기이다. **대수증식기**에는 세포분열이 빠르고 세대시간이 짧고 세균의 크기가 작다. 이 시기는 세균이 항생물질과 같은 외부 환경에 매우 민감하게 반응하는 시기이며 영양소가 소비되고, 또 유해 대사산물이 배지에 축적되어 증식이 억제될 때까지 계속된다. 즉 세균은 무한정 증식하는 것이 아니라 배지의 증식조건이 점점 나빠지면 분열속도가 감소된다.

(3) 정지기(Stationary phase)

정지기는 영양소의 결핍, 유해 대사산물이 축척되면서 배지의 pH의 변화 등에 의한 증식 환경 악화로 균의 증식속도가 저하된다. 또한 사멸하는 균도 생기게 되어 생균수와 사멸되는 균수가 균형을 이루어 결과적으로 생균수가 변하지 않는 시기이다. 이때 생균수는 최고에 도달하지만 사멸하는 균수가 점점 늘어남에 따라 그 다음 시기인 쇠퇴기가 된다.

(4) 쇠퇴기(사멸기, Declining phase)

쇠퇴기는 사멸하는 균수가 증식하는 균수보다 더 많기 때문에 결과적으로 생균수가 감소하는 시기이다. 고형배지 표면에서의 증식과정도 위와 같이 액체배지의 경우와 거의 비슷하다

고형배지 표면에서는 세균이 증식하여 하나의 집합체를 형성하는데 이렇게 하나의 세균이 증식하여 맨눈으로 볼 수 있는 집합체를 **집락**(colony)이라고 한다(▶그림 2-26). 고형배지에서 하나의 집락은 10^7~10^8의 세균으로 이루어져 있고, 그 크기도 세균마다

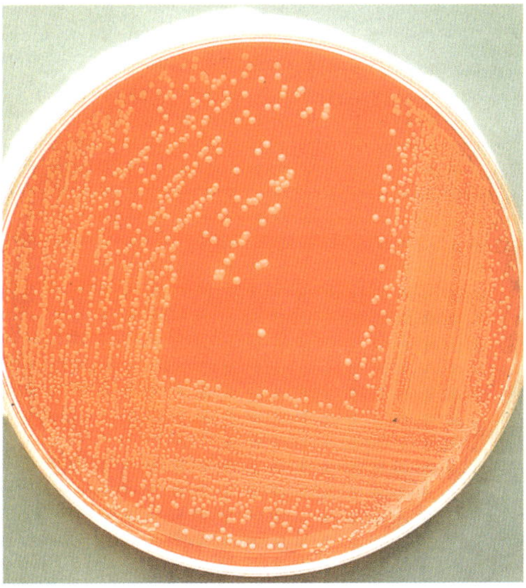

▶ 그림 2-26 세균의 집락(colony)

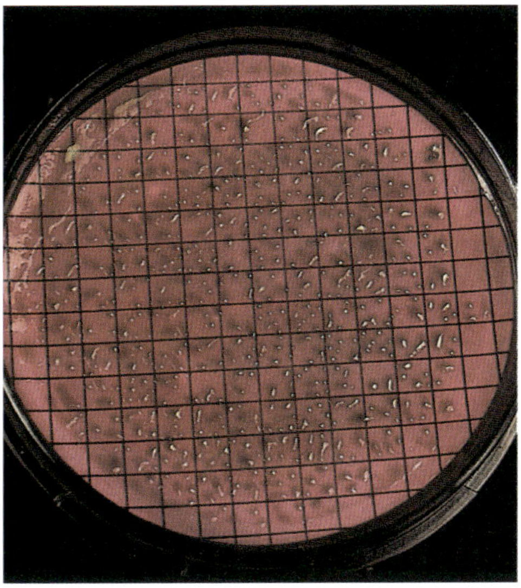

▶ 그림 2-27 Membrane filter법(*E. coli*)

달라서 직경이 수 mm 혹은 10mm 이상 되는 균도 있다. 집락은 S형(smooth form)과 R형(rough form)이 있으며 크기나 형태, 색깔, 광택 및 점도 등에 따라 다르므로 세균을 동정하는 기준이 된다.

2) 세균수 측정법

(1) 전 균수 측정법

① 균수 계산판법

혈구계산과 마찬가지로 세균용 계산판에 균액을 한 방울 떨어뜨리고 일정 구획 내의 세균을 직접 현미경을 보면서 계산하는 방법이다. 이것은 생균과 사균을 포함한 전 균수를 측정하는 방법으로 균수가 너무 적으면 부정확하다.

② 비탁법

이것은 균액의 혼탁도에 따라 균수를 측정하는 방법으로 역시 생균과 사균을 포함한 전 균수를 측정하는 방법이다.

③ 중량법

이것은 세균 하나의 무게를 대략 10^{-9}mg으로 하고 균의 전체 무게를 측정하여 세균의 전 균 수를 추정하는 방법이다.

(2) 생균 수 측정법

생균 수를 측정하는 방법은 한 개의 세균은 한 개의 집락을 만든다는 가정 아래 세균 수를 측정하는 방법이다. 계측한 균수는 집락형성단위(colony forming unit ; CFU)로 표시한다.

① 평판혼합희석배양법

균액을 적당히 희석(보통 10배 단계 희석)하여 그 일정량(보통 1mL)을 43~45℃로 보온해 둔 우무배지 약 200mL와 함께 혼합하여 페트리 접시(petri dish)에 넣고 굳힌 후 배양한다. 배양 후 발생한 집락 수에 의해 생균 수를 계산한다.

② 평판도말법

용해한 우무배지 대신 우무평판을 사용한다. 희석한 균 액의 일정량(보통 0.1mL)을 우무평판의 표면에 균등하게 도말한 다음 배양하여 집락 수에 의해 생균 수를 계산하는 방법이다.

③ Membrane filter 법

세균을 통과시키지 않는 membrane filter를 이용하여 생균 수를 측정하는 방법이다. membrane filter로 세균을 여과시켜 그것을 우무배지에 배양한 후 membrane filter 위에 발생한 집락수를 세어 측정한다. 이 방법은 균수가 적은 재료의 균수를 측정할 때 쓰이는 방법으로 해수나 음료수 중의 수질검사로 세균 수를 구할 때 흔히 이용된다(▶그림 2-27).

2 세균의 증식조건

세균의 증식에는 영양소뿐만 아니라 습도, 온도, 산소, 이산화탄소, 수소이온농도 등 여러 가지 환경조건이 적절하게 제공되어야 한다.

1) 습도(Moist)

세균의 증식에는 적당한 **습도**가 필요하다. 그러나 대부분 세균의 배지나 숙주 동물은 충분한 수분을 함유하고 있으므로 그러한 경우에는 충분한 습도가 제공된다. 건조상태에서 세균은 사멸하기도 하지만 대부분의 세균은 대사하지 않은 상태로 생존하여 수분이 공급되면 다시 증식한다.

2) 온도(Temperature)

세균의 증식에는 적당한 **온도**가 필요하다. 이것은 세균마다 다른데 세균증식이 가능한 최고온도(maximum growth temperature, 최고발육온도)와 최저온도(minimun growth temperature, 최저발육온도)의 범위를 증식가능온도라 하고, 그 중 증식하기 가장 적합한 온도를 최적발육온도(optimal growth temperature, 최적온도)라고 한다.

최적온도는 균종에 따라 다르고 그 온도에 따라 **저온균**(psychrophiles), **중온균**(mesophiles), **고온균**(thermophiles)으로 나눈다.

저온균의 증식가능 온도는 0~25℃이며, 최적온도는 12~18℃이고, **중온균**의 증식가능온도는 15~45℃, 최적온도는 30~37℃, **고온균**의 증식가능온도는 40~75℃, 최적온도는 55~60℃이다.

해수균은 저온균이며 온천에 사는 균은 고온균이고 대부분의 인체 병원균은 중온균이다. 병원균 중 임균이나 수막염균은 증식가능온도가 30~38.5℃로 비교적 좁은 반면 포도알균은 7~46℃, 여시니아균은 4~42℃로 매우 넓어서 이들 균은 냉장고 안에서도 음식을 부패시킬 수 있으므로 식중독에 대한 예방을 위해 주의가 필요하다.

3) 수소이온농도(pH)

세균의 증식에는 또한 적당한 **수소이온농도**(pH)를 맞추어 주어야 한다. 세균 증식에 적합한 수소이온농도를 **최적수소이온농도**(optimal pH)라고 하는데, 보통 pH 6.0~8.0의 범위이다. 대부분 병원균의 최적 pH는 체액의 pH와 같은 pH 7.2~7.6이지만 콜레라균, 장염 비브리오는 pH 7.8~9.0 정도로 알칼리성, 결핵균은 pH 6.4~7.0 정도로 약산성에서 잘 자란다. 유산균의 최적 pH는 5.5~6.2로서 산성 환경에서 잘 자란다.

4) 산소(Oxygen)

세균 증식에 산소의 필요성 여부에 따라 다음과 같이 구별된다.

(1) 산소균(편성 호기성균, Obligate aerobes)

세균 증식에 산소를 절대적으로 필요로 하는 균이며 산소를 이용한 호흡으로 에너지를 얻는다. 여기에 속하는 균은 결핵균, 녹농균, 백일해균, 디프테리아균 등이다.

(2) 무산소균(편성 혐기성균, Obligate anaerobes)

산소가 없어야만 증식할 수 있는 균으로 산소가 있으면 유해물질이 생성되어 사멸하거나 증식할 수 없다. 발효나 무산소 호흡에 의해 에너지를 얻는다. 여기에 속하는 균은 발효에 의해 에너지를 얻는 가스괴저균, 파상풍균, 보툴리누스균 등 *Clostridium* 속의 균이 있으며, 발효 및 무산소 호흡으로 에너지를 얻는 *Bacteroides*가 있다.

(3) 조건 무산소균(통성 혐기성균, Facultative anaerobes)

산소의 유무와는 관계없이 증식할 수 있는 균이다. 산소가 있을 경우에는 호흡으로 산소가 없는 경우에는 발효로 에너지를 얻어 증식한다. 예로 대장균, 이질균을 들 수 있다.

(4) 미세산소균(미호기성균, Microaerophiles)

이것은 조금 특수한 것으로 산소농도 5% 정도에서 증식한다. 여기에 속하는 것으로 *Campylobacter*가 있는데 이것은 미량의 산소가 있는 상태에서는 증식하나 산소가 많아지면 증식이 억제된다.

5) 이산화탄소(Carbon dioxide)

이산화탄소는 모든 세균의 증식에 필수적인 것이지만 대개는 유기산의 분해대사 때 균 자체에 의해 생산되는 양으로 충분하다. 그러나 임균, 수막염균, *Campylobacter*의 증식에는 5~10%의 이산화탄소의 농도가 필요하다(대기 중 이산화탄소 농도 : 0.03%).

6) 삼투압(Osmotic pressure)

세균의 세포질은 일정한 **삼투압**을 갖고 있어 삼투압이 높거나 낮으면 용균되어 사멸된다. 그러나 세균의 증식에는 외부환경의 삼투압을 엄밀하게 조정할 필요는 없다. 그렇지만 어떤 세균은 증식에 1% 이상의 염도를 필요로 하는데 이를 **호염균**(halophiles)이라고 한다. 대표적인 병원성 호염균은 장염 비브리오로 증식가능 식염농도는 1.0~8%이고, 최적 식염농도는 2~3%로 바닷물에서 잘 자란다.

3 세균의 배양

배양은 적당한 영양소와 환경조건을 맞추어 세균, 기타 미생물, 동 · 식물의 세포를 증식시키는 것을 말한다. 배양을 하기 위해 영양소를 함유하고 수소이온농도, 삼투압 등을 조정한 것을 배지라고 하는데 여기에 온도, 산소, 이산화탄소 등 적당한 환경조건을 제공하여 미생물을 증식시킨다. 배지는 충분히 멸균한 다음 사용한다.

1) 배지(Medium)

(1) 배지의 종류

배지는 배지의 물리적 특성에 따라 액체배지와 고형배지로 나눌 수 있다.

① **액체배지**(Liquid medium)

한천을 첨가하지 않고 액체로 된 배지이다. 배지를 시험관이나 플라스크에 넣어 사용하는데 대표적으로 nutrient broth, brain heart infusion broth, thioglycollate broth 등이 있다. 이것은 세균을 증식, 증균시키는 배지로 적당하며, 그 외 세균의 성상검사 및 대사산물을 얻는 데 적당하다.

② **고형배지**(Solid medium)

액체배지에 보통 우무를 1.5~2.0% 가하여 고형으로 만든 것으로 nutrient agar, blood agar 등이 있다. 어느 용기에 넣어 제작하느냐에 따라 평판배지, 고층배지, 사면배지, 반사면 배지가 있다.

평판배지는 페트리 접시(petri dish)에 넣어 굳힌 것으로 세균의 분리배양 집락관찰에 이용될 수 있고, **고층배지**는 시험관에 넣어 똑바로 세워 굳힌 것으로 균주 보존 및 세균의 성상검사에 이용되며 **사면배지**, **반사면배지**는 비스듬히 굳힌 것으로 사면배지는 세균의 증식 · 보존에, 반사면배지는 세균의 성상검사에 이용된다. 우무를 0.03~0.75% 정도 가한 배지는 반유동배지로 균주의 보존에 이용된다(▶그림 2-28).

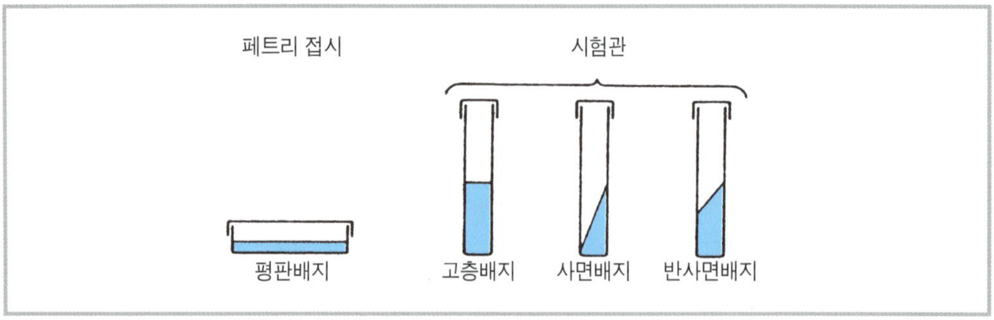

▶ **그림 2-28** 고형배지의 종류

또한 배지는 배지의 성분에 따라 자연배지와 합성배지로 나눌 수 있다.

① **자연배지(복합배지, Natural medium)**

육즙(meat extract), 효모추출액(yeat extract), peptone 등 화학적 성상이 분명하지 않은 천연물질을 첨가한 배지이다. 임상검사실에서 병원균의 분리, 연구용 등에 널리 사용된다.

② **합성배지(Synthetic medium)**

화학적 성상이 분명한 물질만을 첨가한 배지이다. 주로 연구용으로 많이 사용된다.

자연배지, 합성배지의 대표적인 예를 ▶표 2-3에 표시한다.

(2) 배양(Culture)

세균의 배양에는 일반적으로 배양기(incubator)를 사용하지만 산소균, 무산소균에서는 배양방법이 다르다.

▶ **표 2-3 배지의 조성**

자연배지		합성배지	
Nutrient broth		대장균을 위한 Davis의 최소배지*	
Beaf extract	10g	K_2HPO_4	7g
Peptone	10g	KH_2PO_4	3g
Nacl	5g	Na-citrate, $2H_2O$	0.5g
Distilled water	1,000mL	$MgSO_4$, $7H_2O$	0.1g
pH 7.2		$(NH_4)_2SO_4$	1g
		포도당	2g
		D.W	1,000mL
		pH 7.1	

* 최소배지 : 균은 증식에 필요한 최소한의 정제 화학물질만으로 만든 배지

① **산소 배양법(호기성 배양법: 산소균의 배양방법)**

이것은 배지를 배양기 속에 넣어 두는 것만으로도 충분하다. 액체배양인 경우에는 산소를 충분히 공급하는 반응으로 진탕 또는 통기배양으로 하는 경우가 있다.

② **탄산가스 배양법**

임균, 수막염균 등 고농도의 이산화탄소를 필요로 하는 균의 배양에는 촛불 배양법(candle jar method)을 사용한다. 이것은 유리로 된 jar 속에 고형배지와 함께 초를 넣은 후 초에 불을 붙인 다음 파라핀으로 뚜껑을 덮고 밀폐하여 불이 꺼진 상태에서 배양하는 방법이다(▶그림 2-29).

③ **무산소 배양법(혐기성 배양법: 무산소균의 배양방법)**

배지의 산화환원전위를 낮추기 위해 cysteine, thioglycollate, liver broth 등의 환원제를 배지에 첨가한다. 또한 무산소의 환경을 만들기 위해서는 무산소성(혐기성) jar를 흔히 사용한다. Jar 속의 산소제거는 jar 속의 산소를 진공 펌프로 흡입하여 제거한 다음 탄산가스, 수소가스, 질소가스로 치환하는 방법(가스 치환법), 화학반응으로 산소를 제거하는 방법(gas pak 법) 등이 있다. 특히 엄밀한 무산소배양법으로서는 roll tube 법, 무산소 globe box 법이 있다.

(3) 대표적인 무산소 배양용 배지와 배양법

① **PRAS 배지**(Pre-reduced anaerobically sterillized medium)

무산소 환경하에서 만들어 멸균한 배지이다. 산소를 완전히 제거한 질소가스, 또는 탄산가스 분사하에서 모든 조작을 시행한다. 우무를 가한 고형배지는 roll tube 법에 사용한다.

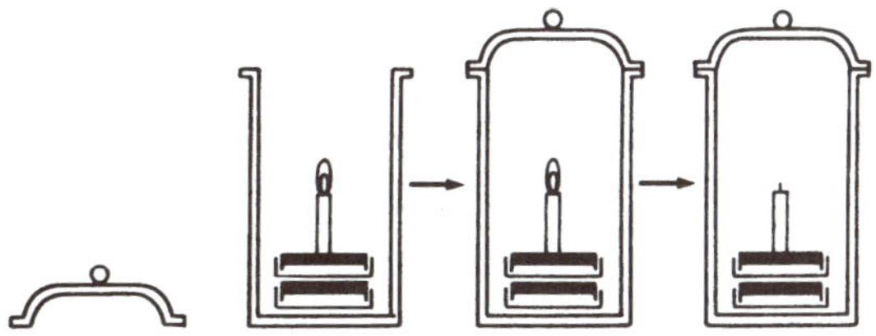

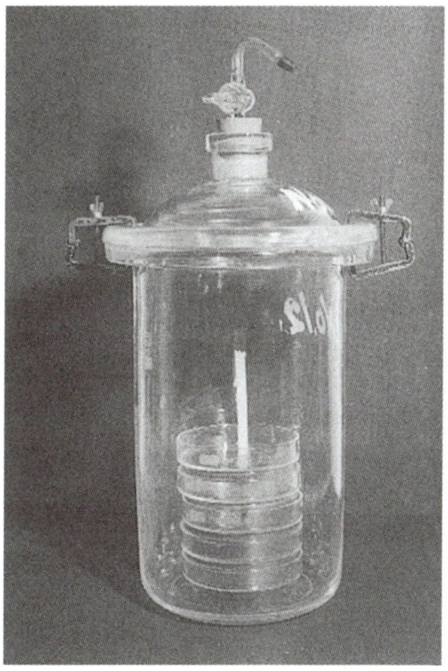

▶ 그림 2-29 촛불 배양법

② Roll-tube 법

용해한 우무첨가 PRAS 배지(시험관)에 탄산가스 분사하에서 식균한 후 시험관을 옆으로 눕히고 회전시킴으로써 관벽에 배지의 박층을 만들어 배양하는 방법이다.

③ **무산소** globe box **법**(Anaerobic globe box)

질소가스, 탄산가스, 수소가스로 내부를 항상 무산소 상태로 한 상자(anaerobic globe box, anaerobic chamber) 속에서 배양조작을 시행하는 방법이다. 조작은 상자에 붙어 있는 장갑으로 한다.

제 5 절 세균의 유전과 변이

전자현미경의 발달로 세균의 내부구조 및 유전자에 대해 밝혀지면서 세균도 유전자에 의해 다음 세대로 유전형질이 전달된다는 것이 확인되었다. 세균의 유전은 이분열에 앞서 DNA 복제가 이루어지므로 모세포의 형질이 분열에 의해 생긴 딸세포로 그대로 같은 형질이 계승 전달되는 것이고 변이는 모세포의 형질이 다음 딸세포에서 변화된 것을 말한다.

1 세균의 유전(Genetics)

유전은 모세포의 형질이 그 자손에게 전달되는 것으로 세균이 이분열 전에 염색체 DNA의 복제가 이루어져 유전정보가 전달된다.

1) 염색체의 구조

세균의 유전정보의 대부분은 염색체 DNA에 존재한다. 사람의 경우 100,000개 이상의 유전자가 46개의 염색체에 존재하는 반면, 대장균의 경우 약 4,000개의 유전자로 구성되어 있으며 가장 적은 바이러스의 경우 4~5개의 유전자만을 갖는 경우도 있다(▶그림 2-30).

DNA는 두 개의 긴 nucleotide의 **이중나선구조**를 하고 있으며, 5탄당(ribose)과 인산(phosphate)으로 구성된 기본골격에 염기(base)가 결합되어 있는 구조를 하고 있다.

염기에는 purine(Adenine, Guanine)과 pyrimidine(Cytosine, Thymine)이 있으며 A = T, C ≡ G로 수소 결합하여 염기쌍을 이루고 있다(▶그림 2-31).

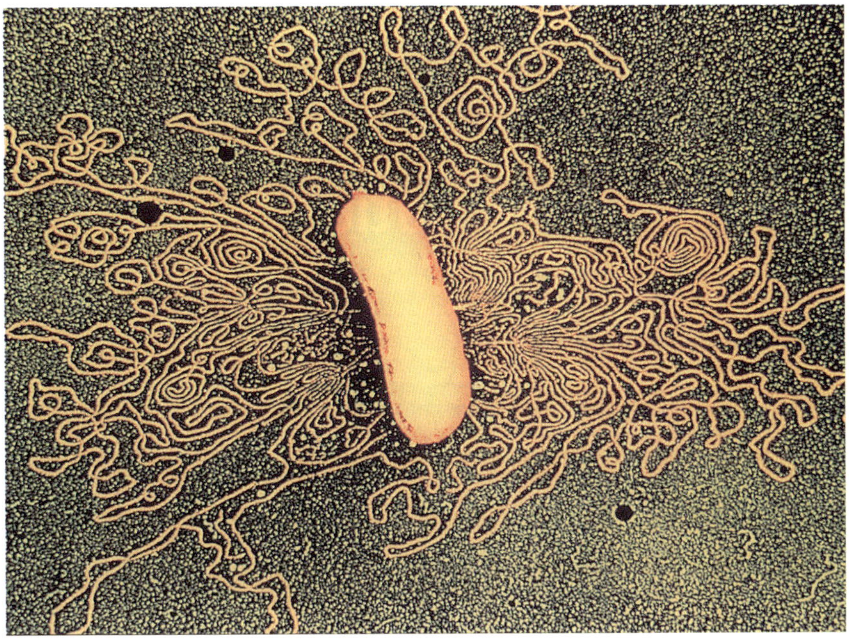

▶ **그림 2-30** 대장균의 염색체 DNA

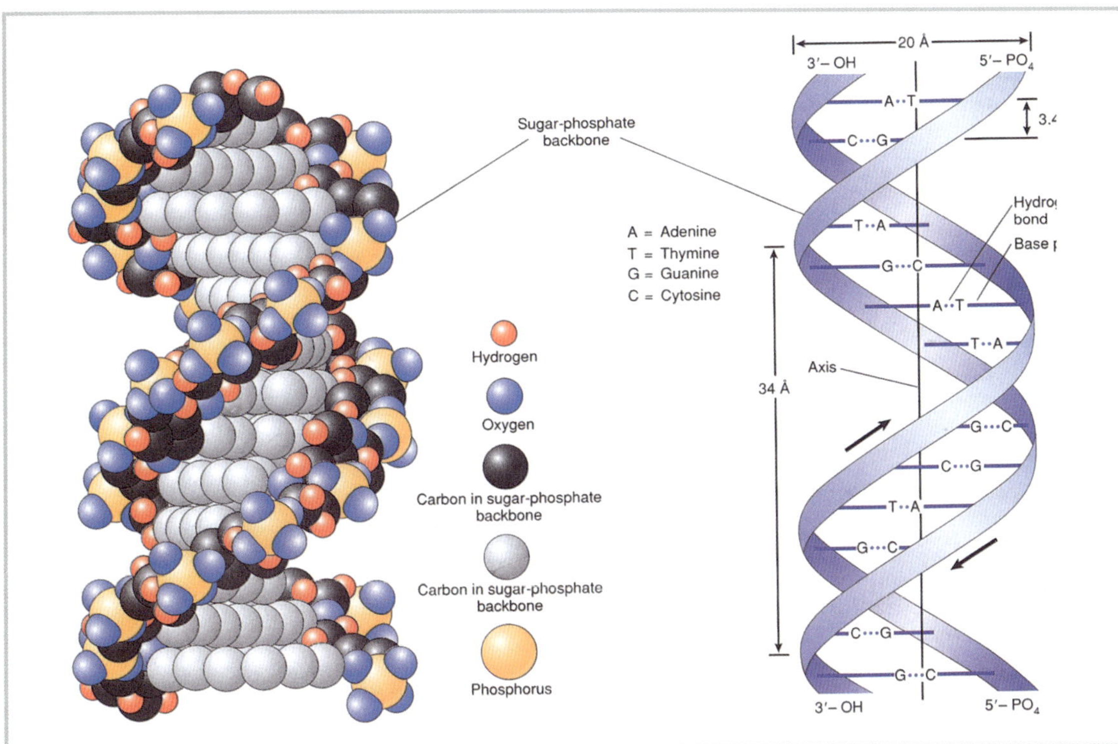

▶ **그림 2-31** DNA 이중나선구조(DNA double helix)

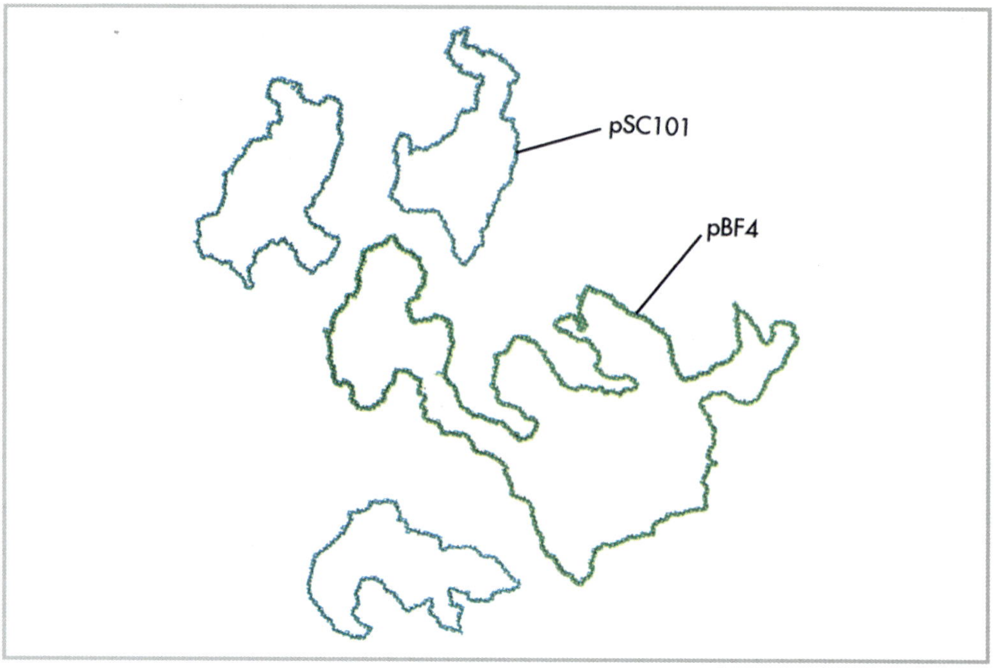

▶ **그림 2-32** 플라스미드(Plasmid) Plasmid pBF4(*Bacillus fragilis*), pSC101(*E. coli*)

2) Plasmid

세균은 염색체 DNA 외에도 세포질에 염색체의 1/100 정도 크기의 고리모양의 DNA를 가지고 있는 경우가 있다(▶그림 2-32). 이것을 plasmid라고 하는데 plasmid는 세균 염색체와 어느 정도 관련을 가지고 있으면서도 독자적으로 복제하여 다음 세대에 전달된다. 이 복제에 관여하고 있는 유전자 외에도 약제내성 또는 장관독소 생산의 유전자를 가지고 있는 경우도 있다. Plasmid의 예로 성인자(F plasmid, fertility plasmid), 내성인자(R plasmid, resistance plasmid), 박테리오신산생인자(bacteriocinogenic plasmid) 등이 있다.

2 세균의 변이(Mutation)

DNA 복제의 도중에 오류가 생겨 DNA의 염기배열에 변화가 일어난 것을 **돌연변이**라고 한다.

1) 변이균 출현

세균의 변이균은 어떻게 출현하는가? 여기에는 여러 가지 학설이 있다. 그 동안 주장되어 온 것은 **유도설(적응설)**이다. 이것은 어느 특수한 환경, 즉 예로 어떤 항생물질이 첨가된 경우 그 항생물질의 직접작용에 의해 그 항생물질에 대한 변이균이 처음으로 출현한다고 하는 학설이다. 그러나 이 학설은 잘못된 것으로 생각되고 있으며, 최근에는 선택설(spontaneous mutation & selection theory)이 대두되었다.

선택설은 유전적인 변이가 돌연변이와 선택이라는 2가지 과정에 의해 이루어진다는 것이다. 즉 스트렙토마이신(streptomycin ; SM) 내성균은 스트렙토마이신에 접촉하면서 비로소 나타나는 것이 아니며, 스트렙토마이신이 없는 상태에서도 일정한 빈도(10^{-6}~10^{-9})로 돌연변이가 자연적으로 일어나 스트렙토마이신 내성균이 나타난다는 것이다. 그리고 그 후 스트렙토마이신이 포함된 환경이 제공되었을 때 그 환경조건이 스트렙토마이신 내성균만을 살아남도록 함으로써 스트렙토마이신 내성균인 변이균이 출현하는 것이다. 즉, 스트렙토마이신 존재하에서는 스트렙토마이신 내성균만 선택되어 증식하게 된다. 이 사실은 레프리카법(Replica 법) 등에 의해 지지된다(▶그림 2-33).

2) 변이원(Mutagen)

위와 같이 돌연변이는 일정한 확률 빈도로 자연히 일어나게 되는데(자연돌연변이, spontaneous mutation) 이 변이율을 증가시키는 인자를 **변이원**이라고 한다. 대표적인 것으로 자외선과 X선을 조사하는 물리적인 방법과 ① base 유사물질(5-bromouracil, 2-aminopurine) ② nitrous acid ③ acridine 색소(proflavine and acridine arange) ④ alkylating agent(nitrogen half-mustard, ethymethane sulfonate, nitrosoguanidine 등)

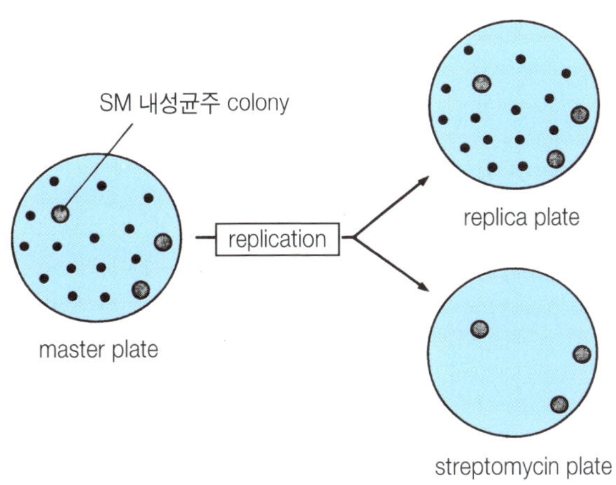

▶ **그림 2-33** Replica plating. Loderberg(1952)가 고안한 것이다. master plate의 집락을 비로드로 보통의 배지와 SM(streptomycin)을 첨가한 배지에 replication한다. SM 배지에서 증식한 SM 내성균주의 집락과 같은 위치에 master plate나 replica plate에 SM 내성균주의 집락이 있다. 이것은 streptomycin과 접촉함이 없이 이미 내성균이 출현하고 있음을 보여준다. 즉 돌연변이주는 환경의 조건에 관계없이 출현된다.

등의 화학약제에 의한 화학적 방법이 있다.

3) 변이의 종류

세균의 유전자의 변이는 다음과 같은 현상으로 나타난다.

(1) 형태의 변이

① 편모의 소실 : 편모가 소실되는 변이로 운동성이 없어지고 편모항원이 소실되어 균체항원만이 남는다(H-O 변이)

② 협막의 소실 : 협막이 소실되며 동시에 독력이 없어진다.

③ 섬모의 소실

④ 아포형성의 소실

(2) 집락의 변이

① S-R 변이 : 집락이 부드럽고 둥글며 광택이 있는 것(smooth form)에서 불규칙적이며 거칠은 것(rough form)으로 형성된다. 대부분 smooth form이 병원성이 강한 것으로 rough form이 되며 균체항원(O 항원)이 소실되어 병원성이 약해진다.

② H-O 변이 : 유주(swarming)를 나타내는 균(편모형성균)이 고립된 집락을 형성하게 되는 변이로 형태에 있어서는 편모가 소실되는 것이 특징이다.

(3) 생화학적 성상의 변이

당 분해능, 색소형성, indole 및 H_2O 생산능, 영양 요구성 등의 생화학적 성상이 변화하는 변이이다.

(4) 저항성(내성)의 변이

항생물질, 소독제, phage에 대한 감수성이 변화하는 변이 약제내성은 염색체의 변이에 의한 것과 plasmid(R 인자)의 전달에 의해 이루어지는 것이 있다.

(5) 독력의 변이

독소생산주가 독소생산유전자에 변이를 일으키면 약독주 또는 무독주로 된다. 협막을 형성하던 균이 협막형성을 하지 못하면 강독주에서 약독주로 변화한다. 장티푸스균에서 V-W 변이, A형 사슬알균의 M 단백 소실이 있다.

❸ 세균 간 유전형질의 전달과 발현

세균은 하나의 개체가 이분열하여 증식하기 때문에 보통 두 개체 간의 유전형질의 전달은 있을 수 없다. 그러나 때로 두 개체 사이의 유전자가 전달되어 다음 세대로 전달되는 경우가 있다. 이를 세균 간 유전형질의 전달이라고 하며 형질전환(transformation), 접합(conjugation), 형질도입(transduction) 3종류가 있다.

1) 형질전환(Transformation)

균체에서 추출한 DNA가 직접 다른 균체로 들어감으로써 그 균체가 새로운 형질을 획득하게 되는 현상을 **형질전환**이라 한다. 이러한 현상은 세균 유전자가 재조합의 중요한 방법 중의 하나이다.

1928년 Griffith가 *Streptococcus pneumoniae*(폐렴알균)로 쥐에게 실험하였다. 폐렴알균에는 S형 집락을 형성하여 쥐(rat)에게 치명적인 SIII형 균과 R형 집락을 형성하여 쥐에게

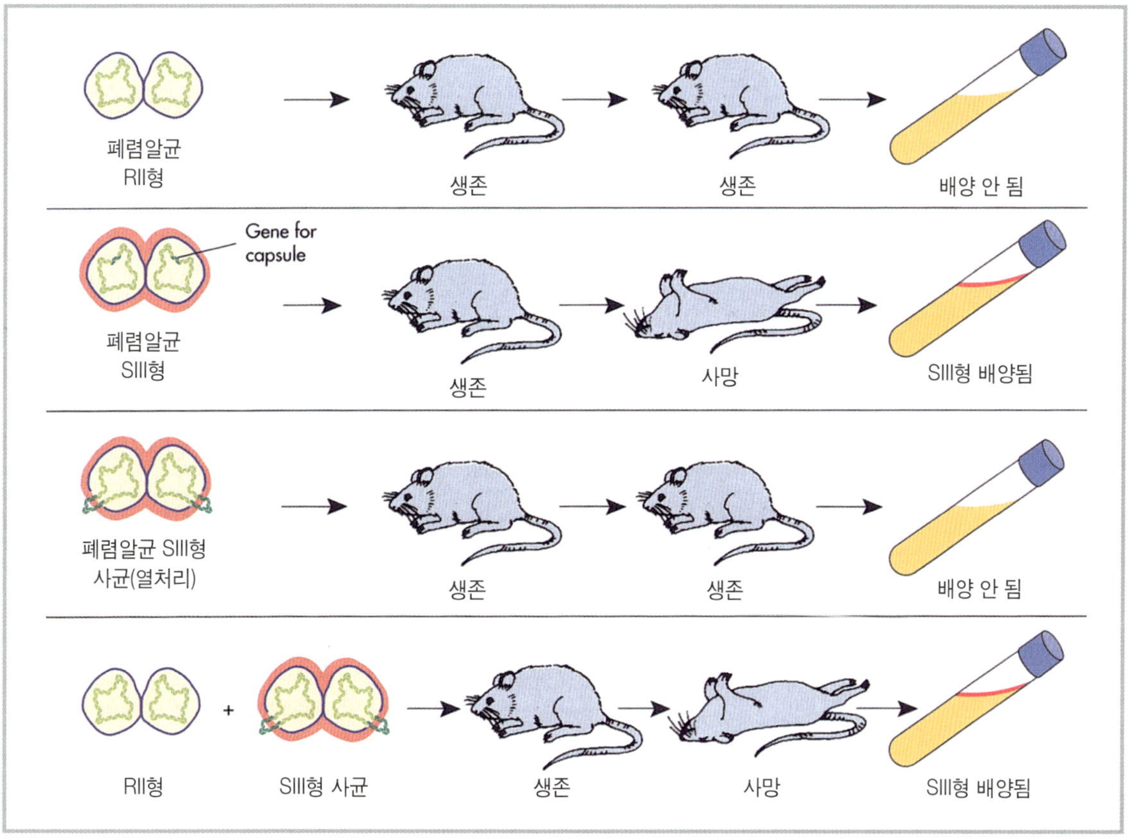

▶ **그림 2-34** 형질전환 실험 예

감염되지 않는 RII형 균이 있다. 실험용 쥐에게 SIII형의 사균과 RII형의 생균을 혼합하여 접종했을 때 쥐는 사망하였고, 그 쥐로부터 SIII형의 생균을 검출하였다. Avery(1994) 등은 이것은 SIII형의 사균에서 추출된 DNA(이 경우 협막을 형성하게 하는 정보를 지니고 있다)가 동종의 다른 RII형의 생균에 흡수되어 형질이 전환되었기 때문임을 밝혀냈다. 이와 같은 현상을 형질전환이라고 하는데 *Streptococcus*속, *Neisseria*속, *Staphylococcus*속, *Bacillus*속 등의 세균에서 볼 수 있다(▶그림 2-34).

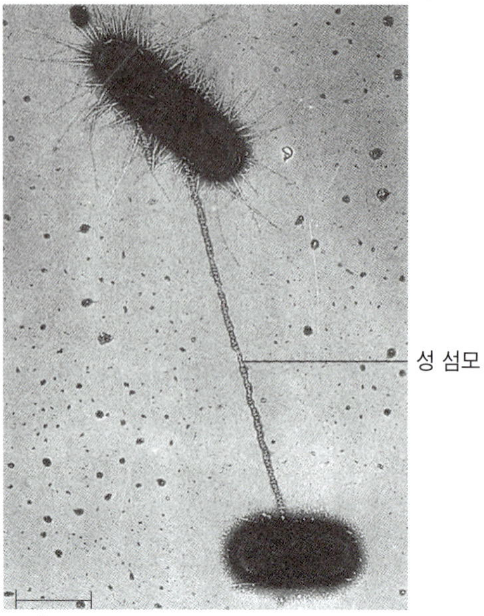

▶ **그림 2-35** 성섬모(F-섬모)

2) 접합(Conjugation)

두 세균이 일시적인 접촉을 하여 한 쪽이 세균의 plasmid가 성 섬모를 통해 다른 세균으

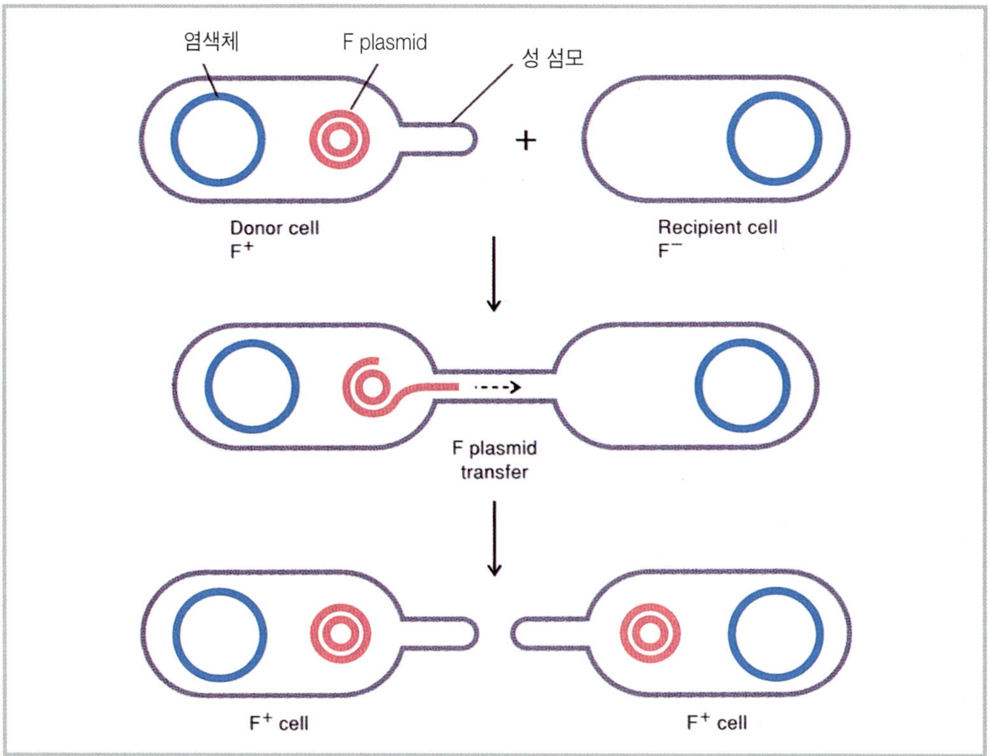

▶ **그림 2-36** 접 합

로 전달되는 현상을 **접합**이라고 하는데 이때 plasmid를 주는 세균을 웅(雄)균(F⁺균), 수용균을 자(雌)균(F⁻균)이라고 한다. 또 plasmid 자체가 이행하는 외에도 plasmid가 일단 염색체에 흡수되고 이어서 균의 염색체 유전자를 수용균에게 이행케 하는 경우도 있다. 그 밖에도 일단 흡수된 plasmid가 다시 염색체에서 분리하는 경우도 있는데 그 때 염색체의 일부 유전자를 잘못 흡수(F′, F-prime plasmid라고 한다.)하여 이것이 웅균으로 이행, 유전형질을 전달하는 경우도 있다(▶그림 2-35, 36).

3) 형질도입(Transduction)

세균성 바이러스인 박테리오파지(bacteriophage, phage)에 의해 한 세균의 염색체를 다른 세균으로 전달하는 방법이다. Phage는 세균에 감염되면 증식하여 세균 세포를 용균시키는 virulent phage와 일부는 용균하고 일부는 균의 염색체로 흡수되어(용원화) 공존해 사는 temperate phage가 있다. 용원화하고 있던 phage 유전자는 어떤 유인이 있으면 발현하여 다시 bacteriophage가 되는 데 이때 세균의 유전자를 흡수하여 다른 세균(recipient, 수용균)에게 전달하는 경우가 있는데 이를 **형질도입**이라 한다. 용원화할 때 항상 특정 부위에 흡수되는 phage와 불 특정적으로 아무 곳이나 파고드는 phage가 있다. 전자의 경우 도입되는 유전자는 용원화한 부위의 양쪽 옆의 유전자이기 때문에 특정 유전자를 전달하게 된다(특수형질도입, specialized transduction), 후자의 경우에는 다양한 유전자의 도입이 가능하다(보편형질도입, generalized transduction: ▶그림 2-37).

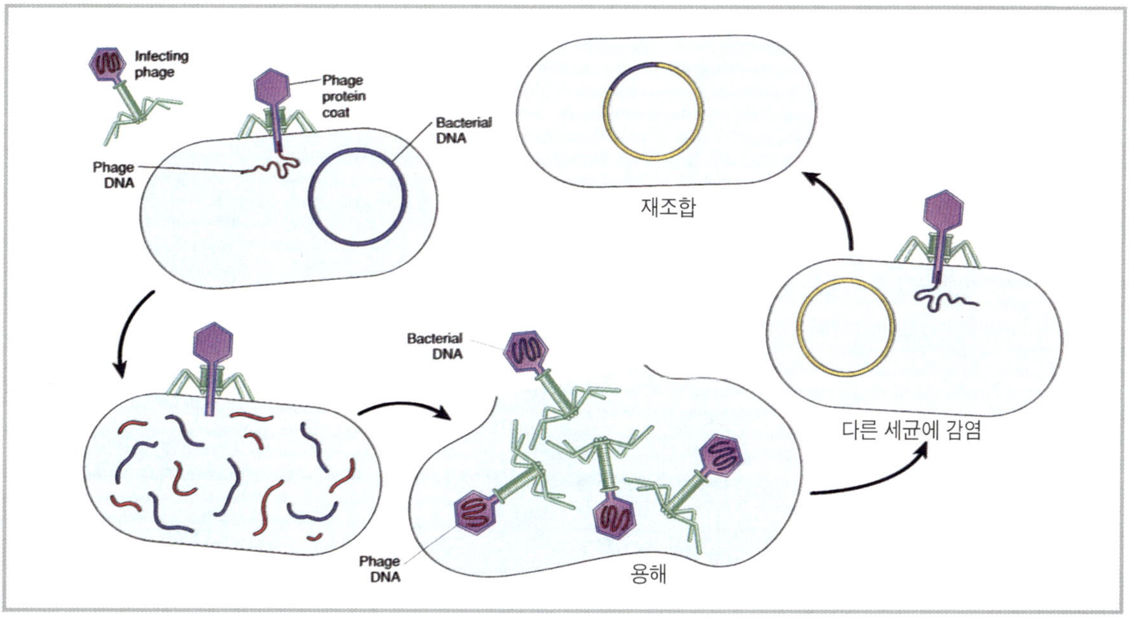

▶ 그림 2-37 형질도입

제 6 절 감염과 발병

1 감염과 발병

1) 정 의

감염(infection)이란 어떤 경로로 사람을 포함한 숙주에게 병원미생물이 침입하여 숙주의 조직, 세포, 체액, 표면 등에 정착, 증식하는 것을 말한다. 이러한 감염의 결과로 숙주의 정상적인 조직형태와 생리기능에 이상이 일어나고 그 이상이 임상증상으로 나타난 경우를 **발병(발증**, disease)이라고 한다. 감염병(infectious disease)은 미생물의 감염 결과로 발병된 질병을 말한다. 이러한 감염병 중 특히 한 사람에게서 다른 사람으로 차례차례 질병이 옮겨가는 것을 전염병(communicable disease)이라고 한다. **증상감염(현성감염**, apparent, clinical infection)은 감염이 일어나 질병의 증상까지 나타난 경우를 말하며, **무증상감염** (**불현성감염**, inapparent infection, subclinical infection)은 감염이 되었다 하더라도 발병하지 않아 임상증상이 나타나지 않는 경우를 말한다. 이러한 무증상감염은 임상증상이 나타나지 않더라도 체내에 면역반응이 일어나 그 감염병에 대한 면역이 생기게 된다. 이와 같이 감염과 발병은 동의어가 아니며, 감염은 발병에 앞서 반드시 있어야 하는 필요조건이다.

2) 감염병의 일반적 경과

병원미생물은 다양한 침입문호를 통해 숙주 체내에 침입하고 정착, 증식함으로써 감염이 성립된다. 이때 숙주의 다양한 감염방어기구가 동원되어 발병까지 이르지 않는 경우도 있다(무증상감염). 그러나 미생물이 숙주의 방어능력보다 우세하여 숙주에 국소적, 전신적으로 어떤 증상이 일어나 감염병이 발병하게 된다. 미생물의 감염에 수반하는 주요 생체반응은 염증으로 국소부위의 동통, 발열, 발적, 종창 및 기능장애 등 5대 소견을 나타낸다.

병원체가 숙주 체내에 침입해서 발병에 이르기까지 일정한 기간이 있는데 이를 **잠복기** (incubation period)라고 한다. 잠복기는 병원체의 양, 독력 영향을 받은 인체 숙주의 감수성, 저항력 등에 따라 다르지만 각 감염병마다 어느 정도 일정하다. 이러한 잠복기에 그 질환의 불 특징적이며 일정치 않은 증상이 나타나는 경우가 있는데 이것을 **전구증상**(prodromal sign)이라고 한다. 잠복기 후 발병이 나타나면 그 질환의 특징적인 증상으로 특징적 발열, 발진, 특징적인 순환기, 호흡기, 소화기, 비뇨기계의 증상들이 나타난다. 그러나 최근에는

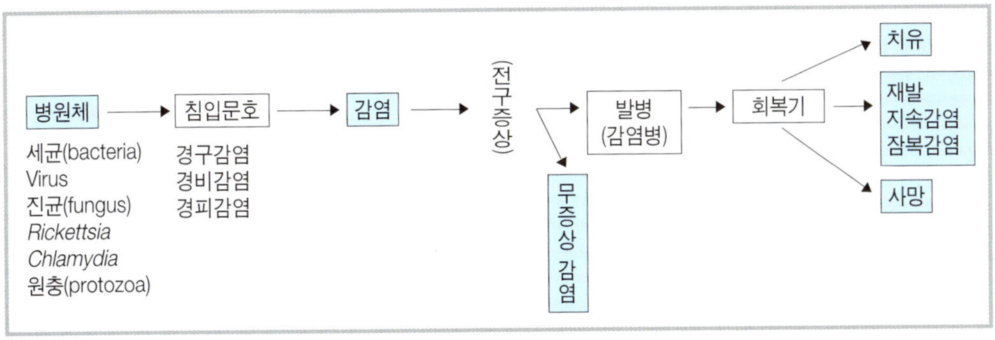

▶ **그림 2-38** 감염병의 일반적 경과

강력한 해열제나 항균제의 투여로 감염병의 특징적인 증상과 경과가 변화를 받아 특징적 추이를 볼 수 없는 경우도 흔히 있다. 그리고 이러한 것은 증상에 따라 진단을 내리는 것을 어렵게 하는 요인이 된다. 발병이 나타난 후 감염병의 경과는 미생물쪽 인자(병원성, 독력 등)와 숙주쪽 인자(저항력) 그리고 치료에 따라 다르지만, 일반적으로 회복기를 거쳐 치유되거나 혹은 숙주가 감염증을 이겨내지 못하고 사망하게 된다. 또한 치유가 되었다 하더라도 다시 재발되는 경우도 있다(▶그림 2-38).

2 감염병의 추이

감염병은 그 일어나는 방식 또는 감염의 상태에 따라 여러 종류로 구별할 수 있다.

1) 전염병과 비전염병

감염병 중에는 어떤 감염경로를 통해 환자로부터 다른 사람에게 전달되는 **전염병**과 전달되지 않는 **비전염병**이 있다. 장티푸스, 콜레라, 매독 등은 전염병이고 파상풍, 보툴리눔 식중독, 중이염 등은 비전염병이다. 병염병 중에서도 특히 전염성이 강하고 발병하면 심각한 문제를 일으키는 감염병은 법정 감염병으로 지정하여 감시하고 있다.

어떤 전염병이 특정 지역에서 짧은 기간에 일정수준 이상으로 발생하는 상태를 **유행**(epidemic)이라 하고, 어떤 지역에 국한되어 장기간 일정수준 이상으로 발생하는 경우를 **지역적 유행**(endemic), 세계적으로 확산되는 경우를 **범발성 유행**(pandemic)이라고 한다.

2) 1 · 2차 감염과 혼합감염 및 균교대증

처음에 어떤 병원체에 감염된 후 다음에 다른 병원체에 감염되었을 경우 처음 감염을

1차 감염(primary infection), 다음의 감염을 2차 감염(secondary infection)이라 한다. 역학적으로 처음 감염 환자를 1차 감염자라 하고, 이어서 감염이 연달아 확산해 나가는 경우를 2 · 3차 감염자라고 일컫는 경우도 있다.

혼합감염은 단일 숙주에게 2종 이상의 병원체가 동시에 감염되었을 때 이를 혼합감염(mixed infection)이라 한다.

균교대증(super infection)은 감염증에 대해 항균제를 사용하였을 때 감염 원인균과 항균제에 감수성이 있는 상재균은 사멸하고 항균제에 저항성이 있는 균만 이상 증식하여 발병을 일으키는 경우를 말한다. 이러한 균교대증은 최근 항생제의 남용으로 증가하는 경향이 있다.

3) 기회감염과 병원감염

최근에는 독력이 강한 균에 의해 건강한 사람이 발병하는 감염병보다 독력이 약한 균에 의해 저항력이 떨어진 사람에게 발병하는 감염병이 점차 심각한 문제로 대두되고 있다. 이것은 의료기술의 발달로 백혈병, 신부전, 미숙아, 화상 등 기초질환을 가진 환자가 생존하는 경우가 많아졌고, 항암제, 면역억제제의 사용, 여러 외과적 조작으로 인한 감염방어 능력이 떨어진 환자가 증가하였다. 이로 인해 숙주의 상재균(토박이균)으로 존재하는 병원성이 없거나 아주 낮은 미생물이 저항력이 떨어진 환자에게 감염병을 일으킬 수 있는데 이를 기회감염(opportunistic infection)이라 하며, 최근 임상적으로 그 중요성이 증대되고 있다.

병원감염(nosocomial infection, hospital infection)이란 입원 이전에 감염되지 않았던 사람이 입원 후 병원 환경에서 병원성 미생물이 폭로되어 발생하거나 이미 가지고 있던 내인성 미생물에 의해 발생된 감염병을 의미한다. 현대의학의 발달과 항균제의 남용 및 오용, 수술, 항암제 또는 면역억제제의 사용 증가 및 그에 따른 인위적인 면역이 저하된 환자의 증가는 병원감염의 문제를 야기시키게 되었다.

병원감염의 감염원은 환자 자신, 주변 환자, 의료인, 방문객 등의 사람과 치료나 검사를 위해 사용되는 기구 및 물품(내시경, 방광경, 마취기, 분무기, 호흡요법기구들, 정맥 카테터, 각종 용액 등), 가구나 침구 등이 해당된다. 또한 식품, 동물(쥐), 곤충(모기, 바퀴벌레) 등도 감염원이 될 수 있는데, 환자 자신과 의료인의 오염된 손이 가장 중요한 감염원으로 작용한다.

4) 내인성 감염과 외인성 감염

내인성 감염(endogenous infection)은 체내에 이미 존재하는 상재균에 의해 감염되는 것으로 상재균이 상재성이 없는 다른 장기나 무균상태의 장기에 침입하여 감염병을 일으키거나 혹은 기회감염으로 감염병을 일으키는 것을 말한다. 이에 대해 외계에 존재하는 미생물이 어떤 경로로 숙주에게 침입하여 감염병을 일으키는 경우를 **외인성 감염**(exogenous infection)이라고 한다.

Chapter 02

5) 국소감염과 전신감염

미생물이 체내에 침입, 정착한 부위에 머물러 있으면서 감염을 일으키는 경우를 **국소감염**이라 하고, 침입 혹은 정착한 부위에 머물러 있지 않고 전신에 퍼져 감염을 일으키는 경우를 **전신감염**이라고 한다.

6) 지속감염과 잠복감염

지속감염(persistent infection)은 감염이 일단 성립되면 그 상태가 지속되는 경우이다. **잠복감염**(latent infection)은 일단 한 번 감염되면 미생물이 숙주의 어느 조직에 잠재하여 장기간에 걸쳐 병원체와 숙주 사이에 평형관계를 유지하고 있는 것으로 지속적으로 무증상감염 상태를 유지한다. 그러나 숙주의 저항력이 떨어지면 증식하여 발증을 일으킨다. 그 예로 수두 바이러스는 처음 감염 후 잠복상태로 있다가 숙주가 저항력이 떨어지면 증식하여 대상포진을 일으킨다.

7) 인수공통감염병

인수공통감염병(zoonosis)은 사람과 동물 사이에서 전염되어 발병할 수 있는 질환으로 몇몇 인수공통감염병은 감염된 동물과 직접 접촉하거나 감염된 고기를 먹음으로써 또는 매개동물(vector)에 의해 인간에게 전염될 수 있다.

3 감염병의 성립

감염병이 성립되기 위해서는 감염원, 감염경로 및 감수성 숙주와 같은 조건이 구비되어야 한다.

① **감염원(병원성)**

감염원은 감염을 성립시키는 원인 미생물로써 파상풍, 녹농균과 같이 흙속, 물속 등 무생물 유래의 미생물과 공수병, 서교증과 같이 개나 쥐 등 동물 유래의 미생물, 그 외 급·만성 감염병 환자, 보균자 등 사람 유래의 미생물이 있다.

② **숙주(면역)**

그 미생물에 감염될 수 있는 감수성 숙주가 있어야 한다. **숙주**는 다양한 감염방어인자(면역)를 갖추고 있다.

③ **감염경로**

그 미생물이 숙주에게 전파되는 **감염경로**이다. 미생물은 감염병 환자로부터 객담, 분변, 소변 기타의 방법으로 배설되어 접촉을 통한 직접적인 방법이나 매개물을 통한 간접적인 방법으로 전파되어 호흡기, 입, 피부 등의 침입문호를 통해 전파된다.

감염이 성립되기 위해서는 위와 같이 세 가지 요인이 필요하다. 결국 감염이 성립되는 것은 감염원인 미생물이 가진 병원성과 숙주가 가진 여러 가지 감염방어인자(면역)와의 관계에 의해 결정된다. 즉 미생물의 병원성이 숙주의 면역보다 우세한 경우에는 감염, 발병하게 되고 그 반대로 숙주의 면역이 미생물의 병원성보다 우세한 경우에는 감염이 성립되지 않는다. 또한 미생물의 병원성과 면역이 같은 정도인 경우에는 감염이 성립되더라도 발병하지 않는 무증상 감염(불현성감염, asymptomatic infection)이 된다(▶그림 2-39).

1) 미생물(감염원)의 병원성 인자

미생물의 **병원성**(pathogenicity)은 사람이나 동물에서 감염병을 유발할 수 있는 능력을 말하며 미생물 종에 따라 각기 다르다. **독력**(virulence)은 병원성의 강도를 말한다.

병원성은 질병을 유발할 수 있는 능력을 말하며, 독력은 병원성의 정량적, 정도의 개념을 가지고 있다.

병원균(pathogen)은 인체에 기생하여 사람에게 질병을 일으키게 하는 세균이고, **비병원균**(non-pathogen)은 사람에게 질병을 일으키지 않는 세균을 말한다.

병원성을 나타내는 미생물은 숙주의 **면역**을 뛰어넘기 위해 또는 질병을 일으키기 위해

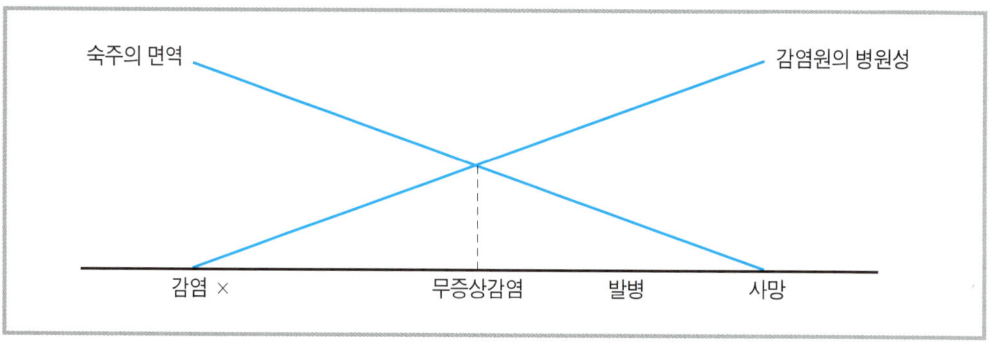

▶ **그림 2-39** 감염증의 일반적 경과

다양한 병원성 인자를 가지고 있다. 병원성 인자는 **정착인자**, **침입인자**, **독소(효소)**로 나누어 고찰할 수 있다(▶표 2-4). 즉 감염병이 발병되기 위해서는 첫 번째 단계가 미생물이 숙주에게 정착하는 것이며, 두 번째 단계는 미생물이 숙주에 침입하여 생체의 세포 조직에 장애를 주는 것으로 여러 가지 효소와 독소가 작용한다.

Chapter 02

(1) 정착인자

미생물이 병원성을 발휘하기 위해서는 다양한 숙주의 방어벽을 뛰어넘어 점막 등의 숙주 표적세포에 부착·증식해야 한다. 이 현상을 정착이라 하고 이를 위해 미생물이 가지는 것을 일반적으로 **정착인자**라고 한다.

미생물의 정착인자에 대해 숙주의 표적세포(target cell)에는 정착인자와 특이적으로 반응, 결합하는 **수용기**(receptor)가 존재하고 있어 부착과 증식이 가능하다. 그 예로 장관감염병을 일으키는 독소원성 대장균의 경우에는 섬모가 정착인자이다. 그러므로 정착인자를 가지고 있는 균은 장관의 연동운동에 대항하여 작은창자 상피세포의 융모에 조밀하게 부착하여 증식한다. 이와 같이 정착한 독소원성 대장균은 정착부위에 장기간 정체하여 장독소(enterotoxin)를 생산함으로써 설사를 일으킨다. 장독소만을 생산하고 정

▶ **표 2-4 세균의 병원성 인자**

작 용	기능물질	균
흡착	섬모	대장균 등
	섬모와 mucoid 다당	녹농균
	섬유상 hemagglutinin	백일해균
	lipo 타이코산	화농사슬알균
항식균 작용	협막	백일해균, 폐렴사슬알균, 폐렴막대균, 인플루엔자균, 수막염균 등
	M 단백	화농사슬알균
	A 단백*	황색포도알균
	mucoid 물질	녹농균
효소		
hyaluronidase	히알루론산을 분해	황색포도알균, 화농사슬알균, 웰치균
fibrinolysin (streptokinase)	fibrin을 분해	황색포도알균, 화농사슬알균 등
collagenase	collagen을 분해	웰치균
coagulase	fibrin의 침착	황색포도알균
hemolysin	적혈구 등의 분해	황색포도알균, 화농사슬알균 등
leucocidin	백혈구 등을 분해	황색포도알균, 녹농균 등
mucinase	mucin을 분해	대장균, 콜레라균 등

* IgG와 Fc부분과 결합한다. 이것 외에도 세포에의 침입성, 외독소 생산성도 중요하다.

착인자가 없는 대장균은 병원성을 발휘할 수 없기 때문에 정착은 대장균의 병원성 발현에 필수적인 인자이다. 이 밖에도 요로 감염병을 일으키는 대장균과 콜레라균, 사슬알균 등도 정착인자가 병원성 발현에 중요하다는 것이 밝혀지고 있다.

이와 같이 미생물의 정착에 직접 관여하는 인자로서 정착인자가 있지만 간접적으로 정착에 관여하는 다양한 인자들이 있다. 예로 콜레라균의 편모는 균과 표적세포(작은창자 상피세포)의 부착에 직접 관여하지 않으나 상피세포를 덮는 점막층은 균이 빠져나가 표적세포에 접근, 부착하는 것을 돕는다는 점에서 정착에 간접적으로 관여하고 있다. 또한 균이 생산하는 mucinase, protease(단백 분해효소)와 hyaluronidase 등의 효소는 점액을 분해하여 균이 상피세포에 접근하는 것을 돕고 있다.

(2) 침습인자

미생물이 표적 세포에 정착한 후 표적 세포 또는 조직 내에 침입하여 숙주의 방어기능과 싸워 증식하여 퍼져 나가는 능력을 **침습성**(invasiveness)이라 하며, 여기에는 다음과 같은 인자가 있다.

탄저균에 감염된 병소의 산물은 숙주의 방어기능을 저해하는 작용을 나타내는 침습인자가 있다. 많은 미생물들이 세포외 효소(extracellular enzyme)를 분비하여 신체 조직을 파괴시킬 수 있다. 예로 용혈사슬알균이 생산하는 streptokinase는 염증부위에서 fibrin을 분해함으로써 균의 확산을 돕는다. 사슬알균, 포도알균, 가스괴저균이 생산하는 hyaluronidase는 결체조직의 세포를 결합시키는 물질인 hyaluronic acid를 파괴시킨다. hyaluronidase를 만들어내는 병원균은 신체 조직 전체에 퍼지기 때문에 hyaluronidase를 **확산인자**(spreading factor)라고 부른다. 또한 가스괴저균의 collagen 조직의 단백질을 분해하는 효소로 collagenase가 있으며, 황색포도알균이 만들어 내는 혈장응고효소(coagulase)는 사람이나 토끼의 혈장을 응고하여 균체가 그 속에 둘러싸여 세균 세포가 숙주의 탐식작용으로부터 보호된다.

위와 같은 세포외 효소 이외에도 병원성 미생물을 둘러싸고 있는 표층물질은 식균세포가 인체에 침입하는 병원균을 삼켜서 파괴시키는 능력을 방해할 수 있는데, 그 예로 폐렴알균의 세포를 둘러싸고 있는 협막은 숙주의 식균작용에 저항하여 자신을 보호하며, 이러한 세균들이 숙주의 정상적인 면역 기관을 침투하도록 하고, 증식하여 폐렴을 유발시킨다.

(3) 독소 생산성

미생물의 대사산물이나 구성성분 중에 미량으로 극히 유해한 물질을 **독소**(toxin)라고 하고, 독성물질을 생산할 수 있는 미생물의 능력을 독소 생산성이라고 한다.

미생물은 독소를 생산해 냄으로써 숙주에 장애를 일으키는데 세균이 증식할 때 균체

외로 분비되는 외독소와 세균 성분에 포함되어 있지만 세균이 파괴되어 유리되는 내독소로 나눌 수 있다(▶표 2-5).

① **외독소(Exotoxin)**

Gram양성 · 음성균을 불문하고 다양한 균이 외독소를 생산한다. 외독소의 성분은 고분자 단백질이며 열에 약하고, 면역원성이 높아 항체 형성을 할 수 있는 특성이 있고, 독성이 극히 강한 반면 무독화 되어 toxoid로 된다. 외독소는 균에 따라 서로 상이하며 특이성이 있는 생물 독작용을 나타낸다. 예를 들어 디프테리아균(*Corynebacterium diphtheriae*)은 상기도에 증식하여 독소를 내며 그 독소는 단백질 대사 장애를 일으키며, 그 결과 상피세포, 심장근육, 신장, 신경조직에 괴사를 일으킨다. 파상풍균(*Clostridium tetani*)은 상처에 오염되어 무산소 조건이 되면 증식하여 독소를 내며, 그 독소는 말초신경계를 따라 중추신경계로 파급되어 척추에 있는 운동신경의 억제인자 유리를 차단함으로써 흥분성 반사작용, 근육수축을 일으킨다. 가스괴저균(*Clostridium of gas gangrene*)은 상처에 오염되어 무산소 조건이 되면 발아하여 증식하고 독소를 생성하여 세포를 괴사시킨다. 보툴리눔균(*Clostridium botulinum*)은 통조림 등에 오염되어 무산소 조건에서 증식하여 독소를 내며 그 독소를 섭취하였을 때 독소가 장에서 흡수되어 운동신경에 도달하여 아세틸콜린(acetylcholine)의 유리 저해로 삼킴곤란, 호흡마비가 나타난다. 황색포도알균(*Staphylococcus aureus*)의 독소는 장관에서 흡수되어 구토, 설사를 일으키며, 또한 여성이 생리 시 사용하는 탐폰이라는 생리대에서 증식하여 생긴 독소는 독소성

▶ 표 2-5 외독소와 내독소의 비교

	외독소(exotoxin)	내독소(endotoxin)
근원	살아있는 세균(Gram양성 및 음성균)이 분비(액체배지에서 고농도)	Gram음성균의 세포벽 성분의 하나로 존재(세균 파괴시 유리)
존재장소	균체 외에 분비	Gram음성균의 균체(바깥막)
성분	단백질 또는 peptide	Lipopolysaccharide(활성은 lipid A부분이 담당)
가열에 대하여	불안정(60°C에서 파괴)	안정, 내열성 있음(60°C 이상 1시간 가열해도 독성 유지)
항원성 (면역원성)	항체유도 용이함 항독소를 생성하며, 항독소와 독소는 중화반응을 한다.	항체 유도가 곤란함 항원성을 갖고 있는 부분은 다당체에 있으나 항독소를 만드는 항원성은 거의 없다.
Toxoid 화	가능(vaccine으로써 사용 가능)	불가능
독성	각 독소는 각각 특이적인 작용이 있다.	생물 작용은 거의 모든 균의 내독소가 같다.

쇼크증후군(toxic shock syndrome)을 일으킨다. 콜레라균(*Vibrio cholerae*)이 증식하여 낸 독소는 장내독소로 심한 설사를 일으키며 화농사슬알균(*Streptococcus pyogenes*)이 낸 독소는 발적독(erythrogenic toxin)으로 성홍열을 일으킨다. 주요 외독소의 종류와 독작용의 발현과정은 다음과 같다(▶표 2-6). Toxoid는 세균 독소를 포르말린 등으로 처리하여 그 독성을 무독화시킨 것으로 독성은 없지만 면역원성(항체생산)은 남아 있으므

▶ 표 2-6 주요 외독소의 종류와 독작용 발현과정

감염 및 전파경로	표적장기 및 작용	증상	독소명

경구감염

(작은창자, 큰창자)

오염원(식품 등) → 균의 증식 → (경구) → 균의 증식 + 독소 생산 → 장관 상피세포 → 물과 같은 설사 → 콜레라 독소
cAMP, cGMP 의 상승 → 대장균 LT, 대장균 ST
상피세포 파괴 → 점액이 섞인 설사혈액 → 장염비브리오

오염원(식품 등) → 균의 증식 + 독소 생산 → (경구) → 흡수 → 혈관, 림프관 → 심근 → 순환장애 → 용혈독
흡수 → 신경 → 구토중추 → 구토 → 포도알균 장관독
흡수 → 혈관, 림프관 → 신경-근접합부 (Ach 유리 저해) → 이완성 마비 → 보툴리눔 독소

기도감염

공기 → 호흡기(인두, 후두)
균의 증식 + 독소 생산 → 혈관, 림프관 → 피부 (독소 자체 또는 알레르기) → 발진 → 사슬알균 발적독
혈관, 림프관 → 물렁입천장, 심장근육 (단백질 합성저해) → 이완성 마비 → 디프테리아 독소
혈관, 림프관 → 이자, 기관지 (cAMP의 상승) → 인슐린 증가, 기침, 림프구 증가 → 백일해 독소

경피감염

창상감염 → 균의 증식 + 독소 생산 → 혈관, 림프, 신경 → 척수전각 (억제 시냅스의 차단) → 강직성 마비 → 파상풍 독소

창상감염 ↓ 포도알균 감염증(창상, 질) → 균의 증식 + 독소 생산 → 혈관, 림프 *, 국소 * → 피부 → 표피박탈 (발적, 수포) → 포도알균 표피박탈 독소
균의 증식 + 독소 생산 → 혈관, 림프 → 대식세포, 림프구 → 발열, 발진, 저혈압 → 독소성 쇼크 증후군 독소 TSST-1

* 전신성인 것을 Ritter 병, 국소성인 것을 농가진이라고 한다.

로 어떤 세균의 독소가 심각한 문제를 일으키는 질병의 vaccine으로 이용된다. 파상풍, 디프테리아, 백일해 백신이 이러한 toxoid를 이용한 것이다.

② **내독소(Endotoxin)**

내독소는 Gram음성균의 세포벽 성분 중 외막을 형성하는 lipo 다당체로 O 항원 다당 부분과 독성을 담당한 lipid A의 각 부분으로 구성되어 있다. 내독소는 내열성으로 열에 강하며 항원성이 비교적 약하다. 내독소의 생물활성은 숙주에게 발열작용, 백혈구 감소 작용, endotoxin shock, 또는 보체의 활성화와 항 종양성 등이 있다.

Endotoxin shock는 Gram음성균의 감염에 의해 일어나는 쇼크 상태를 말하는 것으로 내독소를 동물에게 투여하면 사람과 마찬가지로 혈압저하 등의 쇼크 상태를 나타내기 때문에 그 원인은 endotoxin에 있는 것으로 생각되고 있다. DIC(Disseminated intravascular coagulation, 파종성 혈관내 혈액응고)를 발병하고 사망하는 예도 많으므로 주의가 필요하다.

2) 숙주의 감염방어인자(면역)

숙주는 미생물의 침입에 저항하기 위하여 다양한 저항인자를 갖추고 있다. 이러한 감염을 방어하기 위한 인자에는 일반적인 모든 균을 방어하는 비특이성 감염방어기구와 어떤 특정한 균을 방어하는 특이성 감염방어기구가 있다(▶표 2-7).

(1) 비특이성 감염방어기구

비특이성 감염방어기구는 방어의 첫 선에서 주요한 역할을 한다.

① **선천적 소인**

선천적 소인은 어떤 병원균에 대해 숙주가 감수성이 없어 감염을 방어하는 것을 말한다. **감수성**(susceptibility)은 숙주가 감염되고 발증 될 수 있는가 하는 문제이다. 즉 숙주에게 동일 병원체를 같은 양, 같은 조건으로 감염시키더라도 발병하는 경우가 있고 그렇지 않은 경우도 있어 숙주마다 감수성이 다르다.

이 감수성은 숙주의 종, 연령, 영양상태, 정신적, 육체적 피로에 따라 다를 수도 있다.

② **피 부**

건강하고 온전한 **피부**는 병원균의 침입을 막을 수 있다. 또한 피부의 건조성, 산성 pH, 37℃ 이하의 낮은 체온은 세균 성장을 억제한다. 피부는 강하고 두꺼울 뿐만 아니라 피부 분비물은 살균작용을 하므로 세균의 침입에 대해 물리적 장벽(mechanical barriers)의 역할을 한다. 미생물이 건강한 피부에 감염되어 발병되기는 어렵다. 그러나 피부에 찰과상이나 미세한 상해 등을 받으면 병원균이 그 곳을 통해 침입하여 피하조직에서 증식함으로써 염증을 형성하게 된다.

▶ 표 2-7 숙주의 감염방어기구(면역)

1. 비특이성 감염방어기구
(1) 선천적 소인
(2) 피부, 점막에 의한 물리적 방어
(3) 상재균총
(4) 분비액, 체액 중의 항미생물질: Lysozyme, β-lysin, plakin, 보체, interferon 등
(5) 식세포(Macrophage, Neutrophil)에 의한 식균작용
2. 특이성 감염방어기구
(1) 체액면역(항체): 항독소 항체, 항바이러스 항체
(2) 세포면역: 감작 T 림프구

③ 점 막

위장관, 호흡기도 및 요로생식로는 점막으로 덮여 있으며, 점막은 피부보다 부드러운 편이나 점막의 여러 가지 분비물과 기계적 방어에 의해 미생물의 정착 및 증식을 저해한다.

기관 상피세포의 섬모운동과 기도의 기침반사는 미생물의 침입을 막을 수 있고, 소화관에서는 연동운동 및 위산의 분비에 의해 미생물 침입을 저지한다. 비뇨기계에서는 배뇨작용과 눈에서는 눈 깜박임, 눈물의 lysozyme도 미생물의 침입을 막는다.

④ 상재균총

정상 상재균총(normal microflora 또는 normal microbiota)은 특정한 인체 조직에 정상적으로 존재하는 미생물 그룹으로 인체의 여러 표면 조직에 분포하면서 질병을 일으키는 병원균의 서식 및 침입을 방어한다.

인체의 정상 상재균은 피부, 소화관, 호흡기, 입안(구강), 외음부와 같이 외계와 직접 또는 간접적으로 접하는 장소에서 서식하고 있다(▶그림 2-40). 이러한 상재균은 숙주와 공생관계(symbiosis)를 유지하고 있어서 숙주가 상재균에게 서식처와 영양물질을 공급하는 대신 상재균은 숙주에게 비타민을 합성해 주거나 영양물의 소화, 흡수를 돕고 병원성 세균의 침입, 증식을 막아주는 감염 방어작용을 한다.

이러한 유리한 작용도 있지만 때로 상재균이 문제를 일으키는 경우도 있는데 예로 항생제의 남용으로 상재균의 구성이 파괴되고 그 중 항생제에 감수성이 없는 어떤 상재균이 이상 증식하여 감염을 일으키는 경우이다. 이것을 균교대증(superinfection)이라 한다.

⑤ 분비액, 체액 중의 항미생물 물질

미생물이 피부의 방어를 뛰어넘어 체내에 침입하면 숙주의 분비액 및 체액 중에는 선천적으로 방어를 할 수 있는 비특이성 감염방어인자들이 있다. 예를 들면, 눈물, 침 등의 분비액 중에 포함되어 있는 lysozyme은 미생물 균체의 peptidoglycan 연결을 분해하여 용균작용이 일어나게 한다. 또한 lactoferin은 눈물, 정액, 모유, 쓸개즙(담즙) 및

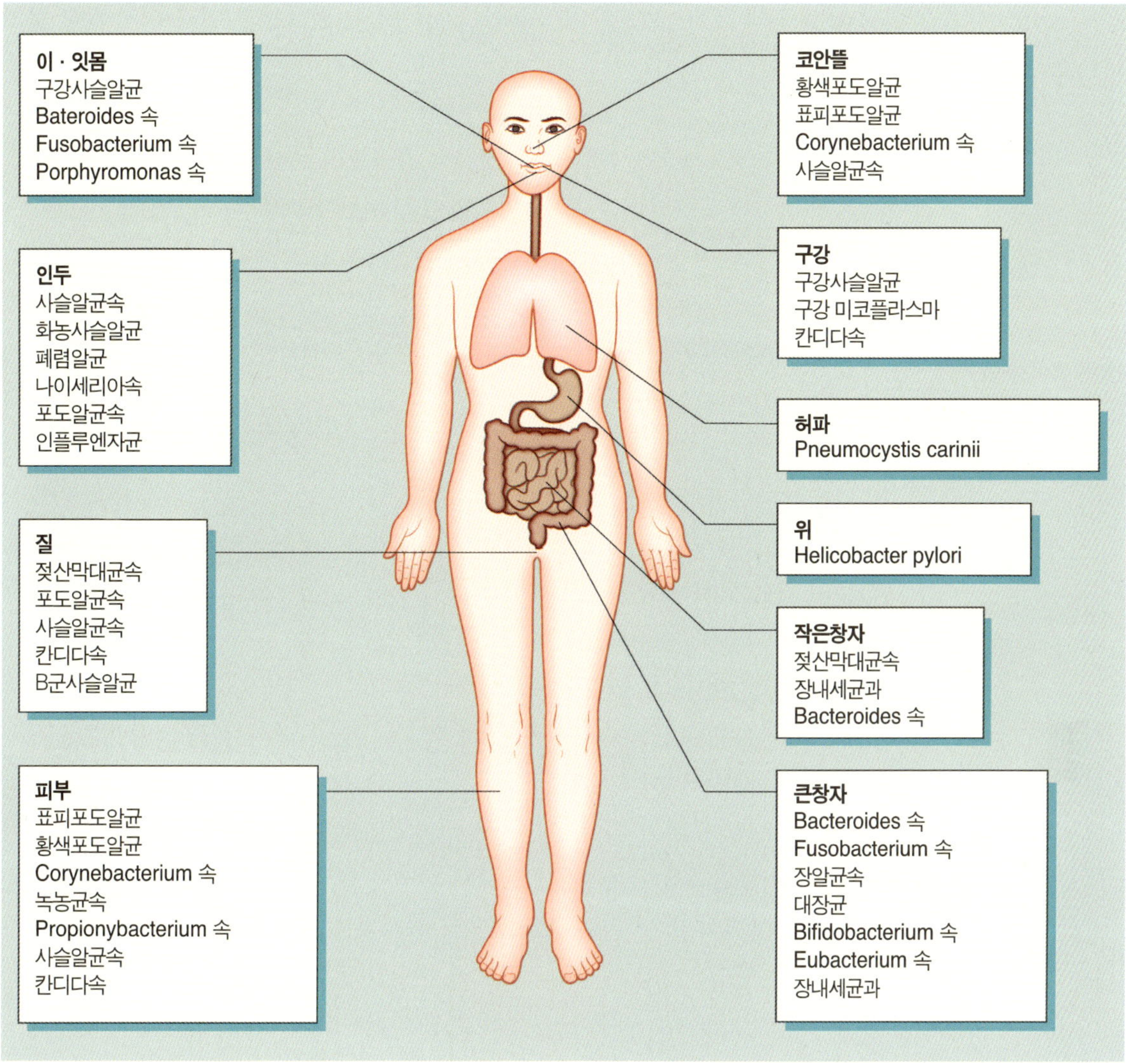

▶ **그림 2-40** 상재균총의 분포

코 · 인두, 기관지, 자궁, 작은창자(소장)점막의 분비물에 존재한다. 대부분의 미생물은 위산의 낮은 pH(보통 1.0~2.0)에서 견디어 낼 수 없으므로 위를 통과하면서 대부분 사멸한다. 인터페론(interferon)은 바이러스 감염에 반응하여 여러 종류의 세포에 의해 생산되는 시토카인(cytokines)의 종류로 바이러스의 증식을 간섭하여 억제하는 물질이다. 혈액 중의 β-lysin, plakin도 살균작용을 하는 물질로 미생물에 대해 비특이성 감염 방어를 한다.

⑥ 식세포(Macrophage, Neutrophil)에 의한 식균작용

혈액 및 조직에도 미생물의 침입에 저항하는 것이 있는데 대식세포와 호중구가 있다. 이것들은 미생물을 식균함으로써 감염에 대해 비특이성 면역을 하고 있다. 식균작용은 옵소닌(opsonins)에 의해 증진되지만 체내의 식세포들은 옵소닌 처리가 되지 않은 분자도 섭취할 수 있다.

⑦ **발열(Fever)**

발열은 염증반응의 가장 흔한 전신적 증상이며 감염증의 주요 증상이다.

대부분의 감염증에서는 발열을 동반한다. 발열은 **시토카인**, 특히 interleukin-1(IL-1), tumor necrosis factor-α 및 interleukin-6 (IL-6)에 의해 유도된다. 미생물과 그것의 산물은 대식세포와 림프구와 같은 기타 세포를 활성화시켜 시토카인을 분비하게 한다. 시토카인은 시상하부에 있는 체온 조절중추를 자극하여, 그 결과로 체온 상승이 됨으로써 감염원의 복제를 억제하게 된다.

⑧ **염증반응(Inflammation)**

숙주의 **염증반응**은 모세혈관을 확장시키고 혈관 투과성을 증가시켜 조직에 혈장이 모이도록 하고 fibrin으로 미생물의 확산을 차단함으로써 효과적인 식균작용이 일어나도록 하는 미생물의 침입에 대해 숙주가 저항하는 방법이다.

(2) 특이성 감염방어기구

감염원이 비특이성 방어기전에 의해 빨리 제거되지 않았을 때, 특이성 면역반응을 활성화시키는데 이러한 면역반응은 체액면역과 세포면역으로 나눌 수 있다. **체액면역**(humoral immunity)은 B-cell에 의해 생성된 면역글로불린(항체)에 의한 특이성 면역반응이고, **세포면역**(cellular immunity)은 T-cell의 감작림프구에 의한 특이성 면역반응이다. 어느 것이 감염방어에 주요 역할을 담당하는가 하는 것은 미생물의 종류에 따라 다르나 일반세균 감염병에서는 체액면역이 감염방어에 주역을 담당하고 있고, 결핵균, 살모넬라 등의 세균류와 바이러스 등의 세포내 기생성 미생물에는 주로 세포면역이 감염방어에 주요 역할을 하고 있다. 또한 개인은 살아가면서 자연적(**자연면역**) 또는 인공적 수단을 통해 면역능력을 획득(**획득면역**)할 수 있으며, 이러한 면역은 **능동면역**이나 또는 **수동면역** 형태로 획득될 수 있다.

3) 감염경로

(1) 경구감염

음식물과 물은 미생물의 증식에 필요한 성분 그 자체인 점에서 음식물과 물을 매개로 미생물이 생체에 침입하는 기회는 많다. 세균성 식중독은 음식물 중에 증식한 세균과 그 독소의 섭취에 의해 일어난다. 공동 식용수는 병원균에 오염되면 대규모의 **수계감염**의 발생에 연결된다. 음식물과 물에 포함된 병원균은 입에서 위 · 장관에 들어가기 때문에 이 경로를 **경구**감염이라고 총칭한다.

(2) 공기감염과 기도감염

공기 중에 부유하는 미립자를 에어로졸(aerosol)이라고 하며, 특히 화분 · 진균 · 세균 바이러스 등으로 이루어진 미립자를 바이오에어로졸(bioaerosol)이라고 한다. 인체는 이들을 흡입하여 호흡기감염(공기감염)과 알레르기를 일으키게 된다.

많은 사람들이 모인 좁은 공간에서는 사람의 기침, 재채기, 대화에 의해 비말이 일어나므로 병원체가 포함된 경우, 사람에게서 사람으로 비말을 매개로 병원체가 전파된다. 사람의 비말에 의한 감염이 일어나는 이런 경우를 비말감염이라고 한다. 공기와 비말은 입과 코에서 기도로 들어가므로 이 감염경로를 기도감염이라고 한다.

(3) 매개체감염과 경피감염

이, 진드기, 모기 등 사람에게로 미생물의 감염을 매개하는 절족동물을 매개체(vector)라고 한다. 매개체는 돼지와 쥐 등의 병원체 보유동물(reservoir)에서 사람에 병원체를 전파하는 경우도 있지만, 매개체 자신이 병원체를 보유하여 병원체 보유동물을 겸하는 경우도 많다. 매개체는 피부를 무는 것에 의해 경피감염을 일으킨다. 경피감염의 예로서는 그 외에 주사침 등 의료기자재에 의한 경우도 있다. 수혈과 혈액제제에 의한 감염을 특히 혈액감염이라고 한다.

(4) 동물유래감염

동물은 가축과 애완(반려)동물로서 사람의 생활에 밀접히 관계하고 있으며, 이것이 감염원이 되는 경우도 많다. 접촉, 물린상처(교상), 배설물의 흡입 등에 의해 동물에서 사람에 병원체가 감염한다. 병원체를 보유하는 동물은 발증하지 않는 경우도 있지만, 사람과 동물의 양쪽에서 병원성을 나타내는 미생물도 많으며, 사람과 동물에 공통적으로 발견되는 감염증을 인수공통감염병(zoonosis)으로 부른다.

제 7 절 감염병의 진단

미생물에 대한 감염병을 진단하기 위해서는 우선 임상적으로 감염병의 증상 및 경과에 따라 진단하는 방법과 원인 병원체를 검출하는 방법, 면역혈청학적 진단방법 등이 쓰인다. 원인 병원체를 검출하기 위해서는 분변, 소변, 혈액, 척수액, 객담 등의 검사재료 혹은 식중독의 원인식품으로 생각되는 음식물에서 미생물을 분리하고 동정한다. 면역혈청학적 진단방법은 미생물을 분리, 동정하는 것과 더불어 미생물 감염에 따라 체내에서 생산된 특이항체와 감작림프구가 있는가를 알아내어 진단하는 것이다. 바이러스와 진균 감염병의 진단에 대해서는 후술하기 때문에 여기서는 주로 세균 감염병의 진단에 관해 기술하겠다.

1 균의 분리 및 동정

균의 분리(isolation)라는 것은 여러 균들이 혼합된 검체를 평판배지에 배양하여 각각의 균이 형성하는 집락을 구별하여 균을 분리해 내는 것으로 그 각각 집락이 다른 균 중 하나의 균만을 배양하는 것을 **순수배양**(pure culture)이라고 한다. 순수배양한 균을 염색 및 관찰, 생물학적 성상검사에 따라 균종을 검사하는 것을 **동정**(identification)이라고 한다.

균을 분리하고 동정해 내기 위해서는 우선 그 질병의 증상과 경과에 따라 어느 정도 병원체의 종류를 추측할 수 있기 때문에 그 균의 종류에 따라 적당한 증균 또는 분리배양법을 시행한다.

먼저, 검체를 채취하게 되는데 보통 검체는 대부분 상재균이 다수 존재하고 있기 때문에 이들이 검체에 오염되지 않도록 하는 것이 필요하다. 검체 채취 후 즉시 검사를 하는 것이 이상적이지만 한동안 검체를 보존하지 않으면 안 될 경우에는 균이 사멸하거나 반대로 증식하지 않도록 해야 한다. 실온에서는 비병원균이 보다 빨리 증식하는 경우가 많으므로 대개는 pH를 교정시킨 그다지 영양이 높지 않은 수송용 배지(transport medium)에 채취하여 저온에 보존하고 수송한다. 무산소균인 경우에는 공기에 닿으면 사멸하기 때문에 환원제를 넣은 배지에 채취하고 또 이산화탄소를 채운 용기 속에 보존하는 방법을 이용한다.

균을 분리하기 위해서는 먼저 현미경으로 관찰한 후 의심되는 균을 선택적으로 증식시킬 수 있는 배지(선택배지)를 이용하여 증균 또는 분리배양을 시행한다. 증균배양은 목적균수를 증가시키는 전조작법으로 아포형성균이 목적 균이라면 온도처리(80℃, 10분 정도 가열)를 하든가 결핵균이 목적 균이라면 화학적 처리(4% NaOH 첨가)를 하여 배양한다. 또 동물통과(animal passage)는 검체를 동물에 접종하여 병변을 일으키게 한 후 분리해 내는 것으로 배양균수가 적거나 특정동물에 병원성이 강할 때 이용하는 증균방법이다. 균의 성상에 따라 산소 배양, 무산소 배양, 탄산가스 배양을 시행하여 분리된 집락 중에서 의심되는 것을 순수배양을 한다. 이때에도 목적에 따라 액체배지나 사면배지를 이용한다. 순수배양균은 아래와 같은 성상에 의해 동정한다.

① 집락의 성상(집락의 크기, 형태, 색깔, 점도, 광택, 발육조건 등)
② 균의 형태(균의 형태, 배열, 편모 및 아포유무, 협막유무 등)
③ 생화학적 성상(영양 요구성, 당 분해능, 아미노산 분해능, 효소 생산능 등)
④ 독소 생산성(동물과 배양세포에 대한 독성 등)
⑤ 화학적 구성성분(세포벽과 지질의 구성성분 등)

⑥ 면역학적 성상(균의 항원성 등)

⑦ 유전학적 성상(DNA와 RNA의 상동성, DNA의 guanine과 cytosine의 몰비

여기서는 생화학적 성상과 면역학적 성상에 대해 주로 설명하겠다.

2 균의 생화학적 성상

1) 산소의 이용성

세균이 산소를 이용하여 포도당을 분해하는 산화(oxidation)에 의해 에너지를 얻는 **산소균(호기성균)**인가 아니면 발효(fermentation)에 의해 에너지를 얻는 **무산소균(혐기성균)**인가를 판정하는 것이다. 이것은 장내세균과 녹농균 등 산소균을 분류하는 데 쓰인다. 이러한 감별에는 OF(oxidation fermentation)배지를 사용한다.

2) 용혈성

세균이 적혈구를 파괴시키는가에 대해 알아보기 위하여 혈액 우무(한천)배지를 이용한다. 혈액 우무배지에 세균을 배양한 후 집락 주위에 형성되는 용혈환을 관찰하여 α, β, γ-용혈로 구분된다. **α-용혈**(α-hemolysis)은 hemoglobin을 methemoglobin으로 변화시켜 녹색의 환을 형성하는 것으로 폐렴알균은 α-용혈을 한다. **β-용혈**(β-hemolysis)은 적혈구가 완전히 파괴되어 투명한 용혈관이 형성되는 것으로 *Streptococcus pyogenes*는 β-용혈을 한다. **γ-용혈**은 비용혈성인 경우를 말한다(▶그림 2-41).

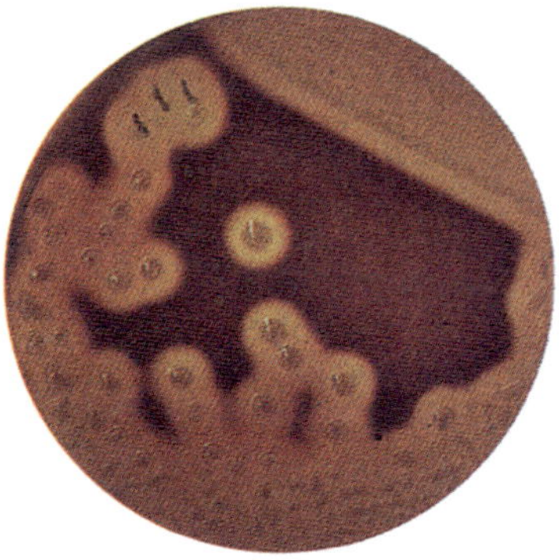

a) α-용혈

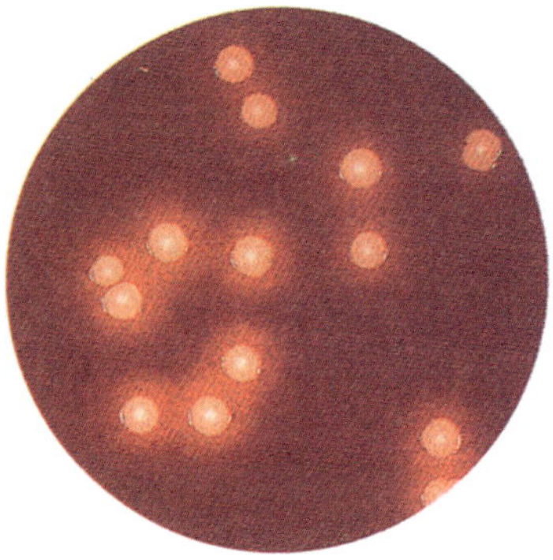

b) β-용혈

▶ 그림 2-41 용 혈

3) 색소 생산성

세균이 배지에서 집락을 형성할 때 색소를 생산하는가를 알아보는 것이다. 고형배지에 세균을 배양하여 집락을 관찰하는데 황색포도알균(*Staphylococcus aureus*)은 황색색소를, 녹농균(*Pseudomonas aeruginosa*)은 녹색색소(pyocyanin)를, 영균(*Serratia marcescens*)은 적색의 색소(prodigiosin)를 생산한다.

4) 운동성

세균의 운동성(편모)을 검사하는 방법으로 반유동 고층배지에 세균을 배양하여 관찰하거나 혹은 현적표본(hanging drop preparation)으로 하여 현미경으로 관찰한다.

5) 아포형성

아포형성 유무에 따라 세균을 동정하기 위한 것으로 아포형성 배지에 배양하고 아포염색을 하여 관찰한다.

6) 협막형성

협막형성 여부에 대해 알기 위해서 동물에 접종하여 감염시킨 후 세균을 다시 분리하여 협막염색을 하여 관찰한다.

7) 당 분해성

이것은 세균이 당을 분해하는 능력을 알아봄으로써 세균을 동정하는 것이다. 적당한 기초배지에 각종의 당(dextrose, lactose, sucrose, maltose 등)과 지시약을 첨가하여 당 분해에 의해 일어나는 산 생산의 유무를 지시약의 색조변화에 따라 판정한다. 또한 동시에 고형배지에서는 기포와 균열이 생겼는가에 따라 액체배지에서는 Durhum tube를 거꾸로 넣어 가스 생산성을 판정한다.

8) 질산염 환원성

세균이 질산염을 아질산염 또는 암모니아, 질소까지 환원하는가를 조사하는 것으로 질산칼륨(potassium nitrate)을 0.1% 가한 배지에 배양하고 이에 sulfanil 시약과 αnaphthylamine 시약을 넣어 적색이 되면 양성이다(아질산염의 형성). 음성인 경우 환원이 안된 음성인가, 아니면 질소로까지 환원되었는가를 판정하기 위해 질소생산 유무를 검사한다.

9) Methyl red test, Voges-Proskauer test

세균이 포도당을 분해해서 산을 생산하고 있는가를 판정하는 것이 methyl red test(MR test)이다. pH 4.5 미만의 산성이 되면 methyl red를 넣었을 때 적색으로 변한다.

또 어떤 종류의 세균에서는 포도당을 분해해서 생긴 피르빈산을 2분자 결합시켜 acethylmethylcarbinol(acetoin)을 형성한다. 이것을 검색하기 위해 Voges-Proskauer 시약(α-naphtol, 40% KOH)을 넣었을 때 적색으로 변하는 것을 알 수 있다. 이것이 Voges-Proskauer test(V-P test)이다.

10) 단백질의 분해성

세균의 단백질, 아미노산의 분해양식은 다양한데 그 중 동정하는 데 이용되는 것은 젤라틴 액화능, 탈탄산반응, 탈아미노반응(phenyl pyrubic acid ; PPA, indole pyrubic acid ; IPA), indol 생산능 등이다. Indol은 tryptophan을 포함한 pepton water에 세균을 배양하고 Kovac 법 또는 Ehrlich 법에 의해 판정한다.

11) 황화수소 생산성

세균이 황화수소를 생산하는 능력이 있는가에 대해 검사하는 것이다. 황화수소(H_2S)는 유황을 함유한 아미노산(cystein, methionine 등)과 sodium thiosulfate, sodium sulfide 등을 이용해서 생산된다(따라서 이 반응도 아미노산의 분해반응이다.) 미리 배지에 유산제1철 등을 첨가해 두고 황화철의 생산에 의해 배지가 검은색으로 변하는 것을 관찰하는 경우와 초산염 등의 금속용액을 함유하는 시험지로 배지에서 발생하는 황화수소를 검출하는 방법이 있다. 배지로서는 KIA(Klingler's iron mdia), SIM(sulfide indole motility media), TSIA(triple sugar iron agar) 등을 사용한다.

12) 구연산나트륨(Citrate) 이용능

탄소원으로서 구연산나트륨만을 함유한 배지에서 발육이 가능한가를 검사하는 것이다. 시몬즈의 구연산염배지(Simmons citrate 배지)가 사용된다. 이 배지는 BTB가 첨가되어 있기 때문에 균이 증식하면 배지는 알칼리성이 되므로 녹색의 배지가 청색으로 변화한다.

13) 요소 분해능

이것은 세균이 요소(urea)를 분해하여 암모니아를 생산하는 효소(urease)에 대한 검사이다. 요소가 첨가된 배지에 배양하여 세균이 urease를 생산하면 요소를 분해하여 암모니아가 생산되어 알칼리성이 되는데 이것은 지시약 phenol red를 적색으로 변화시키므로 판정할 수 있다.

14) Catalase test

Catalase의 생산을 판정하는 것이다. Catalase란 과산화수소를 물과 산소로 분해하는 효소로 보통 슬라이드글라스 위에 과산화수소(H_2O_2)를 한 방울 떨어뜨린 후 여기에 유리막대로 균 액을 가한 다음 거품 발생 여부에 의해 판정한다. *Micrococcus*, *Staphylococcus*, *Bacillus*, 장내세균은 양성이지만 *Streptococcus*와 대부분의 무산소균은 음성이다.

15) Oxidase test

산화효소에 대한 검사이다. *Neisseria*속의 검출에 사용되는 것과 장내세균(음성)과 녹농균과 비브리오(이들은 양성)와의 감별에 사용하는 2가지 방법이 있다. 전자는 균이 indophenol oxidase를, 후자는 cytochrome oxidase C를 생산하고 있는가를 판정하는 것인데 각각의 시약을 집락에 떨어뜨려 색조의 변화를 관찰한다. 후자의 경우에는 균액을 도말하면 판정할 수 있는 시험지가 시판되고 있다.

16) 독소 생산성

많은 병원균은 특징적인 항원성과 작용을 나타내는 외독소를 생산하기 때문에 이것을 동정에 이용할 수 있다. 독성은 동물과 배양세포에 작용시킴으로써 독성의 본질인 효소작용이 판명되어 있을 때는 시험관내의 반응으로 측정할 수 있다. 또한 이들의 생물합성이 특이항체를 사용한 효소항체법(ELISA)과 radioimmunoassay법 등에 의해 독소의 존재(양)를 추정하는 방법도 흔히 시행된다.

위에서 indol, methyl red, Voges-Proskauer, 구연산나트륨 이용 검사 등을 총칭하여 IMViC test라고 한다. 이것은 특히 장내세균의 동정 시에 중요하다. 기타 각각의 균에 대한 각종 검사가 있는데 그것은 각 항을 참조하기 바란다.

③ 면역학적 검사

이것은 균을 동정 분류하기 위한 검사로서 환자에게 존재하는 미생물 즉 항원의 존재를 확인하는 검사이다. 또한 환자에게 생산된 미생물에 대한 특이항체와 감작림프구의 존재를 측정하는 검사가 포함된다.

▶ **표 2-8 주요 검사법 및 반응명**

반 응	균
A. 생화학 시험	
Coagulase 시험	포도알균
Bacitracin 감수성 검사	A군 사슬알균
CAMP test	B군 사슬알균
Optochin 감수성 시험	폐렴사슬알균
C-reactive protein(CRP)	폐렴사슬알균
협막팽화 시험	폐렴사슬알균, 수막염균, 폐렴막대균, 인플루엔자균
IPA(indole-pyruvic acid) 생성반응	변형균
Cholera red reaction(콜레라 적색반응)	콜레라균
Stormy fermentation	웰치균
Nagler 반응(lecithio-vitelline 반응)	웰치균
Niacin test	결핵균
Photochrome test	결핵균
내열성 catalase test	결핵균
Cord 형성 시험	결핵균
Porphyrin test	인플루엔자균
Kanagawa 현상	장염 비브리오
B. 혈청반응	
ASLO(anti-streptolysin O)	A군 사슬알균
Widal test	장티푸스균
Ascoli's test	탄저균
Middlebrook dubos test	결핵균
Wasserman test	매독 트레포네마
Schüffner-Mochtar	렙토스피라
Weil-Felix test	리케차
C. 피내반응	
Mallein 반응	연성하감균
Brucellin 반응	브루셀라균
Ito 반응	연성하감균
Tuberculin 반응	결핵균
Lepromin 반응	나균
Molony test	디프테리아균
Frei 반응	트라코마
Dick test	A군 사슬알균 ; 성홍열(발적독)
Schick test	디프테리아균(디프테리아 독소)

형 특이인자 혈청과 단클론항체(monoclonal antibody)를 사용하면 종 이하의 미세한 분류를 할 수 있다(혈청형 분류, serovar 또는 serotyping). 보통 응집반응이 흔히 사용되는데 monoclonal 항체에 대한 형광항체법과 효소항체법이 시행된다.

환자에게 생산된 미생물에 대한 특이항체가 증가하였는지에 대한 것도 면역학적 검사이다. 이것은 세균의 항원과 환자혈청을 희석한 것을 반응시켜 판정한다(**혈청반응**). 역시 응집반응이 주로 사용된다. 또한 가용성 항원에서는 침강반응과 효소항체법이, 활성을 나타내는 독소와 세균, 바이러스에서는 중화반응이, 보체결합성 반응의 경우에는 보체결합 반응이 시행된다. 독소에 대한 항독소가 존재하는가에 대한 검사로 미량의 독소를 피검자의 피내에 접종하고 독작용에 의한 발적, 종창이 나타나는지의 여부를 검사하는 방법도 있다(Dick test, Schick test).

지연형 과민반응의 존재 여부는 항원을 피내에 접종하고 1~2일 후에 발적, 종창, 경결이 나타나는가의 여부로 판정한다(**피내반응**). 대표적인 tuberculin 반응이 있는데 이것은 결핵균에 대한 감작림프구가 있는지의 여부를 알기 위해 결핵균의 단백질을 정제하여 피내주사 후 발적, 종창, 경결 여부에 따라 판정하는 검사이다. 기타 세포면역의 성립을 실험실내에서 검사하는 방법으로서는 PHA(phytohermagglutinin)와 Con A(concanavalin A)를 사용한 비특이적 림프구 전환시험, 동종 림프구 표면항원을 비롯한 여러 가지 특이적 항원을 사용한 특이적 림프구 전환시험, macrophage 유주 저지시험 등이 있다(▶표 2-8).

제 8 절 멸균과 소독

1 멸균과 소독의 정의

정상적으로 증식하고 있는 세균에 여러 가지 물리화학적 물질을 처리하여 균을 죽이는 작용을 **살균작용**이라고 하며, 그 강도에 따라 소독과 멸균으로 구분된다.

1) 멸균(Sterilization)

주로 열을 이용하여 병원성균, 비 병원성균, 아포 등 모든 미생물을 사멸하는 것을 말한다.

멸균은 수술재료 등의 경우, 고압증기를 사용하여 완전히 미생물을 사멸한다든가 세균실험에 사용하는 배지, 기구 등을 고압증기멸균기에 의해 모든 미생물을 사멸해야 한다.

2) 소독(Disinfection)

병원성균의 감염을 제거하는 것을 말하며, 멸균과는 달리 일반적으로 완전한 무균상태는 되지 않는다. **소독**은 주로 생체와 물품에 사용한다. 그 대표적인 것은 소독약(antiseptic drug, disinfectants)에 의한 것을 들 수 있다. 이 경우 병원성균을 대상으로 하고 있지만 최근과 같이 기회감염을 일으키는 비병원성균 등을 대상으로 하는 경우도 있다.

Chapter 02

2 멸균방법

다음과 같은 여러 가지 물리적 방법이 있는데, 멸균해야 하는 물건에 따라 구별해서 사용해야 한다.

1) 건조(Drying)

실온 공기 중의 **건조**에 의해서 수일 내에 일반 세균은 사멸한다. 객담(sputum) 중의 결핵균은 어느 정도 건조에 저항성을 나타낸다. BCG vaccine에 실용화되어 있는 바와 같이 동결 후 건조하여 분말화 시킨 균은 진공상태에서 상당히 오랜 기간동안(수년간) 생존하는데 이것을 동결건조법이라 한다.

2) 광 선

일광이 강한 살균작용을 나타낸다는 것은 알려져 있지만 이것은 주로 자외선(UV)의 작용에 의한다. 인공적으로 260~280nm의 파장을 만들어 자외선 살균 등으로 가열과 소독약에 의한 방법이 불가능한 경우 예를 들면, 수술실, 무균실, 감염동 등의 공기살균에 널리 이용되고 있다. 그러나 이 살균효과는 고체 및 액체의 표면, 공기의 살균에 한한다.

작용기전은 자외선이 주로 균체의 핵산에 흡수되어 DNA의 불가역적 변화를 일으키며, 자외선 흡수에 의해서 분자의 활성화가 생기며 그 결과 화학결합의 파괴와 이에 수반하는 화학반응이 일어난다. 그리고 자외선은 물속에서 H_2O_2, 공기 중에서는 오존(O_3)을 발생하며 이산화작용에 의해서 균을 죽이는 간접작용도 가지고 있다.

3) 가 열

(1) 건열(Dry heat)

① 화염멸균(Flaming sterilization)

물체를 직접 화염에 접촉시켜 표면에 붙어있는 미생물을 태워 죽이는 방법이며, 백금이와 백금선의 멸균과 배양 조작시 시험관 입구 멸균에는 알코올램프, 천연가스 등이 이용된다. 감염 동물의 사체와 감염증 환자의 오염물 등은 소각(incineration)에 의해 처리한다.

② 건열멸균(Dry heat sterilization)

건열멸균기(dry oven)를 사용하여 160~170℃에서 1~2시간 동안 건열하면 모든 미생물은 완전히 사멸된다. 고열공기에 의해 유리기구, 주사바늘, 주사기 등의 멸균을 시행한다(▶그림 2-42).

(2) 습열(Moist heat)

건열 멸균할 수 없는 것과 배지 등에 사용한다.

① 저온살균법(Pasteurization)

Pasteur에 의해서 포도주의 부패를 방지하기 위해 고안된 것이며, 우유 등을 60~65℃로 30분간 처리하는 방법이다. 최근에는 초고온 가열살균법(130~135℃, 1~3초) 후, 급랭하는 방법이 사용되고 있다.

② 자비 멸균(Boiling)

완전한 멸균은 기대할 수 없으나 가장 간편한 방법으로 수술용구, 주사기, 수술용 칼(mess), 가위 등에 사용하여 100℃에서 30분간 자비 살균한다. 1% 탄산나트륨을 가하면 살균력이 높아지고, 금속의 부식을 막을 수 있다. 대부분의 병원균을 살균할 수 있으나

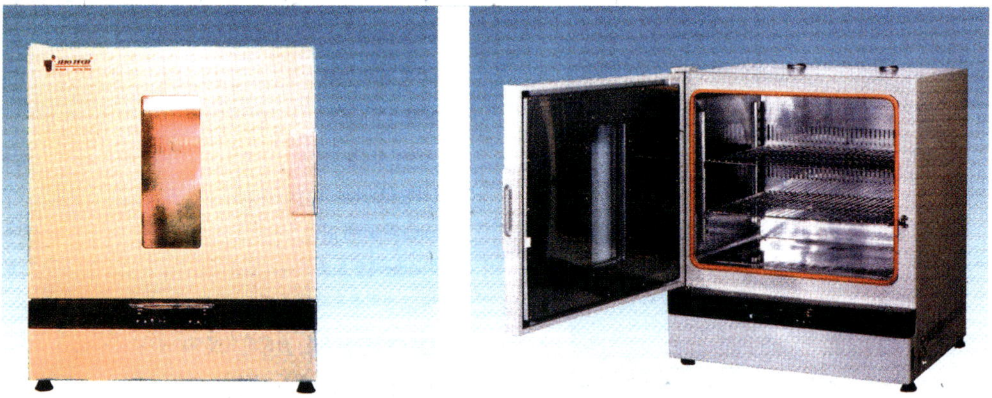

▶ **그림 2-42** 건열멸균기

최근에는 그다지 사용하지 않고 있으며, 고압 증기멸균법이 대개 이용되고 있다.

③ 간헐멸균법

고온으로 파괴되는 배지 등에는 1일 1회, 100℃에서 30분씩 3일간 3회 가열하는 **간헐멸균법**(tyndallization, fractional sterilization)을 시행한다. 영양형인 세균은 100℃에서 30분의 가열로 멸균할 수 있으나 유아포균, 예를 들면, 고초균과 탄저균 등은 살균할 수 없기 때문에 100℃에서 30분의 가열에 의해 먼저 영양형을 죽이고, 실온에서 하룻밤 방치하여 아포의 발아를 기다려 이것을 같은 방법으로 가열한 다음, 다시 3일째 또 한 차례 처리함으로써 완전히 멸균할 수 있다. 혈청배지 등에서는 틴달(Tyndall) 혈청응고기를 사용하여 100℃ 이하(60~90℃)의 온도에서 같은 방법으로 3일간에 걸쳐 멸균했을 때를 틴달리제이션(tyndallization)이라 한다.

④ 고압증기멸균

고압증기멸균기(autoclave)을 사용하여 121℃에서 증기압이 2기압(1kg/cm², 혹은 15파운드/inch²)으로 15~20분 멸균하는 방법이다. 최근 소형 신속고압멸균기가 널리 응용되고 있다. 주로 높은 습열에 손상을 받지 않은 의류, 거즈, 식료품, 세균배지, 생리식염수 등의 멸균에 사용되며, 열에 의한 살균작용은 균체 단백질의 변성이며 일부 균의 세포막 구성 지질의 융해도 관여한다(▶그림 2-43).

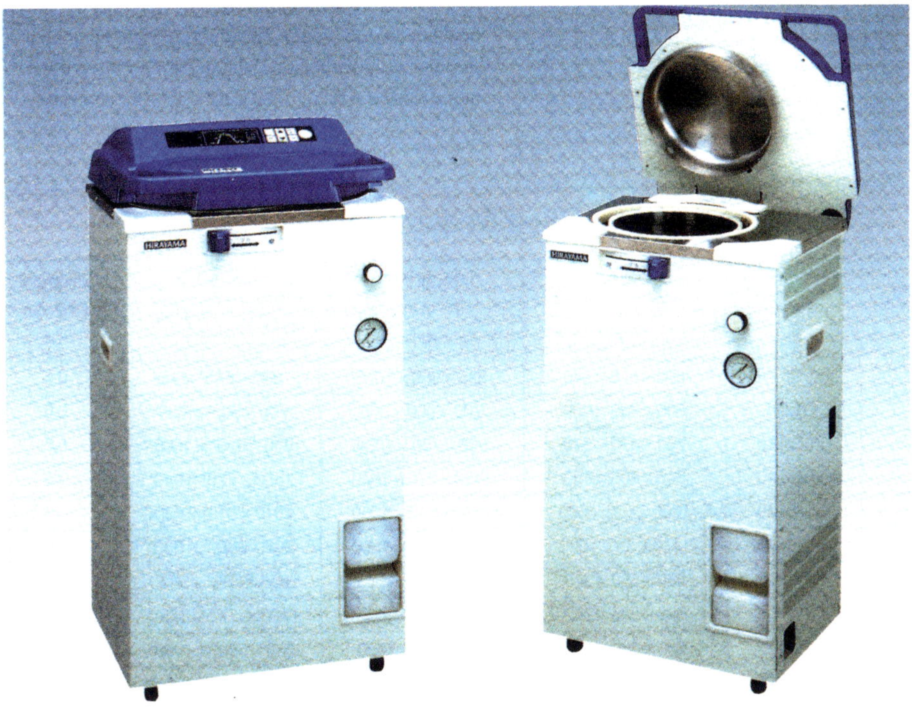

▶ 그림 2-43 고압증기멸균기

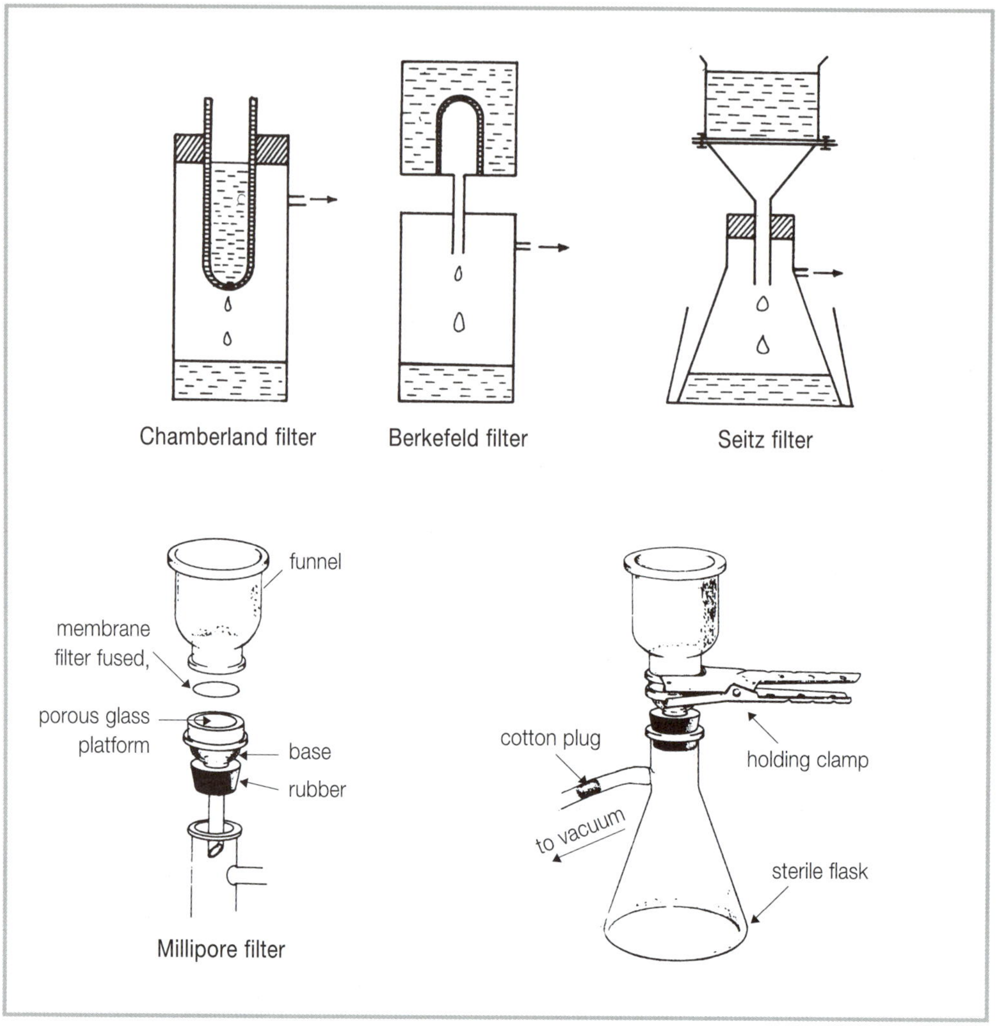

▶ **그림 2-44** 여러 가지 여과장치

4) 여과(Filtration) 멸균

가열에 의해 변질하는 당류용액, 혈청, 조직배양액 등의 멸균 목적으로, 세균이 통과할 수 없는 미세한 여과지를 이용하여 세균을 걸러내는 세균 여과기를 사용한다. 바이러스는 일반적으로 여과기를 통과하므로 바이러스 분리에도 이용된다. 다양한 크기의 여과막이 있고, 또한 목적으로 하는 검체의 양에 따라 각종 장치가 있다. 세균 여과기에는 종래에 석면판(asbestos)을 사용한 Seitz filter, 백도토와 석영사를 혼합하여 만든 Chamberland filter, 규조토로 된 Berkefeld filter 등이 사용되었으나 최근에는 filter의 크기가 다양한 membrane (millipore) filter가 흔히 이용되고 있다(▶그림 2-44).

5) 가스 멸균

가스 멸균에는 ethylene oxide(E. O gas, CH_2CH_2O), formaldehyde(HCHO) 등이 사용된다. 가스 멸균장치를 사용하여 액체를 기화시켜 가스상으로 하여 사용한다. 특히 ethylene oxide가 널리 이용되고 있다. 이 가스는 강한 살균력이 있는데 세균, 진균, 바이러스 등 모든 미생물에 대해 유효하다. 저온으로 멸균할 수 있기 때문에 플라스틱, 고무제품, 의류제품, 일회용 주사기, 주사바늘, 인공심장판, 마취기재, 봉합재료 등 광범위하게 사용되고 있다. Formaldehyde는 강한 살균력이 있고 영양형 세균은 물론 아포까지 사멸한다. 주로 기구표면, 병실 등의 살균 소독에 사용된다. 용액으로서도 강한 살균력이 있다.

6) 방사선 멸균

X 선은 물질에 대해서 침투력이 매우 강하기는 하지만 값이 비싸고 멸균 효과가 적으며, 그 밖에 발암작용이 있어 현재는 별로 사용되지 않는다. 최근에 cobalt(^{60}Co)로부터 γ 선에 의한 멸균장치가 의료기재 등에 사용되고 있다.

3 소독방법

1) 화학적 방법

화학적 방법을 써서 살균시키는 방법으로써 이때 소독약(disinfectants)으로 불리는 약제는 균체성분과 직접적인 화학반응에 의해서 세균을 단시간에 살균하여 일상에서 안전하게 사용된다.

(1) 소독약의 이상적인 조건

① 높은 석탄산계수(phenol coefficient)를 가질 것
② 안정성(stability)이 있을 것
③ 용해성(solubility)이 높을 것
④ 고등동물 조직에 대한 독성(toxicity)이 낮을 것
⑤ 부식성과 표백성이 없을 것
⑥ 침투력이 강할 것
⑦ 가격이 싸고 사용이 용이할 것
⑧ 방취력이 있어야 한다.

(2) 소독약의 작용기전

미생물 세포에 대한 소독약의 작용기전은 소독약의 종류에 따라 다음과 같이 다양하다.

① 세포질 중의 단백질과 결합하여 세포기능을 장해한다.

예 승홍, 옥시시안화수은 등

② 산화에 의해 세포기능을 장해한다.

예 과산화수소, 과망간산칼륨, 요오드 등

③ 세포성분을 분해하여 기능을 장해한다.

예 강산, 강알칼리 등

④ 세포벽, 세포질막을 통과하여 세포질을 용해한다.

예 ethanol, methanol, ether 등

⑤ 단백질을 응고, 또는 변성시켜 세포의 기능을 장해한다.

예 phenol, cresol, isopropanol, formalin 등

⑥ 필수 효소계를 저해한다.

예 양성 비누, 색소계 살균제, 붕산 등

이상의 작용기전은 영양형 세균에 대한 작용이며 아포에 대해서는 단백질의 변성, 응고에 의한 것이 많은 데 기타의 요인도 있을 것으로 생각된다. 소독약은 농도의 증가와 함께 정균적에서 살균적으로 작용이 급속히 변화한다. 항생물질은 미생물에 대해 선택 독성을 나타내는 데 소독약은 비선택적으로 작용한다. 소독약은 반드시 일정 농도로 희석하고 일정 시간 작용시킨다. 소독약에 대한 저항성도 염두에 둘 필요가 있다. 병원감염 대책으로서 멸균과 소독 문제는 모든 의료 종사자로서 그 임상업무의 기본이 되는 것이다. 따라서 항상 그 이론과 실제를 생각하여 실천하도록 노력하는 것이 바람직하다.

(3) 소독효력의 평가

다양한 방법이 있으나 가장 많이 사용되는 것은 석탄산계수이다.

① **석탄산계수(Phenol coefficient)**

피검소독약과 석탄산을 각각 단계별로 희석하여 시험균, 보통 장티푸스균(*Salmonella typhi*)을 가하고 5분 내에 죽일 수 없으나, 10분에는 완전히 죽일 수 있는 최대 희석배수를 구하고, 피검소독제의 희석배수를 석탄산의 희석배수로 나눈 수치를 **석탄산계수**라 한다(▶표 2-9).

$$\text{석탄산계수} = \frac{\text{소독약의 희석배수}}{\text{석탄산의 희석배수}}$$

▶ 표 2-9 Phenol 계수 측정법

소독약	희석배수	작용시간(분)				
		2.5	5	10	12.5	15
Phenol	40	+	−	−	−	−
	50	+	+	−	−	−
	60	+	+	+	+	+
A	500	+	+	−	−	−
	550	+	+	+	−	−
	600	+	+	+	+	−
B	150	+	−	−	−	−
	200	+	+	−	−	−
	250	+	+	+	−	−

※ + : 생존 있음, − : 균 생존 없음
A와 석탄산계수 = 500/50 = 10, B의 석탄산계수 = 200/50 = 4
A와 B는 각기 phenol보다 10배, 4배의 살균력이 강하다.

② **독성 계수(Toxicity index)**

닭의 태아를 죽이는 농도와 황색포도알균(*Staphylococcus aureus*)을 사멸시키는 농도와의 비례인데, 그 수치가 1이상인 경우에는 독성이 약한 것을 뜻한다. 생체에 대한 독성을 추정하는 하나의 지표가 된다.

(4) 소독약의 종류와 특징

① Alcohol 류

ⓐ Ethylalcohol(Ethanol ; C_2H_5OH)

70% 수용액에서 살균력이 가장 강하다. 작용기전은 균체의 단백질 변성, 지질의 용해, 효소활성 억제에 의한다. 영양형 세균, 결핵균, 리케차, 바이러스에 효과가 있다. 아포에는 살균성이 약하다. 주사기, 수술시의 피부소독, 치료기구 등의 소독에 사용한다.

ⓑ Isopropyl alcohol(Isopropanol)

30~70%의 수용액으로 사용하며, ethanol보다 살균력이 약간 강하고, 휘발성이 적은 장점이 있다. 작용기전은 ethanol과 같다.

② Phenol과 그 유도체

ⓐ Phenol(석탄산)

2~5% 수용액은 기구, 손, 배설물의 소독에 사용하고, 0.5% 액은 혈청, 백신의 방부에 사용한다. 아포에는 약하고 균체의 단백질은 변성시킨다. 쉽게 인체에 흡수되어 신경독으로 작용하기 때문에 인체에는 거의 사용하지 않는다. 소독약 검정의 기준으로 사용되며, 최근에 상수원의 오염으로 문제를 야기하고 있기도 하다.

ⓑ Cresol(Cresol 비누액)

보통 비눗물에 50%로 혼합한 cresol 비누액으로 사용한다. 그 살균력은 석탄산의 약 3배이며 일반세균과 결핵균에는 강하나 아포와 바이러스에는 약하다. Cresol 비누액은 1~2% 수용액을 기구와 오물 및 실내 소독에 사용하며 3~5% 수용액은 객담, 분뇨 등의 소독제에 사용한다.

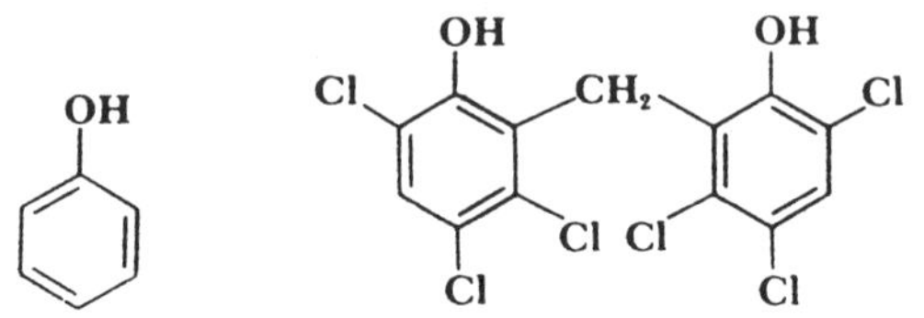

Phenol Hexachlorophene

ⓒ Chlorohexidine

일반세균, 진균 등에 유효하며 결핵균, 아포, 바이러스에는 무효하다. 독성이 낮고 피부 자극성이 적다. 0.2~0.3% 수용액은 일반기구, 수술부위 피부의 소독, 수술시 손을 씻는 데 사용한다. 0.5% 수용액은 병실의 소독 등에 사용한다.

ⓓ Hexachlorophene(G-11)

Gram양성균에 유효하며 3% 수용액에 계면활성제를 혼합하여 1~3%를 손 소독에 사용한다. 비누와 화장품에 첨가하는 경우도 있으며, 독성이 낮고 피부 자극성도 적다. 단, 신생아에게는 경피적 독성(뇌장애)이 있기 때문에 사용해서는 안 된다.

ⓔ Creosote

2,000배 희석농도에서 살균효과가 있고, 비교적 자극성이 약하므로 장내 이상발효를 억제할 목적으로 사용한다. 냄새가 좋지 않은 단점이 있다.

③ 산화제

ⓐ 과산화수소(Hydrogen peroxide ; H_2O_2)

3% 수용액을 사용하며 catalase에 의해 발생기 산소를 발생하여 상처 표면, 입안(구강), 인두 등의 소독에 사용한다.

$$H_2O_2 \xrightarrow{\text{catalase}} H_2O + [\,O\,] \text{ 발생기 산소}$$

ⓑ 과망간산칼륨(Potssium permanganate ; $KMnO_4$)

유기물과 작용하여 발생기 산소를 발생하여 살균작용을 한다. 임균성 요도염, 뱀의 물린 상처에 대해 0.1% 세정액을, 구내염에는 0.02~0.05%의 양치액을 사용한다.

$$2KMnO_4 \longrightarrow 2KOH + 2MnO_2 + 3[\,O\,]$$

④ Halogen과 그 화합물

ⓐ 염소(Chloride)

상수 및 하수의 소독에 주로 이용된다. 상수에서는 염소 주입 10분 후의 잔류염소가 0.1~0.2ppm이 되도록 규정하고 있다. 염소는 산화되는 물질이 있으면 발생기 산소의 산화작용으로 살균작용을 하고 균체 단백질을 변성시키기도 한다. 수영장에는 1ppm이 되도록 한다. 염소는 값이 싸고 소독력이 강한 장점이 있으나 독특한 냄새가 단점이다.

$$H_2O + Cl_2 \longrightarrow HCl + HClO \qquad HClO \longrightarrow HCl + [O]$$

ⓑ 차아염소산나트륨(Sodium hypochloride ; NaOCl)

용액 중에서 발생하는 염소에 의해 살균작용을 한다. 이 물질은 분해하기 쉬운 단점이 있으나, 최근에는 안정제를 첨가해서 분해를 방지하여 사용하고 있다.

ⓒ 표백분[Calcium hypochloride ; $Ca(OCl)_2$]

물 속에서 발생기 산소를 내어 살균작용을 한다. 자극성이 있어 의료용으로 사용할 수 없으며 음료수나 수영장 소독에 쓰인다. 음료수 소독 때는 0.2~0.4ppm 정도를 사용한다.

ⓓ Chloramine T

1~2% 수용액으로서 표백분보다 작용이 약하여 의료기구와 상처의 소독 등에 사용한다.

ⓔ 루골액(Lugol's solution)

요오드(iodine), 요오드칼륨(potassium iodide)을 glycerin과 물에 용해시켜 자극성이 약해 입안 및 인후의 소독에 사용한다.

ⓕ 옥도정기(Iodine tincture)

요오드 6g, 요오드칼륨 4g을 70% ethanol 100mL에 용해한 것으로, 강한 살균력이 있어 외과수술 시의 피부소독 등에 사용한다. 자극성이 강하기 때문에 70% ethanol로 닦아낼 필요가 있다. 일반 피부상처에는 2배 이상 희석한 묽은 옥도정기를 사용한다.

ⓖ 포비돈요오드(Povidone iodine)

주로 10% 용액을 사용하며 열상, 화상, 창상의 살균소독, 수술기구, 수술부위의 살균소독에 최근에 많이 사용한다.

⑤ Alkyl화제

ⓐ Formaldehyde(HCHO)

높은 희석농도의 용액에서도 단백질에 작용하여 살균효과를 나타내며, 특히 아포에 대한 살균력이 강하다. Formaldehyde가 37% 함유된 수용액, 즉 formalin을 1~1.5%

수용액으로 만들어 일반 소독용으로 사용한다. 실내 소독에는 formalin 증기소독법이 이용된다.

ⓑ Glutaraldehyde

살균작용을 높이기 위해 중탄산나트륨을 넣어 alkali 상태(pH 7.5~8.5)로 조정한 2% 수용액을 사용한다. 일반세균, 아포, virus 등에 유효하며 증기멸균할 수 없는 수술기구, catheter, tube, 마취기구 등에 사용한다.

⑥ 계면활성제

ⓐ 음성비누(Anionic soap)

보통 비누로 살균효과는 약하나 세척에 의한 균의 제거에 사용한다.

ⓑ 양성비누(역성비누, Cationic soap, Invert soap)

Benzalkonium chloride, benzethonium chloride 등이 있다. 보통 0.05~0.1% 액이 손, 피부점막 그리고 식기 금속기구 등의 소독에 사용한다. 보통비누와 병용은 살균력을 현저히 저하시키며 객담, 하수, 분뇨 등의 소독에는 소독력이 떨어지므로 부적당하다.

⑦ 중금속 화합물

ⓐ 질산은(Silver nitrate ; $AgNO_3$)

0.1% 수용액으로 신생아의 임균성 결막염 예방에 사용하나 부식성이 있으므로 주의를 요한다. 점막에 대한 살균 및 수렴성이 있으므로 점막소독에 많이 이용된다.

ⓑ Mercurochrome(빨간약)

적색의 유기수은 화합물로 물에 쉽게 녹고 염색성이 강하다. Hg^+을 해리하지 않으므로 조직자극성이 적고, 피부 및 점막의 소독에 사용한다. 살균력은 승홍에 비하여 약간 떨어지며 보통 용액 1~2% 용액을 사용한다. 최근에는 거의 사용하지 않는다.

ⓒ Merthiolate(Thimerosal)

Vaccine의 방부제로 0.01% 사용하며 기구의 소독에는 1,000배, 점막 상처에는 5,000배의 수용액을 사용한다. 살균력은 mercurochrome 보다 훨씬 강하다. 물에 잘 녹고 무색용액으로 독특한 냄새를 가지고 있다.

⑧ 색소와 산

ⓐ 색소

Acrinol은 정균작용이 있어 창상의 소독에 사용되며, gentian violet는 진균류에 2~10% 액을 사용하고, crystal violet, brilliant green 등은 Gram양성균에 비교적 강한 살균력이 있으므로 Gram음성균의 선택배지에 첨가하여 분리에 사용한다.

ⓑ 붕산(Boric acid ; H_3BO_3)

1~5% 용액을 구강 및 안결막의 세척 및 소독에 사용하나 살균력은 약하다.

제 9 절 화학요법

1 화학요법의 정의와 역사

화학요법(chemotherapy)이란 약물을 사용하여 병원미생물의 감염에 의한 질병을 치료하거나 예방하는 방법을 말하며, 여기에는 미생물의 발육과 증식을 저지하는 **정균작용**(bacteriostatic action)과 미생물을 사멸하는 **살균작용**(bactericidal action)이 있다. 이 두 작용의 구분은 절대적인 것은 아니며 약물의 농도에 따라 그 작용의 차이가 있다.

화학요법제(**항균제**, chemotherapeutic agent)는 화학요법에 사용되는 약물 전체를 의미하는 용어이며, 여기에는 미생물이 생산하는 대사산물로서 소량으로 다른 미생물의 발육을 억제하거나 사멸시키는 **항생제**(antibiotics)와 sulfa제, isoniazid, PAS 등과 같이 화학적으로 합성되어 미생물의 발육을 억제하거나 사멸시키는 **화학적 합성제**(chemical synthetic agent)가 있다. 화학요법의 과학적 기초는 Ehrlich에 의해 시작되었고, 기생체와 숙주 간에 있어서 화학성 친화성의 상위성, 즉 선택독성(slective toxicity)의 설을 제시하였다. 그래서 Ehrlich는 생체 세포에는 친화성이 없고 병원체만을 선택적으로 장해(선택독성)하는 화학물질을 찾아내는 것을 목표로 삼았다. 감염증을 치료하는데 필요한 최소 치료량에 대하여 생체의 약제에 대한 최대내량의 비를 화학요법지수(chemotherapeutic index)라 하는데, 이 수치가 클수록 독성이 약한 것으로 화학요법제로서 우수하며 안전역이 넓어진다. 1909년 Ehlich는 매독에 유효한 salvarsan을 발견하였는데 이것이 인류 역사상 최초의 화학요법제가 되었다.

그 후 1935년에 Domagk가 prontosil이라는 sulfa제를 발견하여 세균감염에 대한 화학요법의 길을 터놓았고, 항생제는 1929년 영국의 Fleming에 의해서 푸른곰팡이(*Penicillum notatum*)로부터 penicillin이 발견되었고, 제2차 세계대전 중 Chain과 Florey에 의해 penicillin을 추출, 정제하여 임상에서 실제로 사용하여 그 유효성을 확인하였다. 그 후 chloramphenicol, tetracycline 등 항생제가 개발되었으며, 또한 반합성 penicillin을 비롯하여 항균력이 우수한 여러 종류의 항생제가 개발되었으며, 항균력이 우수한 여러 종류의 항생제가 등장하여 오늘에 이르고 있다. 한편, 항진균제와 항원충제 등도 개발되고 바이러스 감염증에 유효한 화학요법제가 개발되어 실제 임상에 사용되고 있다.

② 항균범위(Antibacterial spectrum)

화학요법제를 투여했을 때 각종 병원미생물에 대해 효과를 나타내는 일정한 유효범위가 있는데 이를 **항균범위**라 한다. 이 항균범위를 잘 알고 화학요법제를 선택하여야 한다. **광범위항생제**(broad spectrum antibiotics)는 Gram양성, Gram음성 및 각종 미생물에 작용하는 약제를 말하며 **광범위항생제** 혹은 **광역항생제**라 한다(▶표 2-10).

③ 상승작용과 길항작용(Synergism and antagonism)

항균제는 약제가 작용하는 목표(target)가 같은 항균제를 동시에 투여하면 서로 **길항작용**(antagonistic effect)을 나타내어 효과가 오히려 감소한다. 따라서 항균제를 병용 투여할 때는 그 작용 목표가 서로 다른 항균제를 동시에 투여해야 **상승작용**(synergy effect)을 기대할 수 있다.

화학요법제의 병용은 저항균에 대한 치료효과를 증가시키고, 내성균의 출현을 예방하고, 부작용의 감소, 혼합감염 혹은 세균학적 진단이 어려운 경우에 항균범위를 넓히는 이점이 있다. 그러나 위와 같은 길항작용을 나타내는 병용투여를 했을 때에는 치료의 실패,

▶ 표 2-10 병원미생물에 대한 화학요법제의 항균범위

병원미생물학		sulfa제	penicillins	streptomycin	chloramphenicol	tetracycline
Gram 양성균	포도알균	+	+++	+	+++	+++
	사슬알균	+++	++++	+	+++	++++
	폐렴균	+++	++++	+	+++	++++
	디프테리아균	+	+	+	+	+
Gram 음성균	임균	+	++++	+++	+++	+++
	수막염균	++++	+++	+++	+++	+++
	대장균	+++	−	+++	+++	+++
	이질균	+++	−	+++	+++	+++
	장티푸스균	−	−	+	++++	+
	백일해균	−	−	+	++++	+++
항산균	결핵균	−	−	+++	−	−
리케차	발진티푸스 리케차	−	−	−	+++	+++
아메바	아메바성 이질균	+	−	−	−	+++
스피로헤타	매독	−	++++	+	+	++++

※ (−) 무효, (+) 약간 무효, (+++) 유효, (++++) 특효

내성균의 출현, 균교대현상 및 부작용이 더 심하게 나타날 수도 있다.

4 화학요법제의 작용기전

화학요법제(항균제)는 그 작용기전에 따라 몇 가지로 분류되는데 임상적으로 감염증의 종류에 의해 이들이 선택 응용되고 있다(▶표 2-11).

① 세포벽 합성 억제제(Cell wall inhibitors)
② 세포막 기능 억제제(Cell membrane inhibitors)
③ 단백질 합성 억제제(Protein synthesis inhibitors)
④ 핵산 합성 억제제(Nucleic acid synthesis inhibitors)
⑤ 대사 길항제(Competitive antagonism)

1) 세포벽 합성 억제제

포유동물의 세포와 미생물의 세포와의 차이점이 하나로 미생물은 세포벽을 가지고 있다. 이 세포벽은 세균에 있어서 일정한 형태유지와 삼투압 등 외계의 영향으로부터 세균을 보호하는 기능을 가지고 있다. 따라서 미생물의 세포벽이 손상을 받든지, 세포벽 합성에 장해를 받게 되면 미생물의 생존은 위험을 받게 되고 사멸하게 된다. 그러므로 세균의 세포벽 형성을 억제하는 화학요법제의 선택독성은 매우 크다.

▶ 표 2-11 화학요법제의 작용기전

작 용 기 전	약 제
세포벽 합성 억제제	penicillin계 항생제 cephalosporin계 항생제 vancomycin, bacitracin, cycloserine
세포막 기능 억제제	polymyxin, colistin, nystatin, trichomycin
단백질 합성 억제제	chloramphenicol, tetracycline계 항생제, macrolide계 항생제, lincomycin, aminoglycoside계 항생제
핵산 합성 억제제	각종 항암제, rifampicin
대사 길항제	sulfa제, DDS, PAS, isoniazid

(1) β-lactam계 항생제

① Penicillin

모든 β-lactam계 항생제의 기본구조는 β-lactam ring 구조를 가지고 있고 여기에 amide 연결의 곁사슬(측쇄)이 붙어 있다. 천연 penicillin은 *Penicillin notatum* 및 *P. chrysogenum* 등의 진균을 이용하여 만들어낸다. 1929년 Fleming이 발견하였고, Florey 및 Chain에 의해 실제 사용이 되었다. Penicillin은 여러 가지 구조가 있는데, 각각 penicillin F, G, K, O 및 X로 부른다. G가 널리 이용되었고 Na, Ca, K 염으로 사용되었다. Penicillin의 일반 구조식은 다음과 같다.

Penicillin은 Gram양성균에 살균적으로 작용하고 저 농도에서는 정균적으로 작용한다. 피하, 근육 내 및 정맥 내에 주사하면 신속히 흡수되어 오줌으로 배설된다. 천연 penicillin은 ① 항균범위(spectrum)가 좁고, ② penicillinase로 β-lactam 구조가 파괴되어 불활성화되어 내성이 잘 생기며, ③ 산에 약해 경구투여를 할 수 없다. 그래서 이들 결점을 개량시킨 합성 penicillin을 개발하게 되었다.

합성 penicillin인 methicillin 및 cloxacillin은 penicillinase에 저항성을 가지며,

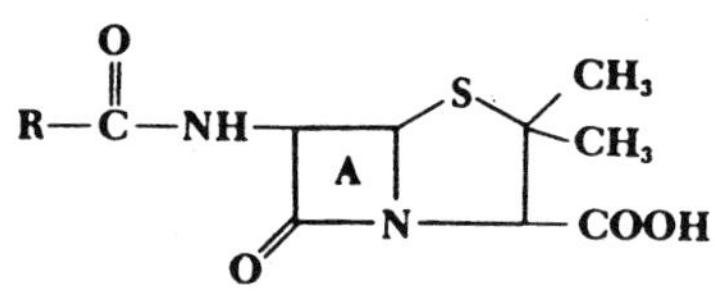

Basic penicillin structure

R side chain

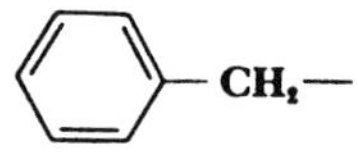

Penicillin G(benzylpenicillin)

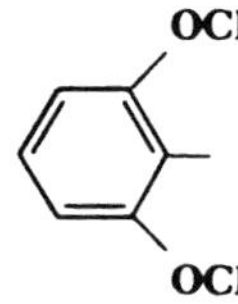

Methicillin(Staphcillin)

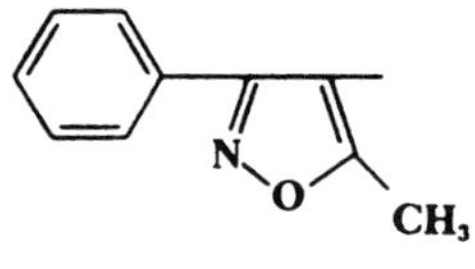

Oxacillin(Bactocill, Prostaphlin)

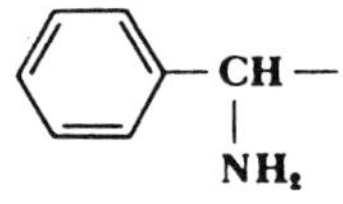

Ampicillin(Polycillin, Omnipen, others)

ampicillin은 Gram음성균에도 효과가 있다. 그 밖에 광역 penicillin으로 amoxacillin, carbenicillin, piperacillin 등이 개발되었다. Penicillin에 대한 allergy에 조심하여야 한다. 항생제의 남용으로 메치실린내성 황색포도알균(methicillin-resistant staphylococcus aureus; MRSA)이 출현하여 문제를 야기하고 있다.

② Cephallosporin계 항생제

Cephalosporium으로부터 분리된 항생물질로 β-lactam을 기본구조로 여러 가지 유도체가 있다. 이 기본구조의 7번 탄소에 메톡시($-OCH_3$)기가 붙은 cephamycin이 개발되어 이들을 총칭하여 cephem계라고 한다. Gram양성 및 음성균에 광범위하게 작용하며 penicillinase에 저항성을 가지고 있으며, 알레르기를 일으키지 않은 장점이 있다.

제1세대(first generation) cephalosporin으로 cephalothin, cephaloridine, cefazolin, cephradine, cephalexin 등이 있으며, 제2세대 cephalosporin으로는 cefamandole cefuroxine, cefotiam 및 cefoxitin 제3세대는 cefotaxime, cefoperazone, ceforanide 등이 있으며 제4세대는 cefsulodin, cefeprme 등이 있다.

③ 기타 β-lactam계 항생제

Carbapenem 구조를 갖는 imipenem과 meropenem은 penicillin과 유사하게 세포벽

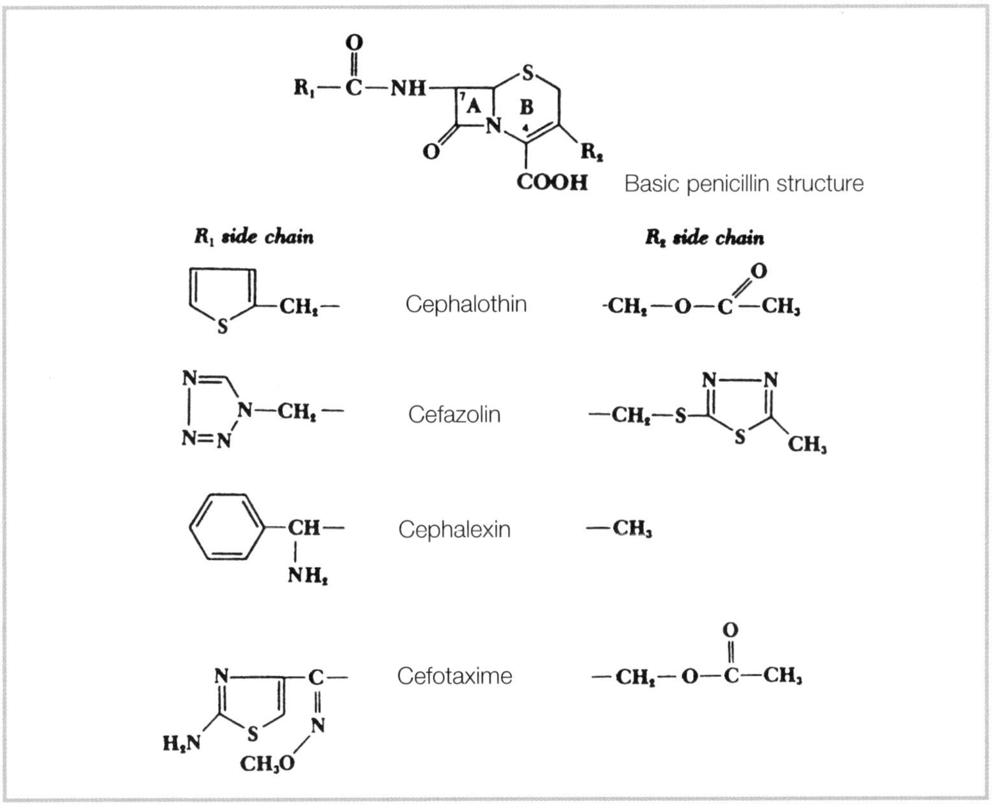

합성을 억제하여 Gram양성 및 음성균에 광범위하게 효과가 있다.

Monobactam 구조를 갖는 aztreonam과 carumonam은 Gram음성균에 효과적이다.

(2) Glycopeptide계 항생제

① Vancomycin

주작용 부위는 세포벽과 세포막이다. 세포벽에 대한 작용방법은 β-lactam 항생제의 작용방법과는 차이가 있으며, 세포막의 투과성을 변화시키는 것으로 알려져 있다. 이 항생제는 장알균(장구균, *Enterococcus*)을 포함하여 많은 Gram양성 산소균에 대하여 살균작용을 나타내며 penicillin 및 cephalosporine계 항생제로 치료되지 않는 중증 감염증에 정맥 내 주사하며, 부작용으로 저혈압, 가려움증, 호흡곤란 등이 있다. 최근에 반코마이신내성 포도알균(Vancomycin-resistant staphylococcus aureus; VRSA)과 반코마이신내성 장알균(VRE)의 출현으로 심각한 항생제 남오용의 문제를 야기하고 있다.

(3) Bacitracin

이 항생제는 penicillin과 같이 thiazolidine ring을 함유한 항생제이나 β-lactam ring은 가지고 있지 않다. 작용기전은 vancomycin과 비슷하며 많은 Gram양성균에 대하여 살균작용을 가지고 있다.

(4) Cycloserine

이 항생제는 *Actinomyces*가 생산하는 간단한 화합물로 항균 spectrum은 penicillin과 전혀 달라 결핵균에 효과가 있으나 독성이 강하다.

(5) Griseofulvin

*Pencillium*으로부터 생산된다. 진균의 세포벽 합성을 억제하여 *Trichophyton, Microsporum, Epidermophyton* 등의 피부사상균증에 경구용으로 유효하게 작용하며 위장장애, 설사, 두통 등의 부작용이 있다.

2) 세포막 기능 억제제

세포막은 균체 내외의 물질의 투과와 수송에 관여하는 막으로서 기능에 장해가 생기면 세포 내의 아미노산이나 핵산과 같은 작은 분자뿐 아니라 단백질과 같은 큰 분자도 세포 밖으로 누출하게 된다. 그 결과, 세포의 대사기능의 장해가 일어나서 사멸한다.

(1) Polypeptide계 항생제

① Polymyxin, Colistin

*Bacillus polymyxa*가 생산하는 항생물질로 Gram음성 막대균에 살균작용을 나타낸다. 특히 녹농균에 효과가 있으나 콩팥(신장)에 독성이 있다. Polymyxin 중 비교적 polymyxin B가 독성이 낮다.

(2) Polyene계 항생제(항진균제)

진균은 세포막의 장애를 유발하는 *Streptomyces*의 산물로서 nystatin, amphotericin B, trichomycin 등이 있다. polyene계 항생제는 ploymyxin과는 달리 세균에는 작용하지 않는다. Polyene의 작용은 세포막의 sterol이나 ergosterol과의 결합에 의한 것 같다. 세균은 sterol을 함유하지 않으므로 작용을 받지 않으나, 동물의 막은 sterol을 가지고 있기 때문에 용혈이나 콩팥장애 등의 부작용이 생긴다.

3) 단백질 합성 억제제

단백질 합성 억제제는 ① DNA 의존 핵산 합성(transcription)과 ② RNA 의존 단백질 합성(translation)의 어느 단계에서 30S 리보솜이나 50S 리보솜에 결합하여 단백질 합성을 저지한다. 그러나 포유동물 세포에서는 80S 리보솜이 형성되므로 이 항생제에 영향을 받지 않는다.

(1) Chloramphenicol

*Streptomyces venzuelae*가 생산하는 물질로서 50S 리보솜과 결합하여 단백질 합성 초기과정을 저지하며 현재는 합성하여 사용한다. 일반 Gram양성 및 음성균에 항균성을 나타내는 외에 Rickettsia에도 유효하다. 장티푸스나 hemophilus 뇌막염 등에도 유효한 광역 항생물질로 골수장애, gray syndrome, 균교대증 등 부작용에 주의해야 한다.

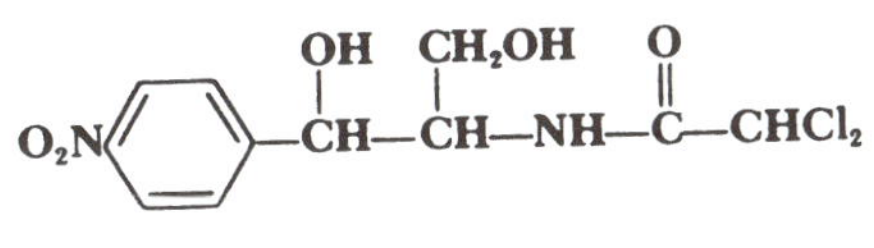

Chloramphenicol

(2) Tetracycline계 항생제

광범위 항생물질로 *Streptomyces aureofaciens*로부터 생산되는 chlortetracycline (Aureomycin), *St. rimosus*로부터 생산되는 Oxytracycline(Teramycin), doxycycline, minocycline 등이 있다. 세균의 세포질 내에서 tetracycline은 가역적으로 30S 리보솜과 결합하여 t-RNA가 m-RNA 리보솜 복합체로 만드는 것을 차단한다. 이렇게 되면 세균의 단백질 합성이 중지되며, 포유동물의 세포도 단백질 합성이 억제되어 오심, 구토, 설사, 황색치아 등의 부작용을 일으키며, 임신부가 복용하여 태아의 골격형성에 이상을 주어 기형아가 태어날 수 있다.

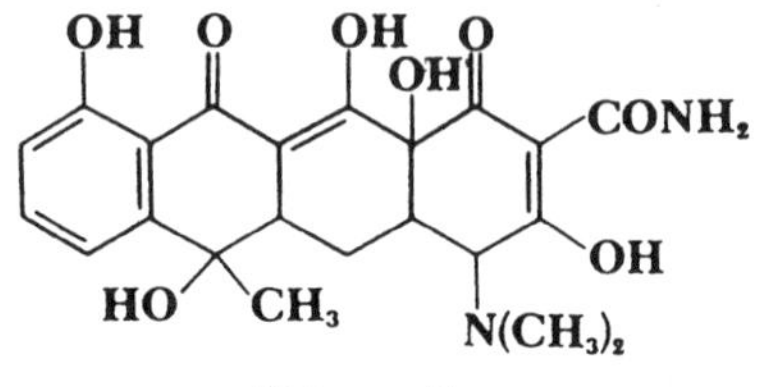

Tetracycline

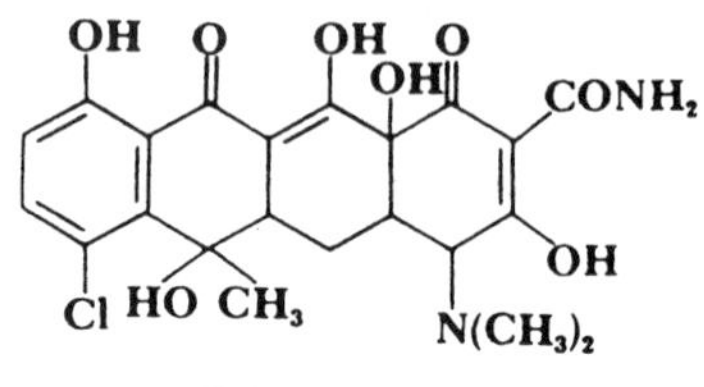

Chlortetracycline

(3) Macrolide계 항생제

*Streptomyces erythreus*가 생산하는 erythromycin과 이와 유사한 구조를 갖는 josamycin, roxthromycin 및 acetly spiramycin 등의 항생제이다. 이들 구조는 탄소의 긴 가지들이 lactone을 형성하여 큰 환(고리)을 형성하므로 macrolide라는 이름이 붙여졌다. Penicillin 과민성 환자, penicillin에 저항성이 있는 세균, 장알균 및 호흡기계 감염에 안전하게 사용되며 그 작용기전은 chloramphenicol과 같이 단백질 합성을 저지한다.

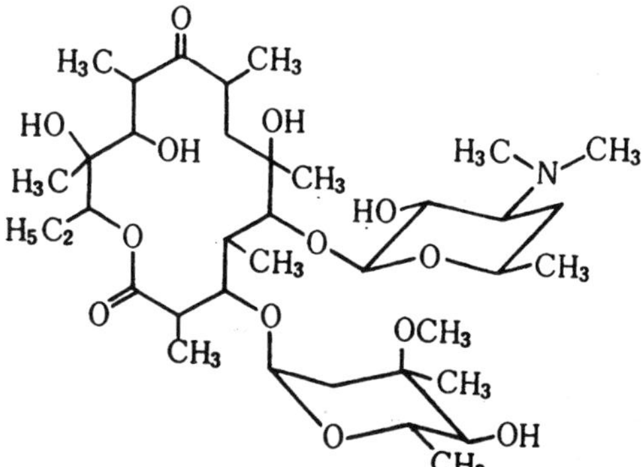

Erythromycin

(4) Lincomycin

*Streptomyces lincolnensis*로부터 생산되는 항생물질로 erythromycin과 항균성은 거의 같고 독성이 적다. 작용기전은 chloamphenicol과 같은 50S 리보솜에 작용하여 단백질 합성을 억제하며 위장장애, 알레르기 반응, 백혈구감소증 등의 부작용이 있다.

(5) Aminoglycoside계 항생제

비교적 넓은 항균범위를 갖으며 경구투여 시 잘 흡수가 되지 않아 주로 근육 내나 정맥 내 주사로 투여하며, 부작용으로 청각 및 평행장애, 콩팥독성이 있다.

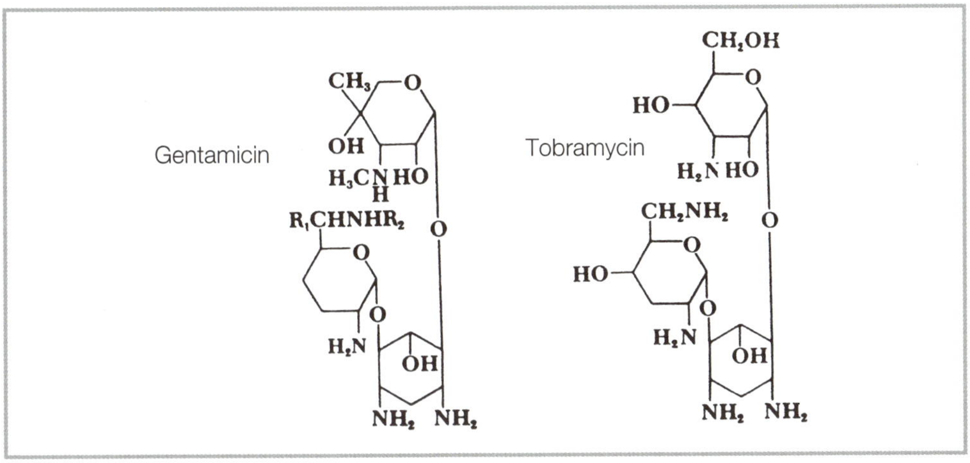

① Streptomycin

*Streptomycin griseus*의 배양으로부터 분리된 항생물질이다. Gram양성 및 음성균에 강한 항균성을 나타내나 특히 항 결핵작용이 강하다. 대부분의 aminoglycoside는 30S 리보솜과 결합하고 이에 따른 mRNA에 이상(misreading)을 일으켜 단백질 합성을 저해한다. 이 결과 감수성이 있는 세균은 사멸하게 된다. 부작용으로 청각 및 콩팥장애에 주의를 해야 한다.

② Kanamycin, Gentamycin, Amikacin 및 Tobramycin

Streptomycin과 거의 같은 작용기전과 항균범위 및 부작용을 갖고 있다.

이 밖에 단백질 합성 억제제에는 mikamycin, kasugamycin, spetinomycin 등을 들 수 있다(▶표 2-12).

▶ 표 2-12 Gram음성균에 대한 aminoglycoside계 항생물질의 감수성

	Amikacin	Gentamycin	Kanamycin	Streptomycin	Tobramycin
Acinetobacter	++	+++	+	−	+++
Enterobacter	+	+	−	−	+
Escherichia	+++	+	−	+	+
Klebsiella	+	+++	−	−	+++
Proteus	+	+	+	−	+++
Pseudomonas	+	+	−	−	+++
Serratia	+	+++	−	−	−

4) 핵산 합성 억제제

(1) Actinomycin, Mitomycin 및 Bleomycin

대부분 항암제로 핵산의 구조나 기능을 변경시켜 미생물의 증식을 저지한다. 미생물뿐만 아니라 숙주세포에도 독성을 나타내므로 주의를 요한다. Actinomycin은 DNA와 결합하여 DNA 의존 RNA의 합성을 저지하고, mitomycin은 중합(polymerization)된 DNA를 해리시켜 단백질 합성을 저지한다. 또한 bleomycin은 DNA와 선택적으로 결합하여 그 결과 유사분열을 억제한다. 부작용으로 탈모, 골수장애, 구토, 설사, 위장관부작용 등이 있다.

(2) Rifampicin

세균의 DNA 의존 RNA polymerase의 작용을 억제한다. Rifampicin은 우수한 항결핵제로 isoniazid와 함께 많이 사용하고 있다. 부작용은 식욕부진, 오심, 구토 등의 위장장애와 간장애가 있으므로 간질환 환자는 주의해야 한다.

(3) Quinolone계 항생제

Quinolone계 항생제는 DNA의 이중나선 구조의 회전방향을 조절하는 효소인 DNA gyrase의 작용을 억제한다. 이러한 효소는 사람과 동물의 세포에도 있지만 세균의 효소는 이러한 고등동물의 효소와는 다르기 때문에 세포에 대해서 좀 더 효과적으로 작용하는 약물의 개발이 가능하게 되었다.

최초로 실용화 된 것은 nalidixic acid로서 그 후 불소(F)가 첨가된 norfloxacin, ofloxacin, ciprofloxacin 등 더욱 다양한 세균에 효과가 있는 quinolone계 약제가 합성되었다. Gram양성균 특히 *E. coli* 녹농균, Salmonella, Campylobacter 등의 Gram음성균에 대하여 현저한 항균력을 나타낸다.

5) 대사 길항제

많은 항균성 물질은 세포내 물질과 서로 경쟁적(competitive)으로 작용한다고 생각한다. 효소는 그 활성부위에서 기질과 결합하여 화학반응을 촉매하는데, 이 기질과 화학구조가 유사한 다른 화합물이 효소의 활성부위에 결합하여 본래의 기질과 결합을 방해(길항작용)한다.

(1) Sulfonamides

1935년에 Domagk 등은 prontosil이 사슬알균 감염에 효과가 있음을 밝힌 후 Trefuel 등은 이 분자 중의 sulfonamide(sulfanilamide)가 유효성분임을 알아내어 그 유도체가 많이 합성되었는데, 이를 총칭하여 sulfa제라 한다. Sulfonamides는 대사에 필수적인 *P*-aminobenzoic acid(PABA)와 경쟁적으로 길항하여 엽산(Folic acid)의 합성을 억제하며 항균작용을 나타낸다. Sulfonamide 유도체인 sulfamethoxazole, sulfisoxazole 등은 화농알균 특히 대장균 및 이질균 등 장내 및 요로감염에 유효하다. 부작용은 과민성으로 피부발진, 담마진, 접촉성 피부염 및 요로결석 등이 있다.

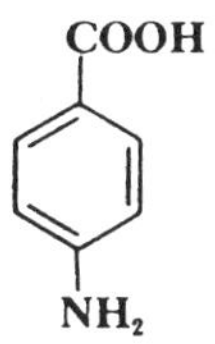

P-Aminobenzoic acid

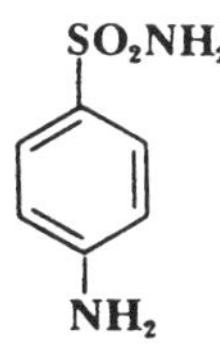

Sulfanilamide

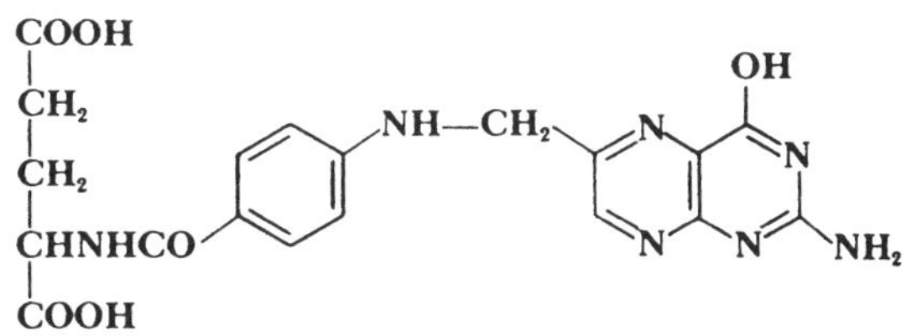

Folic acid

(2) Diaminodiphenyl sulfone(DDS)

Sulfonamide와 구조가 유사하고, 한센(나병)균의 PABA와 길항하여 엽산합성을 억제한다. 이 밖의 한센병 치료제로 rifampicin, clofazimine 및 acedapsone 등이 사용되고 있다.

(3) Isoniazid(INH)

성분은 isonicotinic acid hydrazide로 항산균 세포벽의 mycolic acid 합성을 저해한다. 우수한 항결핵제로 활동성 결핵 치료 시 isoniazid 단독 투여 시 내성균이 출현하나, streptomycin 및 rifampicin 등과 병용으로 내성균 방지에 효과가 있다. 부작용은 pyridoxine (vit B_6) 결핍으로 인한 말초신경염을 일으키기 때문에 isoniazid 투여 시 pyridoxine를 함께 투여하면 부작용을 줄일 수 있다.

그 밖의 항 결핵제로 ethambutol, ethionamide 및 pyrazinamide 등이 있다.

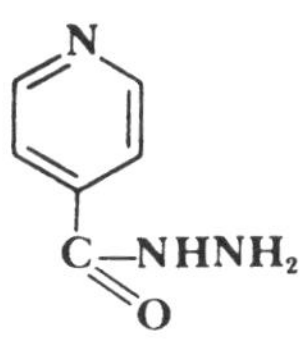

Isoniazid

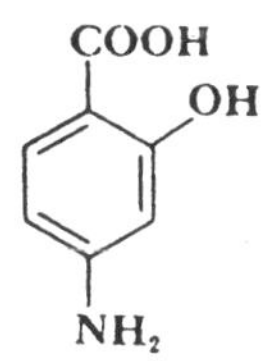

P-Aminobenzoic acid

(4) Nitrofuran 유도체

전신 감염증에는 효과가 없으며, 주로 국소 화학요법제로서 외용제 및 세균성 이질,

대장염 치료제로 쓰인다. 혈중에서는 효과가 없으나, 요에 배설되어 항균작용을 나타내기 때문에 요로감염에 사용된다. 그 밖에 panazone, furazolidone, lidone, furaltadone 등이 있다.

(5) 기 타

대사 길항의 원리를 이용하여 암의 치료에 어느 정도 성공하고 있다. 엽산 길항제로서 methotrexate, purine 길항제로서 6-mercaptopurine 및 8-azaguanine을 들 수 있고, 이 밖에 pyrimidine 길항제로 5-fluorouracil(5-Fu) 등이 있다.

이상의 항생제의 각종 병원균에 대한 약물선택은 ▶표 2-13과 같다.

5 화학요법의 수반현상

1) 약제내성(Drug Resistance)

어떤 화학요법제가 어떤 병원세균에 대하여 시험관내 감수성 검사로 종래의 것보다 낮은 항균력을 나타내어, 임상적으로는 효과가 없는 균을 **내성균**이라 한다. 포도알균, 이질균, 대장균 등의 장내 세균의 경우 sulfonamide, streptomycin, tetracycline 및 chloramphenicol 등 4개의 약제에도 내성을 나타내는 다제내성(Multi-drug resistant; MDR or MR)균이 많이 출현하여 치료에 어려움이 생기고 있다.

(1) 약제내성균의 출현

① 돌연변이와 선택설

약제 감수성의 집단 중에 약제의 존재와는 관계없이 돌연변이에 의하여 생긴, 극히 적은 수의 돌연변이 내성균이 존재하고 있어서, 약제가 감수성균의 증식은 억제시키지만 내성균의 발육은 방해하지 못함으로써 내성균이 증가한다. 약제에 의해서 균이 내성균이 되는 것은 아니고 내성균이 선택되는 것이다. 내성균의 출현은 대부분 이 설에 의한다고 생각된다. 이와 같은 약제내성균은 염색체상의 유전자 변화에 의하여 내성이 되는 것과 또 세포질성 유전자인 plasmid나 episome이 내성의 유전을 가지고 내성이 되는 경우가 있다. 그리고 약제내성을 지배하는 유전자가 내성균으로부터 감수성균으로 접합(conjugation) 및 형질도입(transduction) 등을 통하여 전달된다(▶그림 2-45).

② 유도변이설

유전자의 변화에 의한 내성이 아니고, 약제의 존재하에서 균의 내성이 유도되는 일이 있다.

▶ 표 2-13 각종 병원균에 대한 항생제의 선택

원 인 균	항 생 제
Gram양성	
Streptococcus pyogenes	Penicillin ; erythromycin ; a cephalosporin
*Streptococcus viridans**	Penicillin with streptomycin ; ampicillin, vancomycin
*Enterococcus**	Penicillin with streptomycin ; vancomycin
Pneumococcus	Penicillin ; erythromycin ; a cephalosporin
Staphylococcus aureus (penicillinase-producing)	Oxacillin ; nafcillin ; cloxacillin ; cephalosporin ; erythromycin ; lincomycin
Clostridium	Penicillin ; erythromycin ; tetracycline
Corynebacterium diphtheriae	Penicillin ; erythromycin ; tetracycline
Actinomyces	Penicillin with tetracycline ; sulfonamides
Gram음성	
Neisseria meningitidis	Penicillin ; chloramphenicol ; sulfonamides
Neisseria gonorrhoeae	Penicillin ; tetracycline ; spectinomycin
Salmonella	Chloramphenicol ; ampicillin
Shigella	Trimethoprim-sulfamethoxazole ; tetracycline ; ampicillin ; chloramphenicol
*E. coli**	Gentamicin ; tobramycin ; ampicillin, tetracycline
*Enterobacter**	Gentamicin ; tobramycin ; tetracycline ; a cephalosporin
*Klebsiella**	A cephalosporin ; chloramphenicol ; gentamicin ; tobramycin
Brucella	Tetracycline ; chloramphenicol ; streptomycin
H. influenzae	Ampicillin, chloramphenicol
Hemophilus ducreyi	Trimethoprim-sulfamethoxazole ; tetracycline ; erythromycin
Bordetella pertussis	Erythromycin ; trimethoprim-sulfamethoxazole
*Pseudomonas**	Gentamicin ; tobramycin ; amikacin ; polymyxin B
*Proteus**	Gentamicin ; cholramphenicol ; ampicillin ; a cephalosporin
Bacteroides	Penicillin ; clindamycin ; chloramphenicol ; tetracycline ; metronidazole
Legionella	Erythromycin ; rifampin
기타	
Fusobacterium	Penicillin ; erythromycin ; tetracycline
Treponema pallidum	Penicillin ; erythromycin ; tetracycline
Leptospira	Penicillin ; tetracycline
Rickettsia	Tetracycline ; chloramphenicol
Psittacosis	Tetracycline ; chloramphenicol
Histoplasma capsulatum	Amphotericin B
Candida	Amphotericin B ; nystatin
Cryptococcus	Amphotericin B
Coccidioides	Amphotericin B
Blastomyces	Amphotericin B
Microsporum and Trichophyton	Griseofulvin

* Susceptibility tests may be essential.

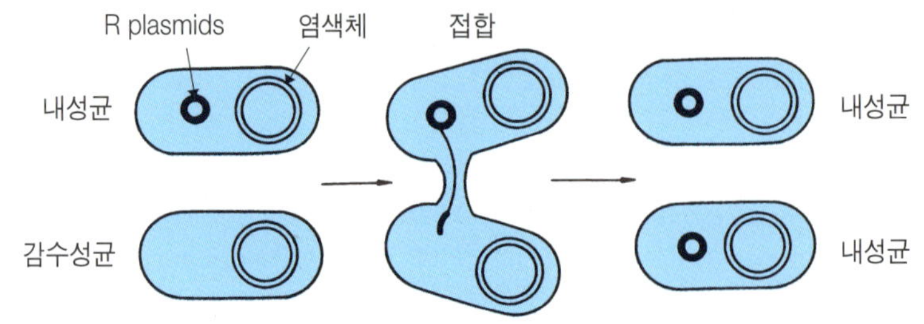

▶ **그림 2-45** 접합에 의한 R plasmid의 전달

(2) 약제내성의 기전

① 약제를 분해하는 효소생산

Penicillin 내성균의 경우 penicillin 분해효소인 penicillinase(β- lactamase)가 생산되어 내성이 된다.

② 세포질막 투과성의 억제

Tetracycline 내성균에서는 세포질막의 변화로 tetracycline의 세포 내의 투과성이 저하되었기 때문이다.

③ 약제 작용점의 구조변화

Streptomycin 내성균에 있어서는 streptomycin의 1차 작용점이 ribosome의 단백질 구조 변화에 의해 감수성이 저하한다.

④ 약제와 대항하는 대사산물 축적

Sulfonamide 내성균에서는 PABA가 균체 내에 다량 생산되기 때문에 sulfonamide의 작용이 저하되어 내성이 생긴다.

(3) 교차내성(Cross resistance)

미생물이 어떤 특정 약제에 대해 내성이 생길 경우 그 약제와 화학구조가 작용기전이 유사한 다른 약제에 대해서도 공통적인 내성을 나타내는 경우 이를 **교차내성**이라 한다. 예를 들면, chlorotetracycline과 hydroxytetracycline 그리고 아편의 주 마약성분인 morphine과 codeine 간에 교차내성이 있다.

(4) 균교대증(Superinfection)

화학요법제를 장기간 투여하면 상재균 중 여기에 감수성이 있는 균은 물론 소실하나, 동시에 감수성이 없는 세균이 이상 증식하여 병원성을 나타내는 현상을 **균교대현상**이라 부르고, 그 결과 여러 가지 병적 상태가 발생했을 때 **균교대증**(superinfection)이라고 부른다. 이러한 현상은 chloramphenicol이나 tetracycline 같은 광역 항생물질을 장기간

▶ 표 2-14 항생제 부작용

기 관	약 물	주 해
신장장애	Aminoglycosides	농도에 따라서
	Cephalosporins	
	Sulfonamides	
	Methicillin	드물게
	Amphotericin B	
	Polymyxins	
골수장애	항바이러스제	
	Amphotericin B	
	Flucytosine	
	Chloramphenicol	
	Sulfonamides	드물게
용혈성빈혈	Sulfonamides	면역과 G-6-PD 결핍의 서로 다른 기전으로
	Nitrofurantoin	
	Nalidixic acid	드물게
	Cephalosporins	드물게
혈소판감소증	Sulfonamides	드물게
	Cephalosporins	드물게
	Rifampicin	간헐적 치료
호중구감소증	Penicillins	드물게, 주로 ampicillin, carbenicillin
	Cephalosporins	드물게
	Sulfonamides	드물게
제8뇌신경 이상 (청각장애)	Aminoglycosides	농도에 따라서
	Vancomycin	
눈신경	Ethambutol	
말초신경염	Isoniazid	Pyridoxine으로 부작용 감소
	Metronidazole	치료연장
	Nitrofurantoin	
전신경련	Penicillins	정맥내 대량요법
	Cephalosporins	대량요법
	Nalidixic acid	대량요법
고혈압	Tetracyclines	
	Penicillins	
	Nalidixic acid	
근신경접합부 차단	Aminoglycosides	
간장애	Isoniazid	알코올 중독자나 손상이 있을 때는 심하다.
	Rifampicin	
	Tetracyclines	대량용법
	Erythromycin estolate	
	Nitrofurantoin	

▶ 표 2-14 항생제 부작용(계속)

기 관	약 물	주 해
Transaminase의 일시적 상승	Penicillins Cephalosporins	
설사	Penicillins Tetracyclines Clindamycin	특히 ampicillin 위막성 위염
Stevens-Johnson 증후군	Sulronamides Penicillins	
뼈 발육, 치아 변색	Tetracyclines	어린이에게 금기
폐섬유증	Nitrofurantoin	
발진	penicillins과 sulfonamides	

투여했을 때 일어나는 수가 많다.

(5) 항생제 남용의 문제점

항생제는 치료에 있어 없어서는 안 될 중요한 약제이긴 하나 이것을 남용하면 예기치 않은 부작용이 생겨, 인체에 치명적일 수도 있으므로 사용에 신중을 기해야 한다.

① 발진이나 발열, 과민증상이 나타날 수 있다.

② 상재균을 변화시켜 균교대증을 일으킬 수 있다.

③ 불완전한 치료는 오히려 질병을 악화시킬 수 있다.

④ 약제 선택을 잘 하고 용량과 투여방법을 잘 지켜야 한다.

⑤ 약제의 독성에 의한 부작용, 예를 들면 chloramphenioI에 의한 골수장애 등과 같은 부작용에 주의해야 한다(▶표 2-14).

제 10 절 병원감염

병원감염(원내감염, hospital acguired infection, nosocomial infection)이란 환자가 병원에서 치료를 받고 있는 중에 새로운 감염을 받은 경우를 말한다. 입원 중에 감염을 받아 퇴원 후에 발병하는 경우도 포함한다. 병원감염에는 병원에 근무하는 의료 종사자의 감염도 포함시키지만, 일반적인 통계조사에서는 이것은 제외하는 것이 보통이다. 입원 전에 감염되어 잠복기 중에 입원하여 발병한 예를 병원감염이라고 할 수 없다. 모든 의료 종사자는 그 예방을 위해 관심을 가지고 노력해야 하며, 그 발생요인을 충분히 이해하고 항상 그 대책에 주력할 필요가 있다. 만일, 병원감염이 발생하면 개인으로서도 불행할 뿐 아니라 사회적, 법적 문제로 발전하는 경우도 있기 때문에 항상 주의하지 않으면 안 된다.

1 발생요인

병원 내에는 감염에 대한 저항성이 약한 환자가 많다. 특히 항암제, 부신겉질호르몬제, 면역억제제 등의 치료로 저항성이 현저히 약화되어 감염, 발병의 위험성이 증가한다. 이러한 사람은 건강인에게는 병이 일어나지 않는 병원성이 약한 균에 대해서 **기회감염**(opportunistic infection)을 일으키는 경우가 있다. 그리고 병원은 감염을 가진 많은 환자들이 치료를 목적으로 모이는 곳이기 때문에 다른 환경보다 병원체가 적다고 할 수 없다. 따라서 병원체 전파의 특성을 잘 알아서 어떻게 하면 환자가 이들 병원체에 노출되지 않게 할 수 있는가가 무엇보다 중요하다.

2 감염경로

병원감염도 일반감염과 마찬가지로 감염원, 감염경로 및 숙주의 감수성 등의 요인과 병원이라는 특수한 환경과 의료조건을 고려해야 한다. 병실 내에서 황색포도알균과 influenza virus 등에 의해 사람에서 사람으로 전파되는 수평감염(horizontal infection) 또는 교차감염(cross infection)과 출생 시 산모로부터 태아에 감염되는 수직감염(vertical infection)도 있다. 일반적으로 생체 밖에서의 미생물 침입에 의한 외인감염(exogenous infection)이 많으나 자기가 보유하고 있는 상재균에 의한 내인감염(endogenous infection)도 적지 않다.

3 병원감염의 원인 미생물

1) 세균

포도알균, 사슬알균, *Salmonella*균, 대장균, *Klesiella*균, 결핵균 등 그 밖에도 최근에 *Listeria*균, *Legionella*균 등에 의한 것도 보고되어 있다. 기회감염균으로 상기한 균 외에도

Gram음성 산소균인 *Pseudomonas*속, *Flavobacterium*속, *Acinetobater*속의 균, Gram음성 조건 무산소균인 *Proteus*속, *Enterobacter*속, *Hemophilus*속, *Serratia*속의 균, Gram음성 무산소균인 *Bacteriodes*속의 균 등이 있다.

2) Spirochaeta

매독 Treponema의 혈액에 의한 환자(수혈 등)와 의료 종사자에게서 감염된다.

3) Mycoplasma

폐렴 Mycoplama에 의한 이형폐렴의 병원감염도 더러 발생한다.

4) Chlamydia

Chlamydia trachomatis, 병원의 창에 모이는 비둘기 분변에 의한 앵무새병, Crytococcus증 등에 조심해야 한다.

5) 진 균

대개는 기회감염 병원체이다. *Candida albicans*에 의한 칸디다증은 쉽게 볼 수 있으며 *Aspergillus fumigatus*, *Cryptococcus neoformans* 등에 의한 감염도 있다.

6) Virus

다양한 감염증과 급속하게 전파되는 경우가 적지 않다. Influenza, Parainfluenza, Rhino, Corona, Adeno 등의 바이러스에 의한 호흡기 감염증은 유아나 고령자의 경우에 감염이 많다. 홍역, 풍진, 수두, 수족구병, 단순 포진 등의 발진성 바이러스, 설사증 등을 일으키는 Rotar virus도 흔히 볼 수 있다. 안과영역에서는 Enterovirus와 Coxsackie virus에 의한 급성 출혈성 결막염, Adenovirus에 의한 유행성 결막염 등의 병원감염이 있다. B형간염은 오늘날 의료 종사자의 최대 관심사이며, 또한 AIDS 등 혈액에서 유래하는 바이러스 감염증도 충분한 대책이 필요하다.

4 병원감염의 방지대책

1) 병원감염 방지대책위원회

종전에는 병원감염 방지는 개개의 의료 종사자에 의해 또는 병동별로 시행하는 경향이 있었다. 그러나 병원실태에 따라 병원장 아래 병원감염 방지대책위원회를 설치하여 전체적으로 조직화된 방지체재를 갖추는 것이 바람직하다. 또한 유럽이나 미국과 같이 위원회 내에 병원감염을 위한 전임 간호사(infection control nurse ; ICN)와 병원 역학전문의(hospital edidemiologist)가 중심이 되어 병원감염 방지대책에 관한 평가, 개선 및 제반사항 등의 제안이 이루어지도록 해야 한다.

2) 병원감염 방지를 위한 기본적인 주의사항

(1) 일상적인 업무의 주의사항

① 병원감염 방지에 대해 항상 의료 종사자로서 실천하도록 노력한다.
② 미생물학에서 습득한 멸균, 소독 등의 원칙을 지킨다.
③ 항상 손을 깨끗이 씻는다. 감염이 의심되는 환자와 미생물로 오염된 검체와 기구를 접하는 기회가 많기 때문에 소독약은 사용해도 좋다.
④ 병원 내의 환경위생에 항상 유의한다. 외래, 처치실, 환자 대기실, 병실 등의 위생관리에 주의한다.
⑤ 감염을 일으킬 의심이 있는 환자는 감염방지, 멸균, 소독 등의 대책을 강구한다.
⑥ 면회시간과 감염이 의심되는 환자와의 면회를 제한한다.
⑦ 저항력이 약한 환자, 대수술 후의 환자, 카테터 사용 환자, 기관지 절개 등의 환자인 경우에는 특히 감염방지에 주의한다.

(2) 기계기구 취급의 주의사항

① 일상적으로 사용하는 의료기계, 기구는 청결하게 보관하고 그 멸균, 소독에 주의한다. 만일 오염 의심이 있는 경우에는 즉시 재멸균, 소독한다.
② 주사기나 튜브 등의 멸균기재는 반드시 사용 전에 유효기간을 확인하고, 오염과 파손이 있는 것은 사용하지 않는다.
③ 점적주사와 채혈 시 국소에 충분한 소독을 시행하고, 주사액을 추가 혼입할 때 무균조작을 신중히 한다.
④ 혈액, 분변, 오줌, 분비물 등 검체의 취급과 운반에 있어서 항상 감염을 염두에 두고 시행한다.

⑤ 기재의 신청과 반환 시 멸균과 소독, 감염의 유무를 명확하게 한다.

(3) 감염증 환자 및 그 의심이 있는 환자 발생 시의 대책

① 감염증 환자 및 그 의심이 있는 환자는 병원감염 방지대책위원회에 즉시 신고한다.

② 병원감염 방지를 위해 격리, 감시체제를 취하고 특히 병실, 기타의 소독을 실시한다.

③ 가운을 반드시 입고 필요에 따라 슬리퍼, 마스크, 고무장갑, 보호안경을 착용한다.

④ 병원미생물이 결정되고 병명이 확인되면 그에 대응하여 적절히 치료, 간호, 소독 등을 실시한다.

⑤ 병원미생물에 오염된 혈액, 요, 배설물, 기타 기구 등의 취급에 신중을 기한다. 이들 감염성 의료 폐기물은 소정된 box에 넣어 소각하도록 한다.

⑥ 오염된 환자복, sheet 등의 linen 교환은 충분히 주의해서 취급한다.

⑦ 병실의 청소에는 반드시 소독약을 사용한다.

⑧ 환자가 퇴원한 후 침대와 입원실의 소독은 엄격하게 한다.

⑨ 의사는 화학요법제의 선택과 그 효과, 검사, 내성균의 동향에 대해서도 주의한다 (▶표 2-15).

(4) 감염경로 대책

병원감염의 감염경로는 다양하고 복잡하다. 따라서 이런 감염경로의 차단이 중요하다. 병원은 항상 청결하지 않으면 안 되고 소독도 엄격하게 한다. 의료, 간호, 검사 등에 있어서 각 과의 특성에 따라 세심한 감염방지에 대한 주의가 필요하다는 것은 두말 할 나위가 없다.

(5) 병원미생물학과 감염병에 대한 인식

병원감염의 기인미생물은 다양하며, 감염병도 해마다 변모하고 있어, 기회감염 등이 증가하는 경향을 보이고 있다. 이런 점에서 미생물학, 면역학 또는 감염병학에 대한 정확한 인식이 요구되고 있다.

(6) 예방접종 및 면역요법

의료 종사자는 필요한 예방접종을 반드시 해야 하며, 필요하다면 항체검사를 받아 음성인 경우, 적절한 vaccine에 의한 예방에 관심을 가져야 한다.

▶ 표 2-15 전염성 감염환자의 격리 및 전염예방

1) 호흡기계 감염증

일반적 격리

1. 격리(독방): 필요(문을 닫는다) 2. Gown 착용: 불필요 3. Mask: 필요(면역력 낮은 사람만) 4. 수세: 입실 또는 퇴실 때 5. 기타: 분비물로 오염된 물건의 소독	홍역, 백일해, 유행성 이하선염, 풍진, 수막염에 의한 척수막염, 결핵, 디프테리아

엄격한 격리

1. 격리: 필요(문은 닫는다) 2. Gown: 입실하는 모든 사람 3. Mask: 입실하는 모든 사람 4. 수세: 입실, 퇴실 때 5. 기타: 오염된 것은 모두 멸균 또는 소독	탄저병, 페스트, 두창 환자

2) 소화기계 감염증

1. 개인병실에 격리: 어린이만 필요 2. Gown: 환자와 접촉하는 모든 사람 3. Mask: 불필요 4. 수세: 입실 또는 퇴실 때 5. 장갑: 환자와 환자 분변으로 오염된 기물에 접촉하는 사람 6. 기타: 분변 또는 요에 오염된 물건의 취급에 주의(소독 또는 멸균)	콜레라 감염증으로 의심되는 설사 환자, 병원성대장균, Salmonella에 의한 장염, 이질, 장티푸스, Virus성 감염환자

3) 창상 및 피부감염증

1. 개인병실: 바람직함 2. Gown: 환자를 갱의시킬 때 이외는 불필요 3. Mask: 환자를 갱의시킬 때 이외는 불필요 4. 수세: 입실 또는 퇴실 때 5. 장갑: 병터부위에 접촉시 필요 6. 기타: 의복이나 취급물품 등 오염 가능성 높은 것에 주의	화상 후의 감염증, 대상포진, 페스트, 산욕열, 일반적 창상 감염환자

제 11 절 감염병의 종류와 그 대책

감염병 중에서 특히 사람으로부터 사람으로 전파되는 전염병의 대책은 병에 걸리면 병원에 가서 치료만 받으면 된다는 개인 수준의 대책만으로는 불충분하며, 정부 차원의 행정적 관여가 필요하다. 현재 우리나라에서는 보건복지부 산하의 국립보건연구원 및 시 · 도의 보건소와 그 하부의 보건소 등이 이 일을 맡아 하고 있으며, 나아가서는 국제적으로 세계보건기구(WHO)라는 국제기구도 만들어져 세계적 수준으로 전염병 예방과 대책을 추진하고 있다.

감염병은 그 유형이 다양하다. 한 감염병이 비교적 짧은 기간에 특정 지역에서 많이 발생하는 것을 **유행**(epidemic)이라 하는데 유행이 전 세계적으로 확산되는 것을 **세계적 유행**이라 하고, 세계적 유행은 아니지만 비교적 넓은 지역에서 동시에 많은 환자가 발생하는 것을 **편재적 유행**이라고 하며, 특정 지역에서 장기간 볼 수 있는 것을 **지방적 유행**이라 한다. 한편 시간적으로나 장소적으로 소수의 환자가 산발적으로 발생하는 것을 **산발적 유행**이라 한다. 이들 유행의 정도를 결정하는 인자로는 위생상태의 수준, 유효한 백신의 접종 여부를 들 수 있다.

1 감염병의 종류

1) 법정감염병

질병으로 인한 사회적인 손실을 최소화하기 위하여 법률(감염병의 예방 및 관리에 관한 법률, 2010년 12월 30일)로써 이의 예방 및 확산을 방지하는 감염병을 말한다.

환자와 그 가족, 의료인 및 국가의 권리와 의무를 명시한 감염병으로 제1종, 제2종, 제3종, 제4종, 제5종, 지정감염병 및 세계보건기구감시대상, 생물테러, 성매개, 인수공통 및 의료관련 감염병으로 나누어진다(▶표 12-16).

2) 감염병의 신고

의사 또는 한의사가 감염병 환자를 진단하거나 그 사체를 검안한 경우 또는 예방접종 후 이상반응자를 진단하였거나 그 사체를 검안하였을 때에는 감염병 환자 등 · 예방접종 후 이상반응자 또는 그 동거인에게 소독방법과 감염방지의 방법을 지시하고, 제1군 · 제2군 ·

▶ 표 2-16 법정감염병

구 분(신고주기)	특 성	질 환
제1군 감염병 (즉시)	물, 식품을 매개로 발생하고 집단 발생의 우려가 커서 발생 즉시 방역대책을 수립	콜레라, 장티푸스, 파라티푸스, 세균성이질, A형간염, 장출혈성대장균감염증
제2군 감염병 (즉시)	국가 예방접종사업의 대상이 되는 감염병	디프테리아, 백일해, 파상풍(DPT), 홍역, 유행성이하선염, 풍진(MMR), 폴리오(소아마비), B형간염, 일본뇌염, 수두
제3군 감염병 (즉시)	간헐적으로 유행할 가능성이 있어 계속 그 발생을 감시하고 방역대책의 수립	말라리아, 결핵, 한센병, 성홍열, 수막구균성수막염, 레지오넬라증, 비브리오패혈증, 발진티푸스, 발진열, 쯔쯔가무시증, 렙토스피라증, 브루셀라증, 탄저, 공수병, 신증후군출혈열, 인플루엔자, 후천성면역결핍증(AIDS), 매독, 크로이츠펠트-야콥병(CJD), 변종 크로이츠펠트-야콥병(vCJD)
제4군 감염병 (즉시)	국내에서 새롭게 발생하였거나 발생 우려가 있는 감염병 또는 국내 유입이 우려되는 해외 유행감염병	페스트, 황열, 뎅기열, 두창, 바이러스성출혈열(마버그열, 에블라열, 라싸열), 보툴리눔독소증, 중증급성호흡기증후군(SARS), 조류인플루엔자 인체감염증, 신종인플루엔자, 야토병큐열(Q열), 웨스트나일열, 신종감염병증후군, 라임병, 진드기매개뇌염, 유비저(類鼻疽), 치쿤구니야열
제5군 감염병 (7일 이내)	기생충에 감염되어 발생 정기적인 조사를 통한 감시	회충증, 편충증, 요충증, 간흡충증, 폐흡충증, 장흡충증
지정 감염병 (7일 이내)	제1군부터 제5군감염병까지 감염병 외에 유행 여부를 조사하기 위하여 감시활동이 필요하여 보건복지부장관이 지정하는 감염병	C형간염, 수족구병, 클라미디아, 임질, 연성하감, 성기단순포진, 첨규콘딜롬, 반코마이신내성황색포도알균(VRSA)감염증, 반코마이신내성장알균(VRE)감염증, 메티실린내성황색포도알균(MRSA)감염증, 다제내성녹농균(MRPA)감염증, 다제내성아시네토박터바우마니균(MRAB)감염증, 카바페넴내성장내세균속균종(CRE)감염증, 장관감염증, 급성호흡기 감염증, 해외유입기생충감염증, 엔테로바이러스 감염증

제3군 · 제4군 감염병 및 예방접종 후 이상반응의 경우에는 즉시로, 제5군 및 지정감염병의 경우에는 7일 이내에 감염병 환자 등 예방접종 후 이상반응자 또는 그 신체의 소재를

관할하는 보건소장에게 그 성명, 연령, 성별, 기타 사항을 신고하여야 한다.

또한 제1군 감염병 환자 등 또는 제1군 감염병이나 그 의사증(擬似症)으로 인한 사망자가 있을 경우와 제2군 감염병부터 제4군 감염병까지에 해당하는 감염병이 발생한 경우에는 의사나 한의사의 진단이나 검안을 요구하거나 해당 주소지를 관할하는 보건소장에게 신고하여야 한다.

2 감염병의 대책

감염병 전파를 좌우하는 것은 ① 감염원 ② 감염경로 ③ 숙주의 감수성 3가지를 들 수 있다. 따라서 각각의 인자에 대한 대책을 세워야 한다.

1) 감염원 대책

감염병의 병원체는 감염원을 통하여 전파되므로 그 대책의 원칙은 조기발견과 격리이다. 이를 위하여 감염병의 예방 및 관리에 관한 법률, 결핵 예방법 등의 각종 법률이 제정되어 감염병의 신고 의무가 부여되고 있고, 또한 격리 방법도 규정하고 있다. 제1군 감염병의 경우, 환자는 시장 · 군수가 지정하는 의료기관에 격리 · 수용하여 치료를 받아야 한다. 현재 우리나라에서 감염병은 많이 퇴치되었으며 환자수도 매년 감소하고 있다. 제2 · 3군 감염병 환자는 자가에서 격리치료할 수 있으나 상당한 주의를 할 필요가 있다. 감염원이 곤충이나 동물일 경우에는 그것의 구제를 반드시 뒤따라야 한다.

2) 감염경로 대책

감염경로의 차단에는 여러 가지 대책이 있다. 경구적으로 전파하는 감염병의 대부분은 수인성 감염병으로 이루어진다는 것을 알 수 있으므로, 안전하고 깨끗한 물이나 식품식품을 공급하는 것이 매우 중요하다. 염소 소독이 잘 된 상수도 공급이 수인성 감염병이 발생을 방지하며 수자원의 보호, 공장폐수 및 사람, 동물의 분뇨도 안전하게 처리하는 것도 감염병의 방지에 필요하다. 또한 환경오염을 방지하는 것도 중요하며, 특히 국민 개개인이 상수원을 보호하려는 노력과 관심이 중요하겠다.

음식물을 통한 감염병의 전파 저지도 또한 공중위생학적으로 중요하다. 부패한 음식, 어패류의 생식, 부적절하게 저장 판매되는 식품을 섭취하여 식중독이나 경구 전염을 일으킨다. 이러한 질병을 예방하기 위해서는 육류의 검사, 우유의 살균과 위생적 관리, 가공식품의 냉동보관, 방부제의 적절한 첨가 등의 의무를 부여하는 외에, 식당이나 기타 음식점의 위생검사 철저, 종업원의 건강진단 등을 해야 한다.

3) 감수성 숙주대책

감염병의 유행 정도는 개개인의 감수성이 어느 정도인가에 달려 있다. 이 저항성에는 일반적인 영양 상태나 나이 등도 있으나 특히, 중요한 것은 면역(immunity)이다. 면역은 다음 장에서 자세히 공부한다. 백신(vaccine)에는 여러 가지가 있으나 그 효과가 똑같지는 않다. 홍역, 풍진백신과 같이 대단히 유효한 것부터 인플루엔자(influenza) 등의 바이러스 백신, 콜레라 백신과 같이 어느 정도의 유효성만 나타내는 것도 있으나 WHO에 의한 종두사업으로 두창을 소멸한 것과 마찬가지로 이 또한 공중보건학적으로 감염병 발생의 감소에 공헌한 바 크다.

3 예방접종(Vaccination)

예방접종은 항원(antigen)인 백신을 접종하여 면역을 얻게 하는 소위 **능동면역**(active immunity)법이다. 예방접종 후 면역이 될 때까지 일정한 시간이 필요하며, 그 대신 면역기간은 상당히 길게 지속된다. 이에 반하여 이미 면역이 성립된 동물에서 항체(antibody)를 가진 혈청(serum)을 채취하여, 이것을 주로 질병예방과 치료목적으로 주사하는 **수동면역**(passive immunity)법인 혈청요법은 접종 직후부터 면역상태를 얻을 수 있으나 그 지속시간은 짧다.

1) 백신의 종류

(1) 사백신(불활성화 백신)

세균 또는 바이러스를 가열, formalin 처리, 석탄산 처리, 자외선 처리 등으로 살균한 것으로, 장기간 충분한 면역효과를 기대하기 위해서는 추가접종이 필요하며 많은 양의 항원이 필요하다. 뇌염 백신, 공수병 백신, 장티푸스 백신, 파라티푸스 A와 B 백신, 발진티푸스 백신, 콜레라 백신 등이 있다.

(2) 생백신(약독화 생백신)

사백신으로 충분한 면역을 얻기가 어려우므로 여러 가지 방법으로 균을 약독화 또는 무독변이균주를 만들어 사용한다. 세균 백신으로 BCG 결핵 백신이 있으며, 바이러스 백신으로는 폴리오 백신, 홍역 · 유행성 이하선염 · 풍진(MMR) 백신 등이 있다.

(3) 무독화 독소(toxoid) 및 성분백신

Formalin을 사용하여 세균 독소를 무독화시키고 면역원성은 남긴 것을 톡소이드라 한다. Diphteria toxoid, 파상풍 toxoid, botulinum toxoid, 사독(뱀독) toxoid 등이 있다. 성분백신은 백신에 의한 부작용을 가능한 억제할 목적으로 세균 또는 바이러스로부터 감염방어에 필요한 부분만을 빼어내어 만든 것으로, influenza의 HA 백신, 백일해 백신 등이 있다.

Influenza나 polio와 같이 항원적으로 다른 병원체가 있을 때에는 백신도 각 항원형에서 만든 것은 혼합해 둘 필요가 있다. 이것을 다가백신(polyvalent vaccine)이라 한다. 한편 접종의 반복을 피하기 위해 2종류 이상의 다른 병원체에 대한 백신을 혼합하여 사용하는 경우도 있다. 이것을 혼합백신(mixed vaccine)이라 한다. DPT(diphteria, pertussis, tetanus) 백신이 그 대표적인 것이다.

2) 예방접종 시기

감염병의 예방 및 관리에 관한 법률에 의하여 정기 예방접종과 임시 예방접종으로 구분하고 있다(▶표 2-17).

(1) 정기 예방접종

결핵, B형간염, 디프테리아, 백일해, 파상풍(DPT), 홍역, 유행성 이하선염, 풍진

▶ 표 2-17 예방접종표

나 이	예방접종 종류	예방접종 시기
0~4주	결핵(BCG)	생후 4주 이내 접종
0~6개월	B형간염	3회 접종(0, 1, 6개월)
2개월~12세	디프테리아, 파상풍, 백일해(DTaP)	3회 접종(2, 4, 6개월) 추가접종(15~18개월, 만 4~6세, 만 11~12세)
2개월~6세	폴리오(IPV)	3회 접종(2, 4, 6개월), 추가접종(만 4~6세)
12개월~6세	홍역, 유행성이하선염, 풍진(MMR)	2회접종(12~15개월, 만 4~6세)
12~15개월	수두	1회접종(12~15개월)
12개월~12세	일본뇌염	3회접종(12~36개월), 추가접종(만 6세, 12세)
6개월~12세	인플루엔자	매년 접종
24개월~12세	장티푸스	고위험군에 한하여 접종

DTaP : diphtheria, tetanus, acellular pertussis vaccine, IPV : inactivated polio vaccine
MMR : measles, mumps, rubella vaccine

(MMR), 폴리오, 수두, 일본뇌염, 기타 보건복지부장관이 감염병 예방을 위하여 필요하다고 인정하여 지정하는 감염병이 이에 포함된다.

(2) 임시 예방접종

보건복지부장관이 시장, 군수, 구청장에게 예방접종을 실시할 것을 요청한 경우나 시장, 군수, 구청장이 감염병 예방상 필요하다고 인정하는 경우 예방접종을 시행한다.

3) 예방접종 방법

예방접종 방법은 ① **피하접종**은 대부분 주사기를 사용하여 접종하며, ② **경피접종**은 BCG와 같이 피부를 천자하여 접종하며, ③ **경구접종**은 폴리오와 같이 입으로 먹는다. 백신의 종류에 따라서 한 번만으로 충분한 것도 있지만, 처음 접종인 경우는 대개의 경우 한 번만의 접종은 불충분하여 2~3회 접종을 필요로 한다. 또 접종 후 수년~수십 년 경과하면 면역상태가 사라지므로 추가접종이 필요하다.

접종할 때는 백신의 용기를 흔들어 침전물을 균등하게 한 후, 멸균된 일회용 주사기로 접종한다. 백신이 혈관 내에 들어가지 않도록 주사침을 찌른 후, 일단 주사기의 내관을 당겨 혈액이 역류하지 않는가를 확인한 후 주사한다.

4) 백신의 부작용

흔히 볼 수 있는 부작용은 접종부위의 **발적**, **종창**, **동통** 등으로 때로는 **발열**, **두통** 등이 일어나나 2~3일 경과하면 사라진다. 그러나 때로는 심한 부작용을 일으킬 수 있으므로 특이체질자, 임신부, 생백신 접종 후 1개월 이내인 자, 기타 의사가 부적당하다고 인정한 자는 예방접종을 하지 않는다. 또한 백신의 보관과 사용하다 남은 백신의 관리에 조심해야 한다.

5) 예방접종 시 주의사항

(1) 접종 전의 주의사항

① 어린이의 건강상태를 가장 잘 알고 있는 부모가 데리고 병원에 오는 것이 좋다.

② 집에서 기상시 체온을 측정하고 병원에 오는 것이 좋다.

③ 육아수첩을 반드시 지참하여야 한다.

④ 접종 전날 목욕을 시키고, 청결한 의복을 입히고 데리고 오는 것이 좋다.

(2) 접종 후의 주의사항

① 접종 당일과 다음 날은 과격한 운동을 삼가한다.

② 접종 당일은 목욕을 하지 않도록 한다.

③ 접종부위는 청결하게 하여야 한다.

④ 접종 후 고열, 경련 등이 있을 때에는 곧 의사의 진찰을 받도록 하여야 한다.

6) 예방접종의 일반적 금기사항

① 급성 열성질환(단, 열이 없는 감기와 같은 가벼운 감염증일 때에는 접종)

② 급성기 또는 활동기에 있는 심혈관계 질환, 간질환이나 심장질환

③ 홍역, 볼거리, 수두 감염 시는 1개월 이상 경과 후에 접종

④ 면역억제 치료(부신피질호르몬과 방사선 치료를 포함)를 받고 있는 경우

⑤ 최근 3개월 이내에 감마 글로불린이나 혈청주사를 맞았거나, 또는 수혈을 받은 경우

⑥ 면역결핍증 질환이 있는 경우

⑦ 백혈병, 림프종, 기타 악성종양이 있는 경우

⑧ 임신

⑨ 과거에 알레르기 반응이나 과민반응을 일으켰던 백신은 재접종하지 않는다.

⑩ 예방접종 후 경련을 일으킨 과거력이 있는 경우

⑪ 접종된 1년 이내 경련이 있었던 경우

Chapter 03

제3장 면역학

제 1 절 면역학(Immunology)

오랜 옛날부터 인류는 다양한 전염병의 위협을 받아 왔으나 그 대부분에 대해서는 한 번 감염되면 두 번 다시 감염되지 않는다는 것을 알고 있었다. **면역학**(immunology)이란 외부 이물질에 의한 침입으로부터 자기자신의 몸을 방어하기 위한 생리적인 기전을 연구하는 학문이다. **면역**(immune)은 숙주 몸속으로 들어온 비자기(non-self)물질을 인식하여 이물질에 대한 숙주 내의 저항성이라는 방어체계를 말한다. 이 현상을 응용하여 두창을 예방하기 위해 종두법을 개발한 사람이 Edward Jenner(1796년)였는데, 현재 예방접종을 뜻하는 vaccination은 그가 사용한 우두(vaccinia)에서 유래한 것이라고 한다. 이와 같은 생체의 현상을 **면역**(immunity)이라 하는데 면역현상과 이를 담당하는 생체의 면역계(immune system)는 1900년대를 전후하여 미생물학의 한 분야로서 체계를 갖추어 왔다. 금세기에 들어와서 혈청 중의 항체구조와 기능이 밝혀졌는데, 1950년 이후 allergy와 어떤 종류의 질환 등은 면역기구가 생체에 불리하게 작용한 결과라는 것을 알게 되었다. 이것에서 연유되어 병원미생물학(pathogenic microbiology)의 한 분야에서 독립한 면역학의 연구가 급속도로 발전하였으며 림프구(lymphocyte)를 중심으로 하는 면역계가 밝혀지게 된 것이다.

1 면역반응의 특징

생체의 면역기구는 기본적으로는 병원미생물을 포함한 모든 비자기(non-self)인 이물질(foreign body)을 생체의 저항 대상으로 하고 있으며, 생체의 항상성(homeostasis)을 유지하기 위해 작용하고 있는데 면역 이외의 생리적 기구와 비교하면 다음과 같은 특징이 있다.

1) 반응의 특이성(Specificity)

B형간염의 예방접종에서 유도되는 면역(항체)은 B형간염에 대해서만 유효할 뿐 기타의 virus 감염에는 면역반응이 일어나지 않는다. 이와 같이 어떤 이물질(항원)은 그 항체에만 면역반응하는 것을 **특이성**(specificity)이라고 한다. 따라서 생체의 면역기구는 수많은 이물질에 대한 고도의 감별능력을 가졌다고 할 수 있다.

2) 면역학적 기억

예방접종에 의한 면역효과는 대개 평생동안 지속한다고 한다. 또한 한 번 면역된 개체가 다시 같은 면역학적인 자극을 받으면 처음에 비해 보다 신속하게 강한 면역반응을 나타낸다. 이것을 **면역학적 기억**(immunological memory)이라 하며 다른 생리적 기구에서는 볼 수 없다.

3) 반응의 다양성

면역반응에는 다양한 종류가 있으나 동일한 이물질에 대해서도 생체에 침입하는 양이나 경로(route) 등에 따라 다른 면역이 성립할 수 있다. 즉 면역현상은 **다양성**(diversity)이 풍부한 반응계에 의해 이루어지고 있다.

4) 자기 관용성

면역계가 자기(self)와 비자기(non-self)를 감별하여 자기의 생체조직에 관해서는 면역현상을 일으키지 않는 것을 **자기관용성**(self-tolerance)이라고 하며, 이는 생체조직이 자기로 표시된 자기표식(self-maker)을 가지고 있기 때문에 면역관용이 일어나는 것이다.

2 면역계의 구성

정상적인 면역이 성립되기 위해서는 면역계의 각 구성인자가 모두 정상적으로 작용할 필요가 있다. 이 면역계의 중심을 이루는 것은 백혈구 중의 B 세포(B lymphocyte, B cell)와 T 세포(T lymphocyte, T cell)로 이루어진 림프구인데 B 세포는 주로 **체액면역**을 담당하고, T 세포는 **세포면역**을 담당하며 동시에 면역의 성립과 발현의 조절에 중요한 역할을 한다. 또한 식균작용이 우수한 대식세포(macrophage)와 호중구는 면역반응을 일으키고 조절하는 데 중요한 역할을 하며 침입한 이물질(항원, antigen)을 처리하여 림프구에 전달해 주는 보조세포(accessory cell)로서의 기능과 interleukin-1을 생산하여 림프구에 증식과 성숙과정을 촉진시키는 기능을 하므로 면역의 성립에 불가결한 것이다. 이들 면역담당세포는 ▶그림 3-1에서 보는 바와 같이, 직접 또는 다양한 액성인자를 통해서 서로 네트워크를 구성하여 면역의 성립과 발현에 기여하고 있다.

림프구의 기원은 골수의 줄기세포(간세포)로서 특수한 방법에 의해 2가지로 분화한다. **T 림프구** 또는 T 세포는 가슴샘(흉선, thymus)에서 출생 직전부터 출생 후 2~3개월 사이

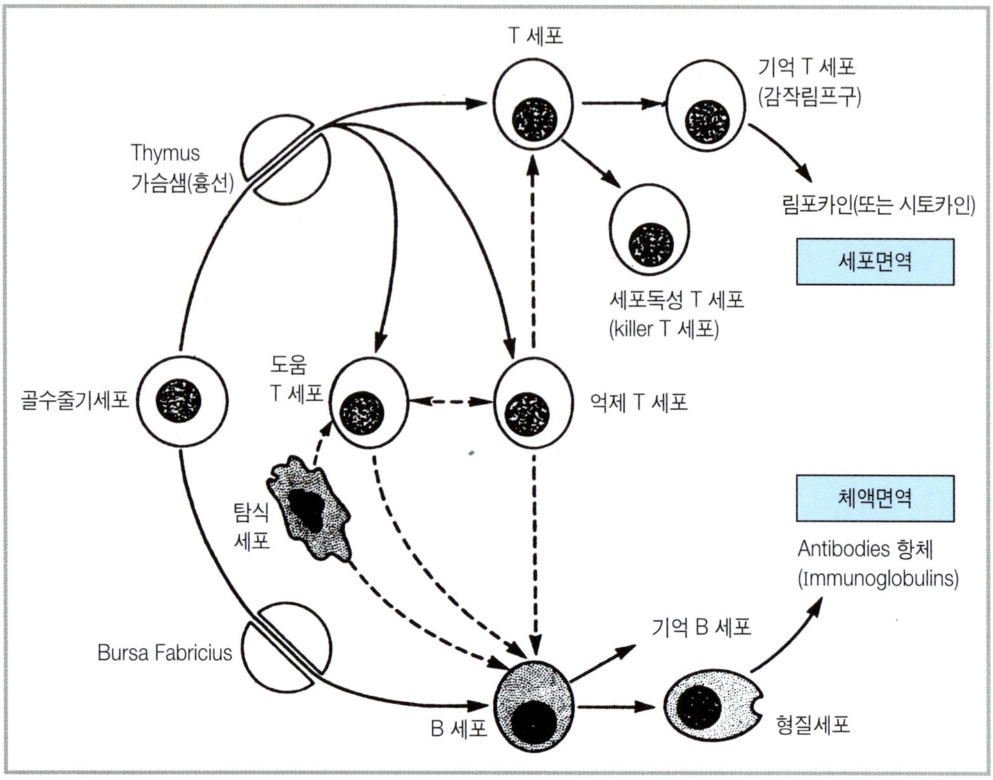

▶ **그림 3-1** 면역반응에 관여하는 세포 간의 상호작용

▶ 표 3-1 T 세포와 B 세포

구 분	T 세포	B 세포
역할	세포면역 담당	체액면역 담당 (항체생산)
세포 표면 marker		
T 세포 표면 marker(CD_2, CD_3, CD_4, CD_8 등)	+	−
표면 면역글로불린(surface immunoglobulin)	−	+
Fc receptor	−	+
보체 receptor	−	+
체내 분포(%)		
말초혈액	85	15
림프절	85	15
지라(비장)	65	35
골수	적다	많다
가슴샘(흉선)	많다	적다

에 증식, 분화되어 림프절에 정착하며 항원에 의해 활성화되어 감작림프구가 된다(▶그림 3-1). B **림프구**는 조류에서는 Fabricius낭(bursa Fabricius)에서 증식, 분화되어 림프조직에

▶ 표 3-2 체액면역과 세포면역의 차이점

구 분	체액면역	세포면역
면역발현의 effector	항체(면역글로불린)	감작 림프구
면역발현에 관여하는 인자	보체	대식세포(macrophage) 림포카인(lymphokine)
생체내에서의 면역현상	감염방어(항체)면역의 대부분 즉시형 과민증 독소의 중화 자가면역질환, 혈청병	일부의 감염방어면역 지연형 과민증 이식면역(거부반응) 항종양면역
반응시간	수분~수시간	24시간 이상 지연반응
방어대상	세균	바이러스, 결핵균, 나병균, 진균

정착하여 항체를 생산한다. 사람에서는 Fabricius낭에 해당하는 것이 간 또는 골수이다. B 림프구에는 **형질세포**(plasma cell)와 **기억 B 세포**(memory B cell)가 있다. T 림프구는 면역계의 조절과 세포면역에 관여하며 **세포독성 T 세포**(cytotoxic T cell 또는 killer T cell), **도움 T 세포**(helper T cell), **억제 T 세포**(suppressor T cell), **기억 T 세포**(memory T cell)가 있다. 세포독성 T 세포와 억제 T 세포는 표면에 T_8이라 일컫는 당단백질 표지(marker)를 가졌기 때문에 **T_8 세포**라 하고, 도움 T 세포는 T_4를 가졌기 때문에 **T_4 세포**라고 한다(▶그림 3-1, 표 3-1, 2).

3 면역의 종류

1) 체액면역과 세포면역

B-세포가 형질세포로 분화하여 항원에 특이성인 항체를 생산하는 것을 **체액면역**(humoral immunity)이라 하고, 항원특이성인 감작 T 세포가 유도되어 면역현상을 담당하는 것을 **세포면역**(cellular immunity, cell mediated immunity)이라고 한다.

2) 자연면역과 획득면역

어떤 종류의 미생물 감염에 대해 숙주의 종족, 민족 및 개체에 따라 선천적으로 현저한 저항성(감수성)에 차이가 있는데, 이전에 면역반응을 유발할 수 있는 어떤 이물질(항원)과 접촉된 경험이 없는데도 불구하고 선천적으로 높은 자연저항을 갖는 것을 **자연면역**

▶ 표 3-3 자연면역과 획득면역

자연면역	종족, 민족 및 개체에 따라 선천적으로 면역에 차이		
획득면역	자연 획득면역	능동면역	감염 후 면역
		수동면역	모체의 항체(IgG)가 태아로 이행 초유에 함유된 항체(IgG)가 신생아에 흡수
	인공 획득면역	능동면역	예방접종 후 면역
		수동면역	혈청요법, r-globulin 요법

(natural immunity)이라고 한다. 이에 반해 예방접종과 실제 감염에 의해 유도된 저항성은 생후에 획득한 것으로서 **획득면역**(acguired immunity)이라고 한다.

획득면역은 대부분이 항원(antigen)자극에서 면역 성립까지 그 개체에서 이루어지기 때문에 **능동면역**(active immunity)으로서 장기간 지속된다. 하지만 치료용 면역혈청의 투여(혈청요법)와 모체의 항체(antibody)가 태아에게 이행하는 것(약 6개월간 신생아 혈액 속에 존재) 등을 통하여 면역을 얻게 되는 **수동면역**(passive immunity)은 일과성(효과가 2~3주 정도)으로 지속적 면역상태는 얻을 수 없다.

혈청요법(serum therapy)이란 특이적인 항체를 함유한 면역혈청의 주사에 의해 감염병의 예방과 치료를 시행하는 것을 말한다. 치명적인 영향을 주는 디프테리아, 파상풍, 가스괴저, 보툴리눔 등과 같은 세균독소의 감염증과 사독(snake vernom)에 대해서는 말로부터 만든 각각의 치료용 항혈청이 준비되어 있으며 현저한 치료효과를 거둘 수 있다. 하지만 말의 혈청은 사람에게 있어서는 항원성을 가진 이물질이기 때문에 혈청요법을 반복하는 사이에 항체가 만들어지고, allergy 반응에 의해 발열, 부종, 관절염, 단백뇨 등의 병적상태를 일으키는 경우가 있다. 이것을 **혈청병**이라고 하며 사람의 혈청에서 얻어진 γ-globulin은 각종 항체를 함유하고 있어 면역부전 등이나 바이러스 감염증(간염 등)의 예방과 치료에 사용된다. 이것을 특히 **γ-globulin 요법**이라고 한다.

4 시토카인

면역계와 조혈계의 세포는 서로 정보를 교환하여 생체방어를 위해 협동작업을 행하고 있다. 이 정보 교환 및 전달은 주로 분자량이 2만 전후의 단백 또는 당단백을 중개하여 행해지고 있다. 세포 간의 정보전달을 담당하는 이런 물질을 총칭하여 **시토카인**(cytokine)이라고 부른다. 단핵구와 대식세포가 생산하는 것을 **모노카인**(monokine), 림프구가 생산하는 것을 **림포카인**(lymphokine)이라고 한다.

▶ 표 3-4 시토카인의 종류와 기능

1. 림프구의 증식과 분화를 촉진하는 것

1) 주로 T 세포에 작용하는 것

IL-2 : T 세포의 증식과 활성화
IL-10 : 도움 T 세포의 분화와 기능의 억제
IL-12 : 도움 T 세포의 분화 유도, TNF-γ 생산 유도
IL-18 : IL-12와 협동해서 도움 T 세포의 분화유도, IFN-γ 유도

2) 주로 B 세포에 작용하는 것

IL-4 : B 세포 증식, Ig 클래스 변환
IL-5 : B 세포 증식, 호산구 증식 촉진
IL-7 : 프레 B 세포의 증식 촉진

2. 염증성 시토카인

IL-1 : 염증반응, T 세포의 활성화 등
IL-6 : 급성기 단백 생산의 자극, B 세포의 분화, 조혈줄기세포 증식
IFN-γ : 대식세포의 활성화, 도움 T 세포의 분화
TNF-α : 염증반응, 대식세포의 활성화
TNF-β : 대식세포의 활성화, B 세포의 증식 촉진

3. 조혈세포의 분화 · 증식을 촉진하는 것

G-CSF : 과립구계 콜로니 형성촉진과 분화
M-CSF : 단핵구계 콜로니의 형성 촉진
GM-CSF : 조혈세포의 증식과 분화, 대식세포의 활성화
IL-3 : 조혈전구세포와 비만세포의 증식 촉진

4. 세포의 주화인자(케모카인)

IL-8 : 호중구의 주화와 활성화
MCP : 단핵구에 대한 주화성 인자
MIP : 염증세포의 집합
IL-16 : 림프구 주화성 인자의 활성화

※ IL : interleukin(인터루킨), IFN : interferon(인터페론), TNF : tumor-necrosis factor(종양괴사인자), CSF : colony-stimulating factor(콜로니 자극인자), MCP : monocyte chemoattractant protein(단핵구주화유기 단백), MIP : macrophage inflammatory protein(대식세포 염증성 단백)

호르몬이 혈류를 타고 멀리 떨어진 장기로 작용하는 것과 달리 시토카인은 염증부위와 림프구, 지라, 가슴샘, 골수 등의 좁은 장소에서 작용한다. 시토카인이 세포에 작용하기 위해서는 받아들인 세포측에는 **시토카인 수용체**가 존재하고, 그 정보가 세포 내의 신호가 작용하여 세포의 유전자 발현이 행하여지지 않으면 안 된다.

시토카인의 종류와 기능을 ▶표 3-4에 표시하지만, 같은 시토카인이라도 받아들이는 세포측의 차이로 인해 다양하게 작용되기도 한다.

제 2 절 항 원

❶ 항원과 항원성

어떤 물질이 생체에서 항체를 만들고(**면역원성**) 그 항체에 특이성 있게 반응(**반응원성**)하는 경우 이것을 **항원**(antigen)이라고 하며 그 물질은 항원성(antigenicity)을 가졌다고 한다. 미생물을 포함해서 비자기(non-self)인 이물질은 거의 모두가 항원으로 될 수 있다.

일반적으로 분자량 10,000 이상인 단백질과 다당체는 높은 항원성을 나타내나 지질과 핵산의 항원성은 낮다. 항원(성)은 면역을 유도하는 것이라 해서 면역원성이라 하며, 면역에 반응하는 것이라 해서 반응원성이라고 하는 경우도 있다. 항원성은 항원물질 표면의 고유한 입체구조에 의존하는데, 어떤 항원물질에는 이와 같은 항원성의 최소단위가 복수로 존재한다. 이것을 항원결정기(antigenic determinant) 또는 epitope라고 하며, 소혈청 알부민은 단순단백으로 면역연구에 흔히 사용하는 항원인데 6~8 epitope가 있다.

2 항원의 분류

면역원성과 반응원성을 모두 가진 보통의 항원은 **완전 항원**이지만 분자량이 작은 펩티드, 단순한 화학물질, 어떤 종류의 지질과 핵산에서는 반응원으로서 항체와 결합하나 단독으로는 면역을 유도할 수 없는 것이 있다. 이것을 **불완전 항원** 또는 **합텐**(hapten)이라고 한다. 합텐은 분자량이 큰 단백(고분자 단백, carrier protein)과 결합하게 함으로써 면역원이 되는데 이 결합단백을 carrier라고 한다. 또한, 이 분류와는 달리 특이적 면역의 유도에 있어서 T 세포(helper T 세포)의 개재를 필요로 하는 항원과 그렇지 않은 것으로 분류된다. 전자를 **T 세포의존성**(T cell dependent ; TD) 항원, 후자를 **T 세포비의존성**(T cell independent ; TI) 항원이라고 하며 대부분의 이물질 항원은 T 세포의존성 항원이다(▶표 3-5). 합텐은 항체와 반응하여 시험관내에서 침강반응을 일으키나 더욱 작은 크기의 분자로 하면 눈에 보이는 반응을 일으키지 않게 된다. 이것으로 침강저지반응에 의해 항체와의 결합성을 유지하고 있는 것을 알 수 있다. 이것을 단순 합텐이라고 한다.

Forssman은 모르모트 장기 침출액을 항원으로 하여 토끼를 면역한 바, 그 항체는 모르모트의 장기와 면역반응을 일으킬 뿐만 아니라 양의 적혈구와도 반응하는 것을 발견하였다.

▶ 표 3-5 항원의 분류

구 분	완전 항원	불완전 항원(hapten)
면역원성 반응원성 분자구조 실례	(+) (+) 복잡 소 혈청 알부민 양 적혈구	(−) (+) 단순 trinitro phenols(TNP) cardiolipine
면역유도에서의 T 세포 요구성 B 세포의 직접적 활성화능 실례	(+) (−) 소 혈청 알부민 양 적혈구	(−) (+) 세균 리포다당체(LPS) 중합 프라제린

이것은 각종 동물의 장기와 적혈구에 공통성이 있는 항원이 존재하기 때문인데 이를 Forssman 항원이라고 한다. 동물만이 아니고 식물과 세균까지를 포함한 자연계에는 일정한 공통항원이 불규칙하게 분포해 있는데 이들을 이원(성)항원이라고 한다.

③ 애쥬번트(Adjuvant)

항원의 종류와 사용하는 양, 투여경로에 따라 반드시 충분한 면역반응을 얻을 수 없는 경우와 어느 특정 면역반응을 특별히 강하게 유도할 목적으로 항원과 함께 투여하는 물질을 **애쥬번트**(adjuvant)라고 한다. 침강 aluminium과 광물유와 계면활성제를 혼합한 불완전 Freund's adjuvant, 또는 여기에다 결핵균을 혼합한 완전 Freund's adjuvant 등이 있다. 3종 혼합 vaccine에 사용하는 백일해 vaccine은 항원임과 동시에 강한 adjuvant 작용을 나타내는 것으로 알려져 있다.

제 3 절 항 체

① 항체의 기본구조

항체(antibody)는 생체에 침입한 항원에 의해 면역계의 B 세포에 의해 만들어지는 여러 종류의 단백질로 항원과 특이적으로 반응하며 체액면역을 담당한다. 혈청 γ-globulin 분획에 함유되는 단백질로서 **면역글로불린**(immunoglobulin ; Ig)이라고 한다. 항체는 4개의 폴리펩티드 사슬로 이루어진 기본단위로 만들어진 당단백질이다. 이들의 기본단위는 ▶그림 3-2에서 보는 바와 같이 2개의 동일한 H 사슬(heavy chain)과 좀더 작은 2개의 동일한 L 사슬(light chain)이 S-S(이황화결합) 결합으로 연결된 Y자 모양의 구조를 보여주며, IgG의 경우 분자량은 약 15만이다. H사슬의 굴곡부분은 경첩부라 하는데 상황에 따라 기동성이 있다. L 사슬과 H 사슬의 쌍이 된 N 말단쪽의 아미노산 배열은 각각의 면역글로불린 분자로서 상이한데, V 영역(가변부, variable region)이라고 한다. 이에 대해 C 말단에 이르는 나머지 부분의 아미노산 배열은 동일 종류의 면역글로불린에서는 일정한데, C 영역(정상부, constant region)이라고 한다. V 영역에서 볼 수 있는 각 항체 고유의 아미노산 조정의 근소한 차이에 따라 고유의 항원 특이성이 결정되어 있다(▶그림 3-2).

항원에 항체가 특이적으로 결합하면 항원이 가진 생물활성이 중화된다. 항원이 독소인

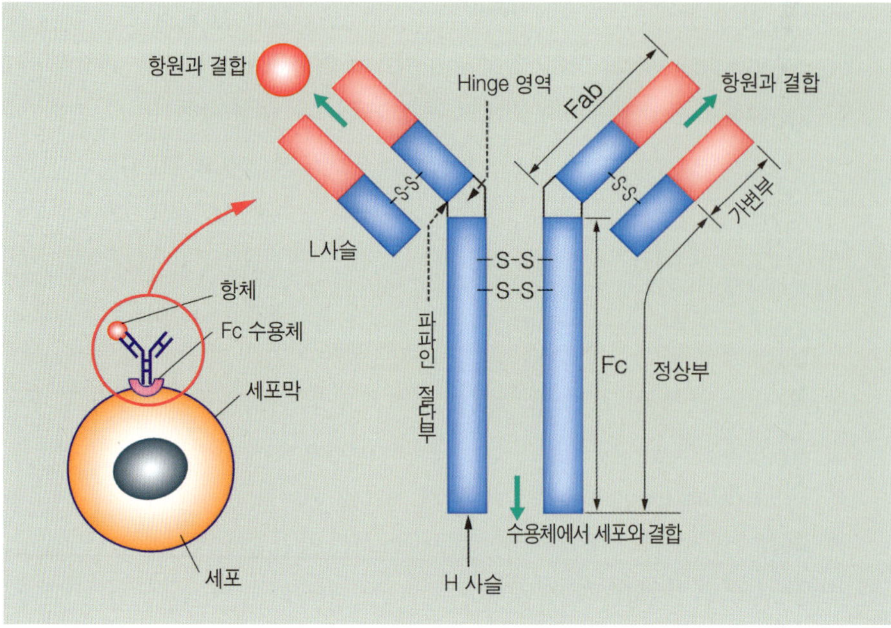

▶ **그림 3-2** 면역글로불린의 기본구조

경우에는 독소활성이 없어지고 virus에서는 감염력이 저하 소멸한다. 항체분자인 면역글로불린을 파페인(papain)으로 소화하면 2분자의 Fab(antigen binding fraction)와 1분자의 Fc(cellular fraction)로 분류된다. 또한 pepsin으로 소화하면 1분자의 $F(ab')_2$와 Fc 단편을 얻을 수 있다. 이때 Fab와 $F(ab')_2$는 모두 항원결합능을 나타내며 중화활성은 유지되고 있다. 그러나 Fc 부분이 없으면 정상적인 항체성분에서 나타나는 항원중화 이외의 다양한 생물학적 기능을 볼 수 없게 된다. 항원과 결합한 항체가 활성화한다든가 식세포에 의한 탐식을 촉진하는 작용(opsonin 효과)에는 Fc 부분의 존재가 불가결한 것이다. 항체의 구조에서 이들의 생물학적 기능을 발휘하는 부위는 유사한 아미노산 배열(약 100~110개)에 의한 밀집부분으로 이것을 영역(domain)이라고 한다(▶그림 3-4, 5).

2 항체생산

1) 항체생산 기전

항원이 생체의 면역계를 자극하기 위해서는 먼저 대식세포(macrophage)를 주체로 하는 **항원제시세포**(antigen presenting cell ; APC)에 의한 처리를 받을 필요가 있다. 항원제시세포는 복잡한 항원물질을 세포내에서 처리하고 비자기항원을 그 막의 표면에 표출시켜 면역림프구를 자극시킨다. 항원제시세포가 없으면 통상 면역반응은 진행되지 않는다. 수많은 항원에 대응하는 B 세포(각각을 클론이라고 한다)의 집단 속에서 이 항원제시세포의 표면에 제시된 항원에 대응하는 수용체(receptor)를 가진 클론만이 자극을 받아 분열하고, 기능적으로도 성숙(분화)하여 최종적으로는 형질세포가 되어 항체분자를 생산 · 분비한다. 이때, T 세포 의존성 항원이라는 일반 항원에서는 그만큼 B 세포의 분열과 분화는 진행되지 않고, 도움 T 세포(helper T-cell)라 일컫는 T 세포의 보조가 불가결하다는 것이 판명되고 있다. T 세포 중에는 항체생산을 억제하는 기능을 나타내는 억제 T 세포(suppressor T-cell)가 있는데 전체적인 면역반응을 조절하여 적절한 시기에 면역반응을 종식시킨다(▶그림 3-1 참조).

Chapter 03

2) 1차 응답과 2차 응답

처음으로 항원자극을 받은 개체에서는 대체적으로 1주 후에 혈청 중에서 높은 항체가 검출된다. 먼저 IgM이, 뒤이어 IgG가 생산되지만 일과성이며 점차 항체생산은 정지된다. 그러나 이 **1차 응답**(primary response)을 경험한 개체에 다시 동일 항원에 의한 자극을 주면 그 항체 생산의 양상은 처음과는 달라진다. 즉 ▶그림 3-3에서 보는 바와 같이 보다 높은 농도의 IgG가 신속히 생산되며 그 지속기간도 길어지는데 이것을 **2차 응답**(secondary response)이라고 한다. 1차 응답에서 자극된 B 세포와 도움 T 세포의 일부가 기억세포(memory cell)로서 남으며, 이는 항원에 의한 재자극에 대해 즉시 분화 증식하여 T 세포 반응을 일으킨다. 예방접종으로 vaccine을 추가 접종하는 것은 이와 같은 2차 응답을 일으켜 높은 항체가와 강한 면역기억(immunological momory)을 유지하는 것을 목적으로 하는 것이다.

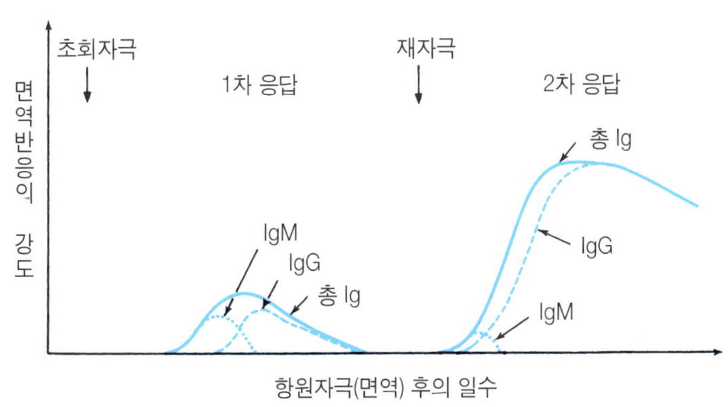

▶ **그림 3-3 1차 응답과 2차 응답시 항체의 생산곡선**

③ 면역글로불린의 종류와 성상

사람의 면역글로불린은 IgG, IgM, IgA, IgD, IgE의 5개 class로 분류된다. 이들은 화학구조, 분자량, 아미노산 배열, 당함량, 체내에서의 분포, 혈청 중 농도, 생물학적 기능(활성) 등이 다르다.

1) IgG

정상인의 혈청내 전 면역글로불린 중 약 75%(8~18mg/mL)를 차지하는 면역글로불린의 주요 성분으로서 혈중 반감기도 가장 길다. **태반을 통과하는** 유일한 면역글로불린으로 신생아의 면역성을 부여해주는 항체이다. **보체결합능**과 대식세포, 호중구 등 식세포와 결합하여 식균작용을 돕는 **옵소닌 활성**을 나타내기 때문에 생체의 체액면역의 가장 중요한 역할을 한다(▶그림 3-5).

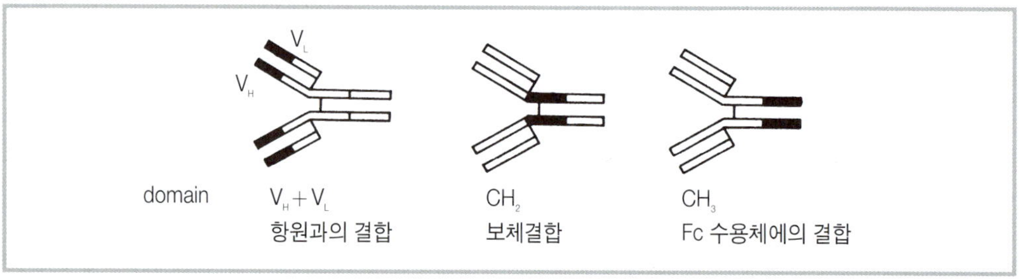

▶ **그림 3-4** 항체의 생물학적 기능과 영역

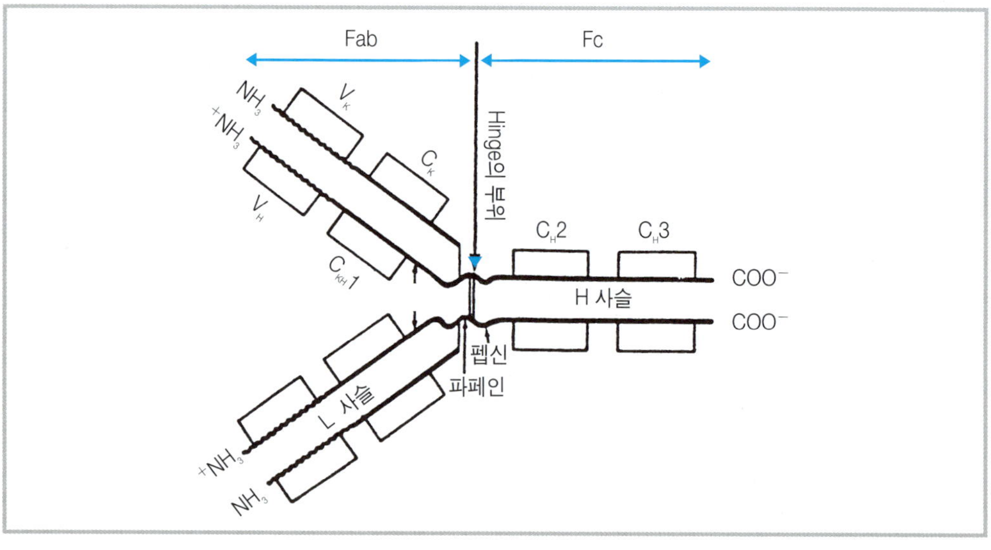

▶ **그림 3-5** IgG 항체의 기본구조

2) IgM

IgM은 정상인 혈청내 면역글로불린의 약 10%(혈청 중 함량; 0.5~2mg/mL)를 차지한다. IgG보다 훨씬 큰 분자량을 가지며, 하나의 J사슬을 가진 5합체가 결합되어 분자량 약 90만의 대분자를 구성하고 있기 때문에 macroglobulin이라고도 일컫는다. 항원 결합부위가 10개 있으므로 적혈구와 세균 등 입자상 항원에 대한 응집능이 높다. 또한 **보체결합능**이 높으며 면역글로불린 중 가장 강하게 보체를 활성화한다. 항원자극에 대해 **가장 초기에 만들어지며** IgD와 같이 B 세포 표면에 많으며 반감기는 짧고 혈중에서의 항체지속은 일과성이다(▶그림 3-6, 표 3-6).

3) IgA

혈청내 면역글로불린의 약 15%를 차지하며 혈청 100mL 당 100~400mg 정도 함유하고 있다. 유즙, 눈물, 콧물, 침, 비뇨생식기의 점액, 기관지 및 소화관 분비액 중에는 분자량 약 40만의 **분비형 IgA**가 존재하며, 이는 **점막면의 감염방어면역**에 기여하고 있다. IgA는 단백

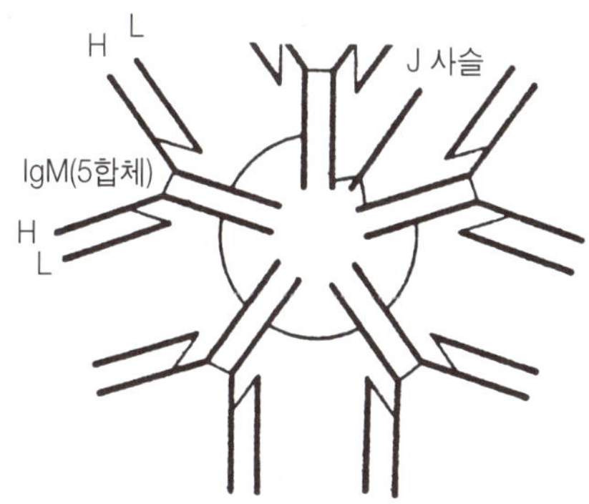

▶ **그림 3-6** IgM 구조

▶ 표 3-6 각종 면역글로불린의 성상

	IgG	IgM	IgA	IgD	IgE
분자량	150,000	900,000	160,000	180,000	190,000
혈청 중 농도(mg/mL)	12.0	1.5	3.0	0.03	0.00005
혈중 반감기(일)	21	10	6	3	2
사슬의 항원형	γ	μ	α	δ	ε
태반 통과성	+	−	−	−	−
보체 결합(활성화)능	+	+	−	−	−
옵소닌 효과	+	−	−	−	−

분해효소에 대해 매우 저항성이 높으며 점막면에 있어서 방어의 주체를 이루고 있다.

4) IgD

골수종 환자의 혈청에서 발견된 것으로서, 정상 혈청에도 총 면역글로불린의 0.2%인 미량(0.04mg/mL 이하)이 함유되어 있으나 항체로서의 의의는 적다. B 세포 표면에 존재하고 있는 것은 림프구의 활성과 억제에 관련이 있다고 본다.

5) IgE

혈중 농도는 매우 미량(총 면역글로불린의 0.002%인 0.0003mg/mL 이하)이다. 기관지 천식과 고초열 등 allergy를 맡고 있는 **리아진**(reagin) **항체**의 본태로서 중요하다. 비만세포와 호염구의 표면에 Fc부와 결합한 세포 친화성 항체로서 존재하며, 재차 침입한 항원(allergen)과 반응하여 이들의 세포에서 여러 가지 화학 매개물질(히스타민 등)을 유리시켜 **즉시형 과민반응**을 **유발**시켜 세포를 심하게 파괴시킨다.

4 항원-항체반응

항원과 항체는 특이적 · 정량적으로 결합하여 항원-항체복합물을 만드는데, 이것은 ▶표 3-7에서와 같이 여러 방법으로 검출할 수 있다. 이들 시험관내 항원-항체반응에 의해 미량의 항원검출과 항원성에 의한 **물질의 동정**이 가능하다. 또한 항체의 존재를 알 수 있을 뿐만 아니라 생체가 가진 어떤 항원에 대한 항체의 상대적인 양(항체가)과 절대량의 측정도 가능하다(▶표 3-7).

1) 침강반응(Precipitation)

눈으로 볼 수 없는 가용성인 항원(침강원)과 항체(침강소)를 반응시키면 항원-항체복합물이 불용성 침강물로서 눈으로 볼 수 있게 되는 반응인데, 지지체로서 한천 등의 gel을 사용하기 때문에 **gel 내 침강반응**이라고도 한다. 우무평판 gel을 사용하는 옥타로니법에서는 gel 내를 확산한 항원과 항체의 결합은 각각의 장소에서 일어나지만 침강선은 보통 1개밖에 형성되지 않는다(▶그림 3-7). 이것은 가장 양호한 항원과 항체의 비율(최적비 ; optimal ratio)에서만 침강반응이 일어나기 때문이다. 이 최적비에서는 항원과 항체가 전부 결합한 것으로 보며 항원, 항체 중 어느 한 가지가 월등하게 많이 존재할 경우에는 침강

▶ 표 3-7 항원-항체반응의 종류와 특징

반 응	항 원	항체의 호칭	특 징	예
침강반응	침강원	침강소	지지체 gel에서의 침강물 형성	옥타로니법 면역전기영동법
응집반응	응집원	응집소	현탁액 중에서의 응집물 형성	시험 응집반응 혈액형 판정
중화반응	독소, 바이러스	중화항체	항체결합에 의한 항원활성의 소실	독소의 형별 바이러스 중화반응
보체결합반응	보체결합항원	보체결합항체	보체의 활성화를 이용	용혈반응 Wasserman 반응
표지항체법	Hormone, 약제 또는 합텐	별무	결합체를 표지물로서 검출	효소항체법(ELA) Radioimmunoassay

반응이 일어나지 않는 것을 **대현상**(zone phenomenon)이라고 한다. 이 반응은 특이성이 높으며 매우 흡사한 구조를 가진 물질의 극소한 항원성의 차이를 식별할 수 있기 때문에 옛부터 항원-항체반응의 기초적 연구에 사용되었을 뿐만 아니라 물질의 동정, 식별에 이용되고 있다. 단백항원의 전기영동과 gel내 침강반응을 조합시킨 면역전기영동은 혈청단백의 연구에 흔히 사용된다.

2) 응집반응(Agglutimation)

세균과 적혈구 등 일정한 크기를 지닌 입자성 항원(응집원)과 가용성 항원(kaolin, latex

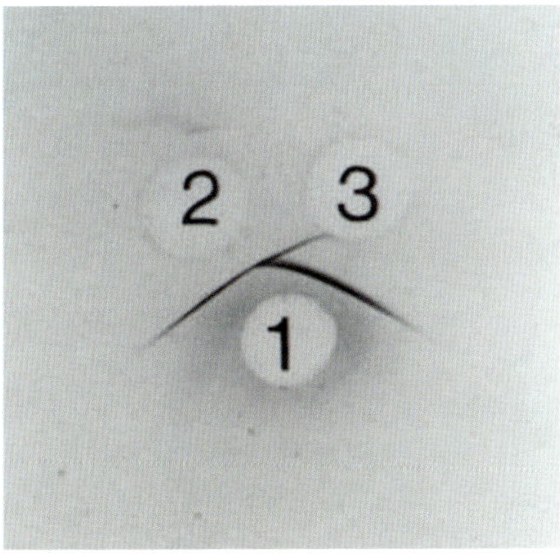

a. 침강반응

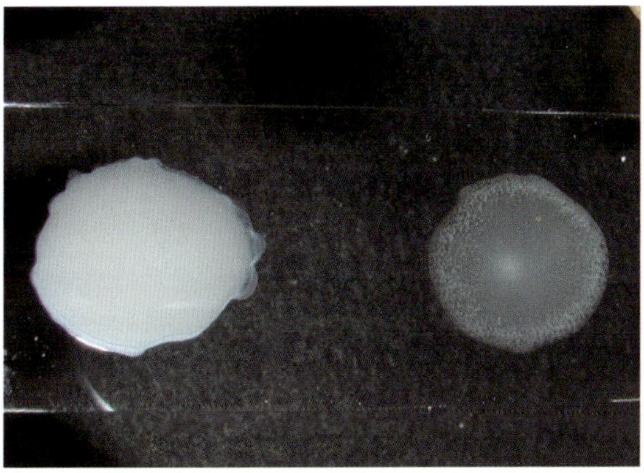

b. 응집반응

▶ **그림 3-7** 침강반응과 응집반응

a : 대장균의 LT와 항 LT 항체에 의한 침강반응. 1은 항 LT 항체, 2는 LT, 3은 콜레라 독소. b : 살모넬라와 그 항체에 의한 슬라이드 응집반응. 왼쪽은 균액이 우유상으로 응집(−), 오른쪽은 거슬거슬한 느낌으로 응집(+).

등의 미립자에 흡착시킨 현탁상태)에 항체(응집소)가 결합하면 응집물을 만들기 때문에 쉽게 판정할 수 있다. 이와 같은 반응을 **응집반응**(agglutimation)이라고 한다. 침강반응과 같은 대현상이 적고, 특히 지지체도 필요로 하지 않기 때문에 세균의 동정과 혈청형별(시험 응집반응), 혈액형 판정 등에 널리 응용되어 왔다. 응집반응은 환자에게서 분리한 미지의 세균을 기지의 항체를 사용하여 항원을 검출하는 것이 목적이다. 반대로 기지의 항원을 사용하여 응집반응이 일어나는 데 필요한 혈청의 최고 희석배수에서 혈청 중의 항체가를 구하는 것을 **정량응집반응**이라고 한다. Typhus증의 혈청진단에 사용하는 Widal 반응과 rickettsia증의 환자 혈청에 대해 시행하는 Weil-Felix 반응이 이에 속한다.

3) 중화반응(Neutralization reaction)

독소, 감염 바이러스, 효소, 호르몬 등 특유한 생물활성을 가진 것이 항원인 경우, 특이적인 항체가 결합하면 각각 활성이 중화되고 소실한다. 이 항원-항체반응을 **중화반응**(neutralization reaction)이라고 하는데, 시험관내 반응에서는 항원과 항체(항혈청)를 일정 시간 반응시킨 후, 그 항원이 가진 생물활성이 저하 또는 소실하고 있는 것을 별도의 특유 반응계에 의해 확인할 필요가 있다. 이 반응에 관여하는 중화항체(neutralizing antibody)는 생체내에서도 마찬가지의 반응에 의해 단독으로 세균독소와 virus에 대한 방어를 담당하고 있는 것으로 생각된다. 또한 파상풍, botulism, 독사에 물렸을 때 사용하는 항독소혈청요법은 중화항체에 의한 수동면역이다.

4) 보체가 관여하는 항원-항체 반응

보체(complement)는 정상 혈청 중에 존재하는 단백으로서, C1~C9의 주요 9성분 외에도 많은 성분과 함께 보체계를 구성하고 있다. 정상 상태에서 보체계는 작동하지 않으나 초기성분이 활성화되면 각 성분은 순차적으로 활성화되어 다양한 생물활성을 나타낸다. 활성화된 보체성분의 어떤 것은 식세포에 의한 식균작용을 촉진시키는 opsonin **효과**(opsonization)와 세균세포막의 **용해(용균)**에 의해 생체방어에 기여한다. 한편에서는 다른 활성화 성분이 anaphylatoxin으로서 생체를 상해하는 경우도 있다. 보체의 활성화가 일어나는 방식에는 세 종류가 있다. 항원-항체복합물에 C1이 결합하여 시작되는 **고전경로**(classical pathway)와 항체의 관여없이 이물 표면의 특수한 구조가 직접 C3에서의 활성화를 촉진하는 **대체경로**(alternative pathway)가 알려져 있으며, 그 밖에 렉틴경로도 있다. 보체의 존재 아래 보체활성화 기능을 가진 항체가 항원과 결합하면, 보체는 활성화되어 특유한 현상을 일으키면서 보체량의 저하가 일어난다. 이러한 특성을 이용해서 항원-항체반응을 높은 감도로 측정할 수가 있다(▶그림 3-8).

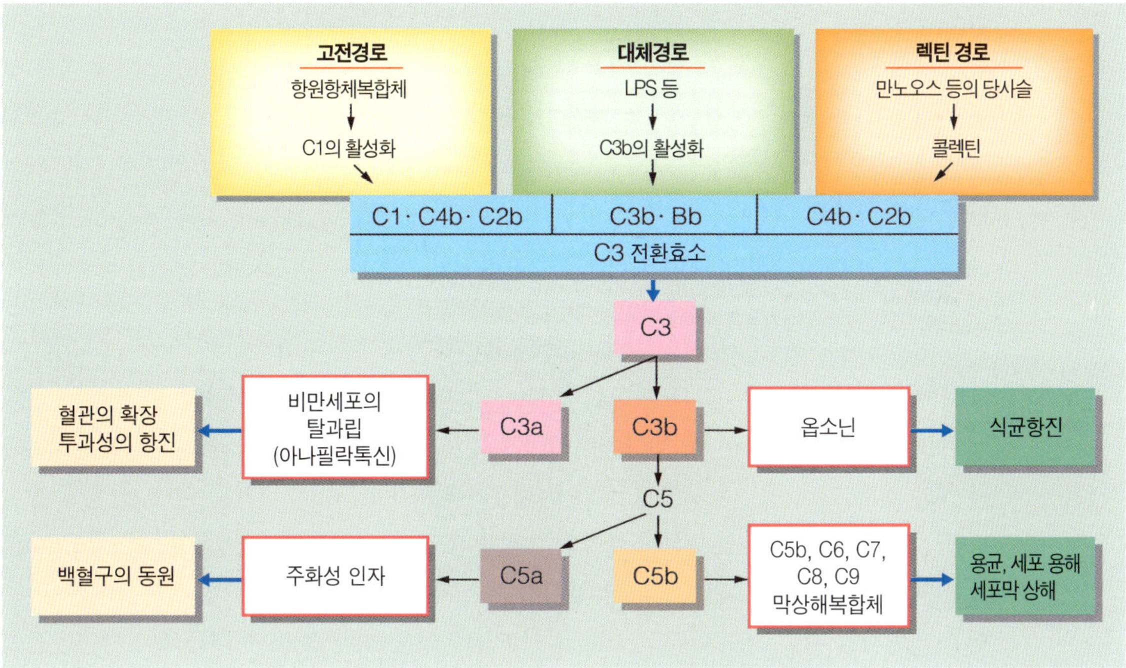

▶ 그림 3-8 보체의 세 가지 활성화경로와 그 작용발현

(1) 세포용해반응(Cytolytic reaction)

항원으로서 세균과 적혈구를 사용하면 항체가 결합하여 보체가 활성화되고 세포막을 파괴하여 항원인 세포는 용해한다. 이것을 항원이 세균인 경우에는 **용균반응**이라 하고, 이때의 항체를 **용균소**라고 한다. 또한 항원이 적혈구인 경우를 **용혈반응**이라고 하며, 용혈반응에 관여하는 항체를 **용혈소**라고 한다. 원래 보체는 용균반응에 관여하는 항체 이외의 혈청인자로서 발견된 것이다.

(2) 보체결합반응(Complement fixation reaction)

항원-항체반응을 전술한 방법으로 검출하기가 곤란한 경우 항원-항체복합물의 양에 따라 보체가 소비되는 것을 이용하여 반응에 최초로 가한 일정량의 보체의 감소 정도에서 항원항체반응을 검출할 수 있는 것을 **보체결합반응**(CF test)이라고 한다. 잔존보체량은 따로 준비한 용혈반응을 이용해서 측정한다. 매독의 혈청진단에 사용하는 Wasserman 반응, 염증의 진단, 세균, 바이러스, 리케차 감염증의 혈청학적 진단 및 동정이 그 대표적 예이다.

5) 표지항체법

항체인 면역글로불린에다 어떠한 표지를 붙인 것을 사용해서 항원-항체반응을 시행하여 항원의 존재와 항원과 항체량을 정량적으로 측정하는 방법으로 종래의 항원-항체반응에 비해 민감도가 높으며 우수한 방법이다. Fluorescein isothiocyanate 등 형광색소로 표지한 항체를 사용하는 형광항체법, I^{125} 등 radio isotope에 의한 radio immunoassay(RIA) 기질을 발색시키는 페르옥시다아제와 같은 효소를 사용한 효소항체법(enzyme immunoassay ; EIA) 등이 현대의 항원-항체반응의 주류가 되고 있다.

6) 혈액형

어떤 사람의 적혈구는 다른 사람의 혈청으로 흔히 응집한다는 것이 옛부터 알려져 왔는데, 이 현상에서 Landsteiner 등(1940년)에 의해 **ABO식 혈액형**이 발견되었다. ▶표 3-6에서 보는 바와 같이 혈구응집원 A, B의 존재양식에 의해 A, B, O, AB의 4형으로 분류된다. 또한 각각의 혈청 중에는 자신이 보유하지 않는 응집원에 대한 항체인 응집소가 자연히 존재한다. 따라서 O형 이외의 혈구는 상이한 혈청에 의해 응집반응을 나타낸다. 한편, O형 혈구는 항원이 없는 것이 아니고 H라 일컫는 항원이 존재한다. 이에 대응하는 자연응집소는 혈청 중에 존재하지 않는다.

ABO식에 이어 중요한 것으로는 Rh식을 들 수 있다. 붉은털원숭이(rhesus monkey)의 혈구를 모르모트(marmotte)에 주사해서 얻은 항혈청에 의해 응집하는 사람의 혈구를 Rh(+)라 하고, 응집하지 않는 것을 Rh(−)라고 한다. 한국인의 경우 Rh(−)는 약 1%에 불과하나 미국인은 17%가 Rh(−)이다. Rh(−) 여성이 Rh(+) 태아를 임신하면 모체에 항 Rh 항체가 만들어지며, 2회째 이후의 임신에서 Rh(+)에게 항원-항체반응에 기인한 태아적아구증(erythroblastosis fetalis)을 일으키는 경우가 있다(▶표 3-8).

이 밖에도 다양한 혈액형이 알려져 있으며 유전학과 법의학 영역에서 응용되고 있으나 혈액형이 가장 문제가 되는 것은 수혈시이다. 혈액형이 일치하지 않는 부적합수혈에서 흔히 중대한 부작용을 일으키기 때문에 ABO식, Rh식 혈액형이 일치한 것을 선택하고 또한 수혈자와 공혈자의 혈액과 혈청을 조합하여 응집이 일어나지 않는 것을 확인하는 교차시험(cross-matching)을 실시해야 한다.

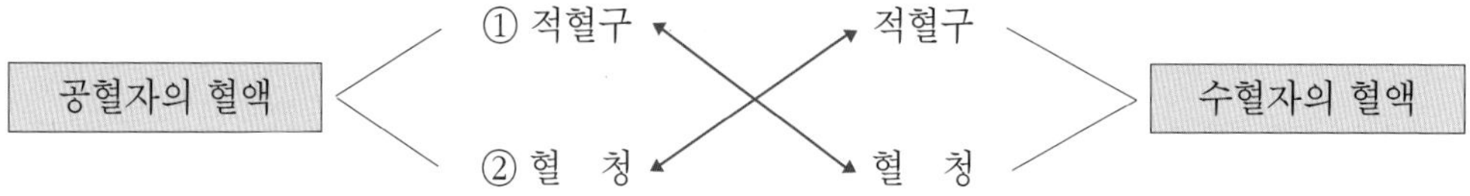

양 시험이 모두 음성이면 그 수혈은 적합한 것이다.

▶ **표 3-8 ABO식 혈액형**

혈액형(표현형)	유전자형	혈구응집원	혈청응집소(항체)
A형	AA, AO	A	β(항B)
B형	BB, BO	B	α(항A)
AB형	AB	A+B	(−)
O형	OO	−	$\alpha+\beta$

5 Monoclonal 항체

항체활성을 가진 면역글로불린은 통상 면역동물의 혈청에서만 추출할 수 있고, 양적인 한계와 동물에 의한 개체차가 있다. 또한 어떤 항원으로 면역을 얻은 항혈청 중의 항체는 그 항원이 가진 몇 가지의 항원결정기에 대한 항체분자의 집합이다. 최근에 와서 특수한 세포

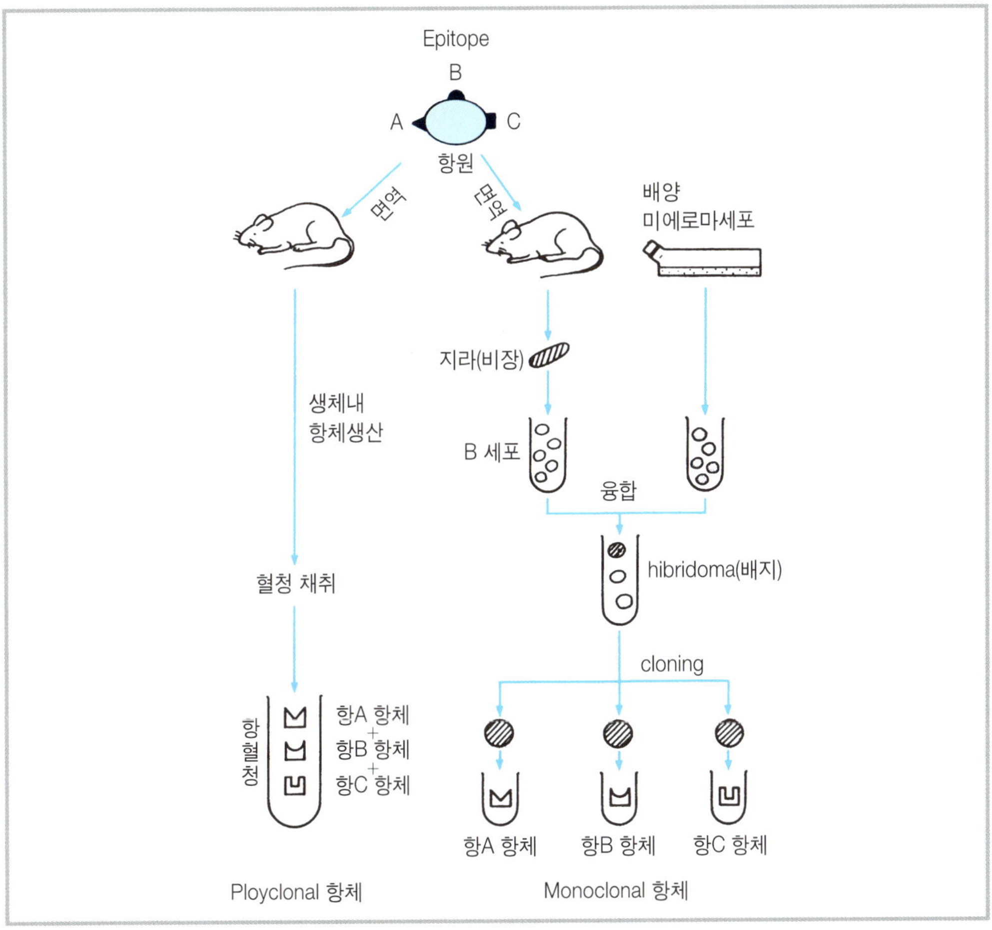

▶ **그림 3-9** 항혈청-Polyclonal 항체와 Monoclonal 항체의 작성법

융합법을 사용해서 면역 동물의 1개의 항체생산세포와 종양세포와의 **융합세포**(hybridoma)를 만드는 것이 가능해졌다. 이 세포를 계속 배양함으로써 무제한으로 단일분자에서 이루어지는 항체 면역글로불린을 얻는 것이 가능한 데 이를 **monoclonal 항체**라고 한다. 단일항원결정기에 대한 단일항체이기 때문에 종래의 항혈청에서는 식별할 수 없었던 많은 항원의 결정과 검출이 가능해졌다(▶그림 3-9).

제 4 절 면역관련 질환

1 과민반응(Hypersensitivity reaction)

생체내에서 일어나는 면역반응이 생체에 대해 불리하게 작용하는 경우를 **과민반응**(hypersensitivity reaction) 또는 **알레르기반응**(allergic reaction)이라 한다. 과민반응을 일으키는 항원을 특히 **알레르겐**(allergen)이라 하고 이들은 **과민증**(hypersensitivity) 또는 **알레르기**(allergy)를 일으킨다. 과민반응은 그 반응을 일으키는 기전에 따라 4가지 유형으로 분류되는데 1, 2, 3형은 모두 B 세포가 생성한 항체가 반응을 맡으며, 이와는 대조적으로 4형은 T 세포들의 생성물에 의해 반응이 일어난다(▶표 3-9). 또한 감작된 개체가 항원자극을

▶ 표 3-9 과민반응의 분류

구 분	즉시형			지연형
	제1형	제2형	제3형	제4형
면역병리학적 반응	아나필락시스형	세포용해 반응	면역복합체 반응	지연형
면역반응체	IgE	IgM, IgG	IgG, IgM	감작 T 세포
반응에 관여하는 세포	비만세포 호염구	K 세포	호중구	대식세포
보체의 관여	−	+	+	−
과민반응의 예	· 기관지천식 · 알레르기성 비염 · 전신아나필락시스 · 페니실린 쇼크	· 자가면역질환 · 용혈성빈혈 · 부적합수혈 · 신생아용혈성빈혈	· 혈청병 · 전신홍반성루푸스 · 사구체신염 · 류마티스열	· 접촉성피부염 · 투베르쿨린 반응 · 감염성 육아종 · 진균에 대한 알레르기 · 이식거부반응

받고 과민증 발현까지의 시간경과가 수분 내지는 수시간으로 짧은 경우를 **즉시형 과민증**(immediate-type hypersensitivity)이라고 하며, 24~48시간이 소요되는 경우를 **지연형 과민증**(delayed-type hypersensitivity)이라고 한다.

1) 제1형 과민반응(아나필락시스형, Anaphylaxisctic response)

어떤 종의 항원(allergen)에 대항에서 생성된 IgE가 조직의 **비만세포**(mast cell)와 혈중의 호염구(basophil)의 Fc 수용체에 결합하여 감작되어 있다가 allergen이 재차 침입하여 세포 표면의 IgE 항체와 결합하면 이들 세포내의 과립에 함유된 **히스타민**(histamine), 헤파린(heparin), 종양괴사인자-α(tumor necrosis factor-α; TNF-α), serotonin, bradykinin 등의 활성물질이 매우 신속하게 방출된다. 그 결과 **혈관 투과성 증가**(**혈관확장**)와 **평활근의 수축**을 일으키는 전신성 아나필락시스 증상을 나타낸다(▶그림 3-10). 기관지천식과 화분증, 담마진(두드러기)은 유전적 소인이 관여한 국소성 아나필락시스로서 **아토피성 알레르기(질환)**이라 부른다. 이종혈청 단백주사나 페니실린을 주사했을 때 발생하는 아나필락시스 쇼크(anaphylactic shock)가 이에 해당한다. 일반적으로는 allergy라고 할 경우 이 제1형 과민증을 지칭하는 경우가 많다.

2) 제2형 과민반응(세포용해 반응 또는 세포독성 반응, Cytolytic & cytotoxic reaction)

세포 표면에 부착한 항원과 그에 대한 항체(IgG)가 반응하여 일어나는 과민반응으로서 다음 3가지 작용기전에 의해 세포용해가 일어난다.

(1) 보체 관여에 따른 세포용해

세포 표면에서 일어나는 항원-항체반응에 보체가 차례로 결합하여 복합체가 형성됨에 따라 활성화(C9)되어 세포용해가 일어난다(▶그림 3-8, 10).

(2) 대식세포에 의한 세포파괴

대식세포들은 IgG의 Fc 부분이나 보체 제3성분인 C3b에 대한 수용체를 가지고 있어서 이를 매개체로 표적세포를 탐식하여 파괴시킨다.

(3) K 세포에 의한 세포파괴

표적세포에 결합한 IgG 항체의 Fc 부분에 Fc에 대한 수용체(Fc receptor)를 가진 K 세포가 결합하면 표적세포가 용해된다.

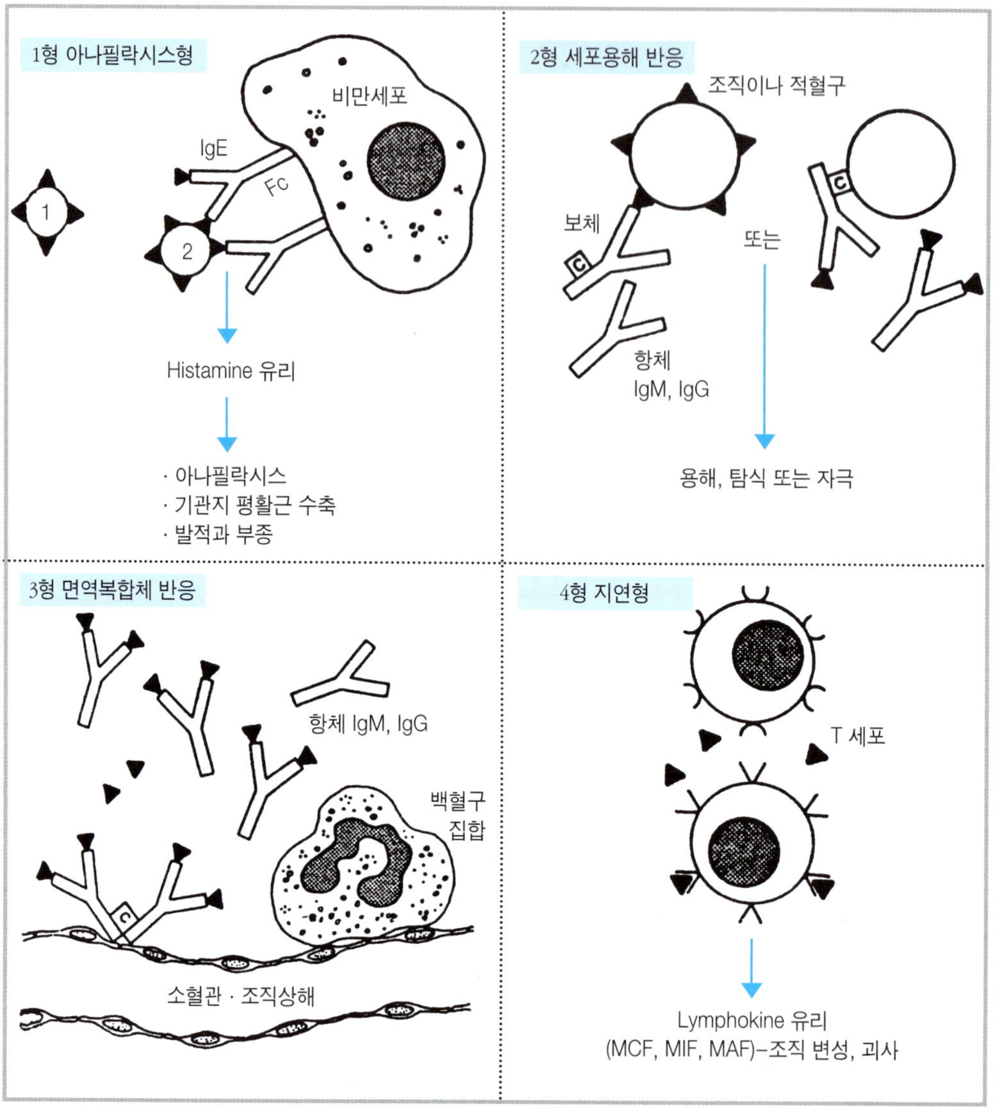

▶ **그림 3-10** 과민반응의 4가지 형태

C : 보체, ▲ : 항원, U와 V는 항원에 대한 특이 수용체

K 세포로서 작용하는 것에는 호중구, 대식세포, 그 밖의 협의적인 K-cell이 있다. 이 반응을 항체의존세포매개세포독성(antibody-dependent cell-mediated cytotoxicity ; ADCC)이라고도 한다.

3) 제3형 과민반응(면역복합체 반응, Arthus type or immune complex disorder)

이 반응에서의 항원은 가용성 항원인데 IgG 또는 IgM 항체와 항원-항체복합체(면역복합체, immune complex)를 만드는 것이 과민증 발현의 출발점이 된다. 가용성 항원에 의해 항체를 형성한 개체의 혈관 내에 동일 항원을 접종하면 2~3시간이 지나면 염증성 발적과 증상이 나타나며 출혈과 괴사에 이르는 경우도 있다. 항원-항체복합체가 보체 C3a와 C5a를 활성화하여 anaphylatoxin이 생산됨으로써 **혈관투과성의 증가** 및 **백혈구 유주집합**이 일어나며, 최종적으로는 백혈구유래의 단백분해효소에 의해 조직상해에 이른다(▶그림 3-8, 10). 치료 목적으로 이종동물의 혈청을 주사한 후에 일어나는 혈청병은 전신적인 3형 과민증으로 자가면역질환에서 볼 수 있는 사구체신염은 면역복합체가 콩팥에 침착한 데서 3형 과민증의 기전으로 발증하는 것이며, 이것을 면역복합체질환이라고 한다.

Chapter 03

4) 제4형 과민반응(지연형 과민증, Delayed-type hypersensitivity; DTH)

1, 2, 3형 모두가 체액면역에 속하는데 반해, 4형은 T 세포가 반응을 맡고 있는 세포면역의 대표적인 것이다. 결핵면역에 있어서의 투베르쿨린 반응이 그것인데, 항원을 피내 접종하면 24~48시간이 지나면 발적, 종창, 충혈이 나타나고 출혈과 괴사에 이르는 경우도 있다. 조직학적으로는 림프구와 대식세포의 현저한 집합이 특징인데 반응발현이 늦기 때문에 **지연형 과민증**(delayed-type hypersensitivity ; DTH)이라고 한다.

이 반응에 항체는 전혀 관여하지 않으며 항원특이적 T 세포에 대응하는 항원이 결합하면 T 세포는 그 곳에서 분열 증식함과 동시에 면역학적 활성을 갖는 다양한 단백성 인자인 **림포카인**(lymphokine)을 생산 방출한다. 림포카인의 일종인 **대식세포 주화성인자**(macrophage chemotactic factor ; MCF)와 **대식세포 유주저지인자**(macrophage migration inhibition factor ; MIF)가 대식세포를 다수 집합시키고, **대식세포 활성화인자**(macrophage activation factor ; MAF)가 대식세포를 활성화시켜 조직세포에 변성, 괴사를 일으킨다(▶그림 3-11).

대표적인 예로 결핵에 대한 투베르쿨린 반응이나 동종이식에 대한 거부반응, 접촉성 피부염 등을 들 수 있다.

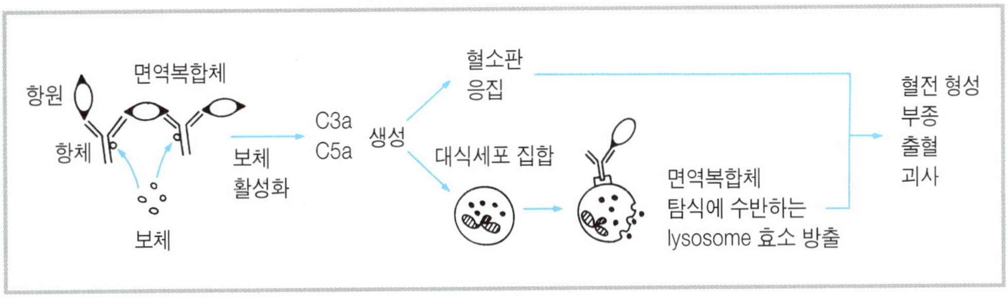

▶ 그림 3-11 3형 과민증의 발현기전

2 자가면역질환(Autoimmune disease)

자가면역질환이란 어떤 원인으로 자기조직에 대한 면역반응이 발생하고 항체(자가항체)와 감작 T 림프구가 만들어져 자기조직상해를 일으키는 면역반응을 말한다. 대표적인 자가면역질환은 ▶표 3-10과 같다.

자기조직에 대해 면역반응이 일어나는 기전으로는 다음과 같은 것이 있다.

1) 격절항원의 인식

수정체렌즈단백질, 뇌조직, 갑상샘, 정자 등은 장기특이적 항원이 있는데, 해부학적으로 면역계와의 접촉이 방해되어 있고 항원으로서 인식되지 않기 때문에 **격절항원**(sequestered antigen)이라고 한다. 외상과 염증으로 이들 격절항원이 면역계를 자극하면 면역반응이 성립된다. 갑상샘이나 수정체렌즈단백질이 다른 부위로 이동되면 자가항원(autoantigen)으로 작용하여 자가면역질환을 일으킨다.

2) 자기항원의 수식

약제와 바이러스 감염에 의해 정상 자가항원이 수식되어 마치 비자기(non-self)항원으로서 인식되는 경우가 있다. 약제 사용 시에 나타나는 자가면역성 혈소판감소증과 만성 활동성 간염 등은 이 기전에 의한 것으로 생각된다.

3) 면역반응의 조절이상

정상적인 자기성분에 대한 클론(clone)이 존재하더라도 면역반응을 강하게 억제함으로써 반응발현에 이르지 않도록 하는 조절기구가 작용하고 있다. 어떤 원인에 의해 이 조절이 혼란해짐으로써 자가면역질환이 일어나는 경우가 있다. 류마티스성 관절염, 전신홍반성루푸스(systemic lupus erythematosus ; SLE) 등에서는 다양한 정상세포 성분에 대한 항체(자가항체)가 발견된다.

4) 비자가항원과의 교차반응

자기성분과 공통된 항원을 가진 미생물에 의한 감염에 있어서, 생산된 항체가 항원성이 교차하는 자기성분을 상해하는 경우가 있다. A군 사슬알균 감염에 이어 발증하는 류마티스열(rheumatic fever)이 대표적 예이다.

▶ 표 3-10 대표적인 자가면역질환

질 환 명	항원이 되는 자기성분	주요 기전
전신홍반성루푸스(SLE)	DNA, RNA, thyroglobulin, 핵단백, 각종 혈구막 세포질, 가용성 항원	면역조절 이상
류마티스성 관절염	(변성)IgG, 핵	면역조절 이상
만성 갑상샘염(Hashimoto 병)	Thyroglobulin, 제2colloid 항원, 세포질	격절항원 인식
약제유도 혈소판감소증	혈소판	항원 수식
류마티스열(심열)	사슬알균과 교차하는 심근항원	항원 교차
교감성 안염	안구포도막	격절항원 인식
중증근무력증	Acetylcholine receptor(신경-근접합부)	면역조절 이상
자가면역성 용혈성 빈혈	적혈구세포막	면역조절 이상

Chapter 03

3 면역증식증후군(Immunoproliferative syndrome)

면역계의 구성세포, 특히 림프구가 감염됨에 따라 또는 종양화하여 이상 증식을 하고 병적상태를 일으키거나 이상한 항체(면역글로불린)의 출현을 보게 되는 경우가 있는데, 이를 **면역증식증후군**(immunoproliferative syndrome) 또는 **면역증식질환**(immunoproliferative disease)이라고 한다(▶표 3-11).

전염성 단핵증은 EB virus 감염에 의해 많은 림프구가 증식하는 다클론성인 면역증식질환인데, 이형항체와 한랭적혈구응집소 등의 이상 항체가 나타난다. 한편, 종양성인 면역증식증후군에서는 단클론의 B 세포 증식에 의해 단클론성 면역글로불린(monoclonal Ig)이 출현하고(M 단백이라고 한다) 이상한 고면역글로불린혈증을 나타내는 경우가 많다. 마크로글로불린혈증(고분자글로불린혈증, macroglobulinemia)은 IgM 생산세포의 증식인데 골수종에서는 다양한 class의 M 단백을 볼 수 있다.

▶ 표 3-11 면역증식증후군의 종류

다클론성
전염성 단핵증(infectious mononucleosis)
면역모구성 림프절증(immunoblastic lymphadenopathy)
단클론성
Macroglobulin 혈증(macroglobulinemia, waldenstrom)
다발골수종(multiple myeloma)
H 사슬병(H-chain disease)
L 사슬병(L-chain disease)

4 면역부전증후군

면역기구의 단일 또는 복수인자가 결핍되든가 상해를 받으면 정상적인 면역반응이 작용할 수 없게 되고 생체방어에 이상이 나타난다. 이것을 **면역부전증후군**(immunodeficiency syndrome)이라고 한다. 선천적으로 유전적인 결손과 기능장애에 의한 것을 **선천성 면역부전증후군**이라 하고, 정상적인 개체에서 다양한 질환에 따라 2차적으로 일어나는 것을 **속발성 면역부전증후군**이라고 한다. ▶표 3-12에 있는 선천성 질환의 대부분은 림프구계의 발생이상이나 분화장애이다. 식세포에 나타나는 선천적 이상 중에서 만성육아종증(chronic granulomatous disease ; CGD)은 호중구의 살균기구 중 활성 산소생성 능력의 선천적 결손인데, 만성 육아종증의 발견에 의해 식세포의 살균기전에 대한 연구가 현저히 진전하였다. 속발성 면역부전은 만성 소모성 질환(당뇨병, 만성 콩팥기능상실, 악성종양 등)과 항암제, 면역억제제의 사용에서 볼 수 있다. 최근 밝혀진 속발성 이상으로는 AIDS를 들 수 있다. AIDS는 retrovirus의 하나인 HIV(human immunodeficiency virus)의 감염으로 T 세포계의 파괴적 상해를 입고 세포면역이 붕괴되어 세균, 바이러스, 원충에 의한 치명적 감염을 일으키는 경우가 많다.

▶ 표 3-12 면역부전증후군의 분류

분 류	주요 결손부위 및 특징
원발성 면역부전증후군	
X 염색체성 무 γ-globulin 혈증(Bruton형)	Ig의 전반적 결핍
IgM 증가를 수반한 면역부전증	IgG · IgA 결핍, IgM 증가
IgA 단독결손	IgA만의 결핍
중증복합면역부전증(SCID)	줄기세포 결핍(stem cell deficiency), Ig 저하
가슴샘무형성증(DiGeorge 증후군)	가슴샘 결핍
Wiskott-Aldrich 증후군	T 세포 감소, IgM 저하, 혈소판 감소
Ataxia telangiectasia	T 세포 감소, 운동실조, 모세관 확장
Common variable immunodeficiency	저 γ-globulin 혈증
원발성 식세포 기능상실	
만성육아종증(CGD)	식세포 활성 산소 생성능 결핍
Chediak-Higashi 증후군	식세포 주화능, 살균능 장애
속발성 면역부전증후군	
약물에 의한 것(면역억제제, 항암제)	전반적 면역기능 저하
감염증	
HIV에 의한 AIDS	도움 T 세포 저하, 면역결핍
기타	
악성종양, 만성 콩팥기능상실, 당뇨병, 중증 열증, 교원병, 중증저영양	전반적 면역기능 저하

제 5 절 이식면역과 종양면역

1 이식면역

같은 종류의 동물일지라도 서로 다른 개체끼리 피부와 장기이식을 시행하면 대부분 이식편은 2주 전후에서 거부된다. 이 현상에는 특이성과 기억이 관여하는데, 이를 **이식면역**(transplantation immunity)이라고 한다. 면역학적인 거부반응이 일어나는 것은 이식편이 면역반응을 일으키는 각 개체 특유의 복잡한 세포항원이 있기 때문인데, 이것을 **조직적합항원**(histocompatibility antigen ; HLA)이라고 한다. 이 중에서 가장 강한 거부반응을 일으키는 항원계를 지배하는 유전자군을 **주조직적합 유전자복합체**(major histocompatibility complex ; MHC)라 하며, 사람에서는 HLA가 이에 해당한다. 일란성쌍생아에서는 HLA가 완전히 동일하기 때문에 이식면역은 성립하지 않으며 거부반응은 없다. 그러나 보통 사람에서의 조직과 장기이식은 상이한 개체에 있어서의 동종이식인 것인데 HLA를 일치시킨 조합을 얻는 것이 중요하다.

1) HLA

사람 MHC인 HLA는 제6염색체상의 A, B, C, D/DP, DQ, DR의 각 유전자좌로 이루어졌으며 당단백인 HLA 항원을 지배하고 있다. 이 중 HLA-A, B, C의 각 항원을 지배하고 있다. 이 중 HLA-A, B, C의 각 항원을 class I 항원, HLA-D/DP, DQ, DR을 class II 항원이라고 한다. 전자는 이식면역의 주요 표적항원이 되는 것으로 림프계세포 외에 간과 피부에도 표현되고 있다. 후자는 이식면역을 유도하는데 항원제시세포에서 높은 농도로 나타나며 면역반응의 질과 강도를 규정하는 기능에 관여하고 있다. 개인의 HLA 항원형은 monoclonal 항체를 사용해서 비교적 쉽게 복사할 수 있다.

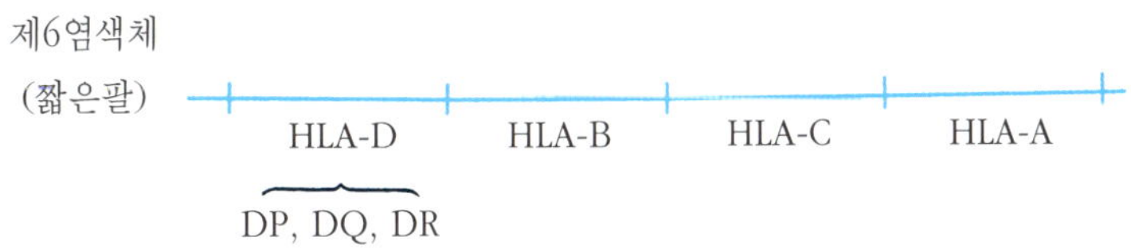

2) Class II 항원과 항원제시

Class II 항원은 면역계 세포에만 존재하는 세포 표면의 특수한 당단백으로 특히 대식세포

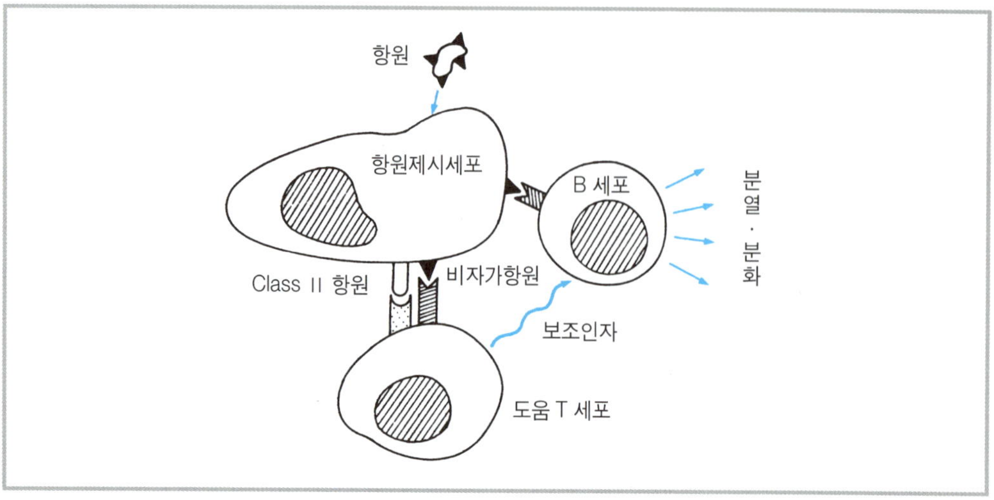

▶ **그림 3-12** Class II 항원과 항원제시

를 주체로 하는 항원제시세포(APC)에 많이 분포되어 있다. APC 상에 표현된 비자가항원은 자가항원인 class II 항원과 함께 helper T 세포를 자극할 수가 있다. B 세포의 분열과 분화에 필요한 보조인자의 생산은 class II 항원이 일치한 APC와 T 세포의 조합에서만 볼 수 있으며, class II 항원이 결여된 대식세포와 상이한 class II 항원의 APC에서는 항원제시는 진행되지 않는다. class II 항원은 주요 조직적합 유전자 복합체에 의한 유전지배를 받고 있기 때문에 항원제시에 있어서의 이와 같은 class II 항원 일치의 필요성을 **유전적 제한**(penetic restriction) 또는 **class II 제한**(class restriction)이라고 한다(▶그림 3-12).

3) 이식면역의 발현기구

상이한 MHC를 가진 조직과 장기를 이식하면 이식편의 class I 항원을 인식하는 T 세포가 자극을 받아 분열, 분화하여 세포독성 T 세포(killer T 세포)를 생성한다. 이 세포는 이식편의 구성 세포에 직접 접촉하여 상해를 주며 거부반응을 일으킨다. 도움 T 세포가 사람에서는 CD_4^+의 표지(marker)를 가진 T 세포 집단에 속하고 있는 데 대해 세포독성 T 세포는 CD_8^+의 표지를 가진 다른 이집단에 속해 있다. 또한 표적세포상의 class II 항원에 대해서는 CD_4^+ T 세포가 자극을 받아 분열, 분화하여 지연형 과민반응을 맡게 되며 lymphokine을 방출하여 대식세포를 활성화하여 이식편의 배제에 관여한다(▶그림 3-13).

4) 이식편대숙주반응

보통 이식에서는 이식을 받은 숙주(host)가 이식면역에 의해 이식편(graft)을 배재하려

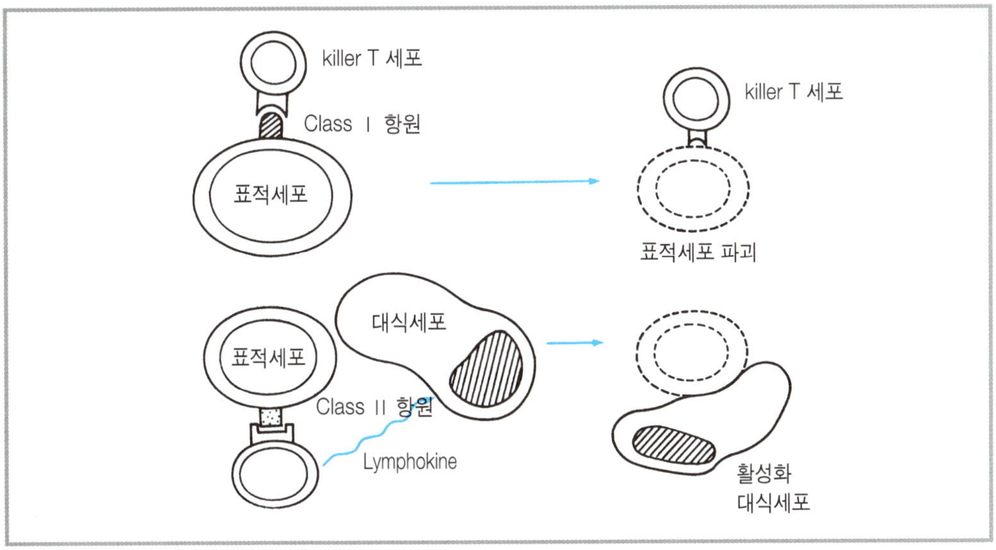

▶ **그림 3-13** 이식면역의 발현기전

고 한다. 만약, 숙주의 면역응답이 일어나기 어려운 상황에서 림프구 세포를 이식하면 이식편인 림프구가 숙주의 MHC에 대한 면역반응을 일으키고 전신성인 병적상태를 초래한다. 이것을 이식편대숙주반응(graft versus host reaction ; GVH)이라 하는데 골수이식에서 문제가 된다.

2 종양면역

암숙주에 있어서의 종양은 자기세포이지만 정상세포에서는 볼 수 없는 종양특이이식항원(tumor-specific transplantation antigen ; TSTA)을 표현하는 경우가 많다. 이 TSTA에 대해 이식면역과 마찬가지의 종양면역이 성립할 수 있는데 암숙주에서는 면역계에 장애를 일으키고 있는 경우가 많으며, 보통은 종양면역에 의한 자기치유를 기대할 수가 없다. 그래서 다양한 면역부활제 등에 의해 종양특이적 T 세포와 전술한 ADCC를 맡은 K 세포의 활성을 상승시킴으로써 항종양 효과를 기대하는 면역요법이 시도되어 어느 정도의 성과를 거두고 있다. 또한 항원특이성은 낮으나 각종 종양세포에 상해활성을 나타내는 NK 세포가 종양에 대한 기본적인 생체방어를 맡는 것이라 하여 중요시 되고 있다.

Chapter 04

제4장 세균학 각론

제 1 절 Gram양성 통성 무산소성 및 산소성 알균

Gram양성 통성 무산소성(혐기성) 및 산소성(호기성) 알균에는 크게 Micrococcus과(Family Micrococcaceae)와 Deinococcus과(Family Deinococcaceae)로 나눌 수 있다. 두 개의 과는 통상적으로 Micrococcus과에 속하는 균이 catalase 양성이라는 점으로 구별될 수 있으며 Micrococcus과에서는 *Staphylococcus*(포도알균)가, Deinococcus과에서는 *Streptococcus*(사슬알균)와 *Enterococcus*(장알균)가 사람에게 병원성균으로 중요하게 취급되고 있다.

1 Micrococcus과(Family Micrococcaceae)

Micrococcus과의 균은 널리 자연계에 분포되어 있다. Gram양성, catalase 양성의 직경 1㎛ 정도의 알균(구균)이다.

Bergey's manual(1986년 제2권)에서는 산소성인 *Micrococcus*, 통성 무산소성인 *Staphylococcus*, 산소성으로서 운동성이 있는 *Planococcus* 및 통성 무산소성으로서 협막을 가진 *Stomatococcus*의 4가지로 분류하고 있다. 이 중 *Staphylococcus*속이 병원성균을 대부분 포함하고 있다.

1) *Micrococcus*속

쌍알균, 사련알균, 소괴상 등의 배열을 나타내는데 Gram 염색을 했을 때의 상태에서는 *Staphylococcus*와의 구별이 쉽지 않다. 당을 호기적으로 분해하며 lysosataphin이라는 효소로 용균되지 않는다는 점에서 *Staphylococcus*와 구별된다. 잡균이라 해서 여러 가지 장

과	속	종
Micrococcaceae	*Micrococcus*	9균종
	Staphylococcus	*S. aureus*(황색포도알균)
		S. epidermidis(표피포도알균)
		S. saprophyticus(부성포도알균)
		기타 24균종
	Planococcus	2균종
	Stomatococcus	1균종

소에서 분리되고 있으나 병원성은 문제가 되지 않는다.

2) 포도알균(포도구균)속(Staphylococcus)

이전에는 황색(*S. aureus*), 표피(*S. epidermidis*), 부성(*S. saprophyticus*)포도알균의 3균종이었다. 포도알균은 다양한 방법으로 분류하는데 Bergey의 분류(1986년)에서는 20종, International J. Systematic Bacteriology에서는 23균종으로 분류하였다.

황색포도알균은 특정 숙주역을 가진 phage에 의해(통상 21종의 phage) I~IV형으로 분류된다.

① 형태 · 배양

포도알균(포도구균)은 1878년 Koch에 의해 사람의 화농소 중에서 발견되었으며 1880년에 Pasteur에 의해 배양되었으며, 포도송이 모양이기 때문에 포도알균이라 명명되었다(▶그림 4-1). 편모는 없고 아포도 형성하지 않으며 보통 우무배지에서 잘 증식한다. *S. aureus*는 황색 집락을 만들며. 기타의 균은 백색, 레몬색을 띤다. 저온(10℃ 정도)에서도 증식이 가능하다.

② 성 상

고농도(3~10%)의 식염첨가배지에서도 증식 가능하다(식염내성). 이 중 황색포도알균(*S. aureus*)의 병원성이 제일 강하며 ㉠ coagulase와 DNase를 생산하고 ㉡ mannitol을 분해하며 ㉢ 세포벽에 protein A를 가지고 있다는 점이 기타 포도알균과 감별점이다(▶표 4-1).

③ *S. aureus*(황색포도알균)가 생산하는 효소와 독소

ⓐ Coagulase : *S. aureus*와 *S. intermedius* 및 *S. hyicus*의 일부가 생산하는 효소이다. 시험관내에서 토끼나 사람의 혈장과 배양균을 37℃로 반응시키면 혈장이 수시간내에 응고한다. 균에 결합하고 있으며 fibrinogen을 직접 fibrin으로 바꾸는 결합 coagulase(bound coagulase)와 혈장 중의 prothrombin을 활성화함으로써 응고시키는 유리 coagulase(free coagulase)의 2종이 있다.

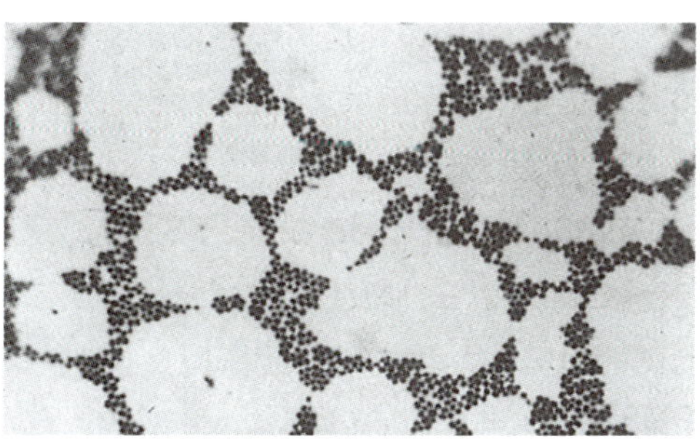

(a) 광학현미경 사진

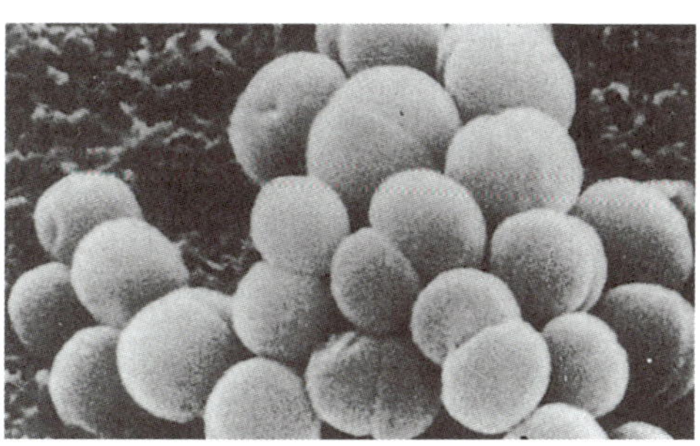

(b) 전자현미경 사진

▶ **그림 4-1** *Staphylococus*의 형태

▶ 표 4-1 포도알균 3균종의 성상

성 상	황색포도알균	표피포도알균	부성포도알균
Colony의 색소*	황색	백색~레몬색	백색
Protein A(세포벽중)	+	−	−
Mannitol 분해	+	−	d
Coagulase	+	−	−
Lipase	+	−	−
DNase	+	−	−
주요 용혈독 **	α, β	S	−
Novobiocin 감수성	S	S	R

* 배양조건과 균주에 의해 변화한다.
** α는 토끼, β는 양, δ는 사람의 적혈구를 잘 용혈한다.

ⓑ 장독소(enterotoxin) : 항원성의 차에 의해 6형(A, B, C_1, C_2, D, E)이 있고, 분자량은 3.5×10^4 dalton의 단백질로서 100℃에서 30분간 끓여도 파괴되지 않는다. 장관에 분포해 있는 미주신경과 교감신경을 통하여 구토 중추를 자극하는 신경독으로 **독소형 식중독**을 일으키는 외독소이다. 가장 흔한 것은 A형이다.

ⓒ 표피박탈독소(exfoliatin) : 항원성이 다른 2형(A, B)이 있으며 분자량은 각각 30, 29.5KDa이다. 표피박리를 일으키는 외독소로 피부에 수포가 생기며 전신의 피부에 침범하는 경우도 있다.

ⓓ 용혈독 : 감수성이 있는 적혈구를 용혈시키며 α, β, γ, δ, ε의 5종이 있다. α와 β는 이열성, δ는 내열성이다. β는 sphingomyelinase C라는 효소인데 hot and cold형 용혈을 한다.

④ 병원성

황색포도알균은 피부 · 호흡기 및 위장관의 상재균으로 *S. epidermidis, S. saprophyticus*는 저항력이 저하된 사람에게 심내막염, 요로감염증, 패혈증을 일으킨다. 또한 *S. hominis, S. simulans, S. haemolyticus*도 병소에서 분리되며 기회감염을 유발한다. 황색포도알균은 다양한 효소(coagulase, DNase, fibrin 용해소, staphylokinase)와 독소인 용혈독(staphylolysin), 백혈구독(leukocidin), 장관독소(enterotoxin), 표피박탈독소(exfoliatin), TSST-1를 생산하여 다음과 같은 질환을 일으킨다.

ⓐ 화농성 염증 : *S. aureus*는 대표적인 화농균으로 피부에 절(furuncle), 옹(carbuncle), 농가진, 봉와직염, 모낭염을 일으킨다. 기타 신체에 염증(결막염, 유방염, 폐렴, 골수염, 관절염, 심내막염 등)을 일으키고 패혈증도 일으키는 경우가 있다.

ⓑ 식중독 : 식품이 균에 의해 오염되면 균의 증식에 의해 생산된 장관독소

(enterotoxin)로 인하여 독소형 식중독이 발생된다. 식품의 오염은 조리사의 손가락의 화농부나 소의 유방염 등으로 인한다. 끓일 경우, 균체는 사멸하지만 독소는 내열성이므로 섭취하면 중독이 일어난다. 독작용에 의해 섭취 후 1~6시간 이내에 구토 등 여러 증상을 나타내는데 예후는 양호하며 수일이 지나면 회복된다.

ⓒ 피부박탈증후군(SSSS) : 특정 균이 생산하는 표피박탈독소(exfoliatin, exfoliative toxin)에 의한다. 신생아에서는 전신에 발적, 부종, 이어서 표피박탈이 일어나는데 리터병(Ritter's disease) 또는 피부화상증후군이라고 한다(▶그림 4-2).

ⓓ 독소형 쇼크증후군(toxic shock syndrome) : 1978년에 Todd 등에 의해 보고된 소아의 고열, 두통, 성홍열양 발진을 수반하는 쇼크이다. 1980년 미국에서 월경처리에 탐폰을 사용한 여성에게서 유행한 바 있다. 최근 황색포도알균이 생산하는 발열성 외독소(TSST-1로 명명되어 있다)와 매우 깊은 관련이 있는 것으로 판명되었기 때문에 부쳐진 이름이다.

Chapter 04

⑤ 진 단

균의 분리, 동정을 시행한다. 포도알균의 분리에는 7.5% 식염첨가 mannitol 배지가 주로 사용된다. 집락, 색조, Gram 염색성 기타의 생화학 성상, phage의 감수성 등에 의해 동정한다(▶표 4-1).

⑥ 치료 · 예방

Penicillin계, cephalosporin계 모두에게 유효하며, 내성균의 출현도 많기 때문에 주의하지 않으면 안 된다. Methicillin 내성 포도알균(methicillin resitance *S. aureus*, MRSA)과 vancomycin 내성 포도알균(VRSA)이 출현하고 있고 이들 균에 의한 원내감염이 문제로 되어 있다. 대책으로는 고름집(농양)을 형성한 부분을 외과적으로 배농시키기도 하고, 기타 감염원이 되었다고 생각되는 이물(정맥 cateter, 요도 cateter, 인공심판 등)을 제거하거나 교환한다. 식중독 예방을 위해 손가락에 화농병소나 염증이 있는 사람은 식품을 다루지 않도록 교육하고 철저한 위생이 필요하다.

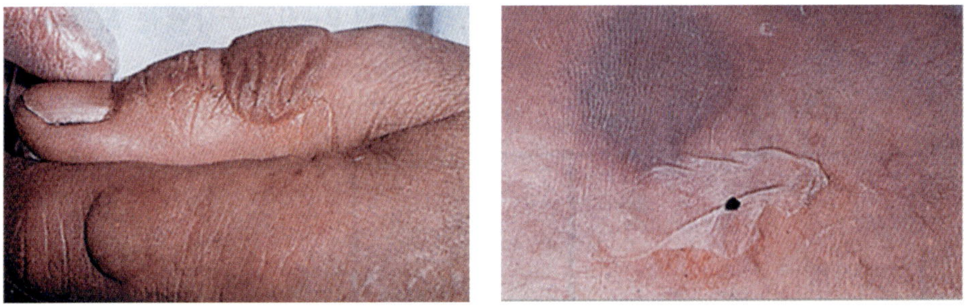

(a) 수포가 형성된 환부

(b) 수포가 터지고 화상부위처럼 표피가 벗겨짐

▶ 그림 4-2 포도알균 감염에 의한 피부화상증후군

② Deinococcus과(Family Deincoccaceae)

Deincoccus과는 12속 67균종이 포함된다. 중요한 것은 *Streptococcus*속, *Enterococcus* 속과 무산소균인 *Peptostreptococcus*속이다. 특히 사람의 사슬알균 감염증의 원인균의 대부분은 *Streptococcus*속에 포함되는 균종이다.

1) 사슬알균(연쇄구균)속(*Streptococcus*)

혈액우무배지에서의 용혈성에 따라 α, β, γ 3종류로 구별하고, 1933년 Lancefield는 세포벽의 carbohydrate 항원성에 따라 A~H 그리고 K~V까지 20개 군(group)으로 분류하였다. 최근 분류에 의하면 *Streptococcus*는 27균종을 포함하는 것으로 알려져 있다.

① 형태 · 배양

0.8~1㎛의 알균으로서 사슬모양을 하고 있으며(▶그림 4-3) 균종에 따라 길이는 매우 다양하다. Gram 양성으로서 catalase 음성이다. 아포는 없으나 일부의 균에서 협막을 형성하며 드물게 편모를 가진 것도 있다.

배양은 혈액우무배지, 혈청첨가배지에서 잘 발육하지만 보통 우무배지에서의 발육은 불량하다. 혈액우무배지상의 집락은 주위에 특유한 용혈환을 가진다.

녹색의 용혈을 나타내는 것을 녹색사슬알균(α-hemolytic *Streptococci*), 완전용혈을 나타내는 것을 β-용혈사슬알균(β-hemolytic *Streptococci*)이라 하여 구별한다. 액체배지는 Todd-Hewitt borth(THB)를 사용하는 데 그 발육성상은 균종에 따라 다르며 침전형, 평형 등으로 다양하다.

② 성 상

β-용혈사슬알균에는 군항원의 종류에 따라 A, B, C, G군 사슬알균으로 분류된다.

α-용혈사슬알균에는 병원균인 폐렴사슬알균 외에 구강사슬알균이 있다. 이들 균종은 그 생화학적 성상의 차이에 따라 구별된다.

③ 병원성

사람의 감염증에서 분리되는 주된 사슬알균의 균명과 혈청학적 분류는 ▶표 4-2와 같다.

④ 진 단

검체의 직접 도말염색표본의 경검에 의해 사슬알균의 형태와 Gram양성을 관찰한다. 배양 검사에 의한 균의 분리와 동정을 시행한다. 혈액우무배지를 사용하여 집락의 성상, 용혈환의 형(α, β), 군별, 기타의 생물학적 성상으로 균종을 동정한다(▶표 4-2).

⑤ 치료 · 예방

각종 항생물질이 유효하다. 성홍열의 화학요법은 pencillin계 약제를 제1선택제로 사용한다. 최근 penicillin 내성균이 분리되어 항균제 선택에 각별한 주의가 요망된다.

과	속	종	
Deinococcaceae	*Streptococcus*	Pyogenic hemolytic *Streptococci*	*S. pyogenes*(화농사슬알균)
			S. agalactiae(B군사슬알균)
			S. pneumoniae(폐렴사슬알균)
			기타 2균종
		Oral *Streptococci*	*S. salirarius*(침사슬알균)
			S. sanguis
			S. mitis
			S. mutans(구강사슬알균)
			기타 7균종
		Lactic acid *Streptococci*	*S. lactis*
			기타 1균종
		Anaerobic *Streptococci*	*S. morbillorum*
			기타 3균종
	Enterococcus	*E. faecalis*	
		E. faecium	
		기타 5균종	
	Peptostreptococcus	*P. anaerobius*	
		기타 8균종	
	기타 P균종	22균종	

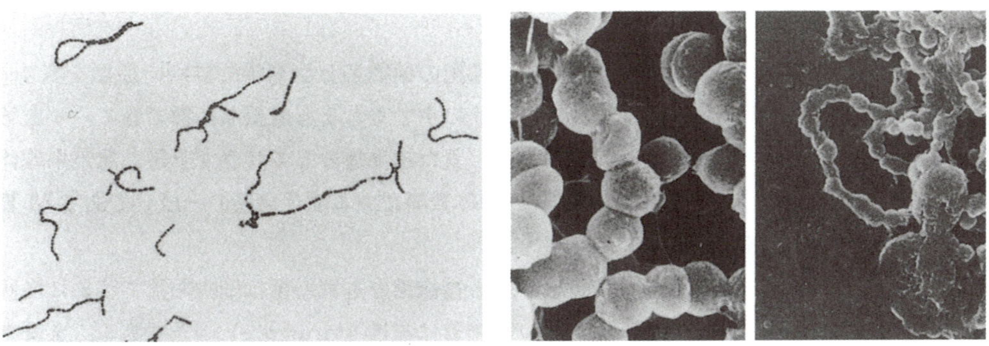

(a) THB 배지에서 하룻밤 배양한 균체의 Gram 염색상 (b) 전자현미경 사진

▶ **그림 4-3** **화농사슬알균(*S. pyogenes*)**

특히, 성홍열의 유행이 예측될 경우 예방 차원에서 penicillin을 투여하는 경우도 있다. 집단생활하는 어린이에게 성홍열이 발생하면 이 집단의 반수는 보균자가 될 수 있지만 오래 정착하지 않고 균은 소실한다. 대부분의 건강한 성인은 편도점막에 화농사슬알균을 보균한다.

▶ 표 4-2 사슬알균 감염증에서 분리되는 주요 사슬알균		
용혈성	군 별	균 종 별
β	A군	화농사슬알균(*S. pyogenes*)
β	B군	*Streptococcus aglactiae* 또는 B군 사슬알균
β	C군	*Streptococcus eqisimilis* 또는 C군 사슬알균
β	F군	*Streptococcus anginosus*
β	G군	G군 사슬알균
α		폐렴사슬알균(*S. pneumoniae*)
비용혈성	B군	B군 사슬알균(*S. agalactiae*)
비용혈성	D군	*Streptococcus bovis*

(1) 화농사슬알균(*S. pyogenes*)

화농사슬알균(화농연쇄구균)은 사슬알균 감염병 중에서 가장 중요한 균종이다. 1차 감염병으로는 급성 편도염, 성홍열, 피부화농성질환, 속발증으로는 류마티스열, 급성 사구체신염 등의 원인균이다. 이들의 환자 분리주에는 균체 표층에 있는 섬모구조의 한 성분인 M 단백항원이 있다.

M 단백은 식세포의 식균작용을 억제하는 작용이 있다. 식작용에 저항한 균은 쉽게 증식하며 감염이 성립하게 된다. 따라서 이 물질은 독성(virulence)인자인 것이다. 발적독소, streptolysin(용혈독) O, streptolysin S, streptokinase, streptodornase, hyaluronidase 등 다양한 균체외 효소 또는 균체외 생산물질을 생산하며 아래와 같은 질환을 유발한다.

① 화농성 염증 : 포도알균과 마찬가지로 다양한 화농성 질환을 일으킨다. 피부화농성 질환, 편도염, 인두염, 수막염을 일으키고 균이 혈액으로 이행하여 패혈증을 일으키는 경우도 있다(▶그림 4-4). 원인균으로는 주로 화농사슬알균 기타 C, G군 사슬알균, 폐렴사슬알균이 분리된다.

② 성홍열 : 소아 전염병인 성홍열은 제3군 법정감염병으로 편도염, 발열, 피부발적 등의 임상증상을 나타내는 전신질환이다. 본 균만이 생산하는 발적독소(Dick 독소)의 작용이 발증에 관여한다.

③ 류마티스열, 급성 사구체신염 : 1차 감염증인 성홍열에서 속발증으로 나타난다. 성인은 과민증에 의한 항원-항체복합체 반응에 의해 발증한다.

진단은 균주의 분리, 동정과 antistreptolysin O(ASLO) 항체의 측정을 한다.

(2) 폐렴사슬알균(*S. pneumoniae*)

폐렴사슬알균(폐렴연쇄구균)은 1881년 Sternberg와 Pasteur가 사람의 침에서 처음으로 분리하였다. 뒤이어 Friedlander가 이 균이 폐렴과 관련이 있다는 것을 증명하면서 주목을 받기 시작하였다.

협막이 있는 Gram양성 알균으로 직경은 0.5~1.25㎛정도이다. 특징적으로 쌍을 이루고 분포한다(Diplococci lancet-shape). 혈액우무배지에서 녹색용혈환(α-hemolysis)을 보이며, ethylhydrocuprein HCl(optochin disk)에 감수성을 보여 이 균을 동정하는데 중요한 요소로 알려져 있다.

*S. pneumoniae*에 의한 폐렴은 고열(38.8~41.1℃)을 동반하여 가슴통증(흉통)을 호소한다. 신생아나 소아의 호흡기 감염의 원인균으로 가장 흔히 분리되고 있으며, 소아에서 성인까지 전 연령층에 수막염의 원인균으로도 중요한 세균이다.

(3) 구강사슬알균(*S. mutans*)

구강사슬알균(구강연쇄구균)은 설탕(sucrose)으로부터 다당류와 유산을 생산하여 치아의 법랑질 표면에 부착하고, 그 내부에 유산을 축적하여 법랑질을 손상시켜 우식증을 유발한다. 또 구강사슬알균은 건전한 치아면의 치면세균막 속에 상재, 설탕을 이용하여 수용성인 다당류와 유산을 생산한다. 그러나 다당류는 수용성이기 때문에 우식 유발성이 약하다. 이 균은 α-용혈을 나타내며, 아급성 심내막염의 원인균이다. 치과처치 중 수행되는 발치, 치석제거, 보존 및 기타 수술을 시행할 때 균혈증을 유발할 수 있다.

Chapter 04

2) 장알균(장구균)속(*Enterococcus*)

1986년 *Streptococcus*속에서 분리되어 새로운 속명이 붙게 되었다. 8균종이 포함된다. 이 중 사람 장관 내에 기생하고 변에서 분리된 균종은 *Enterococcus faecalis*와 *Enterococcus faecium*이 있다.

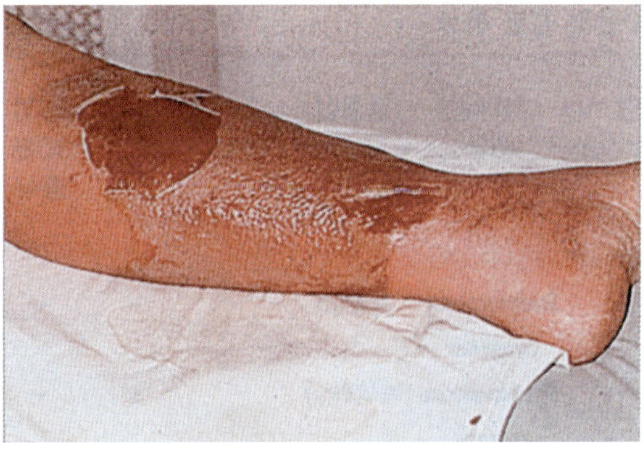

▶ 그림 4-4 사슬알균성 봉와직염

▶ 표 4-3 장알균속의 생화학적 성상

	Ent. faecalis	*Ent. faecium*	*Ent. avium*	*Ent. fallinarum*
① 발육 :				
10℃	+	+	+	+
45℃	+	+	+	+
6.5% NaCl	+	+	+	+
pH 9.6	+	+	+	+
40% 쓸개즙	+	+	+	+
② 가수분해				
arginine	+	+	−	− ~ +
마뇨산	+	− ~ +	−	− ~ +
esculin 가수분해	+	+	+	+
③ 기타 :				
α-용혈	−	+	− ~ +	+
β-용혈	− ~ +	−	−	−
Lancefield 군 항원	D	D	D	D

① 형태 · 배양

Gram양성 알균이며 *Streptococcus*속과 같이 사슬모양으로 길이는 짧다. 혈액우무배지의 집락은 사슬알균과 유사하나 일반적으로 비용혈성이다. 40% bile 첨가배지에서 성장하며 esculin을 가수분해한다. 또한, 6.5% NaCl 첨가 우무배지에서 발육하며 45℃의 온도에서도 발육하는 등 *Strepotococcus*속과 성상이 다르다.

② 병원성

심내막염의 원인균이며 요로감염증을 아주 빈번하게 일으키고 혈액에 침입할 경우 패혈증의 원인이 된다.

③ 진 단

혈액우무배지를 사용하여 분리 배양하고 esculin 가수분해, 6.5% Nacl 첨가배지에서 성장 여부 등을 검사하여 동정한다(▶표 4-3).

④ 치 료

Penicillin계 약제, 기타 항생물질에 감수성이 낮은 경향이 있다. 최근에 vancomycin 내성 장알균(VRE)이 출현하고 있다.

제 2 절 Gram음성 통성 무산소성 막대균

Gram음성 통성 무산소성(혐기성) 막대균에는 많은 중요한 병원균이 포함되고 있으며, 식중독과 법정감염병으로 지정된 장관 감염병을 일으키는 것이 많다. Enterobacteriaceae (장내세균과), Vibrionaceae(비브리오과), Pasteurellaceae(파스퇴렐라과)의 3개 과가 있고, 그 밖에도 *Stérepthbacillus*속 균 등에 함유된 균도 임상재료에서 분리된다. 본 장에서 다루는 주요한 3개 과는 ▶표 4-4와 같이 감별된다.

1 장내세균과(Enterobacteriaceae)

이 과의 균은 통성 무산소성(혐기성) 막대균이다. 호흡 및 발효에 의해 대사를 하며 보통 우무배지에서도 잘 발육한다. 대부분의 균이 주모성 편모를 가졌고 운동성이 있으며 oxidase 음성, catalase 양성이다.

장내세균과 중 전염성과 병원성이 강한 균은 대장균, *Salmonella, Shigella, Yersinia* 등이다. 이 밖에도 *Serratia* 속과 *Proteus* 속 등은 기회감염의 원인이 되기도 한다.

▶ 표 4-4 장내세균과, Vibrio과 및 Pasteurella과의 균의 감별점

성 상	장내세균과	Vibrio과	Pasteurell과
균의 크기(㎛)	0.3~1.5×1.0~6.0	0.3~1.3×1.4~2.6	0.2~0.3×0.3~2.0
형태	곧음	곧음, 일부 균은 만곡	곧음
운동성	D[1)]	+*	−
편모	주모[1)]	극모[2)]	없음
oxidase 반응	−	+*	+*
호염성	−	D	−
포유동물, 조류 기생성	D	−*	+
X 인자 V 인자 요구성	−	−	D
유기질소 요구성	−*	−*	+
기준 종	*Escherichia coli*	*Vibrio cholerae*	*Pasteurella multocida*

D속 또는 종에 따라 다르다.
* 소수의 예외가 있다.
1) 일부의 장내세균(*Klebsiella, Shigella, Y. pestis* 등)은 무편모, 비운동성이다.
2) 극단모와 극다모가 있고, 장염 Vivrio에서는 측모성 편모도 볼 수 있다.

1) 대장균(Escherichia)속

대장균속에는 6개의 종(species)을 포함되어 있으나 그 중 대장균(*E. coli*)이 가장 흔하게 검출되고 임상적 의미도 높다.

(1) 대장균(*Escherichia coli* ; *E. coli*)

① 형태 · 성상

1.1~1.5㎛×2.0~6.0㎛ 크기의 Gram음성 막대균으로서 대부분의 균은 주모성 편모를 가졌으며 운동성이 있다. 특정 장기에 부착하여 정착하기 위한 섬모(정착인자)를 가지기도 한다. 포도당을 발효하고 산과 가스를 만든다. 대개의 균주는 유당을 분해하고 MacConkey 우무배지에서 핑크색의 집락을 만든다(▶그림 4-5).

② 혈청형

다른 많은 균과 마찬가지로 대장균에는 내열성인 O 항원(164종류), 이열성이 K 항원(90종류) 및 H 항원(55종류)이 알려져 있다. 병원성이 있는 대장균은 특정 혈청형을 가진 경우가 많으며 혈청형은 병원성이 있는 대장균의 추정 및 역학조사의 지표로 이용된다. 4종류의 병원성 대장균과 O 혈청형에는 아래와 같은 일정한 관련성이 있다(▶표 4-5).

③ 병원성

대장균은 사람과 동물의 장관, 특히 회맹부에서 큰창자(대장)에 걸친 상재균으로서 분변 1g 중 약 10^6~10^8개가 있다. 따라서 대장균이 검출되는 음료수와 식품은 대변에 오염되어 있는 것으로 생각해도 무방하며, 다른 다양한 병원성 미생물의 혼입도 예상되기 때문에 음료수로 적당한가의 지표로서 대장균 검사가 실시된다.

보통의 대장균은 정상 세균총의 하나로서 무해한 균이나 장관 이외에 담도, 요로, 호흡기 등에 대장균이 국소성으로 침입한 경우에는 병원성을 발휘한다. 그러나 최근 요로감염증을 일으키는 대장균은 요로계 세포에 부착할 수 있는 특별한 병원인자(P 섬모와

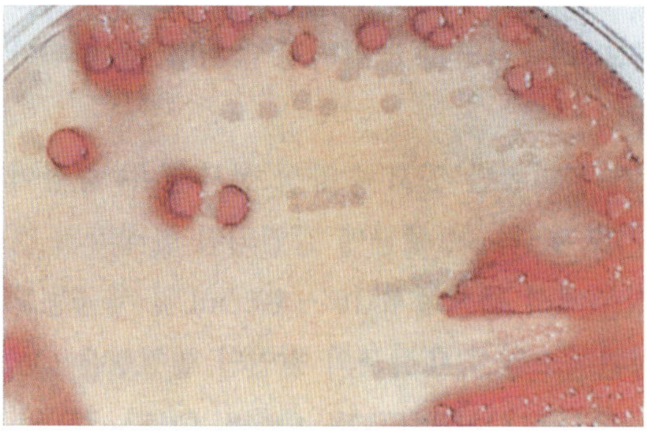

▶ 그림 4-5 MacConkey 배지에서 집락

▶ 표 4-5 병원성 대장균의 종류와 관련하는 O 혈청

장병원성 대장균		장침입성 대장균	장독소원성 대장균		장출혈성 대장균
O18	O119	O28	O4	O77	O104 : H4
O20	O125	O112	O6	O78	O111
O26	O126	O124	O7	O80	O113
O28	O127	O136	O8	O85	O121
O44	O128	O143	O9	O114	O145
O55	O142	O144	O15	O115	O157 : H7
O86	O158	O152	O18	O126	
O111	O159	O164	O20	O128	
O114			O25	O148	
			O27	O153	
			O63	O159	

▶ 표 4-6 장병원성 대장균 식중독의 종류와 특징

원 인 균*	발증기전	주요 증상
장병원성 대장균 (EPEC)	Shigella 독소양 독소(이질 독소와 유사), (단백합성 억제작용)	설사, 발열, 복통, 오심, 구토 (비특이적 증상)
장침입성 대장균 (EIEC)	장점막으로의 균의 침입 (상피세포의 파괴)	설사, 발열, 오심, 복통, 구토, 오한, 권신 권태감
장독소원성 대장균 (ETEC)	LT(→ Adenylatecyclase) ST(→ Guanylatecyclase)	설사, 복통, 발열, 오심, 구토
장출혈성 대장균 (EHEC)	Shigella 독소양 독소 (또는 Verotoxin)	혈변, 복통, 오심, 구토, 발열

S 섬모)를 가지고 있다는 것이 밝혀져, 다른 부위에 감염을 일으키는 대장균도 정상 세균총을 구성하는 대장균과는 달리 각각 특이적인 병원인자를 가지고 있을 것으로 추정하고 있다.

특별한 병원인자 생산능을 가진 일군의 대장균(장관병원성 대장균 또는 설사원성 대장균)은 설사를 주증상으로 하는 장관감염증을 일으킨다. 대장균은 4형으로 분류된다(▶표 4-6).

장병원성 대장균(Enteropathogenic *E. coli*; EPEC)은 살모넬라증과 유사한 증상을 나타낸다. 장침입성 대장균(Enteroinvasive *E. coli*; EIEC)은 이질균과 같은 병원성을 가진 대장균으로 감염되었을 경우 큰창자(대장)의 점막 상피세포 내로 침입하여 증식하고 점막을 괴사시켜 궤양을 형성하는 대장균으로 세균성 이질과 같은 침습성 인자가 있

다. 설사증의 1~5%가 이 세균이 원인이 된다. 장독소원성 대장균(Enterotoxigenic *E. coli*; ETEC)은 내열성 enterotoxin(ST) 및 이열성 enterotoxin(LT)을 생산함으로써 질병을 일으키며 여행자설사증의 중요한 원인균이다. ▶표 4-7은 장독소원성 대장균을 생산하는 enterotoxin의 종류와 성상이다.

장출혈성 대장균(Enterohemorrhagic *E. coli*; EHEC)이 생산하는 Shigella 독소양 독소(Shigella like enterotoxin)는 단백성 독소로서 이질균이 생산하는 독소와 유사하여 이렇게 명명하였다. 1996년 일본에서 O157 : H7에 오염된 육회섭취로 1만 여 명의 환자가 발생하여 13명이 사망하였고, 2011년 유럽(독일)에서 O104 : H4에 오염된 새싹의 섭취로 5천 여 명의 환자가 발생하여 51명이 사망하는 식중독사고가 있었다.

④ 치료 · 예방

일반적인 무아포균과 같이 가열(60℃에서 20분간)로 살균하고 음료수 등의 대장균은 0.5~1.0ppm 정도의 염소로 소독한다.

대장균 감염증에서는 장관 외 또는 장관 감염증의 어떤 유형의 감염증일지라도 화학요법제에 의한 치료가 원칙적으로 유효하다. Ampicillin과 teracyclin 등에 대한 내성주가

▶ 표 4-7 장독소원성 대장균이 생산하는 Enterotoxin

성상 \ 종류	내열성 enterotoxin (ST)	이열성 enterotoxin (LT)
조성(분자량)	Peptide(약 2,000)	단백(약 80,000)
열(100℃, 10분)에 대한 저항성	안정	실활
콜레라 독소와의 유사성	없음	있음
Yersina enterocolitica 및 비브리오와의 유사성	있음	없음
작용기전	Guanylatecyclase 활성화 → cGMP 상승	Adenylatecyclase 활성화 → cAMP 상승 GM, Ganglioside

▶ 표 4-8 발증에 소요되는 경구섭취균량

균 종	발증에 소요되는 균량
Chlolera균	10^8
장병원성 대장균	10^6~10^{10}
웰치균	10^9~10^{10}
Salmonella enteritidis	10^5
Typhus균	10^7~10^9
적리균	10^1

증가되고 있기 때문에 항균제 감수성 시험을 시행한 다음 투여 약제를 선택해야 한다.

(2) *Edwardsiella*속

성상은 다른 장내세균과와 유사하다. 유당을 분해하지 않기 때문에 MacConkey 배지에서 이질균과 같이 무색인 집락을 형성한다. 기회감염균으로 설사, 고름(농), 혈액 등에서 분리된다.

(3) *Citrobacter*속

① 성 상

Citrobacter freundii, C. diversus 및 *C. amalonaticus*의 3균종으로 분류되는데 *C. freundii*의 분리빈도가 높다(약 90%). Voges-Proskauer(V-P) 반응 음성이며 유당을 느리게 분해한다.

② 병원성

자연계와 사람 장관의 상재균이다. 드물게 오줌, 혈액, 객담, 고름 등에서 분리되나 병원성은 약하다. ST 양독소를 생산하여 설사를 일으키는 경우도 있다.

Chapter 04

(4) *Salmonella*속

Kauffmann-White의 항원표에 따라 *Salmonella*속 균은 균체(O) 항원, 협막(K) 항원, 편모(H) 항원의 차이에서 2,000종 이상의 혈청형으로 분류되어 있다. 최근 새로운 *Salmonella*의 분류에 의하면 *Salmonella enterica* 1균종만이 *Sallmonella*속에 존재하고 있는데 이것은 생물학적 성상의 차에 의해 Subgroup 1, 2, 3a, 3b, 4, 5의 6개로 분류된다(▶표 4-9).

사람에게 병원성을 나타내는 typhus균(*S. typhi*), paratyphus A 및 B균(*S. paratyphi* A, B), 장염살모넬라균(*S. enteritidis*)과 쥐티푸스균(*S. typhimurium*) 등의 주요한 *Salmonella* 속균은 거의 모두 subgroup 1에 포함된다.

① 형태 · 성상

0.7~1.5㎛×2.0~5.0㎛ 크기의 막대균으로 주모성 편모를 가졌으며 활발히 운동한다(▶그림 4-6). 유당 비분해하여 SS나 MacConkey 등의 선택배지상에서는 무색 집락을 형성한다.

② 병원성

*Salmonella*속 균에 의한 질병은 다음의 2가지 임상형으로 분류되며 모두 경구감염 한다.

ⓐ 장티푸스와 파라티푸스 (*Salmonella typhi, Salmonella paratyphi*)

환자나 보균자의 대변 중의 티푸스균, 파라티푸스균에 의해 발병되고 전신성 질환으로 제1군 법정감염병에 속한다.

▶ 표 4-9 *Salmonella*(*S. enterica*)의 6개 Subgroup 성상

성 상	Subgroup					
	1 *enterica*	2 *salmae*	3a *arizonae*	3b *diarizonae*	4 *boutenae*	5 *bongori*
편모항원의 상	Diphasic	Diphasic	Monophasic	Diphasic	Monophasic	Monophasic
KCN	−	−	−	−	+	+
ONPG	−	−	+	+	−	+
Malonate	−	+	+	+	−	−
Fermentation of						
Lactose	−	−	±	±	−	−
Dulcitol	+	+	−	−	−	+
Salicin	−	−	−	−	+	−
Mucate	+	+	+	−	−	+
균의 서식장소						
온혈동물	+	−	−	−	−	−
냉혈동물, 자연계	−	+	+	+	+	+
사람에 대한 병원성	+	±(weakly)	±(weakly)	±(weakly)	±(weakly)	±(weakly)

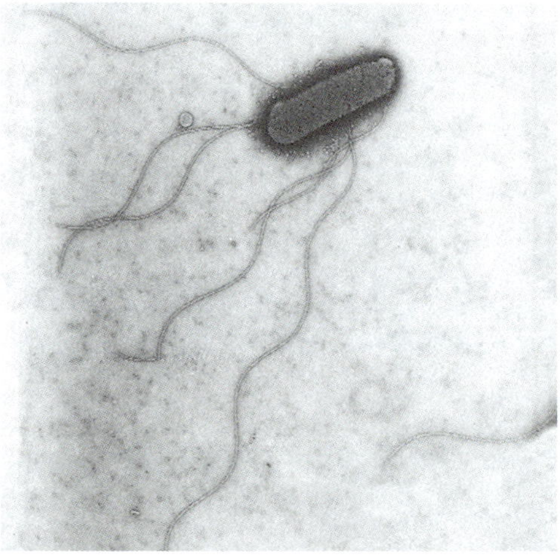

▶ **그림 4-6** 전자현미경으로 본 *Salmonella*균의 형태

장티푸스의 경우 경구섭취된 균은 돌막창자부위(회맹부)의 림프조직에서 증식하고 혈액 중으로 들어가 패혈증을 일으킨다. 고열, 장미진(피진), 비종 등이 주증상이다. 발증 후 2~3주 정도에 항체(Widal 반응에 의해 증명)가 출현하고 회복기에 들어선다. 이 사이에 티푸스균은 신체의 다양한 부위에 침입하기 때문에 그에 따른 검체를 채취하여 검사한다(▶그림 4-7).

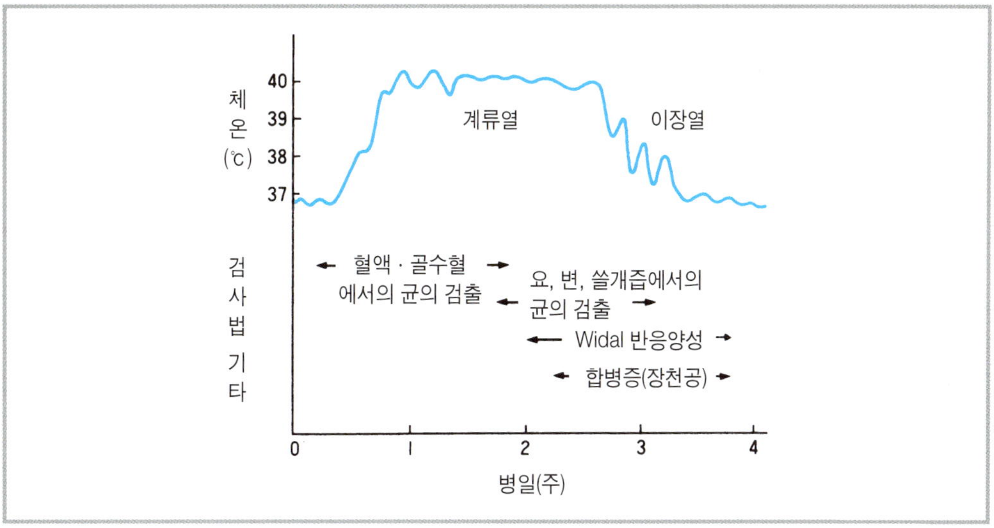

▶ **그림 4-7** 장티푸스의 전형적 경과의 검사법

장티푸스에서 회복하면 평생면역이 성립되는 데 일부는 회복한 후에도 수개월 또는 1년 이상에 걸쳐 균을 계속 배설하는 예가 있어 발병 후 보균자가 되며 감염원으로서 중요한 것이다. 보균자의 대부분은 담석증을 가지고 있으며 쓸개 내에 티푸스균을 보유하고 있다.

파라티푸스는 장티푸스와 거의 같은 경과를 취하는 데 일반적으로 가벼운 증상을 보인다. 장티푸스, 파라티푸스의 발생은 제2차 세계대전 후에 감소하고 있으나 최근에 다시 감염 사례가 증가되고 있는 경향이다.

ⓑ 장염 살모넬라균

장염 살모넬라균(*Salmonella enteritidis*)은 통성 무산소성 그람음성 막대균으로 운동성이 있다. 작은창자와 큰창자의 점막에 침입하여 장염과 농양을 동반한 패혈증을 일으킨다. 치료와 예방은 살모넬라와 동일하다.

ⓒ 쥐티푸스균

쥐티푸스균(*Salmonella typhimurium*)은 감염형 식중독을 일으키며, 최근 감염자가 증가하고 있다.

③ 예 방

균에 오염된 검체(환자의 오줌, 혈액, 분변 등)는 주의하며 경구섭취하지 않도록 주의하는 것이 예방의 원칙이다. 현재 티푸스증에는 사균 vaccine이 경구적으로 사용되고 있다.

④ 치 료

Chloramphenicol, penicillin이 유효하다. 보균자도 마찬가지로 치료해야 한다.

(5) *Shigella*속(이질균)

① 형태 · 성상

0.4~0.6㎛×1.0~3.0㎛의 통성 무산소균(혐기성균)으로 편모는 없고 비운동성이며 협막, 아포도 없다. 유당 비분해(*S. sonnei*는 느리게 분해)로서 SS 우무배지 등에서 무색, 반투명한 작은 집락을 형성한다.

대장균에 비해 저항력이 약하고 열과 건조에 약하나 적은 균수로 감염이 성립되기 때문에 전염성이 강하다.

② 분 류

혈청형과 생물학적 성상에 의해 *S. dysenteriae*, *S. flexcneri*, *S. boydii*, *S. sonnei*의 4균종으로 분류된다(▶표 4-10.)

③ 병원성

전염성이 강하며 제1군 법정감염병인 세균성 이질을 일으킨다. 경구감염으로 음식물을 통해서 감염되고 1~4일의 잠복기 후 주로 큰창자 점막세포 내에 침입하여 세포를 파괴하며 괴사, 궤양을 형성하고 혈액과 점액이 섞인 설사를 일으킨다. 주증상은 발열, 배통증(복통), 고름, 점혈변 등이다. 소아의 이질에서는 신경장애와 순환기장애를 수반하는 경우가 있어 사망률이 높다.

이질균 병원성의 주된 것은 장관 상피세포 침입성이다. 이에 관여하는 세포 침입인자는 주로 plasmid 유전자가 맡고 있다. 이 밖에도 단백합성 억제작용을 가진 독소를 생산하는데 이것도 역시 병원인자의 하나로 생각되고 있다.

▶ 표 4-10 이질균 4균종의 성상과 감별

성 상		균 종				
		S. dysenteriae	*S. flexneri*	*S. boydii*	*S. sonnei*	*E. coli*(대조)
혈청군		A	B	C	D	
O 항원의 혈청수		12	8	18	1	164
운동성		−	−	−	−	+
Indol 생산		d	d	d	−	+
β-galatosidase (ONPG test)		d	−	d	−	+
산생산	Lactose	−	−	−	(+)	+
	Sucrose	−	−	−	(+)	d
	Mannitol	−	+	+	+	+
Ornithine 탈탄산		−	−	−	+	d
Alginine 가수분해		−	−	−	d	d

※ d : 부정확, ( ) 느리게 분해

유행균종은 시대와 함께 변화하여 전에는 A군 이질균에 의한 이질이 많았으나 그 후 B군 또한 최근에는 D군이 많아졌다.

④ **예 방**

실용화된 백신이 아직 없기 때문에 위생환경을 개선하여 감염경로(경구감염)를 차단하는 것이 중요하다.

⑤ **치 료**

최근 임상에서 분리된 주에는 내성주가 많은 데 항균제의 선택은 약제 감수성 시험 후 사용하는 것이 중요하다. 이질은 법정감염병의 하나이기 때문에 격리입원시켜 치료한다.

(6) *Klebsiella*속

① **형태 · 성상**

약간 대형(0.3~1.0㎛×0.6~6.0㎛) 크기의 Gram음성 막대균이다. 두꺼운 협막이 있으나 아포, 편모는 없으며 비운동성이다. 포도당을 신속히 발효하여 산과 다량의 가스를 생산한다. 유당을 분해하고 BTB 우무배지상에서 황색, MacConkey 우무배지상에서 핑크색 집락을 만든다. 사람의 장관과 기도를 비롯하여 자연계에 널리 분포되어 있다.

② **분 류**

이 속에는 5균종이 있으며 임상재료에서 주로 *Klebsiella pneumoniae*(폐렴막대균)와 *Klebsiella oxytoca*이 분리된다. K 항원에 의해 혈청형으로 구별되는 데 추정시험에는 슬라이드 응집반응을 사용하고 확정시험으로는 Neufeld의 협막 팽창시험을 시행한다. 협막 팽창시험은 협막의 항원성에 시험으로 특정한 협막과 대응하는 항혈청을 작용시켜 협막이 팽창하는 것을 Methylene blue액을 사용하여 관찰한다.

이 밖에도 phage 형별, bacteriocin형별 등도 혈청형별과 함께 역학조사 등에 이용된다.

③ **병원성**

*K. pneumoniae*가 가장 병원성이 강하며 호흡기 감염(폐렴), 요로 감염증, 패혈증, 수막염 등 다양한 감염증의 원인균이 될 수 있다. 기타의 균종도 화학요법제에 저항성이 강하며 기회감염증과 균교대증의 원인이 된다.

*K. oxytoca*는 급성 출혈성 위장염에서 검출되는 경우가 많다.

(7) *Enterobacter*속

0.6~1.0㎛×1.2~3.0㎛ 크기의 막대균으로서 주모성 편모가 있고 운동성이다. 12개의 species 중 8개가 사람의 병원성과 관계가 있으며 임상재료에서는 주로 *Enterobacter aerogenes, E. cloacae, E. agglomerans*가 검출된다. 사람과 동물의 장관, 물, 흙 등에 널리 분포된다. 기회감염으로 요로감염증, 패혈증 등을 일으킨다.

Penicillin과 cephalosporin에 내성이 있으며 colistin, aminoglycoside, 제3세대 cephalosphorin제에 감수성이 있다.

(8) *Hafnia*속

사람과 동물의 장, 물, 토양 등 널리 자연계에 분포한다. 임상재료에서의 분리율은 낮으며 병원성은 없다.

(9) *Serratia*속

0.5~0.8㎛×0.9~2.0㎛ 크기의 막대균으로서 *Serratia marcescens*(영균)가 주요 균종인데 *S. liquefaciens, S. rubidaea*도 드물게 임상재료에서 분리된다. 그 밖에도 5균종이 알려져 있으나 병원성은 거의 없다. 주로 허파(폐), 요로 감염증, 패혈증 등 균교대증의 원인균이며 원내감염증도 일으킨다.

토양, 공기 중은 물론 물 속에서도 생존하며 원내감염의 원인이 되기도 한다. *S. marcescens*의 일부는 적색색소(prodigiosin)를 생산한다.

(10) *Proteus*속

사람 및 동물의 장관내 상재균(건강인의 약 25%가 보유한다)이며 자연계에도 널리 분포하고 있다. 현재 4균종이 알려져 있는 데 그들 중 임상재료에서는 *P. vulgaris*와 *P. mirabilis*가 주로 분리된다. 요로 감염증 등을 일으키며 원내감염의 원인균이 되는 경우가 많다.

이 균은 우무배지에서 증식할 경우 주모성 편모에 의한 운동성으로 독립집락을 만들지 않고 swarming(유주현상)을 일으킨다.

*P. vulgaris*의 O 항원은 리케차와 공통 항원성이 있기 때문에 리케차증의 환자 혈청 중에 존재하는 항체가 *P. vulgaris* 균체를 특이적으로 응집시킨다. 이 반응을 Weil-Felix 반응이라고 하는데 리케차증의 혈청진단에 이용된다(리케차 항 참조).

(11) *Yersinia*속

현재 이 속에는 8균종이 있는데 임상적으로는 중요한 것은 페스트균(*Yersinia pestis*), 장염 여시니아(*Y. enterocolitica*), 위결핵균(*Y. pseudotuberculosis*)이다(▶표 4-11).

장내세균으로서의 일반적인 성상을 가지고 있다. 일반적으로 저온(27~30℃)에서의 발육이 양호하며 37℃와 25℃의 배양에서는 운동성 등의 성상이 다르다.

① Pest 균(*Yersinia pestis*)

ⓐ 형태 · 성상

0.5~0.8㎛×1.5~2.0㎛의 양단둔원인 Gram음성 막대균으로 아포와 편모는 없으나

▶ 표 4-11 *Yersinia*속 3균종의 성상과 감별

성 상		균 종		
		Y. pestis	*Y. enterocolitica*	*Y. pseudotuberculosis*
운동성(25℃)		−	+	+
Ornithine 탈탄산		−	+	+
Urease		−	+	+
Indol 생산		−	d	−
Voges-Proskauer test(25℃)		−	+	−
산생성	Sucrose	−	+	−
	Rhamnose	−	−	+
	Naribiose	d	−	+
	Sarycine	+	−	(+)

※ d : 부정확, ( ) 느리게 분해

균체 주위에 협막(envelope)이 있으며, 쥐의 혈액도말 표본에서 양극성 염색을 나타낸다(▶그림 4-8).

*Yersinia*속 3균종의 생화학적 성상은 ▶표 4-11과 같다.

ⓑ 병원성

페스트균은 본래 쥐, 다람쥐 등 설치류에 의한 감염병의 원인균으로 쥐벼룩이 매개하여 사람에게 감염을 일으킨다(▶그림 4-8). 임상병형에는 선 페스트와 허파(폐) 페스트의 2형이 있다.

선 페스트는 벼룩에 물린 상처로 균이 체내에 들어가고 림프선을 통해 혈액으로 들

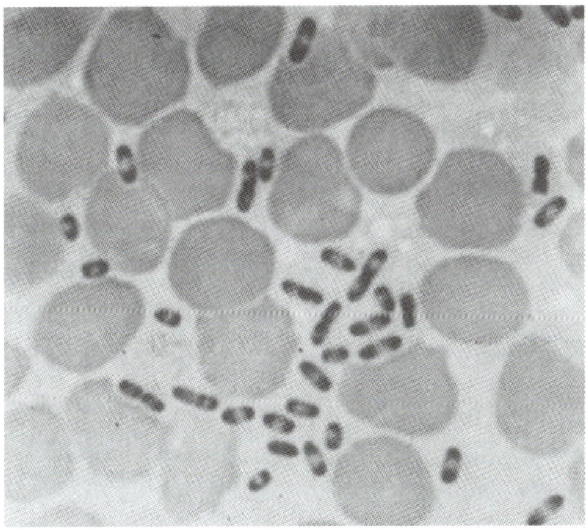

(a) 쥐의 혈액도말에서 양극성 염색 형태

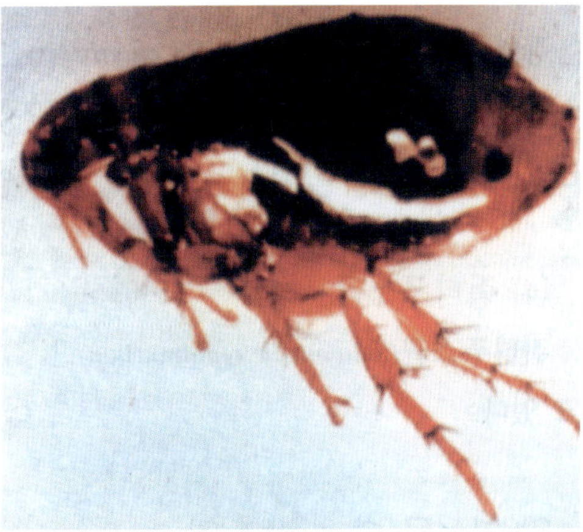

(b) 페스트를 전파하는 쥐벼룩

▶ 그림 4-8 Pest균 염색과 전파

어가 패혈증으로 죽음에 이르는 경우가 많다. 허파(폐) 페스트는 페스트 환자로부터 직접 비말감염으로 전염되어 원발성 출혈성 폐렴을 일으키며 대부분 사망한다. 페스트는 사망률이 높고 심한 청색증을 나타내며 사망하는 경우가 많고 VW 항원이 병원성(독력)에 관여한다.

ⓒ 예방과 치료

Streptomycin과 tetracyclin 등의 항생물질이 어느 정도 유효하다. 일단 발증하면 치사율이 높기 때문에 쥐의 구제와 백신의 접종 등에 의한 예방이 중요하다. 현재 페스트는 우리나라에 없고 검역 감염병으로서 국내의 침입을 감시, 철저한 예방대책을 펴고 있다.

② 장염 여시니아(*Yersinia enterocolitica*)

ⓐ 성 상

돼지와 개 등 포유동물의 장관에 분포하고 오염된 돼지고기 등이 중요한 감염경로이다. 30℃ 이하의 배양에서 주모성 편모를 형성하나 37℃ 배양에서는 볼 수 없는 등 배양온도에 따라 크게 변화하는 것이 특징이다. O 및 H 혈청형별이 역학조사 등에 이용된다.

ⓑ 병원성

이 균에 의한 감염증상은 매우 다양하여 ① 급성 위장염(식중독) ② 회장염, 장관막 림프절염, 충수염 ③ 결절성 홍반 ④ 관절염 ⑤ 패혈증 등을 일으킨다. 이들 중에서 가장 빈도가 높은 것은 ②로, 유아를 중심으로 한 학령기 어린이와 성인에서 많이 나타난다.

이 균의 병원인자의 대부분은 plasmid 지배를 받고 있는데 인자로는 세포침입능, VW 항원, 외막단백, 내열성 enterotoxin 등이 알려져 있다.

ⓒ 예방과 치료

이 균이 0~5℃의 저온에서도 증식이 가능하여 냉장고 내에서도 증식할 수 있으므로 식중독을 예방하기 위해서는 주의해야 한다. 치료는 tetracyclin 등의 항균제 요법이 유효하다.

③ 위결핵균(*Yersinia pseudotuberculosis*)

Gram음성 다형태성 막대균으로 아포를 형성하지 않으며 운동성은 25℃에서는 양성이고 37℃에서는 음성이다. 가축이나 조류에서 발견된다. *Y. enterocolitica*와 유사한 질병을 일으키나 빈도가 적다. 결핵결절과 유사한 병변이 나타나는 경우가 있기 때문에 위결핵균이라 한다.

(12) 장내세균과에 속한 기타의 균종

이상에서 말한 균 외에도 장내세균과에 속한 균으로서는 ① *Morganella*속(*M.*

morganii), ② *Providencia*속(*P. alcalifaciens, P. rettgeri*), ③ *Erwinia*속(*E. amylovora*), ④ *Cedecea*속(*C. davisae* 등), ⑤ *Kluyvera*속(*K. ascorbata, K. cryocrescens*), ⑥ *Tatumella*속(*T. ptyseos*), ⑦ *Xenorhabdus*속(*S. nematophilus, X. luminescens*) 등이 있으나 모두 임상재료에서 분리되는 빈도는 낮고 병원성도 약하다.

② Vibrio과(Family Vibrionaceae)

해수, 하천수 어패류 등에서 분리되는 Gram음성 막대균으로서 운동성을 나타낸다. 사람에게 위장염, 설사증, 패혈증, 창상감염 등을 일으킨다. Vibrio과의 많은 균무리는 0.5~3.0%의 NaCl이 필요하며 대다수는 oxidase 양성으로 장내세균과와 구별된다(▶표 4-12).

Vibrio과 가운데 *Vibrio*속, *Plesiomonas*속균이 사람에게 병원성을 나타낸다.

Chapter 04

1) *Vibrio*속

▶표 4-13에서 제시한 10균종이 사람에게 병원성을 나타내는데 이들은 위장염, 설사증 및 패혈증, 창상감염증을 일으킨다.

(1) Cholera균(*Vibrio cholerae*)

① 형태 · 성상

0.4~1.0㎛×1.0~5.0㎛의 콤마 모양의 Gram음성 막대균으로서 단모성 편모를 가지고

▶ 표 4-12 주요 Vibrio과 3균속의 성상과 감별

성 상	균 종			
	*Vibrio*속	*Aeromonas*속	*Plesiomonas*속	장내세균(대조)
편모	단모성	단모성	총모성	주모성 또는 없음
Oxidase	+	+	+	−
DNase	−	+	−	d
호염성	+	−	−	−
Ornithine 탈탄산효소	+	−	+	d
Alginin 가수분해효소	−	+	+	d
Lysisn 탈탄산효소	+	−	+	d
산생산 포도당	−	d	−	+
Mannitol Inositol	+	+	−	d
Inosite	−	−	+	d

※ d : 부정확

▶ 표 4-13 사람에게 질병을 일으키는 Vibrio속 균

1. 장관감염에 의한 설사에 원인이 되는 Vibrio
Vibrio cholerae
Vibrio chlerae non-O1
Vibrio mimicus
Vibrio parahaemolyticus
Vibrio fluvialis
Vibrio hollisae
2. 패혈증, 창상감염증의 원인이 되는 Vibrio
Vibrio vulnificus
Vibrio alginolyticus
Vibrio metschnikovii
Vibrio damsela

있으며 활발히 운동한다(▶그림 4-9).

담수에서도 증식되며 지적 pH는 pH 8.0 전후이므로 증식배지로서 alkali pepton 수(pH 8.4)를 사용한다. Sucrose를 분해하기 때문에 TCBS 우무배지상에서 황색 집락을 형성하며 녹청색 집락을 형성하는 장염 *Vibrio*와 구별할 수 있다.

② 분 류

ⓐ 혈청형 : 콜레라균과 생화학 성상이 일치하는 *Vibrio*는 O 항원성에 의해 O1(혈청)형과 그 이외의 것으로 대별되는데, 전자는 콜레라균(O1 *Cholerae*균이라고도 함)이며, 후자는 비 O1형 콜레라균 또는 NAG *Vibrio*(non-agglutinable *Vibrio*)라고 한다.

O1 *Cholerae*균의 O 항원은 A, B, C의 3항원 인자로 이루어져 있으며 그 조합에

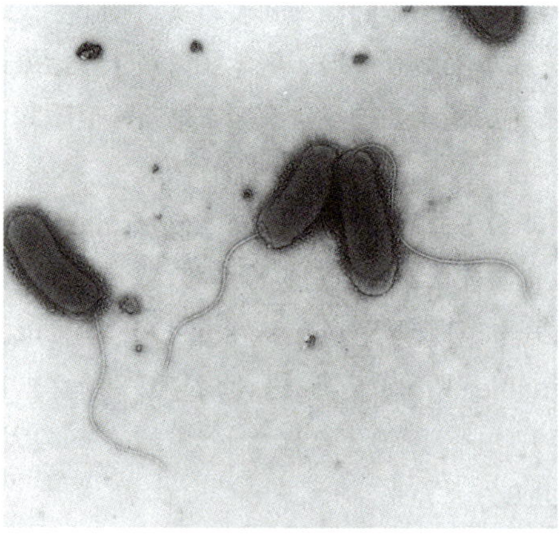

▶ 그림 4-9 *Cholerae*균의 전자현미경 형태

▶ 표 4-14 콜레라균의 생물형 감별

성 상	생 물 형	
	아시아형	El tor형
용혈성(양의 적혈구)	−	+*
적혈구 응집반응(닭의 적혈구)	−	+
Voges-Proskauer test	−	+
Polymyxin B 감수성	+	−
Makerjee의 phage Ⅳ 감수성	+	−
El tor phage Ⅴ 감수성	−	+

* 최근의 분리주에는 (−)인 것이 많다.

의해 Ogawa형(AB), Inaba형(AC), Hikojima형(ABC)의 3혈청형으로 분류된다.

ⓑ 생물형 : 콜레라균에는 ▶표 4-14에서 보는 바와 같이 생물학적 성상에 의한 아시아형(고전형)과 El tor형 콜레라균이 있다.

③ **병원성**

콜레라균으로 오염된 식품을 통해서 경구감염되며 1~3일의 잠복기 후에 심한 쌀뜨물 같은 설사를 일으킨다. 구토는 하나 복통은 적으며 발열도 대개는 일어나지 않는다. 주요 사인은 설사, 구토에 수반하는 탈수증이다. 콜레라에서 일어나는 설사의 대부분은 콜레라균이 생산하는 콜레라독소(enterotoxin)에 의한 것이다.

콜레라는 제1군 법정감염병으로 지정되고 있다.

④ **예방 · 치료**

백신으로는 사균 백신이 있으나 충분한 감염방어 효과를 기대할 수는 없다. 따라서 검역과 개인위생에 주의하는 것 등이 예방에 중요하다.

치료는 대증요법이 중심이 된다. 생명을 위협하는 탈수증 치료가 특히 중요한데 정맥주사로 수액을 보충하는 것과 함께 경구로 수액을 보충하는 것도 중요하다.

(2) NAG *Vibrio*(비 O1형 콜레라균) (Non-agglutinable *Vibrio*, *V. cholerae* non-O1)

콜레라균과 생물학적, 생화학적 성상은 차이가 없으나 O1 항원이라는 콜레라균에 특이적인 항원을 가지지 않는 일군의 균을 *Vibrio cholerae* non-O1이라고 한다.

이 균은 또한 비응집성 비브리오(non-agglutinable *Vibrio*) 또는 NAG 비브리오라고 통칭한다. 식중독 원인균의 하나로서 O1형 콜레라균과 같이 사람에게서 사람으로의 대유행은 일으키지 않는다.

이 균은 경구감염하여 점액혈변 또는 설사, 오심, 구토, 복통, 발열 등을 일으킨다. 설사를 주증상으로 하는 콜레라보다 다양한 증상을 나타내지만 일반적으로 경증이다.

NAG vibrio의 균종에 따라서는 콜레라독소양 독소, 용혈독, 내열성 장관독 등 다양한 독소를 생산한다.

(3) 장염 비브리오(비브리오 패혈증, *Vibrio parahaemolyticus*)

① 형태 · 성상

0.4~0.7㎛×1.4~2.2㎛ 크기의 Gram음성 막대균이다. 해수 중에 생활하는 호염균으로 흔하게 식중독을 유발한다. 콜레라균과는 달리 식염이 없는 배지에서는 발육하지 않으며 또한 *Vibrio alginolyticus*와도 달라 10%의 식염첨가배지에서 발육하지 않고 1~8%의 식염첨가배지에서 발육한다.

Sucrose 비분해성이라는 점도 특징인데 TCBS 우무배지상에서 청록색의 집락을 형성한다. 보통 단모성 편모가 있으며 조건에 따라서는 주모성 편모도 생성한다(▶그림 4-10).

② 병원성

이 균으로 오염된 어패류를 경구 섭취하면 설사, 복통, 구토, 발열을 주증상으로 감염형 식중독을 나타낸다. 우리나라에서는 여름철 발생률이 많은데 15℃ 이상에서 증식을 잘하기 때문이다. 대개는 수일 내에 회복하지만 사망하는 예도 드물지 않다. 장염 비브리오균의 병원인자로서는 Kanagawa 현상에 관여하는 내열성 용혈독으로 알려져 있다. 장염 *Vibrio* 중 사람 위장염 유래주의 대부분은 혈액을 가한 Azuma 배지상에서 용혈을 나타내는데(Kanagawa 현상 양성이라고 한다.) 환경 유래주의 대부분은 비용혈성(내열성 Kanagawa 용혈독)이다.

③ 예방 · 치료

이 균에 오염된 어패류, 식품 등을 보존할 때 주의해야 한다. 백신은 없다. 치료는 항균제를 투여하는 경우도 있으나 penicilline 등은 효과가 없기 때문에 tetracycline 등 이

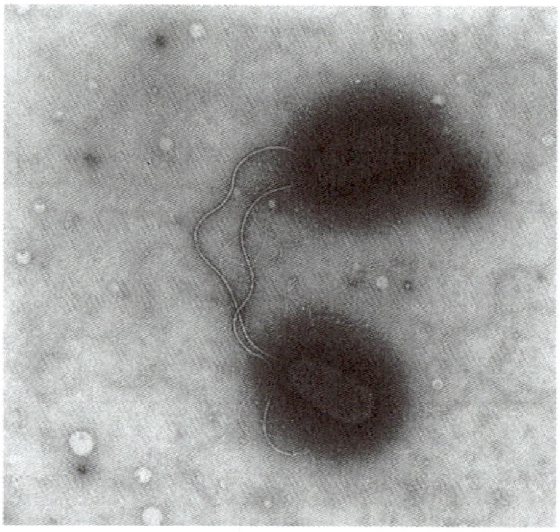

▶ 그림 4-10 장염 비브리오균의 형태

균에 유효한 항균제를 선택해서 사용한다. 탈수증을 비롯하여 순환기 장애 등 증상이 나타나는지 주의하며 필요에 따라 대증요법을 시행한다.

(4) 기타 *Vibrio*

① *Vibrio mimicus*

해수와 강물에서 생활하고 어패류를 통해서 사람에게 식중독을 일으키는 원인균이다. 자당분해성, Voges-Proskauer 반응 음성으로 콜레라독소양 독소와 내열성 enterotoxin을 생산하여 질병을 일으킨다.

② *Vibrio alginolyticus*

해수에 상재하고 일반적으로 병원성은 약하나 때로는 창상감염, 균혈증 등을 일으킨다. 장관병원성은 없다. 자당을 분해하는 점에서 장염비브리오와 구별된다.

③ *Vibrio vulnificus*(*Vibrio* 패혈증)

유당 분해성인 약간 만곡한 막대균이다. 연안 해수에 생존하며 간경변 등의 기초질환이 있는 사람에게 경구감염 또는 창상감염을 일으킨다. 패혈증과 쇼크 등 중증의 경과를 취하는 경우가 많다.

④ *Vibrio fluvialis*

강물과 해수 중에 분포하는 호염성 *Vibrio*로 어패류를 통해서 식중독의 원인균이 된다. 국내 발생은 적으나 해외 여행자설사증의 원인균으로서 분리되고 있다.

⑤ 기 타

Vibrio hollisae, V. metschnikovii, V. damsela 등도 사람에서 분리된 예가 있는데 빈도는 매우 낮다.

2) *Aeromonas*속

*Aeromonas*속 균은 담수 중의 상재균으로서 4균종이 있다. *Aeromonas salmonicida*는 비병원성이며 *A. hydrophila, A. sobria* 및 *A. caviae*가 임상재료에서 분리되며, 기회감염증인 패혈증, 창상감염, 심내막염 등을 일으킨다. 앞의 2종은 식중독의 원인균으로 지정되어 있다.

이 속의 균은 0.3~1.0㎛×1.0~3.5㎛ 크기의 단모성 편모를 가진 Gram음성 막대균이며, 포도당, 자당, 젖당을 분해한다. Oxidase 양성이며, 이 점은 대장균 등과의 중요한 감별점이 된다.

3) *Plesiomonas*속

이 속의 균에는 *Plesiomonas shigelloides* 1균주만이 포함된다. Shigella *sonnei*와 공통

의 O 항원성을 가지고 있기 때문에 이 이름으로 명명하였다. 0.8~1.0㎛×3.0㎛ 크기의 Gram음성 무아포성 막대균이며 균체의 일단에 2~5개의 편모를 가지고 있고 운동성이 있다. 담수 중에 상재하고 담수어 등을 통해서 경구감염되며 급성 위장염을 일으키기 때문에 이 균은 식중독 원인균의 하나로 지정되어 있다. 일반 설사증 환자로부터의 분리 빈도는 낮으나 해외 여행자설사증에서는 흔히 분리된다.

3 Pasteurella과(Family Pasteurellaceae)

비운동성인 막대모양 내지는 짧은 막대모양의 Gram음성균이다. 통성 무산소성(혐기성)이며 oxidase와 catalase 양성이며 포도당을 발효하여 분해한다. *Pasteurella*속, *Haemophilus*속, *Actinobacillus*속이 알려져 있다.

주로 *Pasteurella*속, *Haemophilus*속이 임상재료에서 분리된다.

1) *Pasteurella*속

이 속균 중 병원성이 있는 것은 *Pasteurella multocida*이다. 개, 고양이, 야생동물에게 질병을 일으킨다. 사람에게는 물린상처(교상)의 창상부위 감염과 호흡기 감염 등을 일으킨다.

2) *Haemophilus*속

Gram음성 막대균으로 필라멘트상을 나타내며 다형태성이다. 발육인자로서 X 인자(hemin)와 V 인자(NAD 또는 NADP)의 양쪽 또는 한쪽이 필요한 데 *Haemophilus*속 균 동정에 중요하다. 포도알균 등은 V 인자를 생성하기 때문에 V 인자 요구성인 *Haemophilus*가 포도알균의 주변에서 증식하며 커다란 집락을 형성하는 것을 볼 수 있는데 이것을 **위성현상**(satellitism)이라 한다.

(1) *Influenza*균(*Haemophilus influenzae*)

인플루엔자의 원인균이라 생각되어 붙여진 이름이다. 이 균은 인플루엔자 바이러스 등의 바이러스 감염에 이어 2차적인 호흡기계 감염증을 일으키는 것으로 알려져 있다. 또한 소아의 화농성 수막염(혈청형 B가 많다)과 중이염, 심내막염, 폐렴 등의 원인균이 되기도 한다. 협막다당체의 항원성에 의해 A~F의 6혈청형으로 또는 생화학적 성상에 의해 I~VIII의 8생물형으로 분류된다.

(2) *Parainfluenza*균(*Haemophilus parainfluenzae*)

*Haemophilus haemolyticus*와 *H. aphrophilus* 등과 함께 상기도와 구강 내에 상재하며 드물게는 심내막염, 균혈증 등을 일으킨다.

(3) *Haemophilus aegyptius*

Koch가 이집트의 안질환자에게서 발견하고, 4년 후 Weeks에 의해 분리 배양되어 Koch-Weeks 막대균이라고도 부른다. 전염성이 강한 유행성 급성 결막염을 일으킨다.

(4) 연성하감균(*Haemophilus ducreyi*)

성병의 하나인 연성하감의 원인균이다. 성병 중의 약 10%가 이 균으로 인한다. 성교 등의 접촉감염 후 4~10일의 잠복기를 거쳐 국소 통증만이 있는 발적, 고름, 궤양(하감)을 일으킨다.

Chapter 04

4 기 타

1) *Streptobacillus*속

이 속에는 *Streptobacillus moniliformis* 1균종이 존재하는데 쥐의 구강 내에서 상재한다. 사람은 물린상처(교상)에 의해 감염되며 발열, 발진, 관절염 등의 증상을 나타내는 서교증을 일으킨다.

다형성을 나타내는 균으로서 협막과 편모가 없다. Gram음성 통성 무산소성(혐기성) 막대균의 하나이다.

5 장관 감염증의 원인미생물의 종류와 분류

현재까지 약 20균종의 균이 설사를 주로 하는 장관 감염병(식중독)을 일으키는 것이 알려져 있다. 이들은 ① 생체외(또는 식품내) 독소형 ② 생체내 독소형 ③ 조직 침입형이 있다(▶표 4-15).

생체외 독소형인 균에서는 살아 있는 균을 섭취하여 발증하는 것이 아니라 식품 중에서 증식한 균이 생산한 독소를 섭취함으로써 발증한다.

②와 ③의 경우 살아 있는 균을 경구 섭취함으로써 질병이 발생되며 감염형 장관감염 원인균으로 총칭한다. 경구 섭취된 균이 장관 내에 정착, 증식한 후 어떤 균은 독소를 배출하

▶ 표 4-15 장관병원균(식중독)의 종류와 분류

감 염 형		생체외 독소형
침입형	생체내 독소형	
Salmonella spp. *Shigella* spp. Enteroinvasive *E.coli* *Yersinia enterocolitica* *Campylobacter fetus*	*Vibrio cholerae O1* *Vibrio cholerae non-O1* *Vibrio fluvialis* *Aeromonas sobria* Enterotoxigenic *E. coli* Enteropathogenic *E. coli* Enterohemorrhagic *E. coli* *Bacillus cereus* *Clostridium perfringens* *Clostridium difficile* *Vibrio parahaemolyticus* *Campylobacter jejuni* *Campylobacter coli* *Plesiomonas shigelloides*	*Clostridium botulinus* *Staphylocccus aureus*

여 몸을 공격하기도 하는데, 이를 **생체내 독소형 미생물**이라 한다. 또 어떤 균은 직접 체내(장관 상피세포와 조직)에 침입하여 병을 일으키는데, 이를 **조직 침입형 미생물**이라 한다. 이들 장관감염 원인균의 대부분은 법정감염병과 식중독 원인균으로 지정되어 있으며 예방에 대한 연구가 이루어지고 있다.

제 3 절 Gram음성 산소성 막대균 및 알균

분류학상의 위치변화가 빈번하게 이루어지는 매우 불안정한 세균이다.

특히 DNA homology 및 16s rRNA seguence 등을 통한 분석으로 최근에도 세균의 분류학상 위치가 변동되고 균명도 새롭게 명명되는 것이 많다. 사람에게 병원성인 Gram음성 산소성(호기성) 막대균은 분류학상 위치에 관계없이 포도당을 발효하지 않는다는 공통 특성을 갖고 있다는 점에서 임상에서는 포도당 비발효성 Gram음성 막대균(glucose non-fermentation bacilli; NFB)이라고 불린다. NFB는 임상에서 분리되는 전체 세균집단에서 장내세균 다음으로 높은 빈도로 분리되고 있으며(약 15~20%), 이 중 *Pseudomonas*속이 가장 많으며 사람에게 기회감염을 일으키므로 매우 중요하다.

과	속	종
Pseudomonadaceae	*Pseudomonas*	*P. aeruginosa*
	Stenotrophomonas	*P. fluorescens*
	기타 2속	*P. putida*
		P. cepacia
		P. maltophila
		기타 87균종

1 Pseudomonas과(Family Pseudomonaceae)

자연계에 널리 분포하는 대표적인 비발효균인 편성 산소성 Gram음성 막대균으로서 임상에서 가장 흔하게 분리되는 세균은 녹농균(*Pseudomonas*)이다. 근래에 만성 질환자, 화상, 백혈병, 항암제와 면역억제제 투여를 받고 있는 사람, 면역기능상실인 사람 등 저항력이 저하된 숙주에서 기회감염증이 증가하고 있다.

이렇게 면역저하 환자에게 기회감염을 유발하는 NFB에는 *Pseudomonas* 외에 *Stenotrophomas*, *Moraxlella*(*Branhamella*를 제외), *Acinetobacter*, *Flavobacterium*, *Burkholderia* 및 *Alcaligenes*이 이에 해당한다.

1) *Pseudomonas*속

(1) 녹농균(*Pseudomonas aeruginosa*)

① 형태 · 배양

0.5~0.7㎛×1.5~3.0㎛의 막대균이며 1개의 단모가 있다. 보통우무배지에서 잘 발육하며 장내세균용 MacConkey, DHL 등의 배지에서도 쉽게 발육한다.

② 성 상

Glucose를 산화적으로 이용하며 oxidase 반응 양성으로 42℃에서 발육할 수 있다. 주로 녹색색소(pyocyanin)를 생산하는 데 이 밖에도 형광색소를 생산하는 것이 있다(▶그림 4-11). 고름, 분비물은 녹색을 띠는 경우가 많으며 균명의 유래로 되어 있다. 고름의 착색과 특유의 악취(금속취)에 의해 쉽게 녹농균의 감염을 알 수 있다(▶표 4-16).

③ 병원성

병원성은 비교적 약하나 저항력이 떨어진 숙주에게 기회감염을 일으키며 피부의 화농, 요로감염, 호흡기감염, 패혈증 등의 원인이 된다. 환자의 병소 외에도 토양, 물 등의 자연계, 사람 및 동물의 피부, 장내 등에 널리 분포하며 병원 내의 수도관 등에 존재한다.

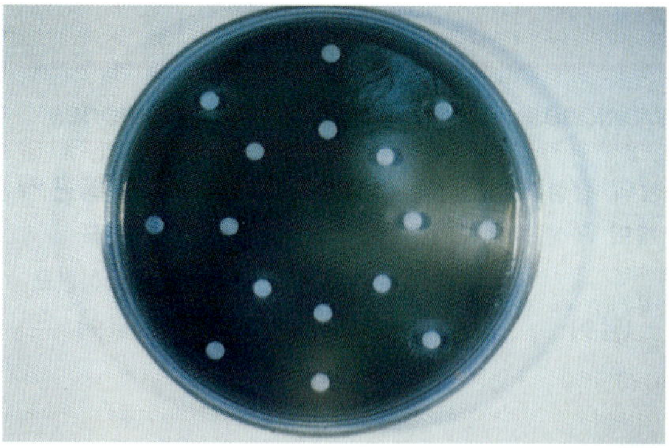

▶ 그림 4-11 녹농균의 녹색 색소

▶ 표 4-16 녹농균 및 주요 유사균의 성상									
균 종	편모수	Oxidase	Glucose	Maltose	피오시아닌 생산	황색 색소	Alginin 수해	Lysin 탈탄산	Ornithine 탈탄산
P. aeruginisa	1	+	+	−	+	−	+	+	−
P. fluresens	>1	+	+	d	−	−	+	+	−
P. putida	>1	+	+	+	−	+	+	+	−
P. cepacia	>1	+	+	+	−	−	−	+	d
P. naltophilia	>1	−	−	d	−	−	−	+	−

녹농균은 약제내성인 것이 많은 데 유효하다고 쓰이는 약제에서도 내성(저항성)을 획득하기 쉽다. 또한 역성비누와 히비텐 등의 소독약에도 저항성이 있기 때문에 원내감염을 일으키기 쉬우며 균교대증을 일으키는 대표균으로도 알려져 있다.

④ **진 단**

균의 분리, 동정을 시행한다. 생화학적 성상 외에도 색소 생산성을 확인한다.

⑤ **치료 · 예방**

화학요법제로서는 carbenicillin, sulbnicillin, ficarcillin, piperacillin, cefsulodin, cefoperazone 등을 단독 또는 amikacin, gentamicin 등의 aminolycoside계 항균제와 병용한다. 원내감염을 일으키기 쉽기 때문에 가급적 1회용 기구를 사용하고 의사, 간호사 등 의료 종사자의 손을 철저히 소독할 필요가 있다.

(2) *Stenotrophomonas*속

사람의 감염증과 관계가 있는 것은 *maltophilia*균 뿐인데 이 균에 관해서는 *P. maltophilia*로서 녹농균 유사의 *Pseudomonas*의 항에서 간단히 기술한 바 있다.

❷ Legionella과(Family Legionellaceae)

자연환경의 물, 공기 조절기와 냉방기의 냉각수, 웅덩이 물, 연못 및 토양에 분포한다.

과	속	종
Legionellaceae	*Legianella*	*L. pneumophila*(레지오넬라증균)
		기타 6균종

1) *Legionella*속

(1) *Legionella pneumophila*(레지오넬라증균, 재향군인병균)

① **형태 · 배양**

0.3~0.9㎛×2~20㎛의 산소성 Gram음성 막대균으로 필라멘트 모양을 하고 있다. 단모가 있고 운동성이다. 당 비분해이며 catalase와 oxidase test 모두 양성이다. 편성 산소성(호기성)이나 배양하기가 어렵고 활성탄 분말을 가하여 발육 억제물질을 흡착 제거한 BCYE (Bufferd charcol yeast extract) 배지에서 충분한 습도를 유지하여 5~7일간 배양한다. pH에 민감하여 pH 6.9±0.05를 벗어나면 자라지 않는다(▶그림 4-12).

② **병원성**

균이 먼지와 물과 함께 aerosol이 되어 사람에게 흡입되면 폐렴을 일으킨다. 1976년 미국의 필라델피아에서 재향군인회의 대회에 참가한 많은 사람이 폐렴에 걸린 적이 있어서 **재향군인병**(Legionnaire's disease)이라고 명명되었다. 조사결과 대회가 있었던 호텔의 공조기 고장으로 냉각수 중의 세균이 에어로졸이 되어 이것을 흡입한 데서 발증했

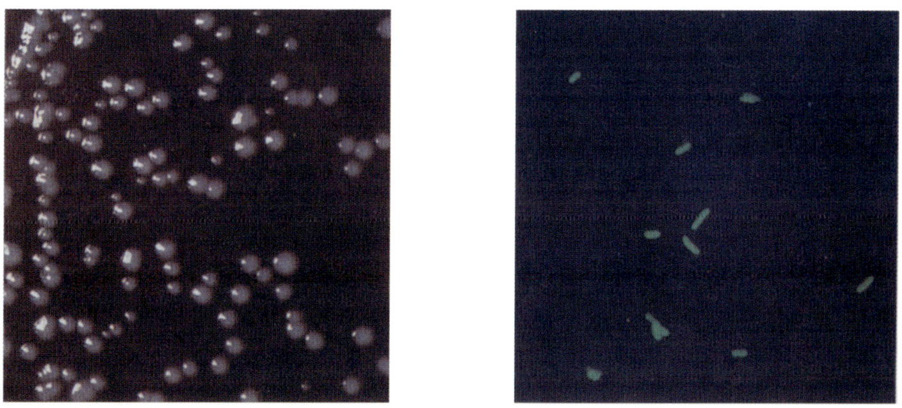

(a) 레지오넬라균의 집락 (b) 형광항체로 염색한 레지오넬라균

▶ **그림 4-12** 레지오넬라균

다는 것이 밝혀졌다. 감염된 사람은 일반적으로 고령자, 소아 등이며 당뇨병, 암 등의 기초질환이 있는 자가 많으나 건강인에서도 발증할 수 있다. Erythromycin이나 rifampicin이 유효하다. 에어로졸이 될 가능성이 있는 각종 냉각수, 급수, 급탕설비를 소독한다.

③ Neisseria과(Family Neisseriaceae)

이 과의 모든 균은 동물에서 유래하는 산소균(호기성균)인데 *Acinetobacter*속만은 토양과 물에도 존재한다.

과	속	아속	종
Neisseriaceae	*Neisseria*		*N. gonorrhoeae*
			N. meningitidis
			기타 9균종
	Moraxella	*Moraxella*	*M. lacunata*
			기타 4균종
		Branhamella	*B. catarrhalis*
			기타 4균종
	Acinetbacter		*A. calcoaceticus*
	Kingella		3균종

1) *Neisseria*속

(1) 임 균(*Neisseria gonorrhoeae*)

① 형태 · 배양

직경 0.6~1.0㎛ 크기의 강낭콩 모양의 쌍알균(쌍구균)이다. 병소에서의 고름, 분비물 등에서는 균체가 백혈구 내에 식균된 상태로 쌍알균으로 보이는 것이 특징이다(▶그림 4-13). 편모, 협막은 없으며 산소성으로 5~10% CO_2의 공급이 필요하며 30℃ 이하나 38.5℃ 이상의 온도에서는 발육하지 못한다. 선택배지인 Thayer-Martin 배지나 trimethoprime lactate를 넣은 수정한 MTM 배지를 배양에 주로 사용한다.

② 성 상

보통우무배지에서는 발육하지 않으며 당 분해시험에서는 glucose만이 양성이다(▶표 4-17).

③ 병원성

사람에게만 감염하고 성행위에 의해 감염한다. 남성에서는 임균성 요도염(임질), 부고환

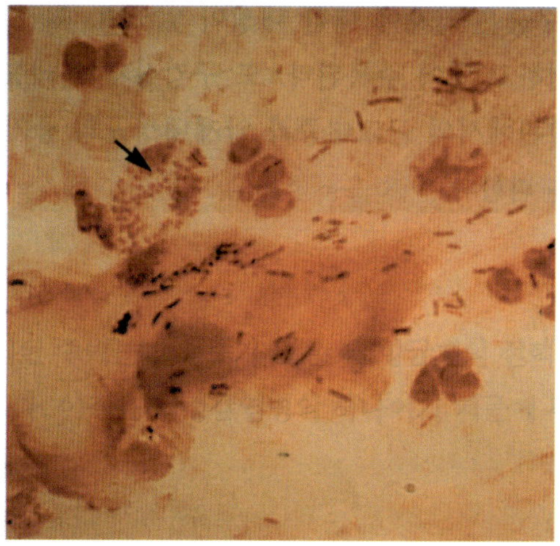

▶ **그림 4-13** 백혈구 내에 식균된 쌍알균

염, 여성에서는 질염, 자궁경관염, 자궁내막염, 기타의 성기 부속기관의 염증을 일으켜 불임의 큰 원인이 된다. 패혈증을 일으키고 그 후 관절염을 일으키는 경우가 있다. 최근에는 임균에 의한 인두염과 직장염도 볼 수 있다. 출생시 신생아가 산도에서 감염되어 임균성 결막염이 되고 때로는 실명하게 된다.

④ 진 단

고름, 분비물의 염색표본을 직접 현미경으로 관찰하고 또한 분리 배양해서 생화학적 성상으로 동정한다.

⑤ 치료 · 예방

Penicillin에 감수성이나 penicillin 내성균도 있다. 기타 sulfa제, 가나마이신, erythromycin, cephalosporin계 항생물질이 유효하다. 성병 예방에는 콘돔을 사용한다. 임균성 결막염의 예방을 위해 신생아에게 1~2%의 질산은 용액이나 안연고, penicillin,

▶ **표 4-17** *Neisseria* 및 기타 Gram음성 막대균의 성상

균 종	형 태	Oxidase	Chocolate 우무의 발 육	보통우무에서의 발 육	Glucose 분해능	Maltose 분해능	질산염 환원능
임균(*N. gonorrhoeae*)	쌍알균	+	+	−	+	−	−
N. meningitidis	쌍알균	+	+	−	+	+	−
기타 Neisseria	쌍알균	+	+	+	[+]	[+]	[−]
M. lacunata	짧은막대균	+	+	+	−	/	+
B. catarrhalis	쌍알균	+	+	+	−	/	+
A. calcoaceticus	짧은막대균	−	+	+	+	/	/

※ [ ] : 예외가 있다.

tetracycline 용액을 점안한다.

(2) 수막염균(*Neisseria meningitidis*)

① 형태 · 배양

임균과 비슷하며 수막염균은 협막을 가진 것이 많다. 수액, 코인두의 분비물을 Mueller-Hinton 배지와 MTM 배지에서 분리 배양한다.

② 병원성

법정감염병인 수막알균(구균)성 수막염의 원인균이다. 발증 초기에는 감기 증상과 비슷한데 이때 코인두에서 균이 검출되고 감염의 위험이 높고 혈행성으로 수막에 도달하여 사망률이 35~50%로 높고 살아도 여러 가지 중추신경계에 후유증을 남긴다. Penicillin이 유효하고 sulfa제와 cephalosporin계 항생물질이 사용되며 환자는 격리시킨다.

(3) 기타의 *Neisseria*

구강 내에는 비병원성인 *Neisseria*속 균이 다수 상재하고 있는데 보통 우무배지에서 발육한다.

2) *Moraxella*속

*Moraxella*아속(Subgenus *Moraxella*)과 *Branhamella*아속(Subgenus *Branbamella*)으로 분류된다.

(1) *Moraxella lacunata*(사람결막염균)

① 형태 · 배양

직경 0.8~1.2㎛ 편모는 없고 협막은 있다. 혈액우무 또는 초콜릿우무에서 발육한다.

② 병원성

상기도의 상재균인데 염증부위에서 분리되며 폐렴, 패혈증을 일으킨다. 전에는 결막염에서 분리되었으나 최근에는 그 빈도가 낮다. Penicillin에 감수성이다.

(2) *Branhamella catarrhalis*(*Moraxella catarrhalis*)

① 형태 · 배양

형태는 *Neisseria*속과 같으며 보통 우무배지에 발육한다. 당을 분해하지 않으며 20℃에서도 발육이 가능하다.

② 병원성

사람 코인두 내에 상재균으로 기관지염, 폐렴을 일으키는 경우가 있다. β-lactamase

생산균이 많기 때문에 제3세대인 cephalosporin계로 치료한다.

3) *Acinetobacter*속

(1) *Acinetobacter calcoaceticus*

전에는 *Anitratus*균(*A. caleoaceticus var anitratus*)이라고 했다.

① 형태 · 배양

0.5~1.0㎛×0.5~2.6㎛의 막대균 또는 알균으로 주모성 편모를 가진 편성 산소균이다. MacConkey 우무배지에서 발육한다.

② 병원성

토양, 상수, 하수, 사람 및 동물의 분변에서 분리된다. 사람에게 기회감염을 일으키며 요로, 호흡기 및 화농소와 패혈증에서 분리된다.

화학요법제로서는 tetracycline계, gentamycin, 제2 · 3세대의 cephalosporin계가 사용된다.

4 과가 불분명한 속의 균

Bergry's manual에는 분류학상 어느 과에도 들어가지 않는 Gram음성 막대균이 16속 기재되어 있다. 그 가운데 5속에 대해서는 알아 둘 필요가 있다.

속	종
*Flavobacterium*속	*F. meningosepticum*
	기타 5균종
*Alkaligenes*속	*A. faecalis*(Alkali 대변균)
	기타 1균종
*Brucella*속	*B. melitensis*
	B. abortus(소유산균)
	B. suis(돼지유산균)
	기타 3균종
*Bordetella*속	*B. pertussis*(백일해균)
	기타 2균종
*Francisella*속	*F. tularensis*(야생토끼병균)
	기타 1균종
기타 11속	

1) *Flavobacterium*속

① **형태 · 배양**

0.5~1.0㎛×3.0㎛의 비운동성, 산소성 Gram음성 막대균이다. 보통우무배지에서 발육하나 혈액우무가 필요한 것도 있다.

② **병원성**

토양과 물의 상재균으로 일반적으로 사람에는 상재하지 않는다. 그러나 병원 내에서 기회감염을 일으키는 경우가 있다. 특히 *F. meningosepticum*균은 미숙아에게 감염될 경우 수막염과 패혈증의 원인이 된다. Tetracycline계와 macrolide계의 항생물질이 유효하다.

2) *Alcaligenes*속

전에 *Achromobacter*속이라 일컬었던 것도 포함된다.

① **형태 · 배양**

0.5~1.0㎛×0.5~2.6㎛의 막대균 또는 알균으로서 주모성 편모를 가진 편성 산소균(호기성균)이다. MacConkey 우무에서 발육한다.

② **병원성**

대표 균은 alkali 대장균인데 기회감염을 일으킨다. 토양, 상수 및 사람 장관의 상재균이나 병소 외 습윤한 곳에도 있다. Tetracycline계 및 제3세대의 cephalosporin계 항생물질에 감수성이 있다.

3) *Brucella*속

동물의 감염병 병원체인데 동물로부터 사람에게도 감염된다.

① **형태 · 배양**

0.5~0.7㎛×0.6~1.5㎛의 알균 및 막대균 모양의 비운동성 산소균이다. 균분리에는 Brucella 우무를 사용한다(▶표 4-18).

② **병원성**

임신한 동물에 감염되면 유산시킨다. 병원성 균종은 ▶표 4-18에서 성상과 함께 열거하였다. 때로는 동물로부터 사람에게 감염되어 패혈증을 일으키고 파상열을 나타낸다.

치료는 streptomycin과 tetracycline계의 병용이 좋다. 동물의 배설물에 의한 경구감염, 경피감염, 비말감염이 있는 만큼 주의해야 한다.

▶ 표 4-18 *Brucella*속의 주된 균종의 성상

균 종	CO_2 요구성	Urease 생성능	Thionine	Fuchsin	H_2S 생산
B. melitensis	−	약함	+	+	−
B. abortus	+	강함	−	+	+
B. suis	−	강함	+	−	−

* 양, 염소에게 감염한다.

4) *Bordetella*속

(1) 백일해균(*B. pertussis*)

① 형태 · 배양

0.2~0.5㎛×0.5~1.0㎛의 비운동성으로서 편성 산소성인 Gram음성 막대균으로 극염색성이 나타난다. Bordet-Gengou 배지를 사용하여 환자의 기침을 배지에다 직접하든가, 인두를 닦은 액을 배지에다 도포하여 3~6일간 배양한다(▶그림 4-14).

② 병원성

백일해균에 감염되면 균은 기도점막에서 증식하는데 7~10일의 감기증상의 카타르기가 된다. 이 시기에는 감염력이 매우 강하다. 또한 2~3주 후에는 백일해 특유의 경련성 기침이 나타나는데 연속해서 기침이 일어나기 때문에 흡기할 때 특징적인 소리를 낸다. 이 상태를 reprise, whooping인 발작기이며, 청색증과 구토를 수반한다. 3~6주간 지속된 후 회복기에 들어간다.

③ 치료 · 예방

초기에 γ-globulin 주사로 효과가 있으며 항생물질로서는 macrolide계, tetracycline계가 사용된다.

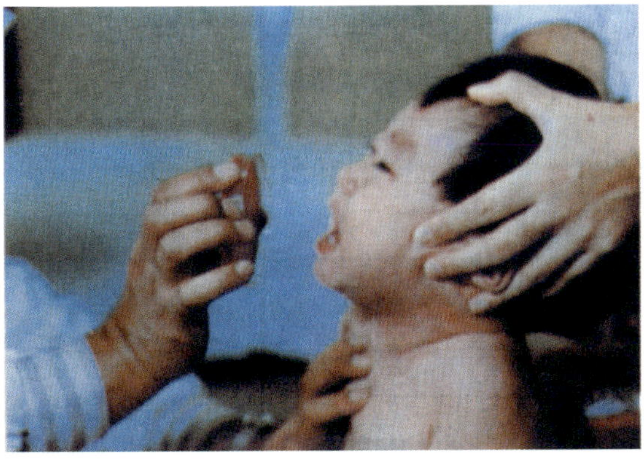

▶ 그림 4-14 기침평판법에 의한 백일해 진단

보통 디프테리아 toxoid, 파상풍 toxoid와 함께 3종 혼합백신(DPT 백신)으로 예방한다. 가장 위험한 연령은 1세 이하로, 조기에 예방접종을 할 필요가 있다. 법률적으로는 생후 2개월 이후에 접종을 시작하도록 하고 있으나 유행시에는 더 빠른 시기에 시작하는 것이 좋다. 백신 접종을 받지 않은 소아가 환자와 접촉한 경우에는 erythromycin을 예방적으로 투여한다.

5) *Francisella*속

(1) 야생토끼병균(야토병균, *F. tularensis*)

① **형태 · 배양**

0.2㎛×0.2~0.7㎛의 비운동성, 편성 산소성인 Gram음성 막대균으로 극염색성이 나타난다. 돼지 간배지, 난황배지, cystein 첨가 포도당 혈액우무배지 등이 사용된다. 최근 DNA 검사법으로 이 균속이 *Pasteurella, Yersinia*나 기타 장내세균속과는 아무런 관계가 없다는 것이 밝혀져 균속의 명칭을 바꾸었다.

② **병원성**

산토끼의 질병으로 들쥐, 다람쥐 등의 동물 사이에서 유행하며 보균하고 있다. 이들 동물을 통해서 사람에게도 경피, 호흡기 및 경구적으로 감염된다. 진드기에 의해 매개되는 경우도 있다.

림프절형, 폐렴형 등이 있고 발열과 림프절의 종창이 나타난다. Streptomycin과 tetracycline계 항생물질이 사용된다. 림프절종창이 있는 경우에는 외과적 처치가 필요하다.

제 4 절 Gram양성 산소성 및 통성 무산소성 막대균

1 유아포균

아포를 형성하는 균에는 막대균으로 Bacillaceae과의 *Bacillus*속, *Clostridium*속, *Sporolacto-basillius*속, *Pesulfotomaculum*속, *Oscillospira*속이 있고 알균으로 *Sporosarcina*속이 있다. 이 중 중요한 것은 *Bacillus*속이며 *Clostridium*속은 무산소균이다.

▶ 표 4-19 주요 *Bacillus*속균의 성상

균 종	무산소성 증식	VP 반응	질산염 환원	전분 분해	Lecithinase	5℃에서 증식	55℃에서 증식
B. anthracis	+	+	+	+	+	−	−
B. cereus	+	+	+	+	+	−	−
B. megaterium	−	−	d	+	−	d	−
B. polymyxa	+	+	+	+	−	d	−
B. stearothermophilus	−	−	d	+	−	−	+
B. subtilis	−	+	+	+	−	−	+

※ + : 90% 이상 양성, − : 10% 이하 양성, d : 11~89% 양성

Chapter 04

1) *Bacillus*속(Genus *Bacillus*)

산소성(호기성) 또는 통성 무산소성(혐기성)인 Gram양성 막대균으로 생활환에 있어 아포를 형성하는 균이다. 사슬모양을 이루는 경향이 있으며 협막, 편모의 유무는 균종에 따라 다르다. Bergey's manual(1986, 제2권)에는 확인된 것 34종, 분류가 미확정된 것과 추가된 것 32종이 기재되어 있다. 그러나 최근 DNA hybridization이나 16s rRNA sequencing 기법으로 분석한 결과 많은 균주들이 새로운 Genus로 분류되고 있다. 대부분은 비병원성으로서 토양, 물 등 자연계에 널리 분포되어 있는데 의학적으로 중요한 것은 탄저균(*B. anthracis*)과 세레우스균(*B. cereus*)이 있다. DNA의 GC 함량은 32~69mol%이다(▶표 4-19).

(1) 탄저균(*Bacillus anthracis*)

사람과 가축의 공통감염증인 탄저(anthrax)의 병원체이다. 주로 양과 같은 가축의 질환이었으나 양과 접촉이 많은 사람에게도 감염되어 질환을 일으킨다. 1877년 Robert Koch가 최초로 순수배양에 성공하였고 또한 동물실험에 의해 병원성을 증명하였으며, Louis Pasteur가 1881년 고온배양하여 약독화 생백신을 제조하였다. DNA의 GC 함량은 32~34mol%이다(▶그림 4-15).

① 형태 · 배양

산소성 Gram양성 막대균으로 크기는 1~1.5㎛×3~10㎛로 병원세균 중 가장 크다. 운동성은 없으며 균체는 사슬모양 배열을 한다. 아포는 균체 중앙부에 크기 1~1.5㎛의 중앙성 아포(central spore)를 형성한다(▶그림 4-15b). 생체내에서 증식한 균은 glutamic acid의 polypeptide로 이루어진 협막을 가지고 있다. 보통우무배지에서 잘 자라며 집락은 회백색의 R형으로 Medusa의 머리를 닮았다. 혈액우무배지에서 증식할 때 용혈성은 거의 없다.

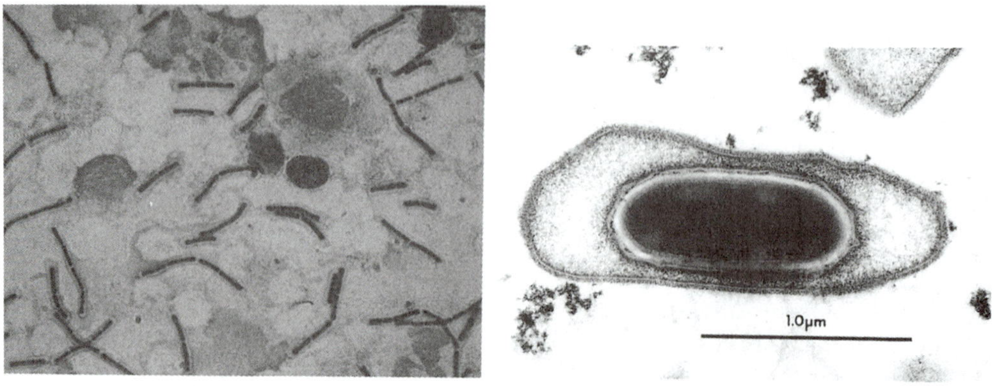

(a) 탄저균의 협막염색 (b) *B. cereus*의 아포(전자현미경 사진)

▶ **그림 4-15 탄저균**

② **성 상**

각종 당을 분해하여 산을 생성할 수 있으며 가스는 발생하지 않는다. Catalse 양성이며 질산염을 환원한다. 유화수소를 생산하지 않고 젤라틴을 액화한다. 탄저균을 미량의 penicillin이 함유된 배지에 배양하면 특징적인 진주상 집락을 형성한다.

③ **병원성**

탄저는 본래 양, 소, 말 등의 초식동물에 유행하는 질병이다. 가축이 아포로 오염되어 있는 풀을 먹고 감염되면 장내에서 아포가 영향형 세포로 되어 혈류 중에 들어가 패혈증이 발생된다. 치사율이 매우 높은 질병으로 죽은 동물의 장기는 충혈되고 혈액은 암흑색을 띠며 응고부전현상이 나타난다. 사람에게 발병하는 경우는 많지 않으나 주로 동물을 취급하는 기회가 많은 축산 · 식육 관계자, 수의사, 양털 가공자 등에서 볼 수 있다.

감염경로와 증상에 따라 피부 탄저, 허파(폐) 탄저, 창자(장) 탄저로 구분한다.

ⓐ 피부탄저

피부 상처를 통해 감염된다. 감염부위에 벌레에 물린 듯한 구진이 나타나며, 1~2일이 지난 후 지름 1~3cm 크기의 둥근 수포성 궤양이 형성된 후 중앙부위에 괴사성 가피(eschar)가 형성되며 부종과 소양감을 동반한다. 1~2주가 지나면 병변이 건조되어 가피(괴사딱지)는 떨어지고 흉터가 남으며, 전신증상으로 발열, 피로감, 두통이 동반될 수 있다(▶그림 4-16).

ⓑ 허파탄저

초기에는 미열, 마른기침, 피로감 등 가벼운 상기도염의 증세를 보인다. 출혈성 괴사와 부종을 유발하여 종격동 확장, 호흡곤란, 고열, 빈맥, 마른기침, 토혈 등이 동반되고 패혈성 쇼크로 급속히 진행되어 사망한다.

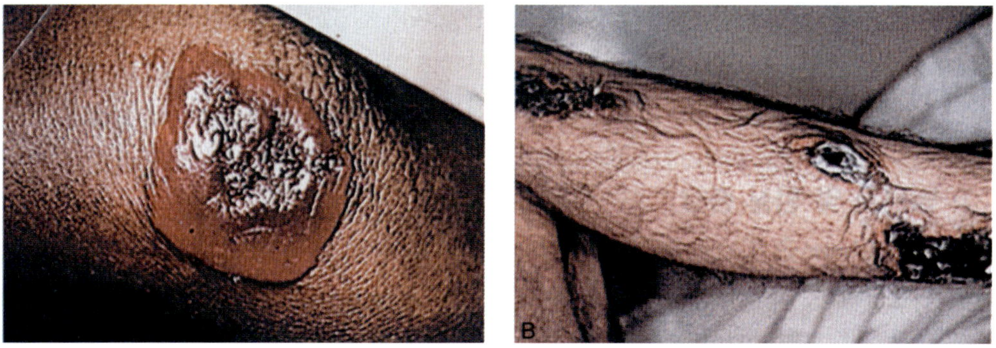

(a) 괴사성 궤양을 동반한 악성농양 탄저 (b) 탄저 후기 증상으로 괴사부위가 딱지로 덮여 있다.

▶ 그림 4-16 탄저 환부

ⓒ 창자탄저

초기에는 오심, 구토, 식욕부진, 발진 등 비특이적 증상이 나타난 후 토혈, 복통, 혈변 등의 증상을 보이고 패혈증으로 진행된다. 인후탄저의 경우 구강과 인후에 피부탄저에서 보이는 병변이 나타나고 발열, 인후통, 삼킴곤란, 목림프절 종창의 출현 후 패혈증으로 진행된다.

④ **진 단**

환자의 검체(혈액, 고름, 객담, 국소 삼출액)에서 직접 도말하거나 분리배양에 의해 균을 검출한다. 재료의 일부를 생쥐(mouse)에게 접종하여 패혈증을 일으키게 하고 검출하는 경우도 있다. 감염조직의 추출액을 항원으로 하여 탄저균 면역혈청과의 사이에서 침강반응을 시행하는 방법도 있다(Ascoli's test, Ascoli thermoprecipitin test, Ascoli 열침강 반응시험).

⑤ **치료 · 예방**

*Bacillus anthracis*는 penicillin, streptomycin 등 많은 화학요법제에 감수성이 있다. 그러나 패혈증, 허파탄저, 창자탄저 등에서는 경과가 급속히 진행되기 때문에 화학요법에 의한 효과가 낮아 사망률이 매우 높다. 예방을 위해서 탄저로 사망한 동물의 시체는 화장하거나 석회갱에 깊이 묻어서 다른 동물에게 확산되는 일이 없도록 한다. 또한 탄저가 유행하는 곳으로부터 온 양털이나 짐승의 털은 가스로 멸균한다. 예방백신으로 동물에게는 약독화 생균을 사용하고 직업상 감염위험이 큰 사람에게는 백신을 접종한다.

(2) 세레우스균(*Bacillus cereus*)

자연계에 널리 분포하고 탄저균과 유사한 생물성상을 나타내어 중앙성의 아포(central spore)를 형성하고 주모성 편모를 가지고 있으며 협막이 없고 운동성이 있기 때문에 감별하기는 용이하다(▶표 4-20). 혈액우무배지에서 β-용혈을 하고 lecithinase,

▶ 표 4-20 탄저균과 *B. cereus*균의 감별

성 상	*B. anthracis*	*B. cereus*
혈액우무배지 배양	콤마형의 돌기가 많은 평평한 R형	콤마형의 돌기가 거의 없는 평평한 R형
용혈성	거의 없거나 약하다.	β 용혈
운동성	−	+
협막	+	−
r-phage 감수성	+	−
thiamine 요구성	+	−
10㎍ penicillin 존재 하에서의 발육	−	+
항원성	특이적	특이적

penicillinase를 생산한다. 일반적으로 비병원성이지만 일부 균주는 독소형 식중독을 일으킨다. 설사, 복통을 주증상으로 하고 설사형(잠복시간 8~16시간)과 오심, 구토를 주증상으로 하는 구토형(잠복기간 1~5시간)의 2가지 형이 있으며 각각 원인이 되는 장관독(enterotoxin)이 보고되어 있다.

(3) 기타의 *Bacillus*속

① 고초균(*B. subtilis*)

자연계에 널리 분포하고 있는 비병원성균으로 드물게 눈에 감염증을 일으킨다. Gram 양성 막대균으로 사슬모양을 하고 중앙성 아포(central spore)를 형성한다. 주모성 편모가 있고 협막은 없으며 운동성이 있다. 저항성이 강하여 멸균지표로 이용할 수 있으며 형질전환과 형질도입을 일으키기 때문에 유전학, 유전자공학에서 많이 이용된다.

② *Bacillus stearothermophilus*

60℃ 이상의 고온에서 증식하여 열에 강한 아포를 형성한다. 고압증기멸균의 성능을 검사하기 위한 멸균지표로 사용한다.

③ *Bacillus polymyxa*

항생물질 polymyxin을 생산한다.

2 무아포균

Gram양성 막대균으로 아포를 형성하지 않는 균은 *Corynebacterium*속, *Lactobacillus*속, *Listeria*속, *Erysipelothrix*속 등이 있다.

1) *Corynebacterium*속(Genus *Corynebacterium*)

산소성(호기성) 또는 통성 무산소성(혐기성)인 Gram양성 곤봉형의 막대균으로 크기는 0.3~0.8㎛×0.8~8.0㎛이다. 자연계에 널리 분포하며 사람의 피부, 상기도의 상재균으로 10종 이상이 있다. 일반적으로 비병원성이나 때로는 기회감염증을 일으킨다. 의학적으로 중요한 것에는 디프테리아균(*Corynebacterium diphtheriae*)이 있다.

(1) 디프테리아균(*C. diphtheriae*)

법정감염병인 디프테리아의 병원체로 Klebs(1883)가 디프테리아 환자의 인두 위막(pseudomembrane)에서 발견, Löffler(1884)가 분리배양에 성공하였다. Behring(1890)은 디프테리아 항독소를 만들어 혈청요법을 확립하였다.

① 형태 · 배양

Gram양성 막대균으로 아령모양을 나타내며 균은 균체에는 염색성이 다른 이염소체(metachromatic body)가 있다(▶그림 4-17). 협막, 아포, 편모가 없다. 최적온도 37℃, 최적수소이온농도는 pH 7.2~7.8이다. 보통우무배지에서는 발육되지 않으며 혈청 또는 혈액을 가한 배지에서 발육한다. Potassium tellurite 1%를 첨가한 혈액우무배지에서 흑색의 독특한 집락을 형성한다.

집락성상에 따라 중증형(gravis type), 중간형(intermedius type), 경중형(mitis type)으로 분류한다.

② 성 상

포도당을 분해하여 산을 발생시키나 가스는 발생하지 않는다. Catalase 양성, indol 생산, 질산염을 환원한다.

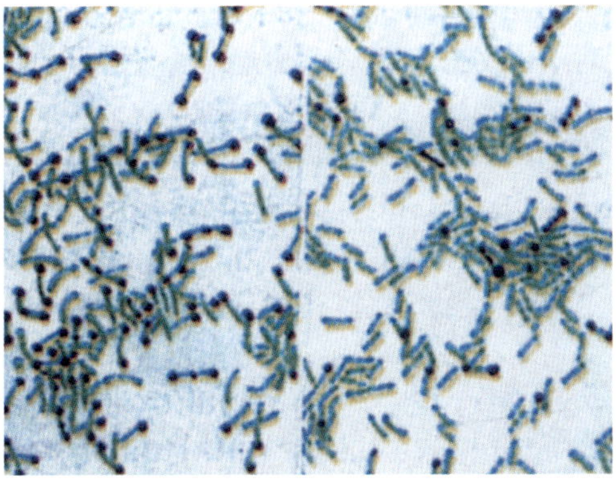

▶ **그림 4-17** 아령모양의 이염소체

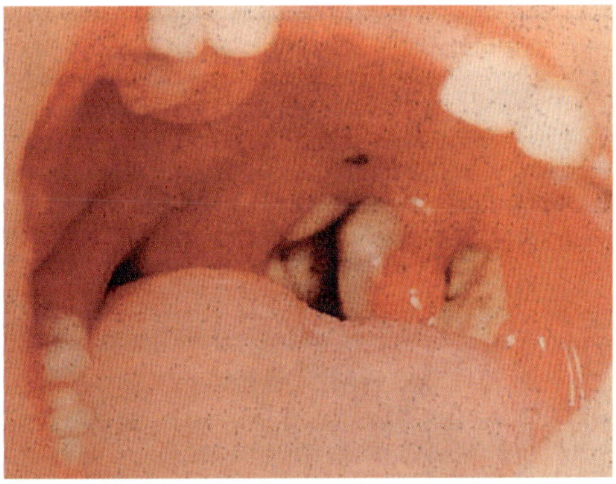

▶ **그림 4-18** 인두에 형성된 위막

③ **병원성**

디프테리아균은 사람에게 감염되어 편도, 인두, 기도점막을 침범하여 괴사시키고 fibrin과 백혈구로 이루어진 위막(pseudomembrane)을 형성한다(▶그림 4-18). 유 · 소아에게는 이 위막에 의해 기도가 폐쇄되어 호흡곤란이 나타나기도 한다. 디프테리아균은 감염 국소에 증식하면서 외독소를 생산하게 되는데 이 외독소는 심장근육을 침범하여 심근마비, 신경조직의 괴사를 일으킨다. 독소생산능은 β-phage가 맡고 있다.

④ **진 단**

위막이나 분비물의 도말표본을 Gram 염색과 이염소체 염색 및 메틸렌 블루로 염색하여 Gram양성 아령모양의 막대균을 확인하고 이염소체를 찾아낸다. 의심되는 균이 나타나면 분리하여 검체를 Löffler 배지와 potassium tellurite 함유 혈액우무배지에 접종하여 특징적 집락을 관찰한다. Catalase, 질산염환원, glucose와 maltose의 분해 등 생화학적 성상을 조사하여 균종을 동정하고 독소 생산성도 검사한다.

Elek 법은 독소 생산능력을 간편하게 확인하는 방법이다. 항독소 혈청을 함유하고 있는 1×8cm 여과지를 배지가 굳기 전에 배지 중앙에 넣어 배지를 굳힌 후 디프테리아균은 여과지에 직각이 되도록 획선도말하여 35℃에서 24~48시간 배양한다. 배양한 후 세균과 여과지 사이에 45° 각도로 침강선이 생기면 양성으로 판정을 내린다.

디프테리아독소에 대해 면역이 있는 사람에게 디프테리아 톡소이드를 접종하면 흔히 allergy 반응이 나타난다. 이 allergy 반응이 일어나는가의 여부를 검사하기 위해 소량의 톡소이드를 피내에 접종한 다음 24~28시간 후 발적을 관찰한다. Molony test 양성인 경우에는 toxoid를 소량씩 수회로 나누어 접종한다.

⑤ **치료 · 예방**

치료는 균 자체와 독소에 대한 치료가 병행된다. Penicillin, erythromycin, tetracycline 등 여러 항생제들이 균의 증식을 억제하는데 사용될 수 있다. 또한 독소에 대한 치료로 고단위 디프테리아 항독소로 독소를 중화시키는 혈청요법을 신속하게 시행한다. 디프테리아 예방은 디프테리아 독소를 formalin으로 무독화시킨 toxoid를 이용하여 능동면역을 시행한다. 대개는 디프테리아, 백일해, 파상풍의 3종 혼합백신(DPT)을 사용한다. 디프테리아는 한 번 걸리면 평생 면역이 되고 태반을 통한 면역도 가능하다. 디프테리아 독소에 대한 면역의 유무를 알기 위하여 일정량을 피부내 주사하여 발적, 경결이 나타나면 항독소가 있는 것으로 진단한다. 이것을 Schick test라고 한다.

(2) 기타의 *Corynebacterium*속

디프테리아균의 형태와 생물성상이 유사한 균무리를 Diphtheroid라고 총칭한다. 일반적으로 비병원성이나 드물게 각종 기회감염을 일으킨다. *C. pseudodiphtheriticum, C. pseudotuberculosis, C. xerosis* 등이 있다.

2) *Listeria*속(Genus *Listeria*)

*Listeria*속에는 *L. monocytogenes, L. innocua, L. welshimeri, L. seeligeri, L. ivanovii* 등 5균종이 포함되며 이 밖에도 분류 미확정 균종이 있다. 이것은 자연계에 널리 분포하고 있으며 사람, 동식물, 곤충, 토양 등에서 분리된다. Listeriosis는 사람과 가축의 공통감염증의 하나로 *L. monocytogenes*가 사람에게 병원성이 있다.

(1) *Listeria monocytogenes*

Murray(1920) 등이 토끼에서 분리하였다. *Listeria*를 토끼의 정맥 내에 접종하면 수일 후에 말초혈액 중의 단핵구 비율이 증가하기 때문에(monocytosis) *L. monocytogenes*라고 명명되었다. DNA의 GC 함량은 37~39mol%이다.

① 형태 · 배양

통성 무산소성(혐기성) 내지는 미세산소성(미호기성)인 Gram양성 막대균으로 크기는 0.4~0.5㎛×0.5~2.0㎛이다. 아포, 협막은 없고 보통 4개 이하의 편모를 가지고 있으며 운동성이 있다. 37℃ 보다는 20℃에서 배양한 것이 운동성이 양호하며 4℃에서도 생육한다. 5% 식염에 내성, 혈액우무배지에서 이슬방울 모양의 집락을 형성하며 β-용혈을 나타낸다. 통상 세포 내의 기생균으로 대식세포 내에서도 증식할 수 있다.

② 성 상

Glucose, salicin을 분해하여 산을 생산하나 가스는 발생하지 않는다. Catalase 양성, oxidase 음성, urease 음성, 질산염환원 음성, indole 생산 및 유화수소 생산 음성이다. 열저항성은 강하여 85℃에서 5분의 가열에 견딘다.

③ 병원성

병원성 및 비병원성 균종이 토양, 식물 등에서 분리되며 어류, 조류, 사람을 포함한 포유동물에게 감염을 일으킨다. 사람은 이러한 가축과의 접촉, 배설물과 오염식품에서의 감염이 의심된다. 이것은 신생아 및 5세 미만의 소아에 질병을 잘 일으키며, 성인은 감염 방어능력이 약해졌을 때 기회감염을 일으킨다. 수막염, 패혈증, 심내막염, 폐렴을 일으키는 경우가 있는데 치명률은 매우 높다. 임신 중 자궁 내에서 태아에게 감염되면 육아종, 농종을 형성하고 *Listeria*성 패혈증을 일으켜 신생아가 사망에 이르기도 한다. 회복 후 후유증으로 중추신경 증상(수두증, 정신장애, 운동장애 등)이 있을 수 있다.

*Listeria*균의 병원성 확인은 mouse 복강내 접종 후 Anton's eye test(토끼의 안결막에 접종하여 각결막염을 일으키게 한다.) 및 토끼의 귀정맥접종법(리스테리아를 토끼의 귀에 정맥주사하면 단구의 현저한 증가가 나타난다.)이 있다. O 항원(I~VIII) 및 H 항원(A~D)을 조합하여 혈청형별하는데 형광항체법도 이용할 수 있다.

④ 진 단

환자의 척수액, 혈액, 태변, 양수, 자궁경부 및 질 분비물을 채취하여 혈액우무배지에다 접종하여 분리한다. 혈액우무 중에 생긴 집락은 작고 반투명하고 회색이며 β-용혈을 일으킨다. 이것은 catalase 양성, glucose, salicin에서 산생산 양성, 운동성 양성, 용혈성 양성, 유화수소생산 음성, 4℃에서 발육 가능한 생화학적, 생물적 성상에 따라 동정한다.

⑤ 치료 · 예방

*Listeria*는 대부분의 화학요법제에 감수성이 있다. 임상적으로 penicillin, ampicillin, tetracyclin, erythromycin 등이 유효하다. 가축에게는 무독생균 백신이 유효하다. 하지만 사람에게는 사용할 수 없다.

3) *Erysipelothrix*속

*Erysipelothrix*속에는 *E. rhusiopathiae*라는 균종이 있다.

(1) 돼지단독균(*E. rhusiopathiae*)

Löffler(1882)가 돼지단독(swine erysipelas)으로 죽은 돼지의 혈액에서 Rosenbach(1909)가 사람의 유단독(erysipeloid)에서 분리하였다. DNA의 GC 함량은 36~40mol%이다.

① 형태 · 배양

통성 무산소성 또는 미세산소성 Gram양성 막대균으로 S형 집락의 세균은 0.2~0.4㎛×0.5~2.5㎛의 작은 막대균이며 R형 집락의 세균은 긴 사상형으로 관찰된다. 아포, 협막, 편모가 없다. 보통우무배지에서도 발육하나 포도당과 혈액의 첨가로 발육이 양호해진다. 혈액우무배지상에서 α-용혈을 나타낸다. 최적온도는 30~37℃이다.

② 성 상

Gucose와 lactose를 분해하여 산을 생산하나 가스는 생산하지 않는다. 유화수소를 생산하고 catalase 음성, 운동성 음성 등의 성상에 따라 동정한다.

③ 병원성

돼지단독균은 돼지, 소, 양 기타의 가축, 거위 기타의 조류, 어류, 갑각류에 널리 분포한다. 돼지에서는 편도에 상재하고 특징적인 피부병변을 나타내는 돼지단독을 일으키며 분변, 침에 배설된다. 사람에서는 감염된 동물, 축산물 배설물 등의 접촉에 의한 피부찰상에 속발하여 유단독을 일으킨다. 피부병변은 열감, 동통, 종창을 수반하며 특징적인 자주색 홍반을 나타낸다. 때로는 전신성 피부병, 심내막염, 패혈증을 일으킨다.

④ 진 단

직업적으로 가축, 어패류와 접촉하는 기회가 많은 사람에게 특징적인 피부병변이 나타나면 본증을 의심한다. 이 균은 피부 병변부를 닦은 재료에서 검출하기가 어렵고, 병변의 생검 재료를 포도당을 가한 혈액우무배지에 접종하여 분리한다. 심내막염이나 패혈증이 나타난 환자의 검체를 혈액배양한다.

⑤ 치료 · 예방

치료에는 penicillin이 사용된다. 이 밖에도 tetracycline, erythromycin이 유효하다. 돼지에 대해서는 약독화 생백신을 투여한다.

제 5 절 편성 무산소균(혐기성균)

유리산소가 존재하면 발육하지 못하는 균을 **편성 무산소균**(obiligate anaerobes) 또는 단순히 **무산소균(혐기성균)**이라 한다. 무산소균은 1863년 Pasteur가 특정한 세균이 산소에 노출되면 운동성을 상실하는 현상을 인식하면서 알려지기 시작하여 1900년에 들어서서 산소분압이 감소된 환경에서만 살 수 있는 많은 세균들이 분리되었고 이러한 무산소균에 대한 관심과 연구가 진행되었다. 현재까지도 무산소균이 무엇 때문에 산소 존재하에서 살아갈 수 없는지 확실히 규명되지는 않았지만, 산소에 노출되었을때 생성되는 과산화물(superoxide)을 분해하는 효소(superoxide dismutase)의 전반적인 결여와 산소에 노출되면 무산소균의 서식환경 조건인 산화환원전위(redox potential)가 높아지는 현상 때문으로 알려져 있다.

무산소균은 사람의 입안(구강), 인두, 소화관, 질, 피부 등에 널리 상재하고 있으며 인체의 상재균 중 무산소균이 차지하는 점유율은 산소균이나 통성 무산소균보다 훨씬 높다. 특히 큰창자 내에서는 산소균이나 통성 무산소균보다 약 1,000배 정도의 높은 점유율을 보인다.

무산소균의 분리는 일반 세균 분류와 마찬가지로 형태학적, 생화학적 그리고 DNA homology 등을 이용하지만 많은 어려움이 있어 최근에는 무산소균의 세포벽을 구성하는 지방산의 종류를 분석하는 방법과 대사산물을 GLC(gas liquid chromatography)를 이용하여 분석하는 방법이 사용되고 있다.

1 무산소성 Gram양성 알균

무산소성 Gram양성 알균에는 *Peptococcus*속과 *Peptostreptococcus*속이 있으며 형태학

적으로 구분하기는 매우 어렵다. 입안이나 장관내 상재균으로 서식하고 있으며 다양한 기회감염을 유발하는데 특히 가슴막(흉막)이나 뇌와 같이 폐쇄강 내에 농양을 형성하는 경우가 많다. *Peptococcus*나 *Peptostreptococcus*는 대부분 β-lactam계 항생제에 감수성이다.

1) *Peptococcus*속(Genus *Peptococcus*)

*Peptococcus*의 많은 종들이 *Peptostreptococcus*로 옮겨졌다. 현재 *Peptococcus*속에는 *P. niger* 1균종만이 남아 있다.

구강 및 장관 그리고 비뇨생식기, 피부 등의 상재균이다.

2) *Peptostreptococcus*속(Genus *Peptostreptococcus*)

*Peptostreptococcus*속은 형태학적으로 *Peptococcus*와 구분하기 어렵지만 대사산물 분석을 통하여 구별할 수 있다.

P. anaerobius, P. micros, P. magnus 등이 임상에서 분리빈도가 높다. 주로 심내막염, 패혈증, 폐화농, 고름가슴증(농흉), 산부인과 감염증을 유발하는 기회감염균이다.

2 무산소성 Gram음성 알균

1) *Veillonella*속(Genus *Veillonella*)

직경 0.3~0.5㎛의 Gram음성 알균으로서 쌍알균 모양을 나타낸다. 기본적인 상재부위는 구강, 장관, 호흡기계이다. 거의 모든 사람의 침에 많은 수가 존재한다. 상재균으로 드물게 골수염을 일으킨다.

3 무산소성 Gram양성 막대균

1) 아포비형성균

(1) *Propionibacterium*속(Genus *Propionibacterium*)

0.5~0.8㎛×1~5㎛의 Gram양성 막대균이다. 다형성으로서 곤봉모양, 알모양, 분지형을 나타내고 있다. 피부의 주요 상재균으로서 장관 내에서도 항상 존재하고 있다.

*Propionibacterium acnes*는 피부의 여드름의 한 원인으로 생각되고 있다.

(2) *Eubacterium*속(Genus *Eubacterium*)

Gram양성 막대균으로서 균종에 따라서는 여러 형태를 나타낸다. 장관, 입안(구강)의 상재균이다. 때로는 화농소에서 다른 균과 함께 분리되기도 한다.

(3) *Bifidobacterium*속(Genus *Bifidobacterium*)

매우 다형성인 Gram양성 막대균으로 분지한 Y 자형 및 V 자형 또는 곤봉모양을 나타낸다. 포도당을 분해해서 초산과 유산을 생산한다. 사람의 대장내 주 균종의 하나이며 산성환경을 만들기 때문에 소화기 감염증의 예방에 이바지하고 있다. 특히 유아에서는 중요한 상재균으로서 분변 1g당 10^9~10^{11}개 검출되는데 모유 영양아에 비해 인공 영양아에서는 약간 적다. 유산균 제제와 유산균 음료에 사용되고 병원성은 없다(▶그림 4-19).

Chapter 04

(4) *Lactobacillus*속(Genus *Lactobacillus*)

0.45~1.1㎛×2~9㎛ 크기의 막대균으로 흔히 사슬모양을 나타낸다. 거의 모두가 통성무산소성이나 저산소분압이나 또는 무산소 조건하에 있는 쪽의 발육이 양호하다(미세산소균). 당을 발효해서 유산만을 만드는 homo 발효균(homofermenter)과 유산 이외의 산, 알코올, 탄산가스를 유산과 동시에 생산하는 hetero 발효균(heterofermenter)으로 대별된다. 토양, 식물 등 자연계에 널리 분포해 있다. 사람에서는 구강, 장관, 질 내에 상주하며 감염방지 역할을 하며 병원성은 없다.

① 식생활과 유산균(Lactic acid bacteria)

당류를 발효해서 대량의 유산을 생산하는 세균을 **유산균**이라고 총칭한다. 김치의 숙

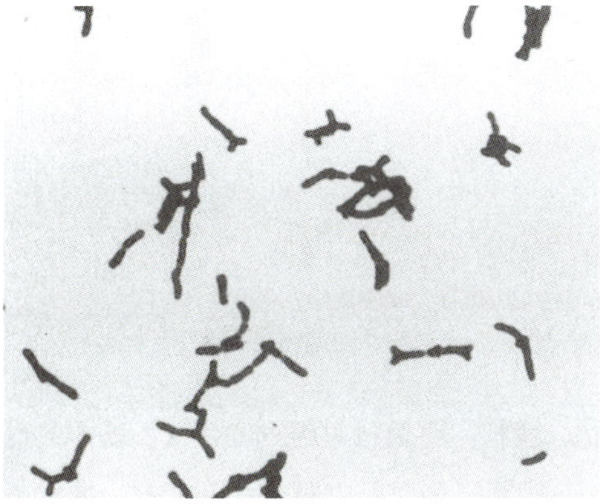

(a) 광학현미경 사진

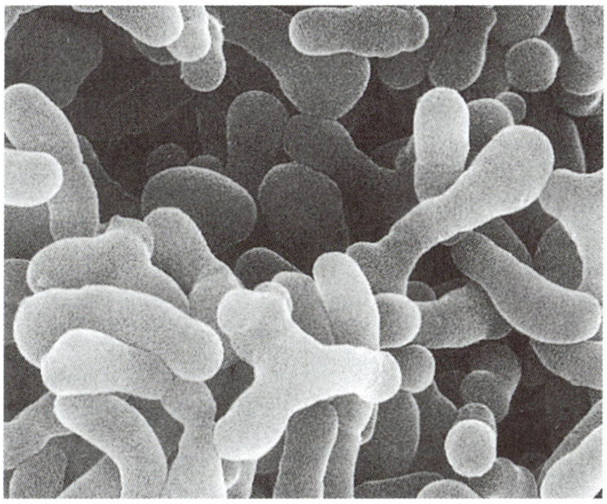

(b) 전자현미경 사진

▶ **그림 4-19** *Bifidobacterium*

성에 관여하고 요구르트와 치즈 등의 발효유제품의 제조와 유산균 음료, 유산균 제제로 사용되고 있다. *Lactobacillus*속, *Bifidobacterium*속 외에도 *Streptococcus*속(*S. lactis, S. cremoris*는 치즈와 버터 제조에 사용된다)은 식생활과 중요한 관련이 있다. 이 밖에도 *Leuconostoc*속, *Pediococcus*속 등이 유산균에 속한다.

② ***Doderlein* 막대균(*Doderlein's bacillus*)**

성인 여성의 질내에 상재하고 있는 *Doderlein* 막대균은 수 종류의 *Lactobacillus*(*L. acidophilus, L. leichmannii, L. jensenii, L. fermentum, L. plantarum*)와 다양한 *Bifidobacterium*의 총칭이다. 질점막 상피세포의 glycogen을 분해하여 대량의 유산을 생산하고 질내의 pH를 산성으로 유지함으로써 외부로부터 병원성 균의 침입을 막고 있다.

2) 아포형성균-*Clostridium*속

*Clostridium*속(Genus *Clostridium*) 아포를 형성하는 무산소성 Gram양성 막대균으로 기본적으로 토양과 사람을 포함한 포유동물의 장관에 존재한다. 이 균속의 가장 큰 특징은 내구형으로서 아포를 형성한다는 점이다. 아포는 열, 건조, 약제에 대한 저항성이 강하고 특히 100℃의 가열에서도 생존하는 경우가 있다. *Clostridium*속에 의한 질병은 주로 외독소에 의해 일어난다. Bergey's manual(1986)에는 90균종이 기재되어 있는데 사람에 대한 중요한 병원성 균종은 *botulinus*균, *welchii*균, *difficile*균이다.

(1) 파상풍균(*C. tetani*)

① **형태 · 배양**

0.3~0.6㎛×3~6㎛의 Gram양성 막대균이다. 아포는 원형으로 균의 끝에 위치하고(단재성 아포) 균체의 넓이보다 커서 북채모양(drumstick form)의 특징적인 형태를 하고 있다(▶그림 4-20). 주모성 편모를 가졌으며 운동성이 있다. 우무평판상의 집락은 유주하는 경향이 있어 우무평판 전체에 불규칙적으로 확산된다.

② **성 상**

당 분해능은 거의 없으며 아미노산을 에너지원, 탄소원으로써 이용한다.

③ **병원성**

파상풍균에 의한 질환은 창상감염에 의한 파상풍(tetanus)으로서 이 균이 생산하는 신경독소(파상풍독소, tetanospasmin)에 의해 일어난다. 특히 토양으로 오염된 상처와 이물이 존재하는 창상은 파상풍에 걸리기 쉬운 상처이며, 창상부위 조직의 괴사 또는 포도알균 등의 혼합감염에 의해 무산소상태가 되었을 때, 창상부에 침입한 파상풍균의 아포가 발아하여 영양형이 되어 증식하면서 독소를 생산한다. 창상부에서 생산된 독소는 혈류에 의해 신체 각부의 근육으로 운반되고 운동신경 종말에서 축삭 내로 흡수, 상행성으

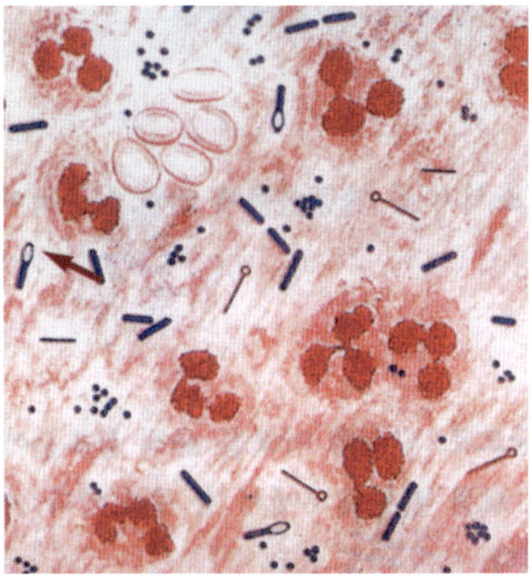

▶ **그림 4-20** 균체의 끝에 북채모양의 아포

로 척수 전각세포에 도달하여 운동신경계의 활동을 항진시킴으로써 골격근의 강직성 경련을 일으킨다.

감염 후 발병까지의 잠복기는 대개 14일 이내인데 4일 이내는 치사율이 높다. 증상은 저작근의 강직에 의한 입벌림장애(개구장애, trismus)가 먼저 나타난다. 점차 사지, 하반신의 근육강직이 일어나 활모양강직(후궁반장, opisthotonus)을 일으키게 되며, 마침내 호흡근의 경련에 의해 사망하게 되는 경우가 있다. 환자의 의식은 뚜렷하고 근육수축에 따른 동통이 매우 심하다. 신생아 파상풍은 분만 시 파상풍균이 감염되어 일어난다(▶그림 4-21).

④ 진 단

특징적인 임상증상으로 진단하며 가급적 조기에 치료하는 것이 중요하다. 미생물학

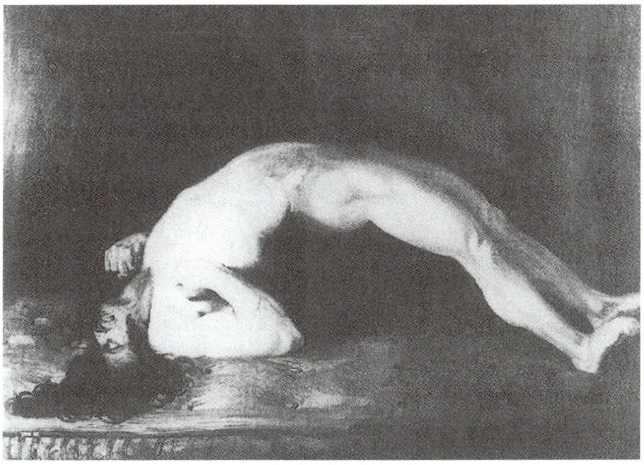

▶ **그림 4-21** 파상풍 환자의 활모양강직(opisthotonus)

적 진단에는 의심되는 창상부위의 조직편, 농즙을 재료로 하여 균의 분리 또는 독소를 검출한다.

⑤ **치료 · 예방**

조기 진단을 하여 전신경련이 일어나기 전에 치료하는 것이 중요하다. 치료에 있어서 가장 중요한 것은 가급적 빨리 항독소(파상풍 면역글로불린, TIG)를 투여하는 것이다. 신경세포에 독소가 결합한 후에는 항독소로 독소를 중화시킬 수 없기 때문이다. 다양한 근이완제, 항경련제의 대증요법 외에도 기관지 절개나 인공호흡을 언제든지 실시할 수 있도록 만전을 기할 필요가 있다. 항생물질로서는 penicillin계를 대량 투여한다.

파상풍 toxoid에 의한 능동면역은 파상풍 예방에 매우 유효하다. 소아기에 디프테리아 toxoid, 백일해 vaccine을 혼합한 DPT vaccine을 3회 접종함으로써 기초면역을 하고 그 후 추가면역을 한다. 외상으로 파상풍의 위험이 있는 경우 기초면역을 한 경우에는 toxoid를 추가접종하고, 면역이 없는 경우에는 toxoid 주사와 함께 파상풍 면역글로불린을 주사한다.

(2) 보툴리눔균(*C. botulinum*)

① **형태 · 배양**

0.5~2.0㎛×2~10㎛의 Gram양성 막대균으로 주모성 편모가 있다. 아포는 타원형인데 균체의 중앙부(중앙성 아포) 또는 편재하여 존재한다(편재성 아포). 아포는 내열성이 강하여 100℃에서 3~5시간 가열해도 살아 남는다. 사멸시키기 위해 120℃에서 10분간의 가열이 필요하다. C. D. G형은 특히 무산소성이 강하여 우무평판상에서는 잘 발육하지 않는다(▶그림 4-22).

② **성 상**

형에 따라 성상이 다른데 I(A형균, 단백 분해성 B, F형균), II(E형균, 단백 비분해성,

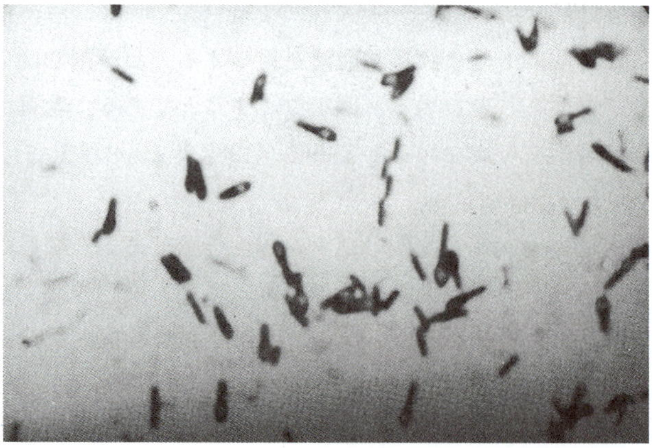

▶ **그림 4-22** *B. botulinus*균(아포)의 광학현미경 사진

B, F형균), III(C, D형균), IV(G형균)의 4군으로 분류할 수 있다.

③ 병원성

보툴리눔균에 의한 질환은 보툴리눔 중독(botulism)인데 이 균이 생산하는 신경독소(botulinum toxin)에 의해 일어난다. 보툴리눔 독소는 장관에서 흡수되고 혈류를 따라 전신을 돌면서 말초신경계의 신경-근 연접부(neuromuscular junction, end plate)에 결합하고 아세틸콜린(acethylcholine)의 유리를 억제하여 근육의 마비가 나타난다. 보툴리눔균은 생산하는 신경독소의 항원특이성에 의해 A~G의 7형으로 분류된다. 이 중에서 사람에게 중독을 일으키는 것은 A, B, E, F형이다. 동물에게 중독을 일으키는 C, D형은 세계적으로 토양, 하천 등 자연계에 널리 분포하고 있는데 지역에 따라 형이 다른다. 사람에게 질병을 유발하는 중독형과 환경 중의 균형은 기본적으로 일치한다.

보툴리눔 중독에는 ⓐ 보툴리눔 식중독(food-borne botulism), ⓑ 유아 보툴리눔증(infant botulism), ⓒ 창상 보툴리눔증(wound botulism)의 3형이 있으며 창상 보툴리눔증은 드물고 위에 2가지가 중요하다.

ⓐ 보툴리눔 식중독 : 옛부터 알려져 있는 보툴리눔 중독으로 전형적인 독소형 식중독이다. 식품 중에서 생산된 보툴리눔 독소를 섭취하는 데서 일어난다. 식품섭취 후 2~40시간의 잠복기가 있다. 임상증상으로는 설사, 구토 등의 위장증상이 나타나고 이어 현훈, 복시, 안검하수, 삼킴곤란, 호흡곤란 등의 운동신경 마비증상이 나타난다. 사망 원인은 거의 모든 경우 호흡근의 마비이다. 발열이 없다는 것이 특징이다.

ⓑ 유아 보툴리눔증 : 1976년 미국에서 발견된 병형으로 생후 3주에서 8개월까지의 유아에게 발생되었다. 경구섭취 된 A, B, F형 아포가 장관 내에서 발아 · 증식하여 생산된 독소에 의해 일어난다. 벌꿀이 아포의 주된 오염식품으로 생각되고 있다. 변비, 흡유력의 저하, 약한 울음소리, 기타 운동마비증이 나타나 전신적 근육의 쇠약이 현저하다. 치명률은 3% 이하이다.

④ 미생물학적 진단법

식품의 추출액, 혈청, 변에서 독소를 검출하는 것이 중요하다. 독소의 검출은 환자의 혈청이나 식품의 추출액을 생쥐(mouse)의 복강 내에 접종하는 생쥐 복강내 주사법에 의해 시행한다. 독소의 형별은 특이항체에 의한 중화반응으로 파악한다. 균의 분리는 진단의 보조적 수단으로 시행한다.

⑤ 치료 · 예방

치료에는 조기에 충분한 항독소혈청을 투여한다. 유아 보툴리눔증의 예방에는 1세 미만의 유아에게는 벌꿀을 주지 않는 것이다. 또한 저장식품, 특히 통조림 등은 충분히 멸균처리를 하고 식품섭취에는 120℃에서 10분 이상 가열처리를 한 후 섭취함으로써 그 발병 가능성을 감소시킨다.

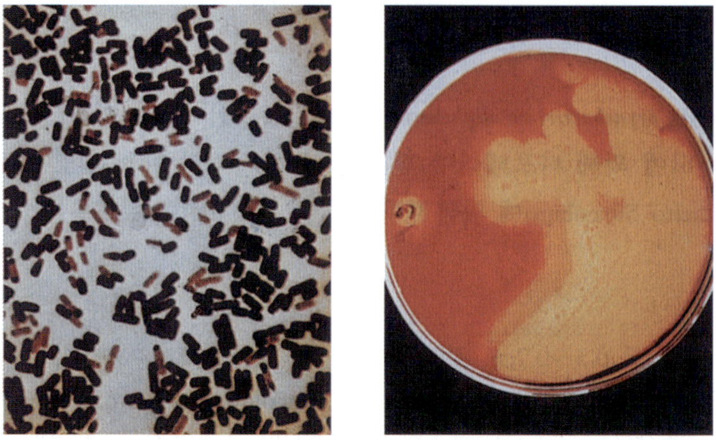

(a) (b)

▶ **그림 4-23** 가스괴저균(a)과 이중의 용혈대(b)

(3) 웰치균(*C. perfringens, C. welchii*)

① **형태 · 배양**

0.8~1.5㎛×2~4㎛의 대형 Gram양성 막대균이다. 편모는 없고 아포는 타원형이며서 편재성으로 위치한다. 혈액우무평판상의 집락은 전형적인 이중의 용혈대를 관찰할 수 있다(▶그림 4-23). 난황우무평판(egg yolk agar)상에는 집락 주위에 백탁환(lecithinase 반응)을 만든다. 이것은 이 균이 생산하는 α 독소(lecitinase)에 의한 것인데 α 항독소 혈청에 의해 중화된다.

② **성 상**

당분해능이 강하며 가스 생산이 현저하다. α 독소를 비롯하여 다수의 독소, 효소를 생산한다.

③ **병원성**

대표적 질환은 아래와 같다.

ⓐ 가스괴저(gas gangerine) : *Clostridium*이 상처에 감염되었을 때 가스를 수반하는 급격한 근육의 괴사가 주로 나타나는데 이것을 **가스괴저**라고 한다. 이 질환은 보통 토양에서 오염된 상처를 통해 감염되고 병변의 진행이 빠르고 조직장애가 심하다. 보통은 수종이 혼합감염을 일으키고 감염된 균이 증식하면서 각종 독소, 가스를 생산하여 조직을 파괴함으로써 발생된다. 원인이 되는 *Clostridium*은 웰치균이 80~95% 정도 나타나고 기타 *C. novyi, C. sporogenes, C. septicum, C. bifermentans* 등도 나타난다. 이러한 균들을 일괄하여 가스괴저균속(gas gangrene bacilli)이라고 한다.

ⓑ 식중독(food poisoning) : 이것은 장관독소(enterotoxin)를 생산하는 균에 의

해 일어난다. 식품과 함께 섭취된 균(10^9/mL 이상)이 장관 내에서 생산된 enterotoxin에 의한다. 증상은 일과성인 설사이다. 이 중독의 대부분은 대량으로 조리한 식품에 의해 발생되는데, 조리해서 식사할 때까지의 시간이 길어질 때 이 균의 아포가 발아하여 증식이 일어나기 때문이다. 고기요리가 원인인 경우가 많다.

④ **진 단**

가스괴저는 창상부의 조직, 농즙을 직접 도말하여 현미경으로 균을 발견함과 동시에 배양을 시행한다. 식중독에서는 환자분변 중의 장관독소를 검출하는 것이 중요하다.

⑤ **치료 · 예방**

가스괴저의 치료는 고압산소요법(hyperbaric oxygen therapy), 외과적 치료(창상부의 debridement)가 필수적이며 경우에 따라 절단술을 시행한다. 기타 penicillin 등의 항생물질 투여, 다가항혈청의 투여를 시행한다. 예방에는 오염된 상처를 소독하는 것이 중요하다.

Chapter 04

(4) *Difficile*균(*C. difficile*)

① **형태 · 배양**

0.5㎛×6~8㎛의 Gram양성 막대균으로서 주모성 편모가 있다. 아포는 타원형이며 편재성이다. 선택배지인 CCFA 배지(cycloserine, cefoxitin, fructose, egg yolk agar)에 이 균을 접종하여 24~48시간 동안 37℃에서 배양하면 직경 3~5mm의 국화 모양의 특징적인 집락을 형성한다. 이 집락은 장파장(3,600Å) 자외선 조사에 의해 황금색인 형광을 발하기 때문에 다른 집락과 쉽게 감별할 수 있다.

② **성 상**

당 분해성이 비교적 강한 균이다. 배양세포를 변성시키는 B 독소(cytotoxin, 세포독)와 장관에 작용하는 A 독소(enterotoxin, 장관독소)를 생산하는 유독주와 독소를 생산하지 않는 무독주가 있다. 이것은 대부분의 항생물질에 대해 내성이 있다.

③ **병원성**

항생물질 투여 후에 균교대증으로 일어나는 위막성 대장염(pseudomembranous enterocolitis; PMC)의 원인균이다. 이 질환은 항생물질 투여로 인하여 큰창자내 상재균이 변화하여 difficile균이 증식하고 이 균이 증식하면서 생산된 독소에 의해 일어난다. 복통, 설사, 백혈구 증가가 나타난다. 이 질환은 노인에게 많은데 일종의 기회감염이다. 원인 항생물질로서는 lincomycin, clindamycin이 많고 penicillin, 기타의 항생물질에 의해서도 일어난다. Difficile 균은 자연계나 동물의 장관에 존재하며 사람의 장관 내에도 상재하고 있다. 소아의 보균율은 높고, 어른의 보균율은 3~10% 정도로 낮다.

④ **진 단**

설사변에서 CCFA 배지를 사용하여 difficile 균을 검출함과 동시에 독소의 증명을 시행한다. 독소를 증명하기 위해서는 변검체를 여과한 액체를 배양세포(BHK, WI-38, HaLa 세포)에 접종하여 세포변성이 나타나는가를 보는 방법과 *C. difficile*과 *C. sordellii* 항독소에 의해 이 세포변성이 중화되는가를 보는 면역학적 방법이 있다.

⑤ **치료 · 예방**

화학요법 중에 설사 등의 증상이 자세히 나타나면 우선적으로 사용 항생물질의 투여를 중지한다. 치료에는 vancomycin, metronidazole이 유효하다.

4 무산소성 Gram음성 막대균

무산소성 Gram음성 막대균은 무산소균(혐기성균) 중 임상분리 빈도가 가장 높은 *Bacteroides*속과 색소를 생성하는 *Prevotella*속, *Porphyromonas*속 그리고 *Fusobacterium*속 *Leptotrichia*속 등이 있다.

1) *Bacteroides*속(Genus *Bacteroides*)

Gram음성의 다형성을 나타내는 작은 막대균이며 대부분의 균은 편모가 없다. 사람의 구강 내, 장관 내, 비뇨생식기계에 항상 존재하며 무산소균 감염증의 원인균 중에서 가장 빈도가 높다. 증식에 hemin이나 menadione(비타민 K)을 첨가한 배지에서 잘 증식하며 20% bile 첨가배지에서 잘 증식하는 *B. fragilis* group이 매우 중요하다. 이 균은 복부 농양이나 자궁 및 생식기 감염과 균혈증을 일으킬 수 있다.

2) 색소생성 *Prevotella* 및 *Porphyromonas*속

과거에 *Bacteroides*속에 포함된 균종 중 색소를 생성하면서 당을 발효하는 균종을 *Prevotella*속으로 변경하였으며, 당을 발효하지 않는 균종을 *Porphyromonas*속으로 개편하였다. 이들은 Gram음성의 작은 막대균이고 비운동성이다. BAP에서 흑색집락을 만들고 배양초기에 자외선을 쪼이면 형광을 발하는 특징이 있다.

3) *Fusobacterium*속(Genus *Fusobacterium*)

다형성인 Gram음성 막대균이다. 원래는 양단이 방추상인 균에 붙여진 이름이지만 본

균속 중에서 방추형을 나타내는 균종은 적다. 사람의 입안, 상기도, 장관, 비뇨생식기계에 항상 존재하고 있다. 이 균은 때로 혼합감염의 형으로서 주로 호흡기 감염증의 원인이 된다. *F. nucleatum*과 *F. necrophorum* 등이 있다.

4) *Leptotrichia*속(Genus *Leptotrichia*)

섬유상인 Gram음성 막대균이다. 입안의 상재균으로 병원성은 없다. *L. buccalis*가 있다.

제 6 절 Mycobacteria

Bergey's manual(1986년 제2권)에서는 Genus *Mycobacterium*은 Family Mycobacteriaceae에 속하는 균종으로 천천히 발육하는 지연성 발육형균종(slow grower), 26균종과 신속하게 발육하는 속성 발육균종(rapid grower) 29균종으로 분류한다. 사람에게 병원성이 있는 주된 균종은 slow grower이다(▶표 4-21).

Genus *Mycobacterium*은 산소성(호기성)으로서 가는 막대균이다. 염색은 잘 되지 않지만 일단 염색되면 알코올이나 강산을 처리하더라도 탈색되지 않는 성질(항산성)이 있어 다른 세균과 구별된다. 이러한 성질에 의해 통칭 **항산균**(acid fast bacillus; AFB)이라고 부른다.

▶ 표 4-21 Family Mycobacteriaceae

과	속	종
Mycobacteriaceae	*Mycobacterium*	① 지연성 발육형균종(slower grower)
		M. tuberculosis(인형결핵균)
		M. bovis(우형결핵균)
		M. leprae(나병균)
		M. kansasii
		M. marinum
		M. scofulaceum
		M. intracellulare
		② 속성 발육균종(rapid grower)
		M. fortuitum
		M. smegmartis

(1) 결핵균(*Mycobacterium tuberculosis*)

결핵균은 인형결핵균(*M. tuberculosis*)과 우형결핵균(*M. bovis*)으로 분류하나 결핵균이라고 하는 경우에는 사람에 감염되는 인형결핵균을 말한다.

① 형태 · 배양

항산성 염색에서 석탄산 fuschsin 액에 의해 적색으로 염색된다(▶그림 4-24). 0.3~0.6㎛×1~4㎛의 가는 막대균이다. 객담의 도말표본의 결핵균은 염주상으로 염색되는 실 모양의 막대균으로서 관찰된다. 항산성이 강하여 다른 비병원성 균과 감별이 된다. 결핵균 배양에는 달걀 혈청, 감자 등을 배지에 첨가하지 않으면 발육되지 않는다. 탄소원으로 글리세린을 이용한다. 발육은 매우 느리며 집락형성에 4~8주가 소요된다. 1세대 시간은 18~20시간 정도이며, 집락은 담황백색으로 건조하고 가장자리는 불규칙한 R형 집락이다. 흔히 사용되는 고형배지는 Ogawa 배지이다. 이 배지에 malachite green이라는 색소를 넣는데 이것으로 다른 균의 오염을 줄일 수 있다(▶그림 4-25).

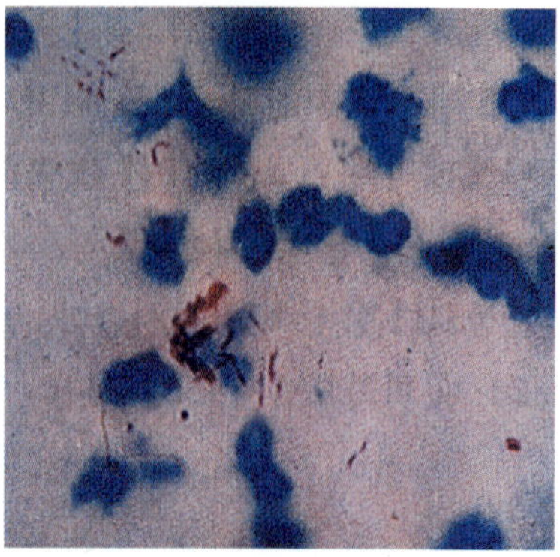

▶ 그림 4-24
항산성 염색에서 적색막대균

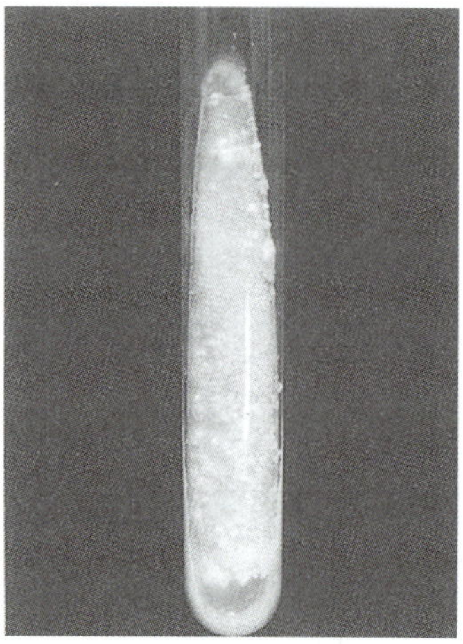

▶ 그림 4-25
Ogawa 배지에서 성장한 결핵균

결핵균과 비병원성 항산균과의 감별은 항자비시험에 의해 감별할 수 있다. Ziehl-Neelsn 석탄산홐신액으로 염색된 도말표본을 자비수 중에 1분간 넣었다가 건조 후 경검한다. 결핵균은 항산성이 강하고 자비에 의해 탈색되지 않으나 비병원성인 *M. smegmatis*는 탈색된다.

② 병원성

결핵균은 다른 균에 비해 저항력이 강한 균으로 환자의 객담 중에서 수 개월에 걸쳐 생존하는 것으로 알려져 있다. 감염은 환자의 비말로 직접감염을 일으키거나 공기를 통하여 간접감염을 일으킨다. 결핵균은 조직 내로 침입하여 **결절**(tubercle)을 형성하고, 폐를 **건락화**(caseation)시킨다. 건락물질이 부드러워지면서 액화되고 **공동**(cavity) 내에 결핵균과 죽은 백혈구(고름) 등이 채워지면서 기침, 가래와 함께 배출되기 때문에 이것을 **개방성(활동성) 결핵**이라고 한다. 이 공동은 공기로 차게 되고 점차 낭이 형성되어 **석회화**(calcification)로 진행된다. 결핵균은 폐결핵뿐만 아니라 전신의 장기에 퍼져 결핵병변을 일으킬 수 있다. 폐결핵의 발생이 가장 많고 결핵성 수막염, 결핵성 흉막염, 결핵성 골수염, 결핵성 관절염, 신결핵, 장결핵, 피부결핵을 일으키며 드물게는 속립성(miliary) 결핵도 발생한다.

③ 진 단

도말검사로서 폐결핵환자의 객담, 결핵성 수막염의 척수액, 신장 또는 방광결핵인 경우에는 소변, 피부결핵인 경우 농즙, 소화기 결핵인 경우 위액 등을 직접 도말검사한다. Ziehl-Neelson 염색을 시행하여 경검한다. 특히 객담검사의 경우에는 슬라이드나 시야에서 보이는 결핵균의 수를 조사하는 것이 폐결핵의 예후판정에 도움이 된다. 전에는 도말표본의 결과를 Gaffky 표를 참조하여 보고하였으나, 최근 미국폐협회(American Lung Association)에서는 ▶표 4-23과 같이 보고하는 것을 추천하고 있다(▶표 4-22, 23).

ⓐ 미국폐협회가 추천하는 항산균의 객담도말염색 보고 : 세균 수가 적고 검출하기 어려운 재료는 집균법을 시행하여 검사한다. 배양검사는 도말음성인 결핵환자의 경우 특히 중요하다. 척수액이나 관절액, 간, 허파, 콩팥의 생검조직은 오염제거(discontamination)를 하지 않아도 되나 폐결핵이나 콩팥결핵의 검사재료인 객담, 소변은 다양한 세균이 혼합되어 있기 때문에 NaOH(오염제거제, decontaminating agent)로 처리하여 오염제거를 한 후 배양한다. 미국에서는 Loewenstein-Jensen 배지가 쓰이나 우리나라에서는 3% Ogawa 배지가 쓰인다. 보통 3% Ogawa 배지에 0.1mL를 접종하여 37℃에서 배양한다. 맨눈으로 집락을 관찰할 수 있을 때까지는 4주 이상이 소요된다.

ⓑ 객담 중의 결핵균집균법 : 집균법은 결핵균보다 빠르게 증식하는 오염균을 증식

▶ 표 4-22 Gaffky 표

Gaffky 수	0	1	2	3	4	5	6	7	8	9	10
결핵 균수	전시야에 없음	전시야에 1~4개	수시야에 1개	각 시야에							
				1개	2~3개	4~6개	7~12개	약간 많음	많음	매우 많음	무수히 많음

▶ 표 4-23 미국폐협회가 추천하는 항산성 세균의 객담도말염색 보고

세균수(number of Bacilli)	report
0	no acid - fast bacilli seen
1~2 per slide	report number found and request repeat specimen
3~9 per slide	rare or +
10 or more per slide	few or ++
1 or more per field	numerous or ++++

하는 오염균을 제거하고 점액을 녹여 결핵균을 농축하기 위한 방법으로 CDC (center for disease control)에서는 N-acety-L-cysteine and sodium hydroxide (NALC-NaOH)의 혼합용액 사용을 추천하고 있다. N-acetyl-L-cysteine에 의해 객담의 점액성분을 소화시키고 NaOH는 오염 세균을 사멸시키게 된다. 이 방법은 검사재료와 동량의 NALC-NaOH 액을 가한 후 액화될 때까지 vortex mixer로 혼합하고 중성으로 수정한 다음 이것을 원심분리기에서 원심분리를 한다. 그 후 상청을 버리고 농축된 균체를 함유한 침전을 검사에 사용한다.

④ 치료

결핵 치료약은 **1차 약물**에 isoniazid, rifampicin, ethambutol, pyrazinamide, streptomycin(SM)이 있으며, **2차 약물**은 부작용 때문에 사용을 제한받은 약물로 1차약 사용 후 내성균에 사용하는 약으로 cycloserine, prothionamide, enviomycin, capreomycin 등이 있다.

특히 1차 약물 중 2개 이상 내성균이 생긴 **다제내성 결핵**(Muti-Drug Resistant; MDR-TB)과 2차 약물 중 3개 이상 내성균을 **광범위내성 결핵**(Extensively-Drug Resistant; XDR-TB)이 확산되면서 결핵 치료에 어려움을 겪고 있다.

결핵의 치료에는 다음과 같은 원칙이 있다.

ⓐ 병용요법으로 장기간 투여에서 오는 내성과 부작용을 감소할 수 있다.

ⓑ 장기요법으로 6~9개월간 투여해야 한다.

ⓒ 장기간 투여에서 오는 부작용과 내성이 없는 약물을 잘 선택해야 한다.

ⓓ 약물 투여 횟수는 단순화하여 아침식전에 한 번 투여하거나, 소아결핵의 경우 두 번 투여하는 것이 좋다.

ⓔ 결핵은 소모성 질환이므로 휴식과 안정, 고단백 식사가 요구되어진다.

⑤ 예방

예방은 감수성이 있는가를 알아보기 위해 투베르쿨린(tuberculin) 피내반응을 하여 그 결과에 따라 BCG vaccine을 투여한다.

ⓐ Tuberculin 피내반응 : 결핵균 감염의 유무를 검사하는 피내반응이다. Tuberculin 피내항원은 결핵균의 액체배양 여액을 10배로 농축한 여액(old tuberculin; OT)이 사용되었으나 현재는 이것을 화학적으로 정제한 tuberculin 단백(PPD; purified protein derivatives)가 사용되고 있다. 접종방법은 5TU(PPD; tuberculin units) 0.0001mg의 액을 전박피 내에 0.1mL 접종한 후 48~72시간이 지나서 접종부위의 발적, 종창, 경결의 크기를 측정하여 결정한다 (▶표 4-24).

ⓑ BCG : 프랑스의 Calmette와 Guerin은 우형결핵균(*M. bovis*의 변이균)을 장기간 (13년)에 걸쳐 배지에다 계대배양(230대)을 하여 병원성을 상실한 균종을 얻게

▶ 표 4-24 Tuberculin 피내반응 판정기준

발적 평균직경	판 정
1~4 mm	− 음성
5~9 mm	± 의양성
10 mm 이상	+ 양성
10 mm 이상 + 경결	++ 중증도 양성
10 mm 이상 + 경결 + 2중발적 또는 수포	+++ 강양성

되었는데 이것이 BCG(Bacillus Calmette Guerin)이다. 현재 tuberculin 피내반응 음성자에게 BCG 생백신(약독화 생백신)을 경피접종하는 예방접종이 시행되고 있다.

(2) 나병균(*Mycobacterium leprae*)

1874년 Hansen에 의해 나병환자(한센병)의 조직에서 분리된 것으로 아직 인공배양에 성공하지 못하고 있다.

① **형 태**

0.3~0.5㎛×1~8㎛의 가는 막대균으로 결핵균과 비슷하다. 항상성 염색으로 균체는 과립상으로 염색되는데 결핵균과의 구별이 어렵다. 병변조직의 나병균은 조직 구성세포 속에 구상의 균 덩어리(나구, lepra globi)를 만드는 것이 특징이다.

② **병원성**

사람 이외의 동물에는 감염성이 없으며 전염성은 강하지 않다. 보통 오랜기간의 밀접한 접촉관계에서 전파된다. 피부 및 신경점막에 증식성 염증을 일으키며 병변은 나종형(lepromatous type)과 결핵형(tuberculoid type), 중간형(indeterminate type)으로 구별되고 있다. 나종형은 진행성으로 결절을 형성하며 대칭성 신경장해를 나타내며, 결핵형은 비진행성으로 피부 탈색반과 비대칭성 신경장해를 나타낸다.

③ **진 단**

환자의 콧물, 병소의 조직액에서 Ziehl-Neelsen 염색에 의해 균을 검출한다. 항산균이 검출되었으나 배양이 되지 않음으로써 결핵균과 구별된다.

④ **치 료**

몇 년 동안 4-diaminodiphenylsulfone(DDS 또는 dapsone)만으로 유효하게 치료하였으나 최근에 dapsone의 내성균이 출현하고 있어 WHO에서는 dapsone과 rifampin, clofazimine의 병용을 추천하고 있다.

(3) 비정형 항산균(Atypical Mycobacterium)

인형결핵균, 우형결핵균 이외의 항산균으로서 사람에게 감염되어 폐결핵증과 유사한 질병을 일으킨다. 면역이 저하된 AIDS 환자는 이 균에 기회감염을 일으킨다. 주된 균은 *M. kansasii, M. marinum, M. scrofulaceum, M. intracellulare* 등이 있다. 이들 균종은 자연성 발육종으로 발육하여 집락을 형성하는데 1주일 이상을 필요로 한다. 속성 발육균종으로 *M. fortuitum*이 있으며 이것은 1주일 이내에 집락의 관찰이 가능하다.

비정형 항산균은 항결핵제에 대한 저항성이 강하기 때문에 보통 오랜기간 치료해야 하고 치료전 항생제 감수성 검사를 하여 치료제를 선택하여야 한다. 보통은 항생제를 병용하여 사용한다.

(4) 비병원성 항산균(Nonpathogenic acid fast bacilli)

자연계에 널리 분포되어 있다. 사람의 성기에서 분리되는 균종이 있기 때문에 결핵균과의 감별이 필요하다.

*M. smegmatis*는 외음부에서 분리된다. Ogawa 배지의 발육은 신속하여 2~5일 내에 오렌지색 집락을 형성하기 때문에 결핵균과 확실히 구별할 수 있다. 콩팥결핵은 요중에 결핵균이 배설되기 때문에 균검출의 경우에는 *M. smegamtis*와의 감별이 필요하게 된다.

제 7 절 Actinomyces

1) *Actinomyces*속(Genus *Actinomyces*)

Bergey's manual(1986년 제2권)에서는 불규칙한 무아포 Gram양성 막대균(Irregular nonsporing Gram-positive bacillus)으로 *Actinomyces*속을 포함하여 여러 자연계에 존재하는 많은 균속을 일괄적으로 분류하고 있다(▶표 4-25).

① 형태 · 배양

막대모양, 가는 균사모양 또는 분지한 균사모양을 하고 있으며 V, Y, T형 배열과 균덩어리를 형성하고 있는 것을 볼 수 있다. Gram양성, 비항산성, 통성 무산소성으로서 일반적으로 이산화탄소 첨가배양에서 발육은 촉진되나 성숙한 작은 집락의 형성에는 대개의 균종에서 1~2주가 걸린다.

▶ 표 4-25 불규칙 무아포 Gram양성 막대균(Irregular nonsporing Gram-positive rods)

	속	종
산소균	8균속	42균종
통성 무산소균	*Actinomyces*	*A. israelii*
	기타 9균속	*A. naeslundii*
		기타 8균종
무산소균	6균속	64균종

② 성 상

Glucose 첨가배지인 brain-heat infusion agar를 사용하여 이산화탄소 첨가 무산소 배양에서 특징있는 작은 집락을 볼 수 있다. 균종에 따라 집락의 성상은 상이한데 *Actinomyces israelii*는 작은 R형의 불투명한 솟아오른 집락을 형성한다. Catalase 음성이고 esculin을 가수분해하며 urease 음성이고 많은 당을 발효하는 등 다양한 생화학적 성상에 의해 균종이 구별된다.

③ 병원성

인체 방선균증(actinomycosis)의 원인균은 *A. israelii*와 *A. naeslundii*인데 이들 균은 사람의 구강 내와 생식기의 상재균이다. *A. naeslundii*는 여성의 질 분비물에서도 분리된다. 이들 균종은 만성 화농성 육아종성 병변으로 방선균증을 일으킨다. 목림프절염(cervicofacial actinomycosis), 가슴 방선균증(thoracic actinomycosis), 배 방선균증(abdominal actinomycosis) 등이 있으며, 최근에는 IUD(Intrauterine divices)를 사용한 여성에게 생식기 방선균증(genital actinomycosis)이 발견되었다.

④ 진 단

객담이나 고름 등에서 특징이 있는 유황과립(sulfa granules)이라 일컫는 1mm 크기의 균 덩어리가 발견된다. 이것은 균사형성의 발육을 위해 특유한 균 덩어리를 만들고 병변조직 내와 고름에 존재한다. 균 덩어리를 꺼내 Gram 염색하면 특징이 있는 형태를 볼 수 있다. 즉 중심부는 Gram양성인 균사체로 이루어져 있는데 이것을 감싼 주변은 Gram음성인 곤봉 모양의 형태가 부챗살모양으로 배열하고 있다.

분리배양은 신선한 균 덩어리의 재료를 사용하여 glucose와 혈액혈청을 함유한 배지를 사용해서 이루어지며 5~10% CO_2 무산소배양이 좋다.

⑤ 치 료

Penicillin을 비롯한 많은 항생물질에 감수성이 있다. 그러나 penicillin 등을 장기투여하여도 치료효과가 없는 경우에는 일반적으로 외과적 치료가 적용된다.

▶ 표 4-26 Nocardioforms

속	종
Nocardia	*N. asteroidis* *N. brasiliensis* 기타 7균종
기타 8균종	

▶ 표 4-27 Actinomyces, Nocardia의 성상 비교

성상 \ 균종	*Actinomyces bovis*	*Actinomyces israelii*	*Nocardia asteroides*	*Nocardia brasiliensis*
그람염색	양성	양성	양성	양성
항산성	무	무	유	유
발육형태	균사형성	균사형성	공중균사	공중균사
배양	무산소성, CO_2	무산소성, CO_2	산소성	산소성
기생	소, 말, 개	사람	자연계	자연계
병원성	소, 말 Actimomycosis	사람 Actimomycosis	사람 Nocardiosis	사람 Nocardiosis

2) *Nocardia*속(Genus *Nocardia*)

Bergey's manual(1986. 제2권)에서는 Nocardia속 기타 8균속을 포함하여 Nocardioform으로서 일괄하여 분류하고 있다(▶표 4-26).

① 형태 · 배양

균사상을 이루며 배지 내에 영양균사를 형성하고 공중에는 공중균사를 형성하여 마치 진균의 발육과 흡사하다. Nocardia는 배지에서 잘 자라며 우무배지에서 3일 내에 집락을 형성하고 7~10일 후에는 솟아오른 불규칙적이고 주름진 모양이 된다. *Nocardia* 집락은 색깔이 다양하여 노란색, 주황색, 적색, 혹은 이들이 혼합된 색으로 나타난다. *Nocardia*는 산소성이고 Gram양성이며 약한 항산성을 띠고 있고 아포를 형성하지 않는 균이다. 이들 균은 널리 토양에서 분리된다.

② 성 상

9균종으로 불류되며 사람의 Nocardia증(nocardiosis)의 원인균은 *N. asteroides*와 *N. brasiliensis* 등의 2균종이다. 생화학적 성상 및 기타의 특성에 대해 ▶표 4-27에 표시하였다.

③ 병원성

경비감염으로 균은 주로 허파에 병변을 일으켜 폐결핵과 유사한 허파(폐) Nocardia증(pulmonary nocardiosis)을 일으킨다. 다른 호발부위로 신장에 침범하고 또한 피부밑조

직의 균종(mycetoma) 및 만성 화농성 병변 등을 일으킨다.

④ **진 단**

객담, 고름, 생검조직 등의 직접 도말염색에 의한 경검으로 특징적으로 분지하는 균사형 혹은 분절하는 균체를 찾아낼 수 있다. Sabourad's glucose agar나 혈액우무배지에 산소성 배양을 하고 균의 분리 동정을 시행한다.

⑤ **치 료**

Nocardiosis의 치료 선택제는 sulfornamide로 sulfamethoxazole-trimethoprim의 병용으로 성공적으로 치료된다.

3) *Sterptomyces*속(Genus *Sterptomyces*)

*Sterptomyces*속은 자연계에 존재하며 토양의 독특한 촉감 및 독특한 냄새를 나게 하는데 어떤 역할을 한다. *Sterptomyces*속의 의미가 있는 것은 이에 속하는 균종 중에는 각각 고유한 항생물질을 생산할 수 있는 유용한 균종이 많이 존재하고 있기 때문이다. 알려진 항생제는 sterptomycin, chloramphenichol, tetracycline, neomycin, erythromycin, kanamycin, amphotericin B, nystatin 등이다. 병원성을 가진 균종은 존재하지 않는다.

제 8 절 나선균군

Gram음성 나선상 세균으로서 *Campylobacter*속, *Helicobacter*속, *Spirillum*속으로 분류된다. 기타 비병원성인 *Aquaspirillum, Azospirillum, Oceanospirillum, Bdellovibrio, Vampriovibrio*의 속이 있다.

1) *Campylobacter*속

이균은 형태적 유사성 때문에 *Vibrio*속으로 분류하였으나 핵산의 비율과 당을 이용하지 못한다는 점이 달라 *Campylobacter*라는 새로운 속명으로 명명하였다. 어원은 만곡의 뜻을 가진 그리스어 campylo에서 비롯되었다.

① **형태 · 배양**

0.2~0.8㎛×0.5~5㎛의 막대균으로 단모성 또는 양모성의 편모가 있으며 특유한 나선운동을 한다(▶그림 4-26). Skirrow 배지(혈액우무배지에 vancomycin과 polymyxin B

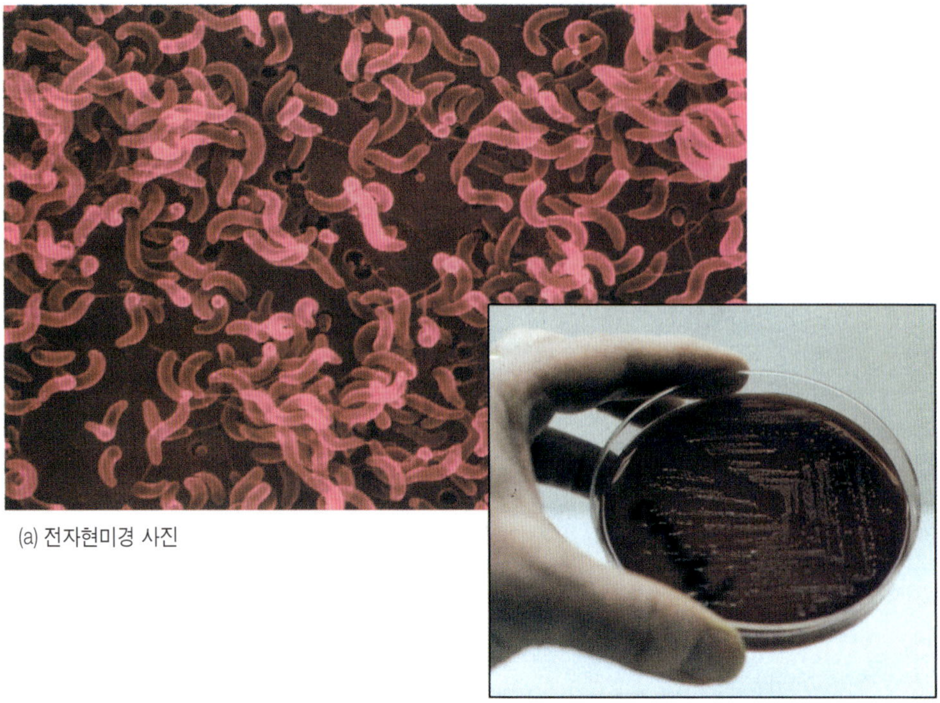

(a) 전자현미경 사진

(b) 미세산소성 조건에서의 배양

▶ **그림 4-26** *Campylobacter jejuni*

▶ **표 4-28** *Campylobacter*속의 분류와 성상

	Catalase	Nitrate 환원	발 육			H_2S생산 (TSI 배지)	Hippuric acid	Nalidixic acid	Cephalothin
			25℃	37℃	42℃				
C. fetus	+	−	+	+	−	−	−	R	S
C. jejuni	+	−	−	+	+	−	+	S	R
C. coli	+	−	−	+	+	−	−	S	R
C. laridis	+	−	−	+	+	−	−	R	R
C. sputorum	−	+	−	+	+	+	−	R	S

※ R; 내성, S; 감수성
TSI = Triple Sugar iron; H_2S 생산, 포도당, 젖당, 자당의 분해성 및 가스 생산을 조사할 수 있는 배지

등의 항생물질을 가한 것)에서 미세산소성의 조건(O_2; 5%, CO_2; 10%, N_2; 85%의 혼합 가스 상태)으로 2~3일간 배양한다. 산소성(호기성)과 무산소성(혐기성)에서는 발육하지 않는다. 배양온도는 균종에 따라 다르나 *C. jejuni, C. coli* 등은 42℃의 고온에서도 발육하기 때문에 고온성 *Campylobacter*(thermophilic *Campylobacter*)라 한다(▶표 4-28).

▶ 표 4-29 *Campylobacter* 속의 병원성

병원체	병원성
C. fetus	양과 소의 유산, 사람의 패혈증, 수막염, 심내막염
C. jejuni	사람 설사증
C. coli	사람 설사증
C. laridis	사람 설사증
C. sputorum	돼지 장염, 사람 입안의 상재균

Chapter 04

② 분류와 성상

*Campylobacter*속은 catalase 양성과 음성 등의 group으로 분류한다. *C. sputorum*만이 음성이어서 다른 균종과 구별할 수 있다. *C. fetus*는 25℃, 37℃에서 발육이 가능하나 42℃에서는 발육할 수 없고, nalidixic acid에 대해 내성, cephalothin에 대해 감수성을 나타낸다. *C. jejuni*와 *C. coli*는 hippuric acid의 분해성으로 구별할 수 있다. *C. laridis*는 nalidixic acid에 내성인데 42℃에서도 발육된다는 점에서 *C. fetus*와는 다르다. 기타의 성상은 *C. coli*와 유사하다.

③ 병원성

가축동물의 장내 병원성 세균으로 알려지면서 관심의 대상이 되었다. 최근 이 균이 인체 위장염의 원인균이 될 수 있다고 알려지면서 임상적 의의가 높아지고 있다.

*C. fetus*는 가축 유산의 원인균이며, 사람에 대해서는 패혈증, 수막염, 심내막염 등의 전신감염을 일으킨다(▶표 4-29). *C. jejuni*와 *C. coli*는 설사증과 식중독의 원인균인데, 특히 소아에게 설사를 일으킨다.

감염 후에 장관점막으로 침입하여 설사, 발열, 복통, 구토 등의 장염증상을 나타낸다. *Campylobacter*속 균에 의한 식중독은 장염 비브리오(Vibrio), 포도알균, 살모넬라(Salmonella)에 의한 식중독 다음으로 많다. *C. jejuni, C. coli*는 소, 닭, 돼지 등이 보균하고 있다. 따라서 감염원은 이들 동물의 배설물에 의해 오염된 육류와 음료수 등이다.

④ 진 단

환자 검체로부터 균의 분리와 동정에 의한다. 설사증 환자에서는 분변을 검체로 하고, Skirrow와 Butzler의 혈액우무배지를 사용하여 직접 분리 배양하여 oxidase test, 염색형태성, cephalothin 감수성 검사를 실시하고, 확정동정은 산소성, 무산소성 증식시험과 25, 36, 42℃에서의 증식시험, 질산염 환원시험 등을 실시한다.

⑤ 치 료

수인성 장내세균 감염 치료에 쓰이는 chloramphenicol, erythromycin 및 tetracycline 등의 항생물질이 널리 쓰인다. 그러나 최근 erythromycin 등에 대한 내성 균주도 출현하고 있다.

2) *Helicobacter*속

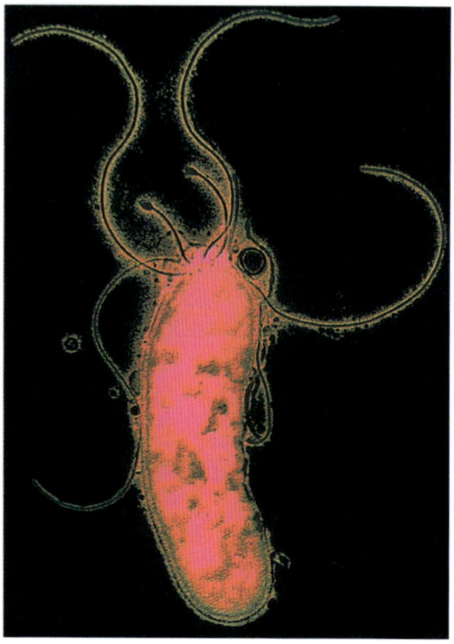

▶ 그림 4-27 *H. pylori* 전자현미경 사진

(1) *Helicobacter pylori*

1983년 만성위염 환자의 위점막에서 처음으로 분리 동정된 위염균이다. 처음에는 *Campylobacter*속 세균으로 분류하였으나, 여러 가지 특성이 달라 1989년에 새로운 균속인 *Helicobacter*로 재분류되었다. *Helicobacter pylori* 외 이 균속의 분류된 균종은 현재 11개이고, 이들은 각종 동물의 위장관에서 분리된다.

① 형태 · 배양

Gram음성의 S자형의 만곡형으로 양극형 편모를 가지고 있으며 축사는 없다(▶그림 4-27). 위점액과 같은 점성이 높은 산성 환경에서도 자유롭게 운동할 수 있는 강한 운동성을 가지고 있다.

분리용 배지에는 일반적으로 혈액우무배지 등의 비선택배지와 *Campylobacter*용 선택배지가 사용된다. 일반적으로는 Skirrow 우무배지를 많이 사용하며 기초배지에는 혈액우무배지만으로 충분히 사용 가능하다. 기타 콜롬비아 우무배지, Brain heart infusion 우무배지, 브루셀라 우무배지 등도 사용된다.

생검조직을 배지에 접종할 때는 도말검사 때와 동일한 방법으로 한다. 선택배지 외에 비선택 배지로서 혈액우무배지(10% sheep blood 첨가)를 사용하는 것이 바람직하다.

*Campylorbacter*용 gas 봉투를 사용하며 35~37℃에서 배양한다. 또한 *H. pylori*는 미산소성 균이며 습도가 충분한 10% CO_2를 포함하는 배양기에서 배양할 수 있다. 전혈 또는 적혈구 용해혈액, 소혈청알부민, 활성탄, 또한 dimethyl-β-cyclodextrin을 포함하는 고형배지에서 자라며 최대 크기가 0.5mm인 둥글고 투명한 무색 집락을 형성한다.

② 성 상

Catalase와 urease 생산능과 점액 내에서의 강한 운동성을 가지고 있으며 기타 일반

▶ 표 4-30 *H. pylori* 의 일반적 성상

Catalase	+	Nalidixic acid 내성	+
Urease	+	Oxidase	+
Hippurate 가수분해	−	37°C에서 무산소 증식	−
Cephalothin 감수성	+	질산염 환원	−

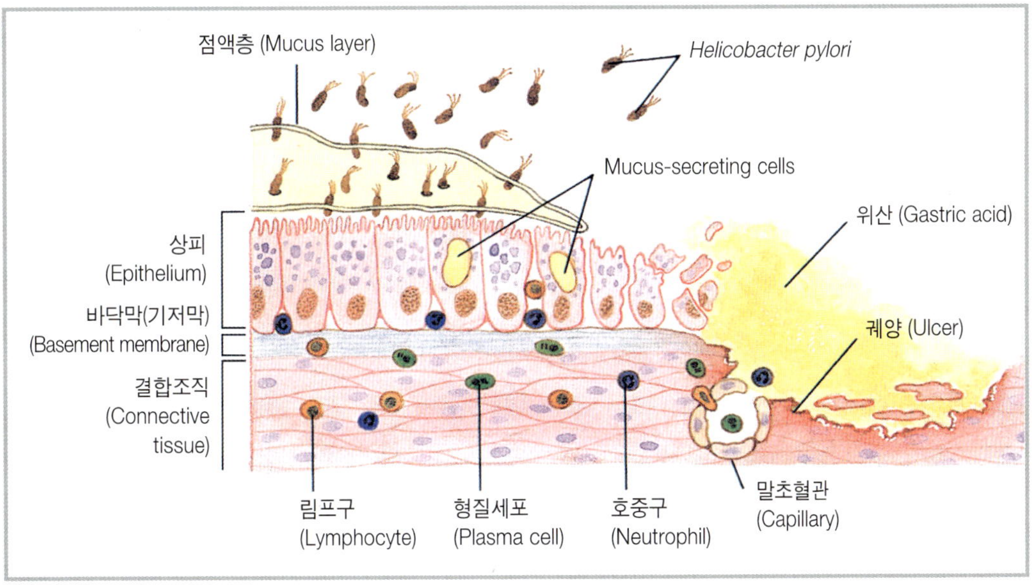

▶ **그림 4-28** *H. pylori* **감염에 의한 소화성 궤양 형성**

적인 성상은 ▶표 4-30과 같다.

③ 병원성

H. pylori 감염은 위, 십이지장 궤양(소화성 궤양)의 만성화와 재발의 중요한 인자로서 밝혀졌다(▶그림 4-28). 또한, 위암이나 악성 림프종의 원인균으로 주목을 받고 있다. 이러한 점에 비취어 볼 때 *H. pylori*의 검사는 이들 질환의 빠른 진단이나 치료에 매우 중요하다.

전 세계적으로 분포하고 있으며, 위궤양 환자에서 70%, 위염 환자에서 50~60%, 십이지장궤양 환자에서 90%가 분리되고 있다. 우리나라 사람은 이미 5~6세 때 50% 정도의 감염률을 나타내고 초등학교 시절에 80~90%의 감염률이 나타나고 있으며 그 후 전 연령에서 이와 같은 수준이 유지되고 있다는 보고가 있다. 이 균의 감염경로는 대변-구강 또는 구강-구강을 통한 감염일 가능성이 높고 소아기에 주로 감염된다고 알려져 있다.

④ 진 단

H. pylori 검사에서는 위 및 십이지장 점막조직 외에 혈청 등이 사용된다. 점막조직을 위내시경을 통한 생검으로 얻어서 세균학적 검사 및 병리 조직학적 검사에 사용한다. 생검부위는 일반적으로는 위체부 및 전정부 조직이 사용되며 혈청은 혈중 항 *H. pylori* 항체의 검사에 사용된다.

*H. pylori*는 배양에 상당한 시일(1~4주)을 요하므로 신속하게 검사할 수 있는 방법으로 urease 활성을 검사하는 Kit가 개발되어 있다(▶그림 4-29). 도말검사에는 Gram 염색 외에 항 *H. pylori* 항체를 사용한 형광항체법, 아크리진 오렌지 염색 등이 사용되고 있다.

이 밖에 catalase 및 oxidase 시험이 양성인지도 확인하며 항생제 감수성 검사도 동정에 사용된다. *H. pylori*는 cephalothin에 감수성이 있으며 nalidixic acid에는 내성이다.

⑤ **치료 · 예방**

소화성 궤양에 항생제의 사용으로 증상개선과 재발률이 크게 감소되었다. 항생제로 amoxicillin, tetracycline, metronidazole이 사용되며 bismuth chelate는 균과 점막과의 접촉을 차단하는 효과가 있다.

이 세균의 감염경로는 구강-대변 또는 구강-구강 경로로 추정되므로 예방을 위해서는 식생활 습관의 개선 등 청결한 위생적 생활의 정착이 시급하고 감염이 주로 소아기에 발생하기 때문에 소아들의 생활위생을 개선시키는 것이 급선무이다. 또한 신선한 야채, 과일, 비타민 C의 복용 등 항산화제 함량이 높은 음식물 섭취를 하는 등 우리의 식생활 개선이 요구된다.

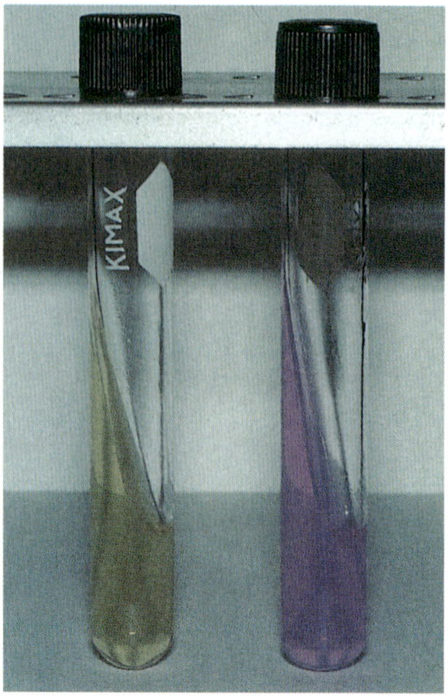

▶ **그림 4-29**

Urease test에 의한 *H. pylori* 신속검사

3) *Spirillum*속

(1) 서교증(*Spirillum minus*)

① **형태 · 배양**

폭 0.2~0.5㎛×3~5㎛로서 몇 개의 나선을 가지고 있으며 양단에 몇 개의 편모가 있어 운동성이 활발하다. 아직 인공배지에서는 배양이 성공되지 못하였으나 생쥐(mouse)에 접종하여 분리할 수 있다.

② **병원성**

쥐가 보유하고 있으며 감염된 쥐에게 물리면 발증(서교증)한다. 반복되는 발열과 발진, 림프절의 종창을 나타낸다.

③ **치 료**

이들 세균에 의해 발생되는 서교증은 penicillin 요법에 의해 잘 치유된다.

제 9 절 Spirochaetes

스피로헤타(Spirochetes)는 가늘고 긴 나선상의 형태를 나타내며 나선운동에 의한 고유운동을 하는 균(▶그림 4-30)으로서 Gram음성균이다. 나선운동은 편모가 아닌 축사(axial fibril)에 의한 것이다. 5개의 속으로 분류되고 있으나 인체에 병원성을 나타내는 Treponema, Borrelia, Leptospira 속의 형태적 특징은 ▶표 4-31과 같다.

1) *Treponema*속

(1) 매독 Terponema(*Treponema pallidum*)

① 형태 · 배양

0.1~0.4㎛×5~20㎛의 크기로서 8~14개의 나선을 갖고 있다. 운동은 균체 장축에 대

목	과	속	종
Spirochaetales	Spirochaetaceae	*Spirochaeta*	6균종
		Cristispira	1균종
		Treponema	13균종
		Borrelia	9균종
		Leptospira	2균종

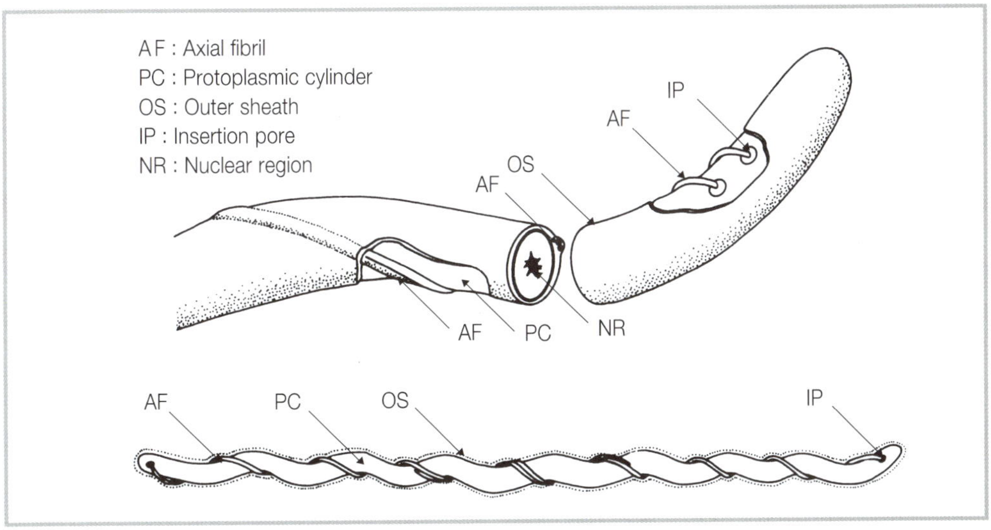

▶ 그림 4-30 전형적인 나선상균(*Spirochaete*)의 기본 형태. 내부구조와 외형

▶ 표 4-31 *Spirochaetes* 속의 특징

분류	크기(μm)	일반적인 특징	축사의 수	서식처	병원성
Treponema	30~150×0.5~30	3~10개의 완벽한 코일; 축사의 다발은 위상차현미경에 의해서 보인다.	> 100	연체동물의 소화관; 배양되지 않는다.	매독
Borellia	5~500×0.2~0.75	무산소성 또는 통성 산소성균; 딱딱하거나 느슨한 코일	2~40	수계, 자유생활	재귀열
Leptospira	5~15×0.1~1.5	무산소성, 코일은 0.5μm까지 확장된다.	2~15	사람과 다른 동물들 속에서 공생 또는 기생	렙토스피라증
	3~15×0.2~5	통성 무산소성, 대략 μm의 코일	5~7	사람과 다른 포유류 절지동물	
	6~20×0.1	산소성; 굽거나 갈고리모양의 끝을 가진 단단한 코일	2	산소성; 굽거나 갈고리모양의 끝을 가진 단단한 코일	

하여 직각의 회전운동으로 전후 격심한 운동을 한다. 일반적으로 anilin 색소로는 염색되지 않는다. Giemsa 염색이나 도은법(levaditi silver impregnation)으로 염색이 되나, 나선이 너무 가늘기 때문에 암시야 장치나 면역형광염색을 하지 않으면 잘 보이지 않는다(▶그림 4-31). 인공배지에서 배양되지 않으며, 토끼의 고환(testis)에 접종하면 매독성 고환염을 일으켜 배양할 수 있다.

② 저항성

저항성은 약하여 건조에 의해서 곧 사멸된다. 42℃ 이상에서는 빨리 죽고 40℃ 에서는 3시간에 사멸된다. -78℃ 에서는 1년 이상 감염력을 보유하지만 얼음 속에서는 3일만에 감염력을 잃는다. 수혈용 혈액을 통한 매독감염을 예방하기 위해서 4℃ 에서 3일 동안 보관한 후 수혈하면 감염에 대한 위험은 없다.

③ 병원성

매독(syphilis)은 15세기에 Columbus의 미대륙 발견 이래 전 세계에 퍼졌다고 하며, 주로 성행위에 의해 감염되나 경우에 따라서 키스에 의해서도 감염된다. 임상경과에 따라 3기로 구별된다.

ⓐ 제 1 기 : 점막 및 피부의 상처를 통해 침입한 Treponema는 감염 2~10주 후 감염 국소에 단단한 궤양인 **경성하감**(hard chancre) 및 소속 림프절에 무통성인 종창(indolent bulbo)을 나타내고, 감염 후 6주에는 혈청매독반응이 양성이 되며 그 증상이 곧 소실한다.

ⓑ 제 2 기 : 감염 후 3개월~3년 사이에 Treponema는 혈액을 통해서 전신의 장기에 퍼지고, 피부와 점막에 **장미진** 등의 발진이 나타난다. 또한 뼈 및 관절 등에

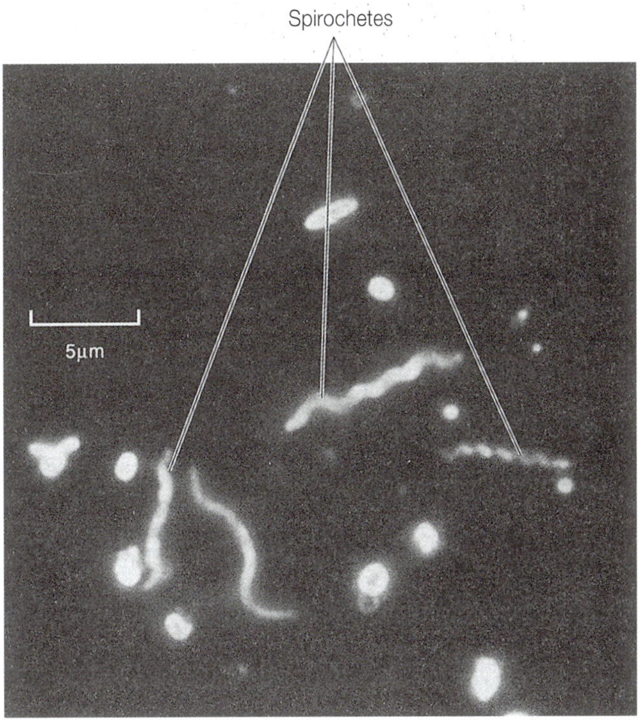

▶ **그림 4-31** *Treponema pallidum*

매독성 변화를 일으키며, 그 증상도 자연 소실된다. 제1 · 2기는 균이 많이 함유되어 감염성이 높다.

ⓒ 제 3 기 : 감염 후 3~10년 사이에 피부에 궤양이 생기고 여러 장기에 특징적인 **고무종**(gumma, **육아종**)이 형성된다. 10~15년 이상 경과하면 중추신경계와 심장혈관계에 침범되며 혈관염, 때로는 동맥류(aneurysm) 형성, 대동맥판막 기능상실을 일으킨다. 이 시기를 **변성매독**(metasyphilis)이라고 한다. 매독감염은 잠복성으로 경과될 수 있어서 제1기와 제2기를 통하여 증상 및 증후가 없이 제3기 매독으로 발전될 수 있다.

ⓓ 선천매독(congenital syphilis) : 임신부가 매독 Treponema에 감염되면, Treponema가 태반을 통해서 태아에 감염된다(수직감염). 이 때문에 태아가 사산과 유산이 되지만, 출생하면 선천매독이 제2기 이후의 경과를 취해 증상이 나타난다. 증상으로는 비염, 반점, 구진상 발진(maculopapular rash), 가성마비(pseudoparalysis), 골연골염(osteochondritis), 간비종대, 림프절종대, 입주위 및 회음부의 습윤성 병변 그리고 허친슨치아(Hutchinson's teeth) 등이며(▶그림 4-32), 말기에는 간질 각막염(interstial keratitis), 신경성 매독(neurosyphilis), 파괴성 골변화, 골수염, 고무종, 관절염, 망막염, 시각신경위축 등이 나타나기도 한다.

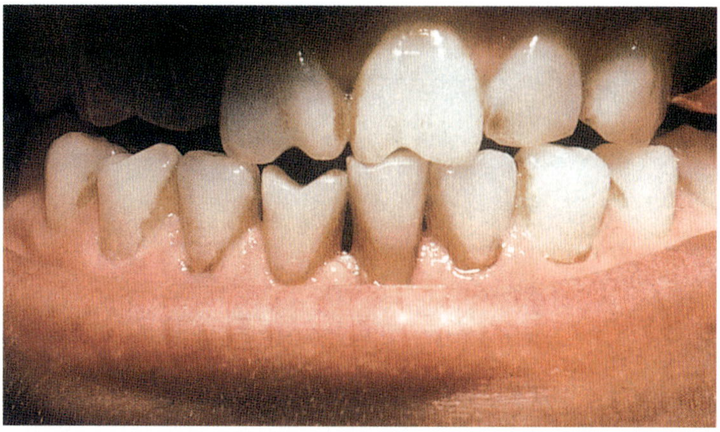

▶ 그림 4-32 허친슨치아(Hutchinson's teeth)

④ 진 단

ⓐ 세균학적 진단 : 제1기 매독환자에서는 초기경결의 도말표본을 암시야법 또는 Giemsa 염색 후에 경검한다. 그러나 균의 검출률은 낮으며 일반적으로 혈청학적 진단법이 널리 이용되고 있다.

ⓑ 혈청학적 진단법

㉠ Cardiolipin을 항원으로 하는 진단법(비특이성 검사)

소의 심장에서 알코올로 추출한 지질성분인 cardiolipin에다 lecithin과 cholesterol을 가한 것을 항원으로 사용한다. 매독 Treponema의 감염을 받으면 조직과 세포가 파괴되고 그 곳에서 지질(cardiolipin)성분이 유리되어, 이 지질에 대한 항체가 만들어진다. 감염 후 약 6주에 양성으로 되고 제1기 말기에서 60~80%, 제2기에서 100%, 후기 잠복기에서 80~90%, 제3기 매독에서 100% 양성을 보인다. 이 방법은 직접 Treponema 항체를 조사하는 것이 아니고, cardiolipin에 대한 항체를 조사하는 것이다. 따라서 특이성이 낮고, 매독 이외에도 조직상해를 수반하는 질환인 말라리아, 나병, 발진티푸스, 성홍열, 결핵, 황열, 렙토스피라 감염증 등에서 양성을 나타낸다. 이것을 **생물학적 위양성**(biological false positive; BFP)이라고 한다.

보체결합반응을 이용한 Wassermann 반응, 침강반응의 VDRL 법(Venereal disease research laboratory), 응집법 등이 있다.

㉡ 매독 Treponema를 항원으로 하는 혈청진단법(특이성 검사)

TPHA(Treponema pallidum hemagglutination 시험; 감작적혈구 응집반응) :

매독 Treponema를 토끼의 고환 내에 접종하여 증식시켜 균체를 모은 후, 이 균체에서 항원을 추출하여 적혈구 표면에 결합시킨다(**감작 적혈구**라 한다). 피검혈청을 이 감작 적혈구에 가하여 반응시킬 때 피검혈청 중에 Treponema 항

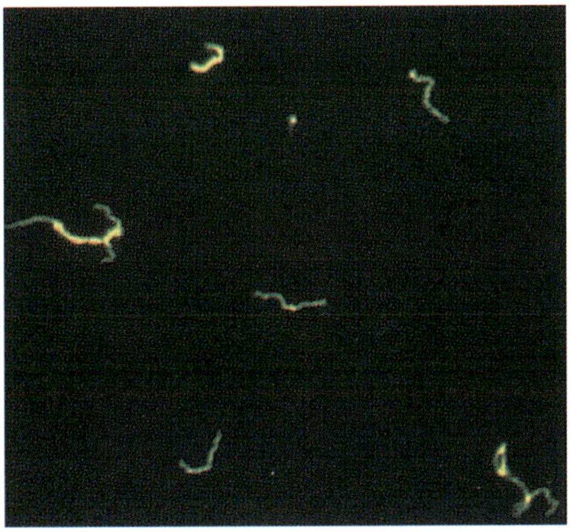

▶ 그림 4-33 FTA-ABS 법에 의한 매독 양성반응

체가 있으면 감작 적혈구가 응집한다.

FTA-ABS(fluorescent treponema antibody absorption 시험; 형광항체법) :

위 방법에서와 같이 토끼의 고환에서 얻은 매독 Treponema를 slide glass에 다 도말, 고정한 후 피검혈청을 가하고, 형광색소로 표지한 항 γ-globulin 혈청을 가한다. 피검혈청 중에 매독 Treponema에 대한 항체가 있으며 Treponema 균체가 형광을 말한다(▶그림 4-33).

위 2가지 방법은 매독 Treponema의 균체성분 또는 균체 그 자체를 항원으로서 사용하는 것이어서 특이성이 높고 생물학적 위양성 반응을 막고 확정진단을 하기 위해 시행한다. 그러나 조기환자의 발견이 어려운 경우가 있기 때문에 대개는 앞의 ㉠의 방법인 비특이성 검사와 병용한다.

⑤ **치료 · 예방**

Benzathing penicillin G가 선택적 치료제이며 penicillin allergy를 나타내는 경우 macrolide계 항생물질을 사용하기도 한다. 문란한 성행위에 의해 감염되므로 건전한 성생활과 예방을 위해 콘돔 사용과 환자에 대한 완전한 치료와 감염원을 예방해야 한다.

(2) 기타의 Treponema

① *Treponema pertenue*

아프리카, 동남아시아 등의 열대지방에서 볼 수 있는 전염성인 피부질환으로 소아에게 많으며, 직접 접촉에 의해 감염되고 피부에 발진과 궤양이 발생된다. 이 병은 성병이 아니지만 매독 혈청반응에서 양성을 나타낸다.

▶ 표 4-32 성병(STD)의 종류

병원체	질환
세균	매독, 임질, 연성하감
Chlamydia	서혜림프육아종, 비임균성 요도염(NGU)
Virus	성기(음부) 헤르페스, 첨규콘딜롬, AIDS(후천성면역결핍증)
Mycoplasma	비임균성 요도염
진균	칸디다질염
원충	트리코모나스질염
기생충	개선(옴)

② *Treponema caratum*

접촉성 피부질환의 병원체로 중남미에 유행한다. 위 2가지 병원체도 매독균처럼 배양이 불가능하며 매독 혈청반응은 양성을 나타낸다. Penicillin으로 치료한다.

※ 성병(Sexually transmitted disease; STD 혹은 Venereal disease; VD)

매독, 임질, 연성하감 및 서혜림프육아종증의 4가지 질환은 직접 성기에 있는 질환으로 성병(VD)이라고 일컬었으나, 현재는 이들에다 비임균성 요도염, 트리코모나스질염, 음부 헤르페스 등 성관계를 통해 전염되는 질환을 성병(STD)이라 한다(▶표 4-32).

2) *Borrelia*속

(1) 재귀열 Borrelia(*Borrelia recurrentis*)

① 형태 · 배양

0.2~0.5㎛×3~20㎛로서 3~10개의 나선을 가진 미세산소균이며 재귀열(relapsing fever)의 병원체이다(▶그림 4-34). 배양이 매우 어려우며 무산소성 조건하에서 배양된다. 혈액, 혈청, 조직이 들어있는 액체 배지에서 증식되며, 부화란의 장요막공간에서 증식이 잘 된다. 이에 의해 매개되는 것과 진드기에 의해 매개되는 것으로 분류된다.

ⓐ 이매개성 재귀열 : *B. recurrentis* 만이 알려져 있다. 남미, 유럽, 아프리카, 아시아 등 세계 각지에서 볼 수 있다.

ⓑ 진드기매개성 재귀열 : 진드기의 종류와 Borrelia 보유 동물의 종류에 따라 *B. duttonii*(아프리카)와 *B. hermsii*(미국 서부, 캐나다) 등 수십 종이 알려져 있다. *B. duttonii*와 *B. hermsii*는 혈청을 함유한 인공배지로 배양하기 어렵다.

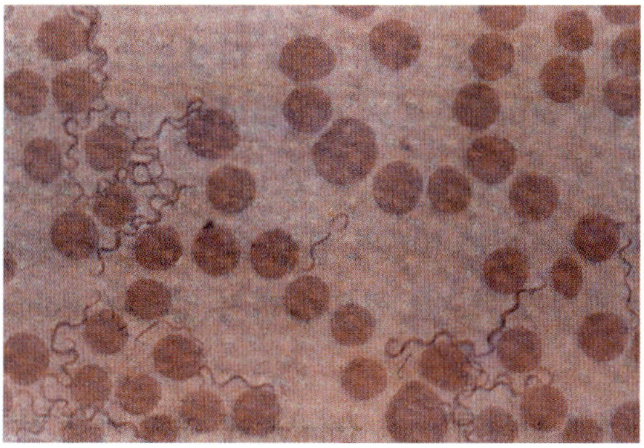

▶ 그림 4-34 *Borrelia*속의 형태적 특징

② **병원성**

원래 설치류나 원숭이가 보균 동물이며 세계적으로 분포하고 있지만 사람의 이에 의하여 매개되는 것을 재귀열 *Borrelia*라 한다.

사람에게 감염되면 3~10일간의 잠복기를 거쳐 오한을 동반한 발열을 일으킨다(발열기). 열이나는 동안 혈액 중에서 Borrelia가 검출된다. 3~5일간의 유열기 후 급격하게 열이 내린다(무열기). 4~10일 후에 다시 열이나서 이러한 발열, 발작이 3~10회 주기적으로 반복한다. 이 주기적인 발열의 원인으로는 Borrelia의 항원의 변이로 생각되고 있다. 즉 감염 후에 항체가 생산되면 그 균에 대해 면역이 성립되고, 다시 항원성이 다른 변이균이 출현하여 발열하게 된다.

③ **진 단**

유열기의 환자혈액의 도말표본을 Giemsa 염색법으로 염색하여 검경한다. 기타 암시야법에 의한 관찰도 시행된다. 또한 환자의 혈액을 쥐(rat)에게 접종한 후 혈액에서 Borrelia를 검출할 수 있으며 보체결합반응에 의해 진단할 수도 있다.

④ **치료 · 예방**

Penicillin, streptomycin, tetracycline 등이 유효하다.

백신은 없고, 예방법으로 진드기에 물리지 않도록 한다.

3) *Leptospira*속

1886년 Weil에 의하여 열성 출혈성 황달 환자에게서 처음 분리되었고, 1922년 Wadsworth 등은 환자에서 균을 분리하는 데 성공하였다. 외국에서는 많은 보고가 되었지만, 국내에서는 1920년대, 1940년대 보고된 적이 있고, 1975년 8월부터 10월에 이르기까지 경기도 여주, 이천 및 중부 산간 내륙지방에서 소수의 환자가 발생된 적이 있다.

1984년 가을에 많은 수의 환자가 발생, 국내 의료계를 긴장시켰으며 Leptospira에 의한 감염은 출혈성 황달이 주증상을 보인 Weil's병이 대표적인 질병이다.

① **형 태**

0.12~0.2㎛×6~12㎛의 나선균으로 나선이 아주 조밀하고, 한쪽 또는 양쪽 끝이 갈고리 모양으로 굴곡되어 있다. 암시야현미경으로 균의 형태와 함께 활발한 회전운동을 관찰할 수 있다(▶그림 4-35). 산소균으로 혈청 또는 혈액을 첨가한 액체배지와 반고형배지에서 발육한다(Korthof's medium). 최적온도는 25~30℃이며, 1~2주 동안에 최고로 발육한다.

② **분 류**

사람 및 동물에게 병원성을 나타내는 *L. interrogans*와 흙, 수중에 존재하는 비병원성인 *L. biflexa*로 분류된다. 2균종 간의 증식성의 차이로는 *L. interrogans*는 13℃에서 증식되고 또 purine을 이용하는데 *L. biflexa*는 13℃ 및 Purine 첨가시 증식하지 못한다. L. interrogans에는 그 혈청형(serovar)에 따라 19종의 아군(sub group)이 있다.

③ **병원성**

사람 및 동물의 공통 감염증으로 *L. interrogans*는 그 혈청형에 따라 황달성 출혈과 추역(가을철에 주로 감염됨) 등을 일으킨다.

ⓐ 황달성 출혈 렙토스피라증(*L. interrogans serovar icterohaemorrhagiae*, Weil's 병) : 감염동물, 특히 쥐의 오줌에서 Leptospira가 배출된다. 오줌과의 직접접촉 또는 이 오줌으로 오염된 흙과 물의 접촉에 의해 사람의 피부상처를 통해 감염되어, 황달출혈증을 일으킨다. 약 10일간의 잠복기 후 고열, 근육통, 신장염 또는 황달과 출혈경향이 나타난다. 발병 후 1주까지 Leptospira가 혈액 및 척수액에서 검출되며, 그 후에는 요 중에서 검출된다.

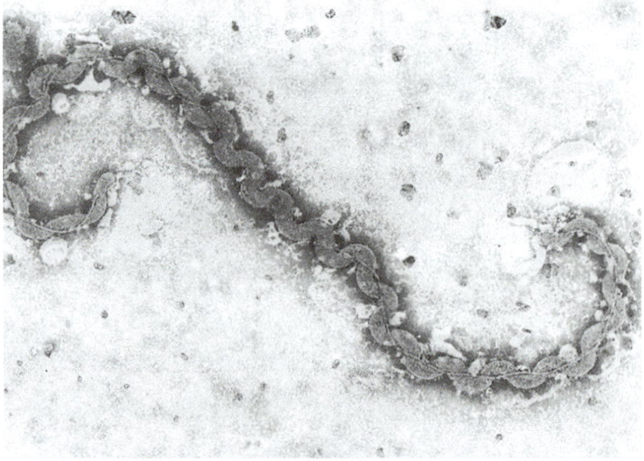

▶ **그림 4-35** *Leptospira interrogans* serovar canicola

▶ 표 4-33 혈청형에 따른 추역 Leptospira

혈 청 형	균 명
추역 A *Leptospira*	*L. interrogans serovar automanlis*
추역 B *Leptospira*	*L. interrogans serovar hebdomadis*
추역 C *Leptospira*	*L. interrogans serovar australia*

ⓑ 추역 렙토스피라증 : Leptospira 감염에 의한 지방병으로 증상은 Weil's 병보다 가볍다. 가을에 유행하는 데서 추역(추계) Leptospira증이라고 한다. 쥐가 보유하며 감염원이 된다. A, B, C의 3형이 알려져 있다(▶표 4-33).

④ 진 단

발병 1주 이내 환자 혈청이나 2주 이후 환자 소변에서 직접 균이 관찰되고, 무균적으로 채취된 검체는 배지에 배양하고 1주일 간격으로 집락을 채취해서 암시야조명법으로 Leptospira를 검색한다.

일반적인 세균진단 방법은 각종 검사물로 현미경적인 진단방법(암시야 조명법, 형광항체법, silver-impregnaction)과 혈청학적 검사법은 주로 면역효소법(ELISA)이 혈청 내 Leptospira에 대한 IgM, IgG 항체 측정에 이용된다.

⑤ 치료 · 예방

면역혈청, streptomycin, gentamycin, tetracycline 및 penicillin이 효과가 있으며 예방접종으로 예방할 수 있으며 가을철 농촌지역에서 발생하므로 농부들은 장갑이나 장화를 착용하는 것이 안전하다.

제 10 절 Mycoplasma

Bergey's Manual(1984년, vol. 1)의 분류는 다음과 같다.

강	목	과	속	종
Mollicutes	Mycoplasmatales	Mycoplasmataceae	*Mycoplasma*	74균종
			Ureaplasma	2균종
		Spiroplasmataceae	*Spiroplasma*	5균종
	Acholeplasmatales	Acholeplasmataceae	*Acholeplasma*	10균종

1898년 Nocard와 Roux 등이 유럽에서 유행했던 유행성 우폐역을 앓은 소에서 처음으로 분리하여 **우폐역균**(pleuropneumonia-like organism; PPLO)으로 불렀으나, 그 후 이 균의 생물학적 특성이 밝혀져 곰팡이와 유사한 형태의 생물체란 뜻으로 Mycoplasma로 사용하게 되었다.

사람에서 Mycoplasma는 1937년 Dienes와 Edsall 등이 Barholin's 선염 환자에서 처음 분리하였으며, 1952년 Wentholt 등은 *M. fermentans*를 분리배양하였으며, 1955년 Edward, Freundt 등에 의해 이 균의 특성이 밝혀져 *M. hominis*로 명명되었다.

*M. pneumoniae*는 1944년 Eaton 등이 원발성 이형폐렴 환자에서 균을 분리하여 명명하였다. 1954년 Shepard가 비임균성 요도염 환자로부터 아주 작은 Mycoplasma를 분리하여 Tiny-form mycoplasma(T-mycoplasma)라고 하였으나, 일반 Mycoplasma와는 달리 요소분해능이 있음이 밝혀지므로 1974년 *Ureaplasma urealytiucm*이라 명명하게 되었다.

Mycoplasma는 자기증식능을 가지고 있으며, 사람을 비롯하여 각종 동물과 곤충류 또는 식물에서도 발견된다. 최근까지 약 90종이 알려져 있으며, Mycoplasma의 특성은 다음과 같다(▶표 4-37).

① 세포벽이 없다.

② 형태가 다양하다.

③ Penicillin에 감수성이 없다.

④ 세균보다 작다(100~250nm)

⑤ 고형배지상에서 계란 후라이와 비슷한 colony를 형성한다.

⑥ DNA의 GC 함유량은 23~32%로서 적다.

이러한 특성을 가지고 있는 균을 Mollicutes강에 분류하였고, 또한 증식할 때 cholesterol

▶ 표 4-34 사람에서 분리된 Mycoplasma, Ureaplasma의 성상, 분리재료, 질병

균 종	Glucose 발 효	Arginine 가수분해	Urease 가수분해	양혈구 용혈성	Guinea pig 혈구흡착성	분리재료	질 병
Mycoplasma pneumoniae	+	−	−	β	+	객담, 인두 점액(성기 분비물)	이형폐렴, 기관지염
M. salivarium	−	+	−	−	+	객담, 인두 점액	
M. orale	−	+	−	−	−	구강 · 인두 점액	
M. buccale	−	+	−	−	−	구강 · 인두 점액	
M. faucium	−	+	−	−	−	구강 · 인두 점액	
M. fermentans	+	+	−	−	−	비뇨 · 성기 분비물	요도염, 자궁관염 (불임)
M. hominis	−	+	−	−	−	비뇨 · 성기 · 결막 분비물(구강 · 인두)	
Ureaplasma urealyticum	−	−	+	약한 β	−	비뇨 · 성기 분비물 (결막, 관절)	요도염, 자궁관염

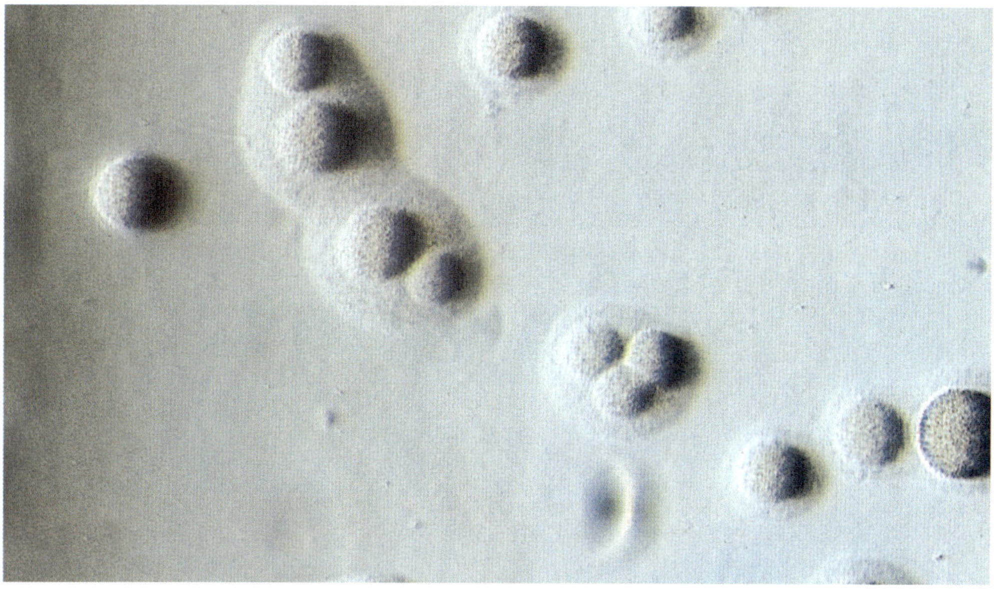

▶ 그림 4-36 *Mycoplasma pneumoniae*. 집락이 계란 후라이와 비슷하다.

요구도 유무에 따라 Mycoplasma목과 Acholeplasma목으로 분류되는데, Mycoplasma목은 Mycoplasma과와 나선상이면서 운동성이 있는 Spiroplasma과로 분류되며, 요소분해능의 유무에 따라 *Ureaplasma*속과 *Mycoplasma*속으로 분류된다(▶표 4-34).

사람에게서 분리되는 Mycoplasma로서는 *M. pneumoniae, M. orale, M. salivarium, M. bucvcale, M. fermentans, M. hominis* 그 밖에 Ureaplasma urealyticum 등이 알려져 있다(▶그림 4-36).

1) 폐렴 Mycoplasma(*Mycoplasma pneumoniae*)

① 배 양

보통우무배지에서는 자라지 못하며 특수성분, 즉 사람의 복수, 말의 혈청 및 효모 추출액 등을 가한 PPLO 배지가 사용된다.

② 저항성

일반적으로 약하고 45℃에서 15~30분간, 50℃에서 7~10분간에 사멸된다.

③ 병원성

매우 기침이 심한 감기 증상과 비슷하며 비말감염으로 여름에서 가을까지 일과성의 폐렴을 일으킨다. 유아에서는 적으나 소아와 성인에 감염이 잘 된다.

④ 진 단

M. pneumoniae 또는 다른 virus에 의한 비정형성 폐렴의 구별은 궁극적으로 검사

▶ 표 4-35 Mollicutes 각 속의 동정지표

지표가 되는 성상	Mycoplasma과		Spiroplasma과	Acholeplasma과
	*Mycoplasma*속	*Ureaplasma*속	*Spiroplasma*속	*Acholeplasma*속
Sterol 요구성	+	+	+	−
요소의 가수분해	−	+	−	−
발육 최적 pH	7.4 전후	6.0	7.4 전후	7.4
22℃ 발육	−	−	−/+	+
집락의 크기(μm)	50~1,000	15~60	?	200~1,000
운동성	−	−	+	−
형태	다형성	구형	나선형	다형성

에 의한다. 체내에 비특이성 응집소가 생기며, 이와 같은 응집소를 한랭응집(cold agglutination)시험 또는 *Streptococcus* MG 응집시험 등의 혈청학적 방법으로 검출한다. 이 두 가지 방법은 그렇게 특이성이 높지는 않지만, 다른 원인체로 인한 비정형성 폐렴에서 보다 훨씬 높은 양성률을 보이므로 동정법에 널리 쓰이고 있다.

가장 정확한 진단은 세균학적인 배양을 통한 분리 동정이지만 배양법이 까다로울 뿐 아니라 발육이 매우 느려 실용성이 없다. 최근에는 유전정보를 이용한 DNA ribosomal probe법이 개발 사용되고 있다.

⑤ **치료 · 예방**

장기간의 심한 기침에는 macrolide계 항생물질인 erythromycin과 lincomycin이 유효하다. Tetracycline은 효과가 있지만 aminoglycosides와 penicillin은 효과가 없다. 예방을 위한 vaccine은 아직 개발되어 있지 않고, 급성 환자의 접촉을 피하는 것 외에는 별로 효과적인 예방법은 없다.

2) 기타의 사람유래 Mycoplasma

M. oralm, M. salivarium, M. buccale 등은 사람의 입안에 항상 존재하고 있으나 병원성은 거의 없으며 또한 *M. hominis, M. fermentans, U. urealyticum*이 가끔 비뇨생식기에서 검출되어서, 최근 **비임균성 요도염**(NGU)의 원인으로서 Chlamydia와 함께 주목받고 있다. 또한 *U. urealyticum*이 불임, 자연유산, 조산과 미숙아 등과의 관련성이 암시되고 있다. 그러나 요도로 자궁경관에서 이 세균의 발견은 성 상대자와 직접적 관계가 있으며 현재 증가 추세에 있다(▶표 4-35).

제 11 절 Rickettsia

1 개 요

1) Rickettsia의 분류

1910년 Rickettsia가 처음으로 발진티푸스의 병원체를 발견하였고, 1911년 von Prowazekii도 같은 병원체에 대해 보고하였다. 이 두 사람 모두 발진티푸스에 의해 사망하였으며, 이들의 공적을 기리기 위해 발진티푸스의 병원체를 *Rickettsia prowazekii*로 명명하였다. 그 후 많은 리케차가 발견되었으며, 그 분류도 점차 세분화되기에 이르렀다. 1984년 Bergey의 manual에 의하면 ▶표 4-36과 같이 분류되어 있다. 이들 중에서 사람의 질병에 관여하는 것은 주로 *Rickettsia*속 중의 발진티푸스군과 홍반열군, 쓰쓰가무시병, Q열 등이다. 세계 각 지역별로 특정적인 리케차가 존재하고 있다.

2) 형태와 일반적 성상

0.3~0.5㎛×0.8~2.0㎛ 정도의 크기를 가지고 있으며 소형 세균과 대형 virus와의 중간에 해당된다. 염색하면 현미경으로 볼 수 있고, 다형성(plemorphism)으로 막대균 또는 알균

▶ 표 4-36 주요 Rickettsia의 특성과 Weil-Felix 반응에서의 성상

속 명	균 명	병 명	분 포	매개체	보유동물	Weil-Felix 반응		
						OX-19	OX-2	OX-K
Rickettsia	*R. prowazekii*	발진티푸스	전 세계	이	사람	++	+	−
	R. typhi	발진열	전 세계	쥐벼룩	쥐	++	+	−
	R. rickettsii	록키산홍반열	북 · 남미	진드기류	야생동물	++	+	−
	R. sibirica	시베리아발진열	시베리아					
	R. conorii	보턴열	지중해					
	R. akari	Rickettsia pox	북미	거미	쥐	−	−	−
	R. tsutsugamushi	쓰쓰가무시병	일본	쓰쓰가무시	쥐, 새	−	−	+
Rochalimaea	*Rochalimaea*	참호열	유럽, 아프리카	이	사람	−	−	−
Coxiella	*Coxiella burnetii*	Q열	전 세계	진드기	가축	−	−	−

▶ 표 4-37 일반세균, Mycoplasma, Rickettsia, Chlamydia, Virus의 중요한 성상

성 상	일반세균	Mycoplasma	Rickettsia	Chlamydia	Virus
1. 광학현미경으로 관찰	+	−	+	+	−
2. 항생물질에 대한 감수성	+	+	+	+	−
3. 인공배지에서의 발육	+	+	−	−	−
4. 세포내 기생성	통성기생	통성기생	편성기생	편성기생	편성기생
5. 세포벽	+	−	+	+	−
6. 곤충 매개성	−	−	+	−	−
7. 이분열 증식	+	+	+	+	−
8. 핵산	RNA와 DNA	RNA와 DNA	RNA와 DNA	RNA와 DNA	RNA 또는 DNA 중 하나만
9. 리보솜	+	+	+	+	−

의 형태를 나타낸다.

구조는 세균과 아주 비슷하며, 보통의 염색법으로는 염색이 힘들고, Machiavello 염색과 Giemsa 염색 등이 쓰인다. 특히 양단이 진하게 염색되는 수가 많다.

리케차의 특성은 다음과 같다(▶표 4-37).

① DNA와 RNA의 양자를 가졌고,

② Gram음성균에 가까운 구조를 가졌으며 그 세포벽에는 군과 종, 또는 형특이항원이 존재한다.

③ 포유동물과 절족동물의 세포 내에서만 이분열에 의해 증식하고, 발육계란의 난황낭에서 잘 증식하고 각종 배양세포 내에서도 잘 증식한다.

④ 리케차는 세포 외에서는 매우 불안정하며, 알코올과 기타의 소독제에 약하다(▶표 4-37).

3) 감염경로

쓰쓰가무시병과 홍반열군의 리케차에서는 쓰쓰가무시와 진드기의 세포 내에 살고 있으며 이들은 매개체인 동시에 보유동물의 역할도 한다. 이것이 사람에게 전파되어 감염이 일어나는 것인데, 사람에게서 사람으로의 전파는 일어나지 않는다. 단, 발진티푸스의 경우에는 사람의 체내에 장기간 잠복하고 있다가 재발했을 때(Brill-Zinser병)에 이가 혈액 중의 리케차를 흡혈하여 새로운 감염원이 될 수 있다.

Q열의 경우 동물에서 동물로의 전파는 매개체인 진드기의 흡착 또는 병원체를 함유한 먼지의 흡입에 의하여, 사람으로의 전파는 현성 또는 무증상감염(불현성감염)하고 있던 동물의 배설물 중에 있는 병원체를 함유한 먼지의 흡입 또는 오염된 유제품 또는 식육 등으

로 경구감염을 유발한다.

4) 증식과 분리배양

대부분의 리케차는 인공배양되지 않으므로 바이러스와 같이 발육계란과 조직배양세포를 이용한다. 리케차는 자율적으로 증식하는 데 필요한 대사계가 불완전하기 때문에 숙주세포의 대사산물이 필요하다.

이 증식 양식에 따라 3속으로 분류된다.

① 숙주 세포질 내에서 증식하는 *Rickettsia*속

② 인공배지에서 증식하는 *Rochalimaea*

③ 숙주세포의 공포(vacuole) 내에서 증식하는 *Coxiella*가 있다.

Chapter 04

5) 혈청학적 진단법

(1) Weil-Felix 반응

특이적 혈청진단법이 아직 없었던 시대부터 리케차 감염증의 진단법으로 사용되어 왔던 비특이적 혈청반응이다. 그 원리는, 리케차의 다당체항원과 장내세균인 *Proteus vulgaris*의 OX-19, OX-2 및 *P. mirabilis*의 OX-K주 사이에 공통 항원성이 있는데, 리케차에 감염했을 때 생긴 항체가 위의 3가지 주 중에서 어느 것인가를 응집시키는 것을 응용한 것이다(▶표 4-36 참조).

(2) 특이적 혈청진단법

리케차의 세포벽에는 군특이항원과 형특이항원의 단백이 존재하고 있으며, 감염에 의해 각각에 대한 항체가 생산된다. 따라서 각각의 리케차를 사용한 특이적 혈청반응에 의해 항체를 측정한다. 현재 사용하고 있는 방법은 면역형광법(IF), 면역 peroxidase 법(IP) 및 보체결합반응(CF) 등이 있다. IF와 IP는 고감도로서 IgG, IgM을 분별하여 측정할 수 있기 때문에 혈청진단법으로서 유용하다. CF는 IF, IP보다 감도가 낮다.

6) 치료 · 예방

리케차는 적절하게 치료를 하면 쉽게 치료가 되지만 부적절한 약물투여로 오히려 병세를 악화시키는 경우도 있다. Teracycline계와 chloramphenicol은 매우 유효하나 β-lactam계와 aminoglycosides계는 전혀 효과가 없다.

예방법으로 이와 기타 매개체의 박멸이 효과가 있다.

❷ Rickettsia 각론

1) 발진티푸스(Epidemic typhus, Typhus fever)

① 감염경로

세계 각지에 유행하며, 인구가 많고 비위생적인 지역에서 잘 발생하는 후진국형 질환이며, 늦은 겨울에서 봄철에 걸쳐 많이 발생한다. 이(louse, *Pediculus humanus*)를 매개로 감염되고 환자 혈액 중 리케차는 이의 침 중에는 증식하지 않으므로 직접감염은 일으키지는 않지만 이 변 중에 있는 리케차는 사람의 피부에 생긴 상처를 통하여 간접적으로 인체 내에 침입하여 감염을 일으킨다. 또한 먼지와 함께 흡입함으로써 감염되는 경우도 있다(▶그림 4-37).

② 임상증상과 그 대책

잠복기는 6~15일로 평균 약 1주간이다. 갑작스런 고열, 두통, 전신 권태감, 관절통을 수반하며 5일째부터 상반신에 발진이 나타나고, 빠르게 전신에 퍼짐과 함께 출혈을 하게 된다. 2~3주째에 의식장애, 순환장애, 콩팥기능상실(신부전) 등에 의해 사망하는 경우가 많다.

진단은 Weil-Felix 반응에서 OX-19 응집가와 OX-2가가 상승하는 것으로 알 수 있으며 치료는 초기에 tetracycline계와 chloramphenicol을 사용한다. 이의 구제가 최상의 예방법이다.

2) 발진열(Murine typhus, Endemic typhus)

① 감염경로

발진열의 병원체인 *R. typhi*는 쥐벼룩을 매개체로 쥐에 의해 감염된다. 쥐벼룩의 변

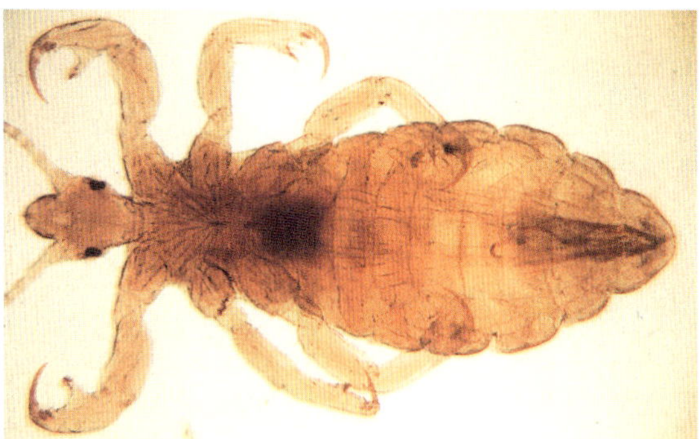

▶ **그림 4-37** *Rickettsia prowazekii* 매개체인 Pediculus humanus(사람 이)

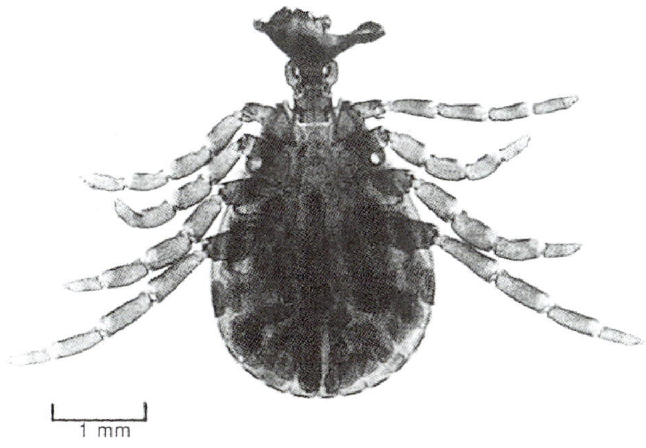

▶ 그림 4-38 *Rickettsia rickettsii* 매개체인 *Dermacenter andersoni*(진드기)

속의 리케차가 먼지와 함께 흡입되거나 피부의 긁힌 상처를 통해 침입한다. 사람에서 사람으로는 전파되지 않는다. 발진티푸스와는 달리, 지금도 세계 각지에서 발생하고 있으며 쓰쓰가무시병과 함께 특히 동남아 지역에서 많이 발생하고 있다.

② 임상증상과 그 대책

발진열은 발진티푸스에 비하면 가벼운 질환으로 40℃에 달하는 고열은 드물다. 잠복기는 1~2주이고 처음에 기침과 두통이 있고 발열이 일어난다. 오심, 구토와 발진이 체간에 출현한다. 중추신경장애나 콩팥기능상실 등이 일어나는 것도 적으며, 사망하는 경우는 거의 없다.

진단으로 Weil-Felix 반응을 이용하며, 치료는 tetracycline 또는 chloramphenicol이 효과가 있으며 재발하는 경우는 없다.

예방은 쥐와 쥐벼룩의 구제가 필요하다.

3) 록키산홍반열(Spotted fever group *Rickettsia*; SFGR)

① 감염경로

세계 각 지역에는 서로 다른 록키산홍반열군 *Rickettsia*가 존재하고 있다. 병원체는 야생동물이 보유하고 있으며, 매개체인 진드기(*Dermacentor andersoni*)에 의해 동물 간에 유행하나 사람이 물리게 되면 감염을 일으킨다(▶그림 4-38).

② 임상증상 및 그 대책

1~2주간의 잠복기를 거쳐 오한, 발진, 고열이 약 2주간 계속되고 사망률도 높다. 발진은 팔다리에서 몸통으로 퍼진다. 백혈구 감소 및 간기능 이상 등의 임상소견을 나타낸다. Weil-Felix 반응에서 OX-2가 상승하여 쓰쓰가무시병과 구별할 수 있다(▶그림 4-39).

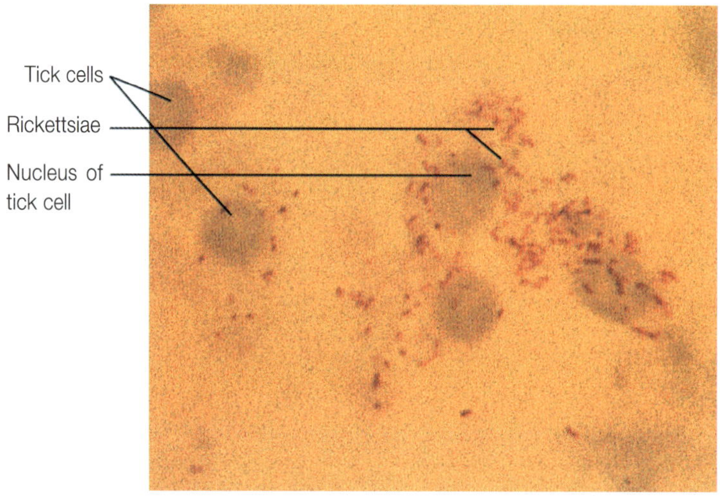

▶ **그림 4-39** 혈중의 *Rickettsia rickettsii*

치료는 초기에 tetracycline을 투여하면 잘 치유되며, 예방방법으로는 매개체인 진드기를 퇴치하고 진드기에 물리지 않도록 주의한다.

4) 쓰쓰가무시병(Scrub typhus)

쓰쓰가무시병은 *R. tsutsugamushi*에 의해 일어난다. Tsutsugamushi는 일본말의 tsutsuga(작고 위험한 것)와 mushi(생물)에서 유래되었고, scrub typhus는 발생지역이 주로 scrub(잔나무 숲)이 있는 지역에서 생긴다는 말에서 유래되었으나 해변, 사막, 열대림 등의 지역에서도 발생한다.

우리나라에서는 6·25 전쟁 중인 1951년 주한 UN군에서 발생이 있었으나, 우리나라 사람이 발병된 예는 없었다. 그후 1986년에 국내인의 발병이 혈청학적으로 처음 증명되었고 1987년에는 환자로부터 균이 분리되었다. 이 병은 우리나라 전역에서 발생하며 특히 9월과 11월 사이에 농촌지역에서 발생하고 있으며, 2002년 이후 20,000여 명이 발생하였다.

① 감염경로

오래 전부터 일본에서 유행하는 지방병으로 알려져 왔고, 태평양 연안에 주로 유행하나 동남아시아 및 호주 북부 등에서도 발생하며 진드기의 일종인 쓰쓰가무시 유충에 물려 감염된다. 자연계의 들쥐, 들새 등의 야생 설치류가 병원체를 보유하고 있는데 쓰쓰가무시는 *Rickettsia*를 알을 통해 그 자손에게 전달하기 때문에 *Rickettsia*의 매개체이며 또한 보유자이기도 한다. 쓰쓰가무시의 유충 발생기인 여름철(9월에 시작, 11월에 절정을 이룸)에 유행하는 경우가 많다.

② 임상증상 및 그 대책

감염된 쓰쓰가무시의 유충(chigger)에 물린 후 6~10일 정도의 잠복기를 거쳐 갑자기 고열, 오한, 두통, 근육통 등의 증세를 나타나며, 60~80%는 물린 자리에 직경 0.6~0.8cm의 흑색가피와 발진, 림프절 종창, 지라비대, 결막염이 수반하게 된다.

열은 발병시부터 40℃까지 오르며, 발병 약 5일경부터 반점상 발진, 반점상 구진이 몸체에서부터 사지로 퍼져 나간다. 환자의 20%는 폐렴 증상이 관찰되며, 환자의 10%는 뇌막염 또는 뇌염 증상을 나타낸다. 치사율은 40% 정도이다.

혈청학적 진단은 Weil-Felix 반응의 OX-K주 항원에 대해서만 양성으로 나타난다.

치료는 tetracycline계나 chloramphenicol 및 rifampicin에도 효과가 있다.

예방대책으로 쓰쓰가무시에 물리지 않도록 하며 쥐를 퇴치하는 것이 최상의 방법이다.

Chapter 04

5) Q열(Q fever)

① 감염경로

세계 각지에서 유행하는 Q열은 *Coxiella burnetti*에 의해 발병하는 호주에서 발견된 질병이다. 이 질병은 폐렴(pneumonia)을 일으키는 열병으로 유럽과 미국에서도 발견된다. 소, 면양 및 염소 등의 가축이 이 균을 보유하고 있는데, 진드기(*Haemaphysalis humerosa*)에 의해 동물 간에 매개되지만 감염동물은 유즙이나 태반을 통해서도 직접감염을 일으킨다. 사람은 Rickettsia에 의해 오염된 먼지를 흡입함으로써 감염된다(▶그림 4-40).

② 임상증상 및 그 대책

감염되면 갑자기 오한과 발열이 나며, 두통, 권태감, 발한이 있고 원발성 비정형폐렴

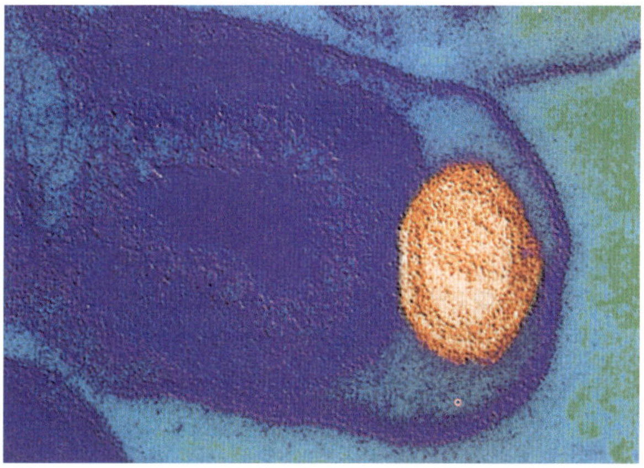

▶ 그림 4-40 *Coxiella burnetii*의 전자현미경 사진

(primary atypical pneumonia)과 비슷한 증세가 나타난다. 이때는 허파의 충혈과 종창이 생기고, 세포 침윤이 나타난다. 치사율은 약 1% 전후이고, 3주 후에는 대개 회복된다.

Weil-Felix 반응은 모두 음성이고 보체결합반응으로 진단하며 보체결합항원은 리케차를 배양해서 사용한다.

치료는 tetracycline계가 유효하나 만성인 경우는 효과가 없으며 장기간 투여해야 한다.

예방대책으로는 소나 양의 젖은 반드시 저온멸균하여야 하며, 감염된 가축은 도살 제거하여야 한다. 유행지역의 가축 취급자나 양모 가공업자 등에게 사백신의 접종이 필요하며, 또한 가축에 대한 백신은 Q열 Coxiella와 앵무병 Chlamydia의 혼합백신이 사용된다.

제 12 절 Chlamydia

Chlamydia는 앵무새병(psittacosis), 서혜림프육아종(*lymphogranuloma venereum*), 트라코마(trachoma) 및 비임균성 요도염의 병원체로 알려져 있다. 이전에는 PLT 군의 대형 virus라고도 했으나 다음과 같이 virus와는 완전히 다른 성질을 가지고 있다(▶표 4-37).

① 핵산인 DNA와 RNA를 모두 소유하고 있다.
② 세포벽을 가지고 있다.
③ 이분열에 의해 증식한다.
④ 대부분의 항생물질에 감수성이 있다.
⑤ 여러 가지 종류의 신진대사에 필요한 효소를 가지고 있다.

1) 증식형식

Chlamydia는 특유한 증식환을 가지고 있다. 감염입자는 직경 0.3㎛의 작은 입자인 기본소체(elementary body; EB)로서 내부 밀도가 높은 중심부(core)를 가지고 있다. 이 입자가 감수성 세포에 부착 후 탐식작용(phagocytosis)으로 세포 내에 감염되면 이 식세포(phagosome) 내에서 변형되어 직경 0.5~1.0㎛의 큰 입자가 되고, 밀도가 높은 중심부는 보이지 않게 된다. 이 입자를 **망양체**(reticular body; RB)라 부른다. 이 대입자는 세포 내에서 이분열을 반복하여 증식한다. 이 상태를 **봉입체**(inclusion body)라 한다. 다음에 기본소체로 다시 변형하여 세포 밖으로 방출된다. 이 증식환의 시간은 약 24~48시간 걸린다(▶그림 4-41, 42).

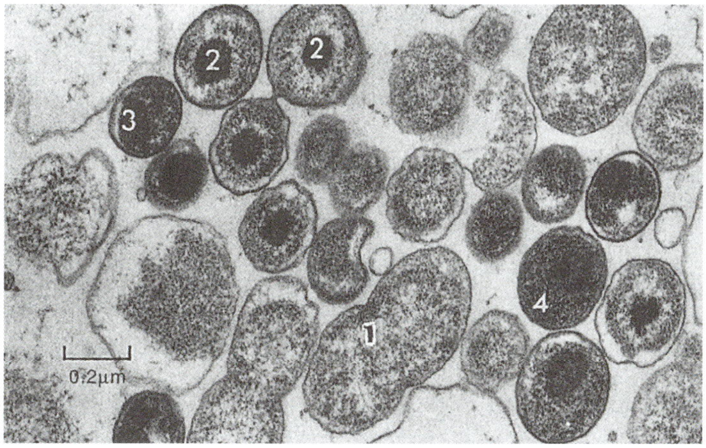

▶ **그림 4-41** Chlamydia의 증식

망양체의 이분열에 의한 증식(1) 후 봉입체(2, 3)을 거쳐 기본소체로 성숙(4)

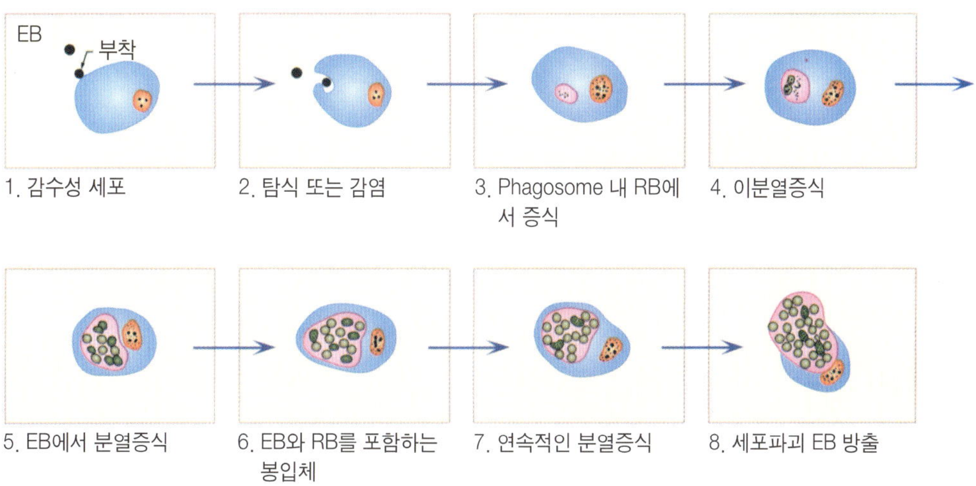

▶ **그림 4-42** Chlamidia의 증식과정(EB: elementary body, RB: reticalar body)

2) 형태와 배양

세포벽이 Gram음성균의 세포벽과 같고, 기본소체의 중심인 고밀도 부분은 같은 양의 DNA와 RNA를 함유하고 있으나 초기소체의 DNA는 균체 내에 널리 분포하고 RNA의 4배나 많다고 보며 균체 내에 미립자가 분명히 존재한다. 염색소견은 Chlamydia가 염색됨으로써 광학현미경으로 미립자를 관찰할 수 있다. Giemsa 염색으로 자색, Machiavello 염색법으로 적색으로 염색되며, 초기소체는 Giemsa 염색으로 청색, 봉입체는 숙주세포의 세포질 및 핵과 구별되어 나타난다.

Chlamydia는 합성배지에서 배양이 불가능하며 증식을 위하여 생체세포가 필요하다. 부화계란, 생쥐(mouse) 및 기타 동물에서 증식이 잘 되며 그 밖에 조직배양법으로 증식이 잘 된다.

3) 저항성과 분류

저항성은 이열성으로 60℃에서 10분간에 급속히 사멸한다. 그러나 −50~−70℃에서 2~3년간 동결보존된다. 건조에는 저항력이 강하고 특히 동결건조로 거의 완전한 활성을 보유한 채 수년 간 보존된다.

분류는 *Chlamydia trachomatis, Chlamydia psittaci, Chlamydia pneumoniae* 3균종이다. 이 균종의 차이점은 다음의 표와 같다(▶표 4-38).

▶ 표 4-38 *Chlamydia*의 종류와 특징

	Ch. trachomatics	*Ch. pneumoniae*
봉입체	세포질 내에 과밀하게 분포	과밀하게 분포
봉입체 중의 글리코겐 (요도반응)	+	−
Sulfonamides제에 대한 감수성	감수성	저항성

4) 병원성

*Chlamydia trachomatis*는 인체에 병원성을 가지며, *Chlamydia psittaci*는 여러 종류의 포유동물 또는 조류에 병원성을 갖는다. *Chlamydia pneumoniae*는 사람에 감염되어 폐렴이나 호흡기 질환을 일으킨다.

(1) *Chlamydia trachomatis*

① 생식기계 감염

*Chlamydia trachomatis*는 성행위를 통한 감염(STD)의 원인체로 흔히 알려져 있다. 특히 남자들에게 비임균성 요도염(nongonococcal urethritis; NGU)의 원인 병원체로 전체 NGU의 약 40~50%를 차지하고 있으며, 여자에는 요도염, 자궁경관염, 자궁관염 등을 잘 일으키고 요배설 곤란 등을 나타낸다. 약 5~10%의 건강한 여성 생식기는 *Chlamydia trachomatis*를 보균하고 있다(▶그림 4-43).

② 봉입체결막염(Blennorrhea)

신생아의 경우, 출산 후 7~14일 사이에 점액농성의 결막염 증상이 나타난다. 중세는

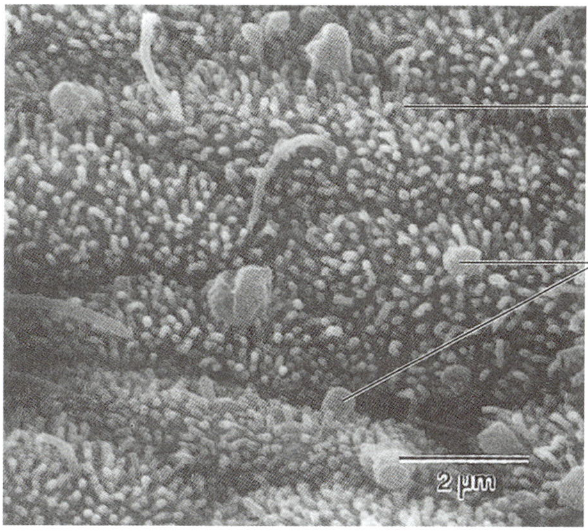

▶ **그림 4-43** 자궁관점막에 부착된 *Chlamydia trachomatis*

그렇게 심각하지는 않으나 2~3주간 계속된다. 어른의 경우, 주로 수영장에서 감염된다.

③ **신생아 폐렴증후군**(Pneumonia syndrome)

1977년에 최초로 알려진 이 질병은 생후 4~18주 사이에 결막염을 수반하기도 하며 열은 없으나 백일해 같은 심한 기침을 수반한 폐렴증후군을 나타낸다.

④ **서혜림프육아종**(Lymphogranuloma venereum; LGV)

성병의 일종으로 중・남미와 동남아시아 지역에 만연하고 있다. 균과 접촉 후 1~2주 사이의 제1기에는 생식기에 수포(vesicle)가 형성되고 약 2주 후의 제2기에서는 서혜부 림프절의 종창이 나타나 열과 오한을 동반하기도 한다. 제3기는 대개 치료를 하지 않음으로써 항문, 생식기계의 감염이 발생한다.

(2) *Chloamydia psittaci*

① **앵무새병**(Psittacosis)

이 감염은 주로 조류의 배설물 속에 들어있는 균체를 흡입함으로써 발생한다. 따라서 비둘기, 애완조류 등을 다루는 사람에게 많다. 대개 7~14일의 잠복기 후 일반적으로 발열과 두통, 비정형 폐렴(atypical pneumonia)이 나타나며 40대 이후의 사람들에게서 심각한 경우도 있다.

(3) *Chlamydia pneumoniae*

*Chlamydia pneumoniae*는 1960년대에 처음으로 보고 된 후 1983년 새로운 균종으로 밝혀졌으며, 사람에게만 감염되어 비정형폐렴이나 호흡기 질환을 일으키는 균이다.

이 균에 감염된 세포에서 전자밀도가 높고, 둥근 글리코겐 음성 봉입체를 형성한다. 기본소체는 공기를 통하여 사람에서 사람에게 전파된다.

*Chlamydia pneumoniae*에 의한 감염은 대부분이 무증상감염(불현성감염)이 많으며 임상증상이 약하지만 환자에 따라 때로는 심한 증상을 나타내기도 한다. 상기도나 하부기도에 감염되어 일반적인 호흡기 증상을 나타내거나, 인후두염, 부비강염, 중이염, 폐렴 등을 일으킨다.

5) 치료 · 예방

가장 효과적인 치료제는 tetracycline으로 알려져 있고 sulfa제와 erythromycin도 주로 사용된다. 봉입체결막염은 sulfa제 안연고를 다른 항생물질과 병용하기도 한다. *Chlamydia trachomatis*는 성행위를 통하여 전파되는 병원체이므로 공중보건교육과 홍보를 통한 건전한 성생활을 권장하고, 위생업소의 감시관리를 철저히 하는 것이 가장 효과적인 예방법이다. 개발도상국이나 저개발국가에서는 특히 위생시설을 개선하고 개인위생을 철저히 해야 한다.

hapter 05

제5장 바이러스학 총론

제 1 절 개 요

1 바이러스학의 역사

바이러스를 최초로 발견한 것은 1892년 Dmitrii Ivanovsky로 병든 담배잎을 육즙으로 만들어 세균 여과기를 통과시킨 뒤 그 여과액을 건강한 담배잎에 다시 감염시켜 똑같은 **담배모자이크병**이 발생하는 것을 입증함으로써 전염성이 있는 여과성 병원체의 존재가 확인되었다. 이는 최초의 식물 바이러스로 알려졌으며, 1898년에는 Löeffler와 Frosch에 의해 동물 바이러스인 소의 **구제병**(foot and mouth disease) 병원체가 여과된다는 것을 발견하였다.

원래 바이러스(virus)는 라틴어로 독(poisoning)이라는 의미를 가진 단어로 과거에는 흔히 병원체에 대한 일반적인 명칭으로 사용되었으나, 최근에는 구조와 생화학적 성상, 증식방식 등이 일반 세균과는 다른(▶표 5-1) 매우 작은 감염성 입자(virion)임이 알려졌다. 1902년에는 쿠바의 하바나에서 Walter Reed 등이 **황열**(Yellow fever) 바이러스가 모기에 의해 옮겨진다는 사실과 인간에게 병을 일으키는 최초의 병원성 바이러스라는 것을 밝혀냈고, 1915년에는 영국의 Twort가 포도알균(포도구균)을 연구하던 중 균이 용해되는 현상을 발견한데 이어, 1917년 프랑스의 Felix와 D'Herelle가 포도알균과 이질균을 배양하다가 배양된 이질균이 용해되며 그 용해된 여액이 세균 여과기를 통과하고, 현미경으로도 보이지 않는다는 사실을 알게 되었다. 이후 이 미생물을 bacteriophage라 불렀고, 1941년

▶ 표 5-1 일반세균과 바이러스의 특성 비교

특성 \ 종류	일반세균			바이러스
	Bacteria	Rickettsias	Chlamydias	
세포내 기생	−	+	+	+
세포벽	+	+	+	−
이분열	+	+	+	−
세균여과기 통과	−	−	+	+
핵산의 종류	DNA or RNA	DNA or RNA	DNA or RNA	DNA or RNA
ATP 대사	+	+	−	−
리보솜	+	+	+	−
항생제 감수성	+	+	+	−
인터페론 감수성	−	−	−	+

Rusk에 의해 전자현미경이 발견되면서 그 모양이 올챙이 모양으로 존재함이 증명되었다.

바이러스의 증식은 1931년 Goodpasture 등이 발육란을 이용하여 증식에 성공하였고, 1941년에는 Hirst가 인플루엔자 바이러스가 혈구 응집능력이 있음을 발견하여 임상진단에 널리 활용할 수 있게 되었다. 1945년부터 1947년 사이에 Enders 등은 폴리오 바이러스가 영장류에서 유래한 비신경조직의 배양세포에서도 잘 증식하며 특징적인 세포병변(cytopathic effect; CPE)을 야기함을 입증함으로써 바이러스학 발전에 획기적인 공헌을 하게 되었다.

바이러스에 대한 수많은 연구가 진행되면서 **백신 개발**이 병행되어 왔으나, 1950년대에 이르러 Salk에 의해 포르말린 처리된 폴리오 백신(formalin inactivated poliovirus)이 개발되면서 본격적으로 이루어지기 시작하여 1960년대에는 홍역(measles), 볼거리(mumps), 풍진(rubella) 등의 생백신이 개발되어 널리 사용하게 되었다.

생체에 침입하여 종양을 유발하는 종양 바이러스(tumor virus, oncovirus)는 1911년 Peyton Rous(1879~1980년)에 의해 Rous 육종 바이러스가 보고된 후 아프리카 어린이들에서 Burkitt lymphoma를 일으키는 EB virus가 1958년 Burkitt에 의해 보고되었다. 1979년 이후에 **후천성면역결핍증**(acquired immune deficiency syndrome; AIDS) 환자가 발생하기 시작하여 급격히 수가 증가되면서 의학적 · 사회적으로 커다란 관건이 되고 있는데, 이 원인체는 1983년 프랑스에서, 1984년에는 미국에서 각각 원인 바이러스가 분리되었다. 이는 같은 종류의 바이러스임이 밝혀져서 1986년 **사람면역결핍바이러스**(human immunodeficiency virus; HIV)라 통합되어 부르며 원인 바이러스는 레트로바이러스(retrovirus)로 밝혀졌다.

2 바이러스의 구조와 분류

1) 바이러스의 기본구조

바이러스는 다른 미생물과는 달리 매우 간단한 구조를 가지고 있으며, 크기도 20~300nm로서 일반 광학현미경으로는 관찰할 수 없고 전자현미경을 이용하여야만 크기를 측정할 수 있는 매우 작은 미생물이다(▶그림 5-1).

대부분의 바이러스는 **캡시드**(단백외각, capsid)와 **핵산**으로 이루어져 있고, 핵산의 성분은 DNA 혹은 RNA 중 어느 한 종류로만 구성되어 있다. 캡시드는 단백질로 구성된 개개의 캡시드 구성단위(외각아단위, capsomere)들이 모여 여러 가지 형태를 이루고 있으며, 캡시드구성단위와 핵산을 합쳐 **뉴클레오캡시드**(핵단백외각, nucleocapsid)라 한다(▶그림 5-2a, c). 바이러스의 종류에 따라서는 이 가쪽에 다시 지질과 당단백으로 된 **외피**(envelope)

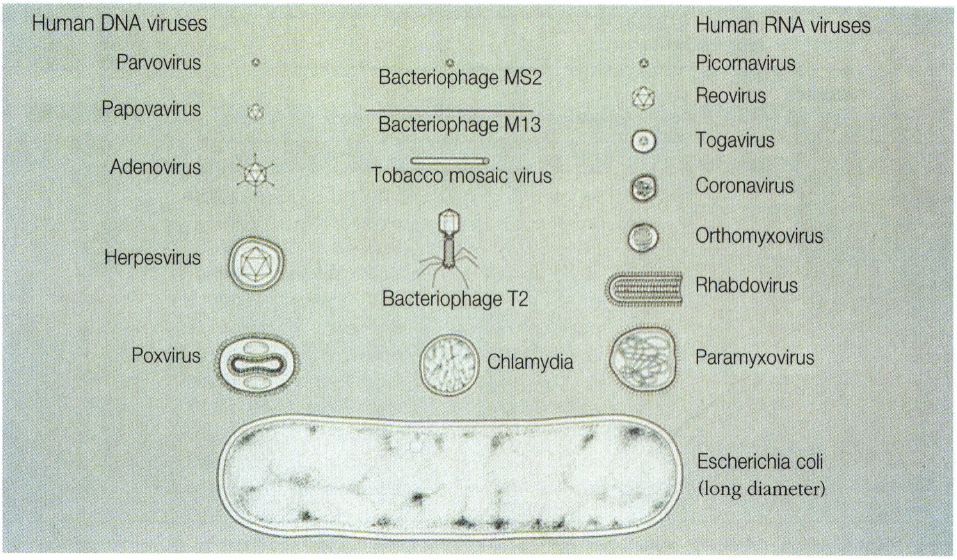

▶ **그림 5-1** 대장균과 각 바이러스의 크기 비교

가 존재한다(▶그림 5-2b, d, e). 이 외피는 에테르(ether)나 쓸개즙산염(bile salt)에 의해 파괴되며 이후 감염력을 잃게 된다. 어떤 종류의 바이러스(influenza virus, parainfluenza virus, Japenese encephalitis virus, rubella virus 등)는 외피 표면에 당단백의 **돌기**(spike)가 존재하는데(▶그림 5-2d), 이 중 동물 적혈구 표면에 결합하는 성질이 있는 돌기를 **적혈구응집소**(hemagglutinin)라고 한다. ▶그림 5-2f는 bacteriophage의 형태이다.

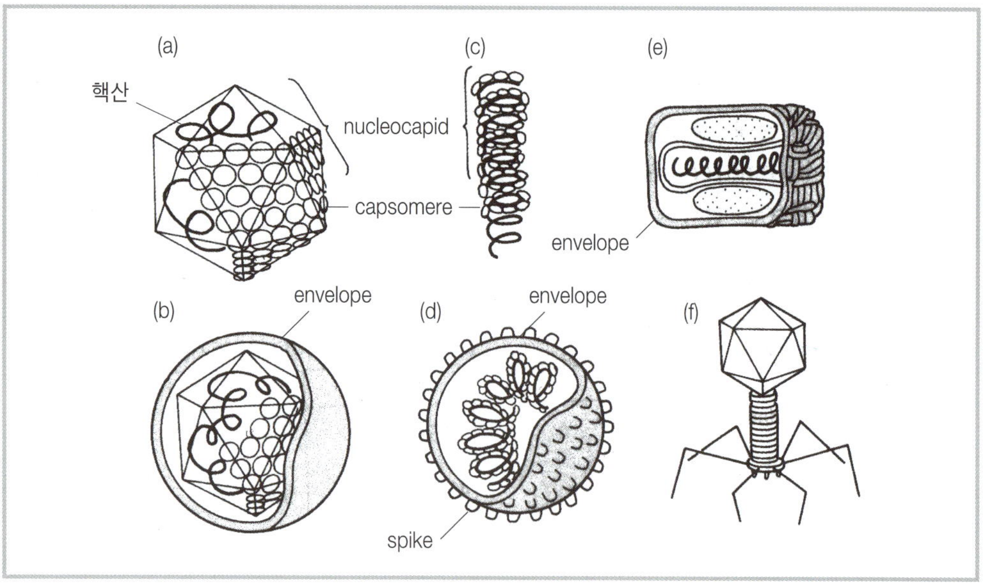

▶ **그림 5-2** 바이러스의 기본구조

▶ 표 5-2 동물 바이러스의 분류

핵산 종류	바이러스과	대표적 바이러스종	바이러스 입자(virion)		
			크기(nm)	capsid 구조	핵산의 구조
DNA	parvoviridae	Norwalk virus	18~26	정20면체	단일나선
	papovaviridae	papilloma virus	45~55	정20면체	이중나선(환상)
	adenoviridae	adenovirus	70~80	정20면체	이중나선
	herpesviridae	simple herpes virus VZV	150~200	정20면체 +envelope	이중나선
	poxviridae	small poxvirus vaccinia virus	200~300	복잡한 내부 +envelope	이중나선
	hepadnaviridae	hepatitis virus	42	복잡한 내부 +envelope	이중나선* (환상)
RNA	picornaviridae	poliovirus echovirus	20~30	정20면체	단일나선
	reoviridae	reovirus rotavirus	60~80	정20면체	이중나선(분절)
	togaviridae	EEvirus rubella virus	50~70	정20면체 +envelope	단일나선
	flaviviridae	JEvirus yellow fever virus	40~50	복잡한 내부 +envelope	단일나선
	arenaviridae	LCM virus Lassa virus	50~300	복잡한 내부 +envelope	단일나선(분절)
	coronaviridae	coronavirus	80~130	복잡한 내부 +envelope	단일나선
	retroviridae	HIV leukemia virus sarcoma virus	100~120	복잡한 내부 +envelope	단일나선(분절)
	bunyaviridae	hantaan virus	90~100	나선대칭 +envelope	단일나선(분절)
	orthomyxo-viridae	influenza virus	80~120	나선대칭 +envelope	단일나선(분절)
	paramyxo-viridae	parainfluenza virus measles virus	150~250	나선대칭 +envelope	단일나선
	rhabdoviridae	rabies virus	70~180	나선대칭 +envelope	단일나선
	caliciviridae	norovirus	50~60	정20면체	단일나선

2) 바이러스의 분류

바이러스의 분류는 1967년에 창립된 바이러스 명명 국제의원회의 결정에 따르고 있는데 이는 1973년에 바이러스 분류 국제위원회(International Committee on Taxonomy of Viruses; ICTV)로 개칭되었다.

분류의 기초 성상은 원칙적으로 생물학적, 물리화학적 특성을 기초로 하여 과(family ;

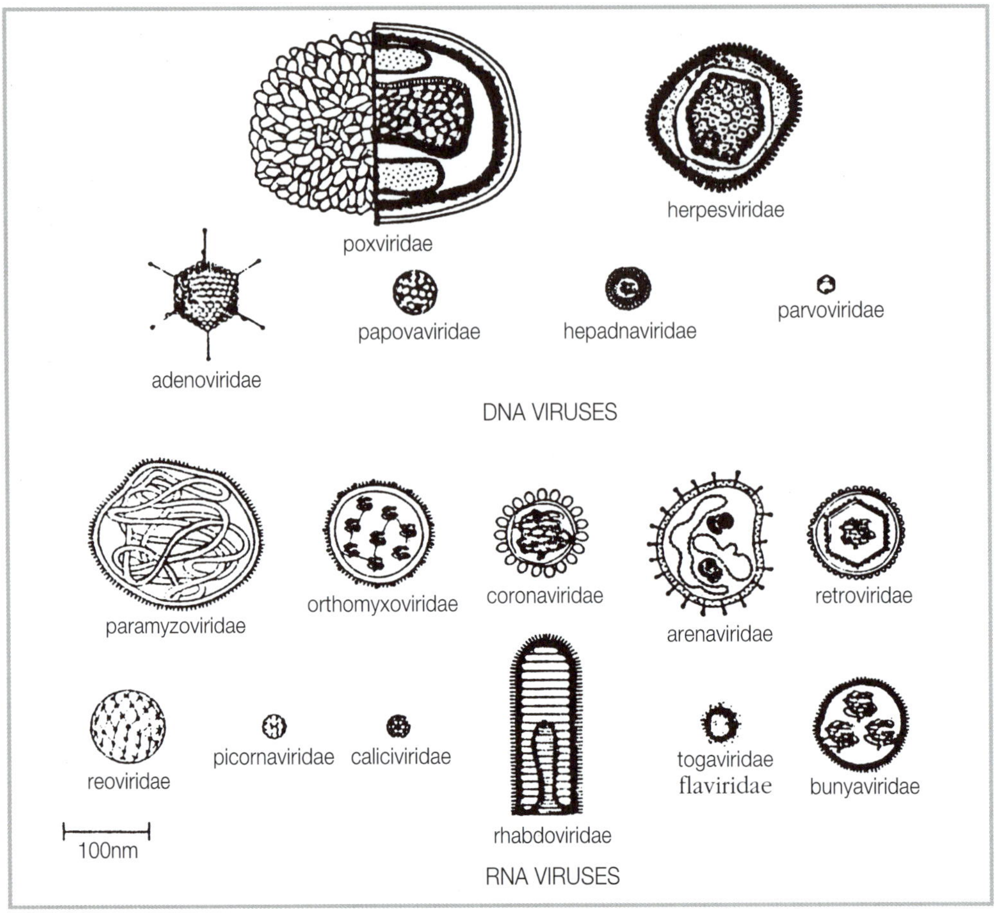

▶ **그림 5-3** 주요 바이러스의 형태

-viridae), 속(genus; -virus), 종(species)의 순으로 분류하나 일반적으로는 숙주의 종류에 따라 (동물 · 식물 · 세균 바이러스), 외피 유무, 핵산의 종류(DNA 혹은 RNA), 핵산의 가닥(단선 혹은 이중), 캡시드의 유형 등에 따라 분류한다. 특히 병원성 바이러스의 분류는 역학적 특징, 임상증상, 숙주세포의 친화성 유무 등을 참조로 하고 있다. ▶표 5-2와 ▶그림 5-3은 동물 바이러스를 핵산의 종류에 따라 DNA 바이러스와 RNA 바이러스로 분류한 것이며 다시 구조와 조성, 물리화학적 성상에 따라 과로 분류한 것이다.

3 바이러스의 증식과 배양

1) 바이러스의 증식과정

바이러스는 그 구조에서 알 수 있듯이 세포질과 핵이 없으며 리보솜(ribosome), 사립체

(mitochondria) 등 증식에 필요한 단백질 합성 기구들이나 에너지원들은 보유하지 않는다. 따라서 바이러스는 배지상에서 인공적으로 증식할 수 없으며, 살아 있는 세포 내에 기생하고 숙주세포의 대사 효소와 리보솜을 이용해서 자기 성분을 합성하고 증식한다.

바이러스가 세포 내에서 증식하는 과정은 바이러스의 숙주세포 흡착 → 세포 내 침입 → 탈외피(탈각) → 단백질의 합성(핵산 복제) → 성숙(조립) → 방출의 6단계로 분류할 수 있다(▶그림 5-4).

(1) 흡착(Absorption)

바이러스가 세포막 표면에 접근하여 바이러스 입자 표면의 단백(또는 당단백)이 세포막의 수용체(receptor)와 결합한다. 세포막의 수용체에는 몇 종류가 있는데 각 바이러스에 특이적이다. 수용체가 없는 세포에는 바이러스가 흡착할 수 없으며 그 후의 바이러스 증식과정에 들어가지 못하므로 바이러스 감염이 성립되지 않는다.

(2) 침입(Penetration)

수용체에 흡착된 바이러스 입자는 세포의 식작용(endocytosis)에 의해 세포 내에 침입되든가, 바이러스 입자 표면의 피막과 세포막이 융합(envelope fusion)하여 바이러스 입자의 뉴클레오캡시드(핵단백외각)가 세포질 내에 들어간다. 어떤 바이러스(influenza virus)는 식작용과 외피 융합을 겸한 것도 있다.

Chapter 05

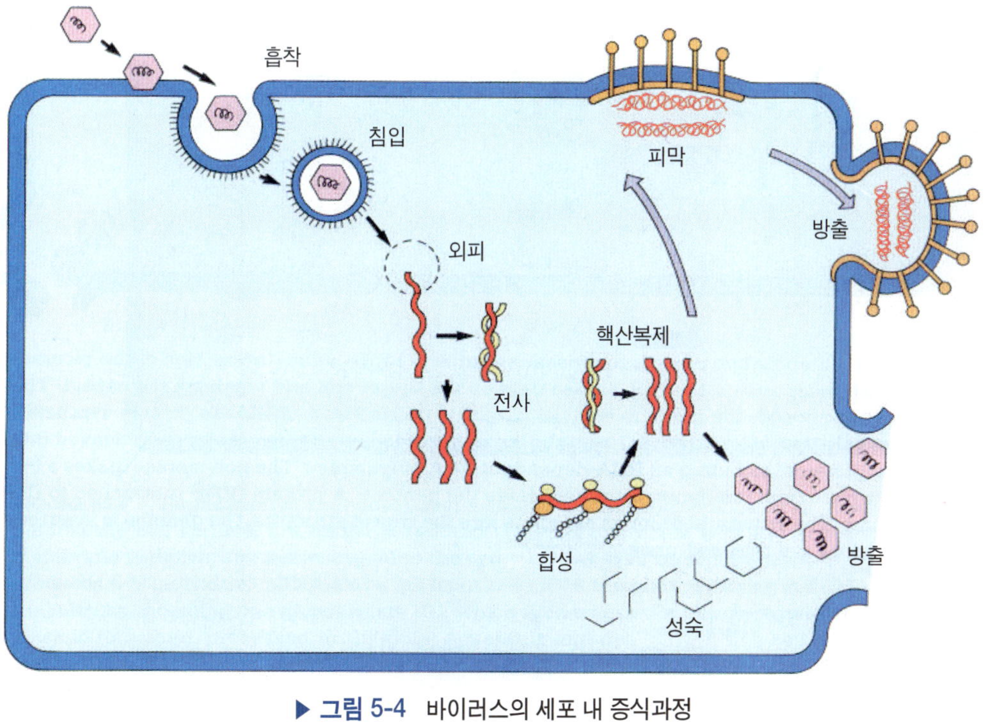

▶ 그림 5-4 바이러스의 세포 내 증식과정

(3) 탈외피(탈각, Uncoating)

뉴클레오캡시드에서 캡시드(단백질)가 제거되고 바이러스 핵산이 노출되는 것을 탈외피라고 한다. 대부분의 바이러스는 세포 내로 침입한 후 계속적으로 숙주세포 내에 존재하고 있는 리소자임 효소(단백 분해효소) 등의 작용을 받아 캡시드 단백질이 분해되어 바이러스 핵산이 노출된다. 그러나 vaccinia 바이러스는 바이러스 자신이 탈외피 효소(uncoating enzyme)의 유전자를 가지고 있어서 감염시 입자에 내장되어 있는 DNA-RNA 합성에 의해 먼저 mRNA가 만들어지고 뒤이어 탈외피 효소의 판독이 가능하게 되며 그것을 사용하여 탈외피 과정을 완료하게 된다.

(4) 바이러스 단백질의 합성(Synthesis of viral protein)

바이러스 핵산의 유전정보가 mRNA로 전사(transcription)되고, 단백질이 합성되는 과정은 바이러스에 따라 다르다(▶그림 5-5).

DNA virus의 경우에는 그 일부가 RNA polymerase(숙주세포가 가지고 있는 효소)에 의해 mRNA로 전사되고, 이 mRNA에서 바이러스 **핵산의 복제**에 필요한 **초기 단백질**(DNA polymerase)이 **합성**된다. 이 DNA polymerase를 사용하여 어미 바이러스 DNA를 모델삼아 많은 자손 바이러스 DNA가 복제된다. 자손 바이러스 DNA에서 전사된 mRNA에 의해 바이러스 입자의 구성단백(캡시드)인 **후기 단백질**(late protein)이 **합성**된다.

(5) 성숙(조립, Maturation)

복제된 바이러스 핵산과 바이러스 입자구성 단백질(후기 단백질)이 스스로 조합되어

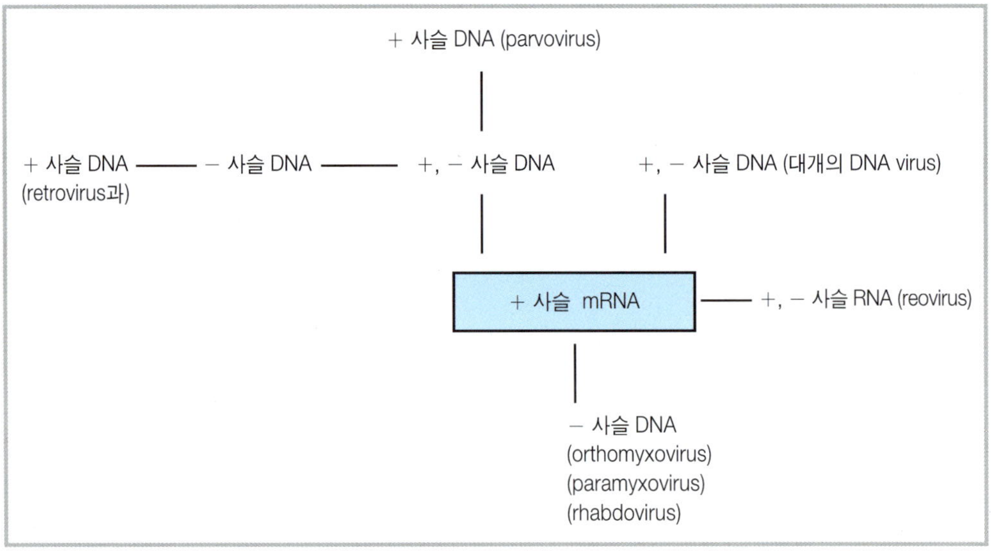

▶ 그림 5-5 어미 바이러스 핵산에서 mRNA가 만들어지는 과정

바이러스 입자가 형성되는 과정이다. 세포질 내에서 증식하는 poxvirus과를 제외한 대부분의 DNA형 바이러스는 핵 내에 집합한다. 반면에 RNA형 바이러스는 세포질 내에서 입자 형성이 된다.

(6) 방출(Release)

핵 내나 세포질 내에 대량으로 만들어진 성숙된 자손 바이러스 입자들은 세포의 파열에 의해 일단 세포 밖으로 방출된다. 외피를 가진 RNA virus인 경우에는 바이러스 단백으로 치환된 세포막을 쓰고, 외피를 가진 DNA virus는 핵막을 쓰고 세포 밖으로 출아(budding)된다.

1개의 세포에 1개의 바이러스 입자가 감염하여 상술한 과정으로 증식하는 시간은 바이러스의 종류와 세포의 종류에 따라 다르나 일반적으로 10시간 전후이며 생산되는 자손 바이러스 입자수는 수백~수천 개에 달한다. 이와 같이 바이러스가 세포 내에서 증식하면 대부분 세포는 파괴되고 사멸한다. 이것이 바이러스의 병원성과 이어진다.

2) 바이러스의 배양

바이러스는 살아있는 세포 내에서만 증식하므로 인공배지는 사용할 수 없으며 실험동물이나 부화란, 배양세포 등을 이용하여 배양하게 된다.

(1) 실험동물 배양

바이러스의 증식에 이용되는 동물은 쥐, 모르모트, 토끼, 햄스터, 원숭이 등이 주로 사용되는데, 바이러스-동물 간 감수성이 있어야 증식을 하므로 바이러스의 종류에 따라 동물의 종류와 조직세포의 종류가 달라져야 한다. 이를 바이러스의 숙주 특이성(host specificity)이라 한다. 그러므로 바이러스를 증식시키기 위해서는 바이러스의 숙주 특이성에 따라 접종할 동물과 조직을 선택하고 알맞는 접종을 한다. 바이러스 접종 경로는 뇌내, 복강내, 피하, 코안(비강내) 접종 등이 있다.

① **뇌내 접종법**(intracerebral inoculation)

실험동물의 뇌 내로 접종하는 방법으로 다른 접종 경로보다 접종 재료가 병원성 세균에 오염되는 것에 대해 더욱 유의해야 한다.

② **복강내 접종법**(intraperitioneal inoculation)

복강 내에 접종하는 방법으로 복강내 장기들을 다치지 않도록 유의해야 한다.

③ **피하 접종법**(subcutaneous inoculation)

피부의 아래쪽에 접종하는 방법이다.

④ **피내 접종법**(intradermal inoculation)

피부내로 접종하는 방법이다.

⑤ **표피 접종법**(epidermal inoculation)

출혈되지 않게 표피에 찰과상을 입힌 다음 바이러스를 접종하는 방법이다.

⑥ **정맥내 접종법**(intravenous inoculation)

마우스의 꼬리 정맥, 토끼의 귀정맥 등 정맥 내로 접종하는 방법이다.

⑦ **코안 접종법**(intranasal inoculation)

코안으로 직접 적하하여 접종하는 방법이다.

(2) 부화란 배양

부화란은 수정란을 일정한 온도(39℃)에서 일정 기간동안(8~12일간) 부화시킨 것을 말하며, 부화시킨 날짜에 해당되는 발육란으로 부른다. 주로 닭, 오리, 칠면조의 부화란이 많이 사용되고 있다. 일반적으로 부화란은 무균상태이고, 바이러스에 대한 항체가 없으며, 취급이 간편하고 값이 저렴하기 때문에 각종 바이러스 증식, 분리, 계대에 널리 사용된다. 특히 바이러스의 초대 분리배양시 백신이나 고역가의 바이러스 항원을 제조함에 있어서 조직 배양세포보다 단연 우수하다. 반면, 바이러스 입자를 주입시키는 과정에서 공기나 껍질 표면의 미생물이 감염될 가능성이 있으므로 엄격한 무균술을 적용함과 동시에 접종재료에 세균 오염을 방지하기 위하여 페니실린과 스트렙토마이신을 포함시키는 것이 좋다. 접종 후 파라핀으로 접종부위를 밀폐시켜 39℃의 부화기에서 증식시킨다. 접종부위로는 장뇨막상, 장뇨막공간(장뇨막강) 내, 양막공간(양막강) 내, 난황주머니(난황낭) 내 등이 사용되는데 바이러스의 종류에 따라 접종부위가 다르다(▶그림 5-6). 바이러스의 증식은 pock 형성, 적혈구 응집성, 태아 사망 등으로 증명된다.

① **장뇨막 접종법**(chorio-allantoic membrane inoculation)

10~12일 된 발육란을 이용하여 장뇨막 위에 접종한다. Small pox virus 또는 herpes simplex virus를 접종하면 장뇨막 표면에 특이한 pock(백반)가 형성되므로 바이러스의 정량에도 사용된다.

② **장뇨막공간 내 접종법**(chorio-allantoic cavity inoculation)

10~12일 된 발육란을 사용하여 요막공간 내에 접종하면 바이러스가 증식하여 장뇨막과 요액으로 유리된다. 이 접종법은 바이러스의 실험실 내 계대배양 및 혈청학적 재료와 백신제조 등 다량의 바이러스를 생산하기 위하여 사용된다.

예 influenza virus의 계대나 vaccine 제조에 이용된다.

③ **양막공간 내 접종법**(amniotic inoculation)

7~15일 된 발육란을 사용하여 양막공간에 접종한다. 임상재료로부터의 바이러스 분리에 좋다.

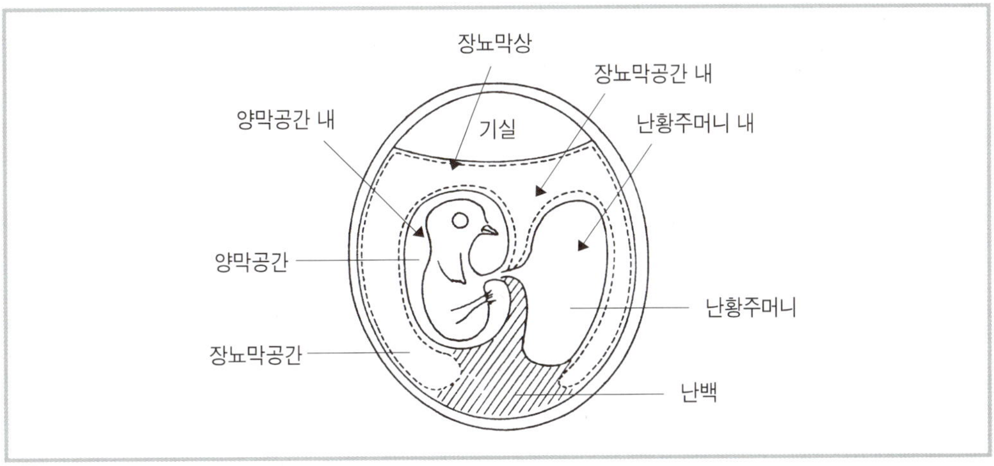

▶ **그림 5-6** 부화란 내 바이러스 접종부위

㉮ influenza virus 분리에 이용한다.

④ **난황주머니 내 접종법**(yolk sac inoculation)

5~6일 된 어린 발육란을 이용하여 난황주머니에 접종한다. 난황주머니 세포들은 여러 종류의 바이러스에 매우 높은 감수성을 보이며, 5~10일 된 난을 사용하여 리케차(*Rickettsia*)나 클라미디아(*Chlamydia*) 배양에도 이용한다.

(3) 세포배양(Cell culture)

세포배양은 동물의 여러 조직에서 떼어낸 세포를 시험관내에서 배양시킨(배양세포, ▶그림 5-7) 후 바이러스를 감염시켜서 증식시키는 방법이다. 이는 동물이나 부화란을 사용하는 것보다 취급이 간편하고 보다 정확하게 바이러스를 정량할 수 있으며, 바이러스 증식에 대한 해석이 세포 수준에서 가능하기 때문에 널리 이용되고 있는 방법이다.

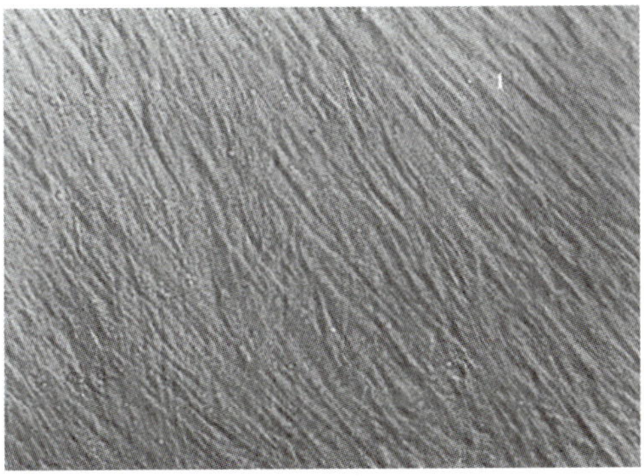

(a) 태아 허파세포(HEL 세포)

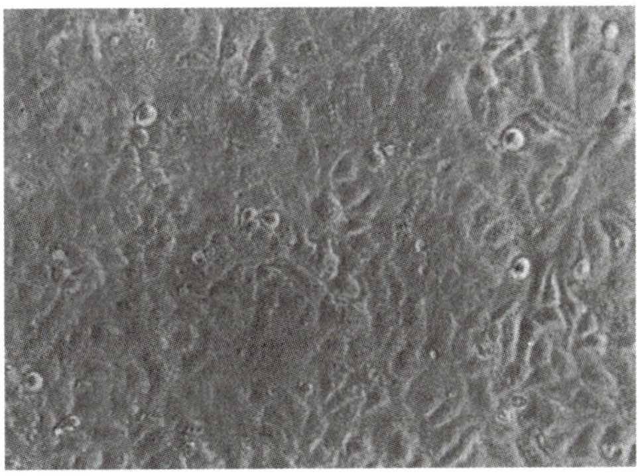

(b) 원숭이 콩팥세포(Vero 세포주)

▶ **그림 5-7** 배양세포

제 2 절 바이러스 감염과 생체반응

1 바이러스의 감염양식

바이러스가 숙주에 감염했을 때 나타나는 숙주 내의 반응(감염양상)을 보면 세포 수준의 변화와 생체 수준의 변화로 나누어 볼 수 있다.

1) 세포 수준에서의 바이러스 감염양식

바이러스가 세포에 감염하면 다음 4가지 형의 경과를 취한다(▶표 5-3).

(1) 세포용해성 감염(Cytolytic infection)

대부분의 바이러스-세포계에서 볼 수 있는 감염양식으로 바이러스는 세포 내에서 증식하고 결과로서 감염 세포의 병변효과(Cytopathic effect; CPE)가 일어나는 형이다. CPE(세포병변 효과)가 일어나는 양식(▶표 5-4)은 바이러스의 종류에 따라 특징이 있으며, 세포가 원형화되는 경우와 인접하는 미감염 세포와 융합하여 다핵거대세포를 형성하는 경우(세포융합)가 있다(▶그림 5-8). 어느 경우든 최후에는 세포가 용해되고 세포 내에서 자손 바이러스가 방출된다.

(2) 불현감염(Abortive infection)

바이러스가 세포에 감염하더라도 중도에 바이러스 증식이 정지되고 완전 바이러스가 되지 못하는 감염양식이다. 이것은 세포 내에 바이러스 증식에 필요한 인자가 결여되거

▶ 표 5-3 세포수준의 바이러스 감염양식

감염양식	바이러스 증식	세포의 병변
세포용해성 감염	+	Death
불현감염	−	NO effect
지속감염		
Productive	+	Senescence
Latent	−	No effect
형질전환		
DNA viruses	−	Immortalization
RNA viruses	+	Immortalization

▶ 표 5-4 바이러스의 세포변성 기전

세포변성 기전	대표적인 바이러스
세포질의 단백합성 억제	Polio, herpes simplex, toga, poxviruses
세포 DNA의 퇴화와 억제	Herpes simplex viruses
세포막 구조의 변화	
당단백 유착	All enveloped viruses, reoviruses
합포체 형성	Herpes simplex, varicella-zoster, paramyxo, human immunodeficiency virus
세포체질의 파괴	Capsid viruses(accumulation), herpes simplex virus
투과성 변화	Toga, herpesviruses
봉입체	
Negri bodies(세포질내)	Rabies
Owl's eye(핵내)	Cytomegalovirus
Cowdry'type A(핵내)	Herpes simplex viruses, subacute sclerosing panencephalitis (measles) virus
핵내 호염기성 세포	Adenoviruses
세포질내 호산성 세포	Poxviruses
핵주위 세포질내 호산성 세포	Reoviruses
비리온 성분의 독성	Adenovirus fibers

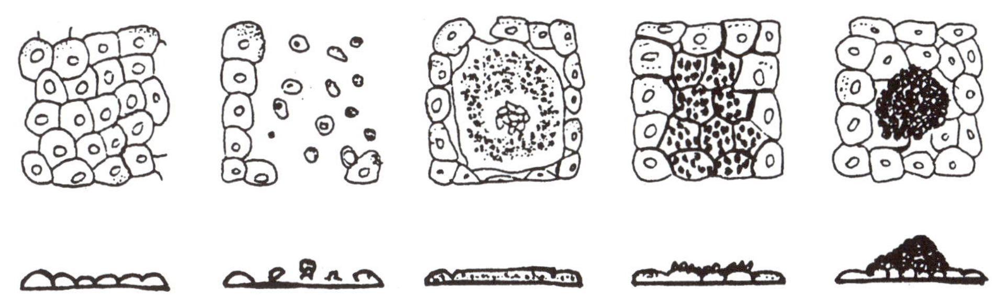

▶ 그림 5-8 바이러스 감염에 의한 세포변성 효과 모형도

나 바이러스 증식을 억제하는 인자가 생산되어 나타나는 것으로 보고있다.

(3) 지속감염(Persistent infection)

이 감염양식은 바이러스의 증식과 세포의 증식이 평형을 유지하는 경우로 2가지 형태가 있다. 하나는 세포집단이 일부의 감염 세포(전체의 1% 이하)와 대다수의 미감염 세포로 이루어져 있어 감염 세포에서의 바이러스 증식, 방출과 미감염 세포의 증식 사이에 평형이 유지되는 경우(유지형 지속감염, carrier state infection)이고, 또 다른 형태는 세포집단의 거의 모든 세포가 감염되어 있고 각 세포 내에서 바이러스의 증식은 이루어지고 있으나 세포는 파괴되지 않으며 세포분열과 더불어 바이러스 증식도 이루어지고 있는 경우(내부 공존형 지속감염, endosymbiotic infection)이다.

유지형 지속감염은 어떠한 바이러스에서도 일어날 수 있으나 불안정하며 세포배양의 조건에 따라 지속감염 상태가 붕괴된다. 후자인 내부공존 지속감염은 안정된 지속감염 상태이나 그 성립기전은 분명하지 않다.

(4) 형질전환(Transformation)

바이러스 유전자의 일부 또는 전부가 숙주세포 내의 염색체에 삽입되어 그 세포의 형질이 변화하여 이상 증식을 하게 되는 경우이다. 예를 들면, 종양 바이러스의 감염형태를 들 수 있다(▶그림 5-8).

2) 생체 수준에서의 바이러스 감염양식

바이러스가 생체 내에 침입하여 감염이 성립되기까지는 바이러스의 독력, 감염량, 장기특이성과 생체쪽의 감수성, 소인, 방어반응의 강약에 의해 좌우되며, 이 균형의 차에 의해 다양한 감염양상을 나타내게 되는데 일반적으로 4가지 형태로 분류해 볼 수 있다.

(1) 증상감염(현성감염, Apparent infection)

바이러스가 전파, 침입하여 표적조직에서 증식한 결과 생체조직이 상해를 받고 다양한 생체반응으로서의 증상이 발현된다(발병). 이러한 감염양식을 증상감염(현성감염)이라 하며, 감염경과시 바이러스에 대한 항체의 상승이 확인된다. 바이러스가 침입해서 발병하기까지의 기간을 **잠복기**(latent period)라 하는데 이는 바이러스의 종류, 감염량, 침입문호, 생체 방어반응의 정도에 따라 달라진다(▶표 5-5).

(2) 무증상감염(불현성감염, Inapparent infection)

바이러스가 제 1 차 표적조직에서 증식하더라도 반드시 발병하는 것은 아니고, 생체에서 바이러스가 배제되어 버리는 경우로 특유한 증상은 없으나 혈중에서는 그 바이러스에 대한 항체의 상승이 나타나기 때문에 무증상감염(불현성감염)을 알게 된다. 특히 폴리오 바이러스와 일본뇌염 바이러스의 경우 1,000~2,000명에 1명의 발병률로서 대개는 무증상감염으로 끝난다.

무증상감염은 세포 수준에서 잠복감염과 유사한 감염양식이다.

▶ 표 5-5 주요 바이러스 감염증의 잠복기

감염증	잠복기(일)
Influenza	1~2
Common cold	1~3
Bronchiolitis, croup	3~5
Acute respiratory disease(adenoviruses)	5~7
Dengue	5~8
Herpes simplex	5~8
Enteroviruses	6~12
Poliomyelitis	5~20
Measles	9~12
Smallpox	12~14
Chickenpox	13~17
Mumps	16~20
Rubella	17~20
Hepatitis A	15~40
Hepatitis B	50~150
Rabies	30~100
Warts	50~150
AIDS	1~5년

Chapter 05

(3) 잠복감염(latent infection)

증상감염 또는 무증상감염에 이어 바이러스가 표적장기의 세포 내에 잠복하고 무증상 인체 장기에 걸쳐 바이러스가 생체 내에 존속하는 경우로 혈중에서 항체가 증명되나 바이러스의 세포내 존속에는 영향을 주지 않는다. 단순 헤르페스 바이러스(1형, 2형 모두), 수두-대상 포진 바이러스, 거대세포바이러스(cytomegalovirus)는 이 감염방식을 취하는 경우가 많다. 세포 수준에서의 내부 공존형 지속감염에 해당하는 감염양식이다.

(4) 지발성 바이러스 감염(Slow virus infection)

오랜 잠복기 후에 또는 잠복감염의 활성화에 의해 서서히 발증하고 점차 증상이 악화하여 대개는 수년~수십 년 후에 사망하는 감염양식을 취한다.

Serapie, kuru, 아급성 경화성 범뇌염(subacute sclerosing panencephalitis; SSPE) 등이 여기에 해당된다.

② 바이러스 감염과 간섭현상

종이 다른 바이러스 혹은 성질이 다른 동종 바이러스 2주를 동일한 배양세포나 동물에게 감염시켰을 때 바이러스의 증식이 저지되는 현상을 **바이러스의 간섭**(viral interference)이라고 한다. 이는 바이러스 감염에 의해 생체세포에서 생산되는 시토카인(cytokine)의 일종인 **인터페론**(interferon)이라는 물질에 의해 일어난다. 생체가 interferon을 생산하는 현상은 생체의 비특이성 방어기구인 동시에 특이성 생체방어기구(면역)를 증강하는 작용이 있다는 점에서 많은 주목을 모으고 있다.

1) Interferon의 성상

1957년 Lindemann과 Issac에 의해 발견된 인터페론(interferon)은 항바이러스 물질로 다음과 같은 성상을 가지고 있다.

① 동물 또는 배양세포에 유발물질(바이러스, 세균 또는 그 성분)이 주어지면 세포 내에 억제되어 있던 유전자들의 억제기전이 제거되어 결과적으로 새로운 단백이 생성되어 세포외(동물에서는 혈청 중)로 당단백(glycoprotein)으로서 방출된다. 이 당단백이 interferon이며 활성기는 단백에 있다.

② Interferon의 생성은 바이러스 감염을 받은 세포에서 12~48시간에 최고에 도달하게 된다.

③ Interferon은 항체와는 달리 직접 바이러스를 죽이지는 못하지만 증식을 억제할 수 있는 기능이 있다.

④ 어떤 종류의 동물세포에서 생산된 interferon은 같은 종인 동물세포에서만 작용을 나타낸다(이를 종특이성이라 한다). 따라서 사람에게 interferon을 투여할 경우에는 사람의 세포에서 생성된 interferon을 사용하지 않으면 안 된다.

⑤ Interferon은 항바이러스 작용뿐만 아니라 대식세포(macrophage), T 림프구, B 림프구의 활성을 높이고 면역을 강화하는 작용도 있다.

⑥ 종양세포의 증식을 억제하는 항암작용도 확인되고 있다.

⑦ 산(pH 2.0)에 안정하며, 단백 분해효소인 트립신에 대해 감수성이 있고 투석이 되지 않는다. 고속 원심력에 의해서 침강되지 않고 분자량은 20,000~40,000이며, 모든 세포가 생산할 수 있고 리케차, 클라미디아, 세균 독소에 의해서도 생성이 유도된다.

2) Interferon의 종류

Interferon을 생산하는 세포와 유발물질의 종류에 따라 상이한 분자종(α, β, γ의 3종

▶ 표 5-6 Interferon의 종류와 성상

특 성	interferon-α (IFN-α)	interferon-β (IFN-β)	interferon-γ (IFN-γ)
주된 생산세포	백혈구	섬유모세포, 상피세포	T 림프구
주된 유발물질	이종 또는 형질전환세포	바이러스, 핵산	항원, 미토겐
분자량 *	15,000~25,000	20,000~21,000	21,000~26,000
분자종	15종 이상	1종	1종
항원성	α-특이적	β-특이적	γ-특이적
주요 작용	살해세포의 활성화	항바이러스	항바이러스성 면역조절능

* 분자량은 아미노산 배열의 차(분자종의 차) 및 당사슬의 함량에 따라 다르다.

류)의 interferon이 생산된다. 그 성상은 ▶표 5-6과 같다.

3) Interferon 유전자

세포의 interferon 유전자는 정상세포 염색체(사람의 경우, 제5번 염색체)상에 존재한다. 정상세포에서는 그 정보 발현이 억제되고 있기 때문에 interferon 단백은 생산되지 않는다. 최근 유전자공학의 발달로 α · β · γ-interferon의 각 유전자를 추출하여 대장균에 넣어 대장균의 균체 내에서 interferon을 다량으로 생성하는게 가능해졌다.

동물세포 배양에서 유발물질에 의하여 만들어진 interferon을 **천연형 인터페론**(interferon)이라 하고, 대장균에서 만들어진 interferon을 **조합형 인터페론**(interferon)이라고 한다.

4) Interferon의 작용기전

Interferon의 작용기전은 다음 3가지를 생각하고 있다. Interferon이 세포막의 수용체와 결합하면 세포의 유전자 억제가 해제되어 2′-5′ 올리고아데닐산 합성효소, 단백 인산화효소, 포스포에스테라아제 등의 효소가 생산된다. 이들 효소는 바이러스 증식과정에서 생기는 복제형 이중사슬 RNA에 의해 활성화되며 이 효소에 의해 APT에서 2′-5′ 올리고아데닐산이 만들어진다. 이 작용으로 세포 내의 RNA 분해효소가 활성화되어 virus mRNA가 분해된다. 또 리보솜 형성인자(eIF2)가 단백 인산화효소에 의해 인산화되어 불활성화되고 리보솜 형성이 억제된다(▶그림 5-9). 또한 포스포에스테라아제에 의해 tRNA가 파괴되기도 한다. 이와 같이 어느 작용에 의해서나 바이러스의 단백 합성을 억제한다.

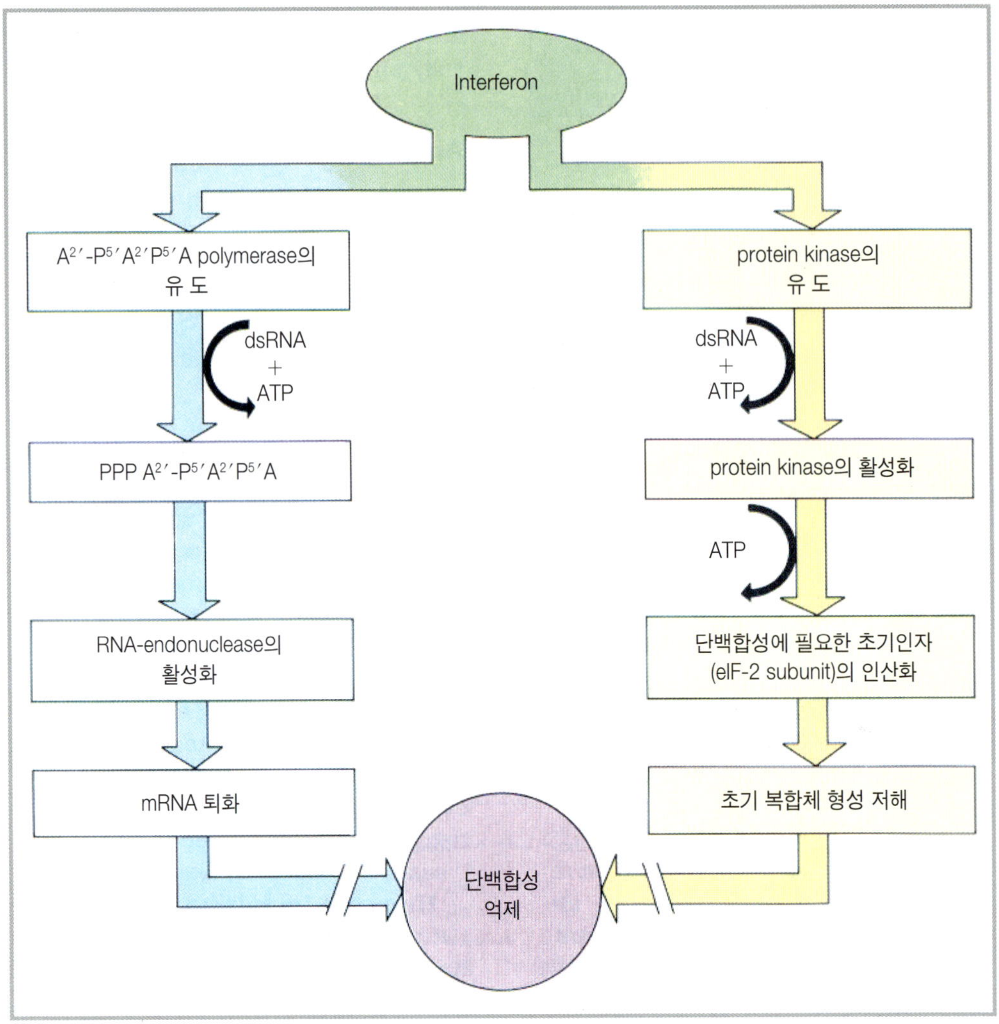

▶ **그림 5-9** 인터페론의 작용기전

5) Interferon의 임상응용

아직까지 바이러스 감염증 치료에 유효한 약제가 적어 바이러스 감염증의 대응은 vaccine에 의한 예방에 치중하고 있으나 여기에도 한계가 있다. 따라서 바이러스 간섭현상, 특히 interferon을 바이러스성 질환의 치료에 사용하려는 시도가 많이 시행되어 왔다. ▶표 5-7은 vaccine, 화학요법제, interferon의 효능을 비교한 것으로 각각에 일장 일단이 있으나 interferon이 보다 넓은 항바이러스 spectrum를 가졌다는 것, 어떤 종류의 종양에 대해서 항종양작용이 있다는 것, 면역증강 작용이 있다는 점 등에서 커다란 매력을 가지고 있다. 현재 interferon은 B형간염 바이러스, 헤르페스성 결막염, 단순포진 바이러스 감염이나 몇 개의 종양(피부 악성 흑색종, 카포시육종, 림프종, 백혈병 등)의 치료에 사용되고 있다.

▶ 표 5-7 Vaccine, 화학요법제, interferon 의 비교				
종 류	항바이러스 spectrum	항바이러스 작용	항종양작용	지속시간
vaccine	좁음	높음	없음	길다
화학요법제	좁음	낮음	중등도	짧음
interferon	넓음	중등도	중등도	짧음

3 바이러스 감염에 대한 면역

바이러스 감염에 대해 숙주는 선천면역(natural immunity)과 후천면역(acquired immunity)을 가지고 반응 및 방어를 하게 된다(▶표 5-8).

1) 선천면역(Natural immunity)

여러 가지 요인이 있으나 다음의 경우를 생각해 볼 수 있다.

(1) 수용체

세포 표면에는 바이러스에 대한 특이한 수용체(receptor)가 존재하며, 이 수용체가 결여되어 있으면 바이러스의 감염은 성립하지 않는다.

(2) Interferon

바이러스 감염을 받은 세포가 생성한 단백질로 바이러스의 증식을 억제한다. 이 항바이러스 작용은 다른 종류의 바이러스에 대해서도 유효하며 바이러스 특이성은 없다. 그러나 숙주의 종특이성이 있어 interferon을 생성한 세포와 동일한 종의 세포에만 유효하다. 예를 들어, 사람의 세포가 생성한 interferon은 사람에게만 유효하다. Interferon은 항체가 생성되기 전에 나타났다가 신속히 혈중에서 소실되지만 감염 초기에 바이러스의 증식을 억제하는 중요한 역할을 한다.

▶ 표 5-8 바이러스 감염에 대한 숙주의 방어 및 반응	
방어의 종류	면역반응 및 방어에 관여하는 요인들
선천면역	신체적 방어물 : 피부, 눈물, 점액, 섬모가 있는 상피세포, 위산, 쓸개즙(담즙) 항원에 대한 비특이적 면역반응
후천면역	항체를 생산하는 B 림프구(특이적 면역반응) T 림프구 : helper T cell, killer T cell

(3) 체 온

일반적으로 바이러스는 37℃ 이상의 온도에서 증식이 억제된다. 따라서 바이러스 감염시의 발열은 바이러스 증식을 억제하는 일종의 방어반응이다. 예외적으로 herpes virus와 같이 발열에 의해 활성화되는 경우도 있다.

(4) 호르몬

스테로이드제를 투여한 환자에서 중증 바이러스 감염증이 일어나는 경우가 많고, 임신 중에도 바이러스에 대한 감수성이 높아지는데 그 원인은 호르몬 기능이 변화하기 때문이라고 사료된다.

(5) 영양상태

영양상태가 불량하면 바이러스 감염이 중증화되는 경향이 있어 미개발국가에서는 문제가 되고 있다.

(6) 연 령

대개의 바이러스는 태생기 또는 신생아기에 높은 감수성을 나타낸다. 그래서 coxsackie virus 분리시에 어린 생쥐(mouse)가 가장 많이 사용되고 있다.

2) 후천면역(Acquired immunity)

바이러스에 감염된 생체는 그 바이러스에 대한 특이성 면역이 성립되어 회복하게 된다. 그후 동일한 바이러스에 의한 재감염은 잘 일어나지 않는다. 특이성 면역에는 체액면역과 세포면역의 두 가지 형태가 있다.

(1) 체액면역

바이러스 감염을 받은 생체는 바이러스 입자를 구성하는 입자 내부 및 표면의 각 단백에 대한 항체가 B 세포유래의 세포에 의해 생성된다. 이 중에서 바이러스 입자 표면의 단백에 대한 항체는 바이러스 입자 표면에 결합하여 바이러스가 세포에 흡착되는 것을 저지하거나 항체가 결합된 바이러스 표면에 변화가 일어나서 세포 내에 들어간 후 탈외피를 방해하여 그 바이러스의 감염력을 상실시킨다. 이것을 **바이러스의 중화**(neutralization)라고 하고 이 항체를 **중화항체**(neutralizing antibody)라고 한다(▶그림 5-10).

체액면역을 맡은 항체에는 혈청 중에 존재하는 IgM, IgG, 혈청형 IgA, IgD, 침과 모유 등 분비액 중에 함유되어 있는 분비형 IgA가 있는데 바이러스 감염방어에 작용하는 항체는 IgM, IgG, 혈청형 및 분비형 IgA이다(▶그림 5-11).

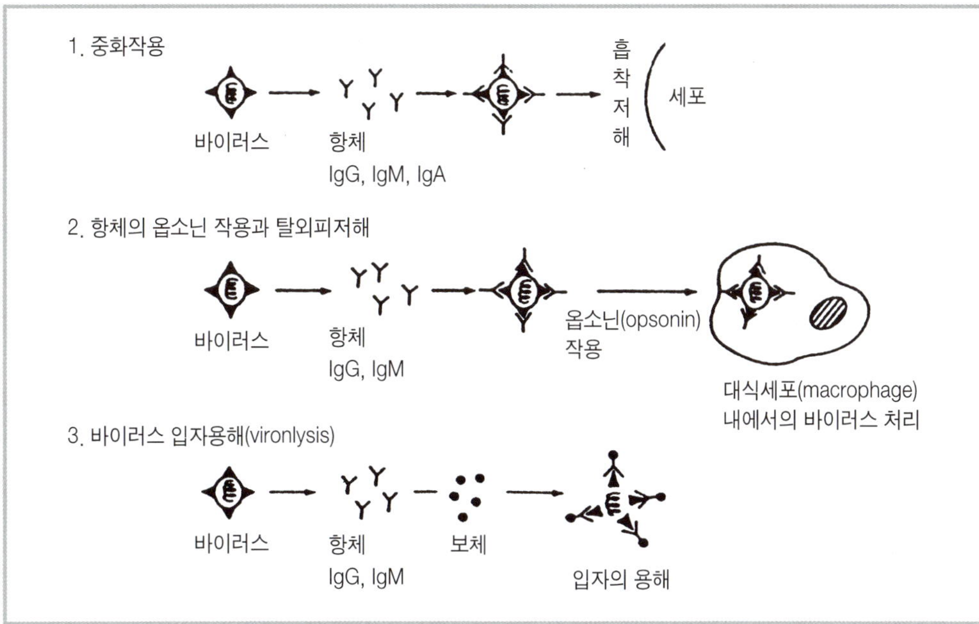

▶ **그림 5-10** 중화항체에 의한 바이러스 중화기구

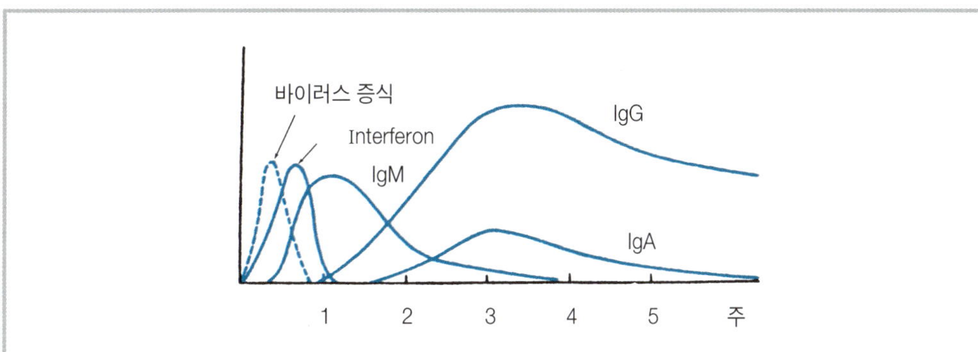

▶ **그림 5-11** 바이러스 감염 시 Interferon과 면역글로불린의 동태

① IgM 항체는 감염 초기에 출현하여 몇 주일 후에는 소실되며, 그 다음으로 IgG 항체가 출현하여 높은 역가를 유지하면서 장기간 지속된다.

② IgG 항체 생성기구에는 초감염에 대한 면역학적 기억이 있어, 만약 재감염인 경우에는 초감염 때보다 빨리 나타나고, 또 높은 역가에 도달하는 2차 반응이 나타나서 재감염을 방지하게 된다(▶그림 5-12).

③ IgA 항체는 분비형 항체로서 기도나 소화관의 분비물, 침, 유즙 등에 존재하며, 호흡기 바이러스의 감염 방지는 기도점막의 분비형 IgA 항체가 주로 작용한다.

Picornavirus과, reovirus과의 바이러스 감염시 감염 세포막상에 바이러스 특이 단백

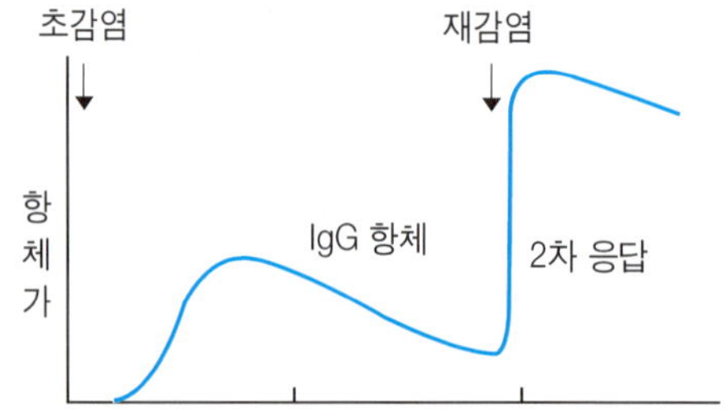

▶ **그림 5-12** 바이러스 감염시 2차 응답

이 나타나지 않기 때문에 세포면역은 성립되기가 어렵고 체액면역이 중요한 역할을 하게 된다.

바이러스 입자 표면에 적혈구 응집소를 가진 바이러스의 경우에는 이 단백에 대한 항체가 결합하면 바이러스는 적혈구 표면에 흡착할 수 없게 되기 때문에 적혈구 응집반응이 억제된다. 이것을 **적혈구 응집억제반응**(hemagglutination inhibition test)이라고 하고, 이와 같은 항체를 **적혈구 응집억제항체**(hemagglutination inhibition antibody)라고 하는데 중화 항체와 동일한 것으로 생각해도 무방하다.

(2) 세포면역

외피(envelope)를 가진 바이러스(poxvirus과, herpes virus과, orthomyxovirus과, paramyxovirus과, rhabdovirus과, togavirus과, retrovirus과 등) 및 외피는 없으나 바이러스 특이항원을 세포막상에 집적하는 바이러스(papovirus과, adenovirus과)가 세포에 감염하면 세포막 표면에 바이러스 특이적 단백이 집적한다.

생체에 있어서는 이와 같은 감염 세포는 정상세포와 다르기 때문에 이 세포를 특이적으로 파괴하는 세포독성 T 세포(cytotoxic T cell)가 나타난다. 이 림프구에 의해 감염 세포는 이물로 인식되어 파괴되고 세포 내에서의 바이러스 증식이 중단된다(▶그림 5-13). 이것이 바이러스 감염에 대한 숙주의 방어기전이며 이 세포 파괴는 생체에 불리하게 작용할 때도 있다. 세포독성 T 세포 이외에 생체에는 항원과 항체의 면역반응과 직접 또는 간접적으로 관련해서 활성화하고 바이러스 감염 세포를 파괴하는 세포가 존재한다. 살해 T 세포(killer T cell)는 바이러스 감염 세포막상의 바이러스 단백과 결합한 항체와 결합하여 감염 세포를 파괴한다. 이 세포독성을 **항체의존 세포매개 세포독성**(antibody-dependent cell-mediated cytotoxicity; ADCC)이라고 한다(▶그림 5-14).

또한 자연살해세포(natural killer cell; NK)와 활성화 대식세포는 자기와 다른 바이러스 감염 세포를 비특이성으로 이물질로 인식하고 파괴한다.

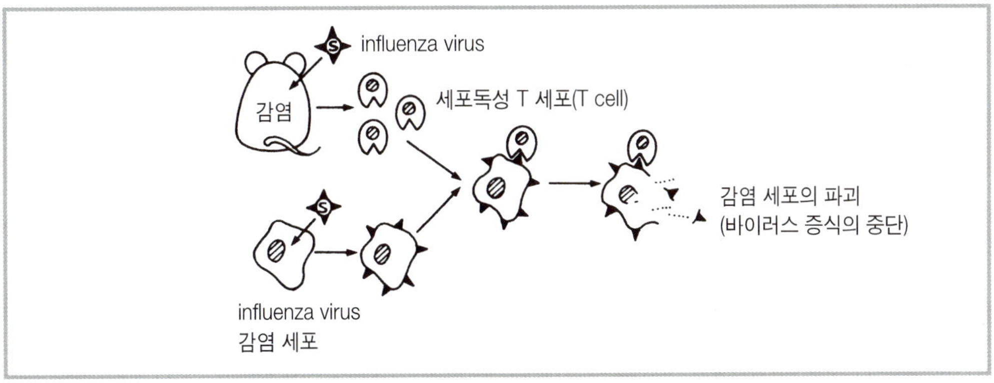

▶ 그림 5-13 바이러스 감염방어에 작용하는 세포면역

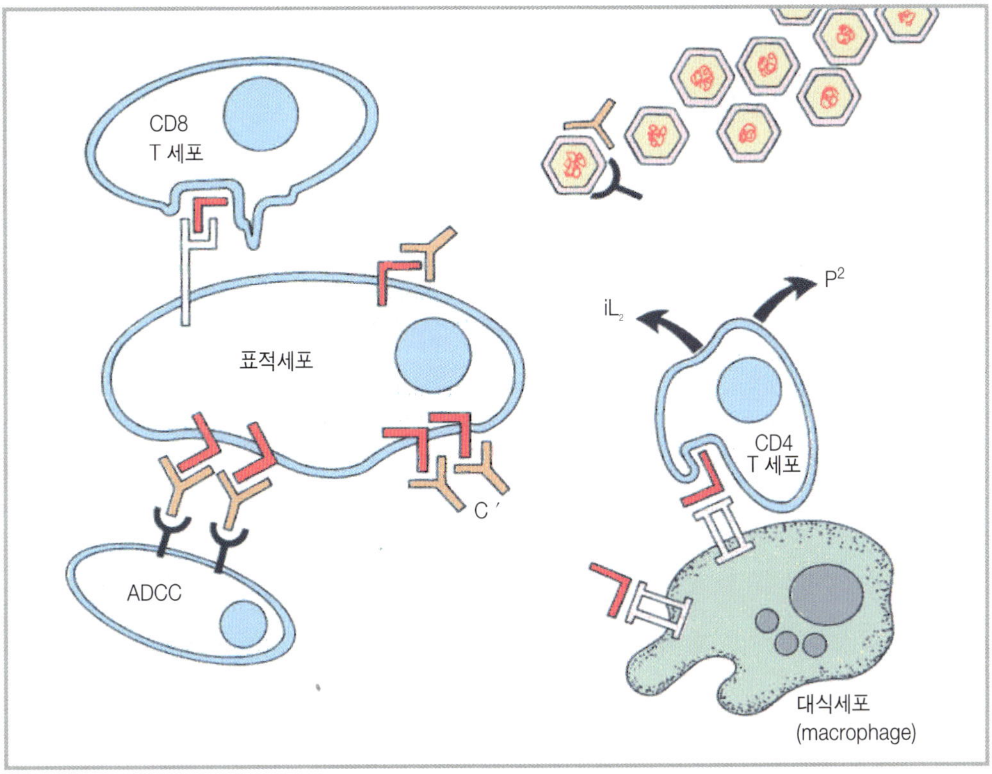

▶ 그림 5-14 항체의존 세포매개 세포독성

(3) 바이러스 감염과 알레르기

바이러스에 감염된 세포의 세포막 표면에 바이러스 항원과 항체가 결합하고 그에 다시 보체가 결합하면 보체작용으로 세포가 파괴된다(2형 allergy). Arenavirus과의 LCM virus 감염의 경우에는 바이러스 감염에 의한 세포독성보다는 이 알레르기 반응에 의한 세포독성이 강하게 나타난다.

또한 바이러스와 항체의 복합체에 의한 3형 알레르기, 4형 알레르기도 대부분의 바이러스 감염에서 나타난다. 바이러스 감염증의 증상은 바이러스에 의한 세포독성만이 아니고 이들 알레르기 반응에 의해 다양한 증상이 나타난다.

제 3 절 바이러스에 의한 세포의 종양화

1 바이러스에 의한 세포의 종양화

세포를 종양화할 수 있는 바이러스를 종양 바이러스(tumor virus 또는 oncogenic virus)라고 부른다.

종양(tumor)이란 세포나 조직의 성장이 비정상적으로 성장한 **신생물**(neoplasm)을 말하며, 종양의 종류는 결체조직에서 유래한 신생물과 상피조직에서 유래된 것으로 대별할 수 있는데 여기에는 **양성**(benign)과 **악성**(malignant)이 있다. 결체조직에서 유래된 악성종양을 **육종**(sarcoma)이라고 하며, 상피조직에서 유래한 악성종양을 **암종**(carcinoma)이라고 한다. **백혈병**(leukemia)은 백혈구의 증식이 제대로 조절되지 않아 과잉된 상태를 말하며, 세포의 성장조절기전(growth control mechanism)의 일부가 변화되어 일어나는 것으로 생각된다.

1908년 Ellerman과 Bang은 닭의 백혈병이 여과성 병원체에 의해 발생하는 것을 보고하였고, 1911년 P. Rous는 닭의 육종에 바이러스가 원인임을 발견하였다. 1932년 Shope은 토끼의 유두종 바이러스가 악성화하는 경향이 있음을 발견하였으며, 1951년 L. Gross가 쥐(rat) 백혈병 바이러스를 발견함으로써 백혈병이 종을 초월하여 바이러스에 의해 발현된다는 것을 알게 되었다. 1962년 Trentin과 Taylor에 의해 인체 adenovirus가 종양원성(oncogenicity)이 있다는 사실이 보고되면서 세계적 관심이 되었으며, 이어서 Burkitt 림프종과 EB virus와의 관계, T 세포 백혈병과 retrovirus와의 관계가 주요 관심의 대상이 되고 있다.

2 바이러스의 암 유전자와 세포의 암 유전자

종양세포는 다양한 원인에 의해 정상세포가 유전자 수준의 변화에 의해 이상 증식능을 획득한 것이지만 화학 발암물질, 방사선 등 외부요인과 함께 바이러스에 의해서도 종양화(암화)가 일어난다는 것이 알려져 있다(▶그림 5-15).

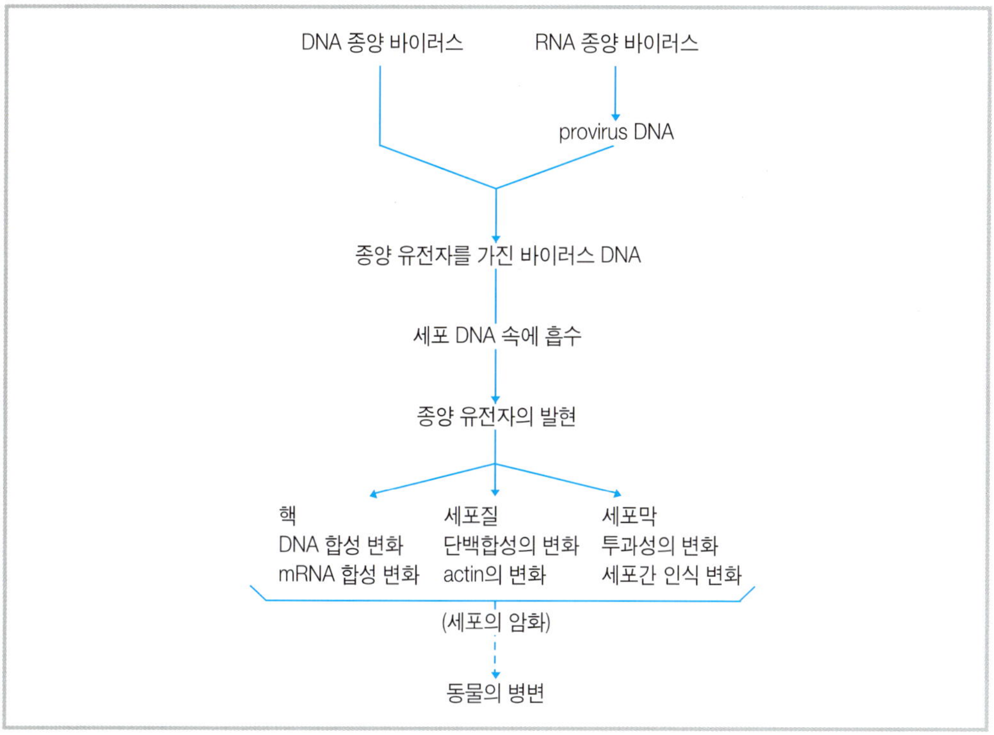

▶ **그림 5-15** 바이러스에 의한 세포의 종양화

배양세포가 종양 바이러스, 화학 발암물질, 방사선 등에 의해 악성화하는 것을 형질전환(transformation)이라고 한다. 배양세포는 보통 시험관 표면에서 단층으로 주위로 분열 증식해 나가다가 세포가 서로 접촉하게 되면 분열이 정지된다. 이런 현상을 접촉저지(contact inhibition)라 한다. 그런데 세포가 종양 바이러스에 감염되어 종양성 형질전환이 되면 세포는 배지상에서 불규칙적으로 증식하고 접촉저지를 상실하며 고밀도로 증식하는 경향이 강하다. 또한 연한 우무배지의 colony 형성능을 가지게 되고 배지 중의 혈청농도가 낮더라도 곧잘 증식할 수 있는 등의 성질을 가지게 되며, 세포 표면의 변화로 세포 응집소에 의한 응집성이 높아진다. 이와 같은 세포를 대상 동물에 이식하여 인위적으로 종양을 만들 수 있다. 종양 바이러스는 현재 ▶표 5-9와 같이 분류되고 있다.

최근 DNA 재조합기술의 발달로 종양 바이러스 유전자의 염기서열이 규명되었으며, 이들 유전자 안에 암을 유발하는 유전자 영역(바이러스 암유전자, viral oncogene; V-onc)이 존재한다는 것이 증명되었다. 그 후 정상적인 세포에도 바이러스 암유전자와 상동성이 있는 염기 배열이 존재한다는 것이 밝혀졌다. 이것을 세포 암유전자(cellular oncogene; C-onc)라고 한다. 바이러스 암유전자는 원래는 정상적인 세포의 유전자가 진화과정에서 바이러스 genome 일부로 변화되어 암유전자형이 된 것으로 보고 있다. 한편, 암유발 유전자는 본래 세포의 올바른 증식과 분화를 조절하는 중요한 역할을 맡고 있는데, 유전학적 또는

▶ 표 5-9 종양 바이러스의 분류

DNA 종양 바이러스		RNA 종양 바이러스
Papovavirus	: Papilloma virus SV 40 polyomavius JC virus BK virus	Retrovirus : Leukemia virus Sarcoma virus 유암 바이러스 성인 T 세포 백혈병 바이러스(HTLV-1) AIDS virus(HIV)
Adenovirus	: 2, 5, 7, 12형 등	
Herpesvirus	: Simple herpes virus EB virus Cytomegalovirus	
Hepadnavirus	: Hepatitis B virus	
Poxvirus	: 야바 바이러스	

환경적 변화에 의해 이들 조절기능이 소실되어 무한증식이 가능한 세포로 변화되어 결국에는 암이 발생하는 것으로 생각되고 있다.

③ DNA 종양 바이러스

DNA 종양 바이러스에서는 암 유전자의 존재가 분명한 것과 아직 그렇지 않는 것이 있다. DNA 종양 바이러스의 암 유전자는 세포를 변환(transform)시키는 동시에 바이러스의 복제에 필요한 유전자이기도 하다. 이는 RNA 종양 바이러스의 암 유전자가 바이러스 증식에 있어 불필요하다는 점과는 대조적이며 정상적인 세포의 세포암 유전자와도 상동성을 나타내지 않는다.

현재 알려진 주된 DNA 종양 바이러스에는 papovavirus과, adenovirus과, herpesvirus과, poxvirus과, hepadnavirus과 등이 있다.

1) Papovavirus과

(1) 유두종 바이러스(Papilloma virus)

유두종 바이러스는 인체를 포함하여 토끼나 소 등의 자연숙주인 포유류 동물에 사마귀(warts) 또는 유두종(papilloma)을 유발하며, 이 중 일부는 악성화로 변화시킬 수 있는 능력이 있다.

사람에서 사람으로 전염시킬 수 있으며 현재 자궁암의 가장 큰 원인 바이러스이다.

(2) 폴리오마 바이러스(Polyoma virus)

이 바이러스는 여러 종류의 쥐(rat)에 잠복 감염상태로 분포되어 있다가 성숙기에 이르러 귀밑샘 근육 등 각종 장기에 다발성 악성종양을 일으킨다.

인체에서 분리된 BK, JC 등의 바이러스를 실험동물에 접종하면 종양을 형성한다. 실험적으로 이 종양세포 자체를 감수성 숙주에 이식하면 같은 종류의 종양을 발생시킬 수 있으며, 종양에서 직접 바이러스 입자를 분리해 낼 수는 없으나 바이러스 특이성 종양항원(T 항원)을 검출할 수 있다.

(3) SV 40(Simian virus 40)

배양한 원숭이 콩팥세포에서 발견되는 바이러스로 배양세포에 접종하면 바이러스가 핵 속에서 증식하고 세포질 내에 대형 공포를 형성한다. 이 바이러스를 신생 햄스터에 접종하면 그 접종한 자리에 육종이 발생한다. 종양에서 바이러스 입자를 분리해 낼 수는 없으나 바이러스 특이성 종양항원(T 항원)을 검출할 수 있다.

2) Adenovirus과

사람 아데노바이러스(adenovirus)에는 37종의 혈청형이 있는데 아직 사람에서 종양 발생보고는 없으나 12, 18, 31형을 신생 햄스터에 접종했을 때 높은 빈도로 발암을 유발한다.

종양세포에서는 바이러스 DNA의 전부 혹은 일부가 숙주세포 DNA에 삽입되어 있으며, 가장 많은 염기서열 분석이 되어 있는 2, 5, 12형에서 형질전환(transformation) 능력이 있는 영역은 virus DNA의 좌단 약 10% 부위(EIA 및 EIB 유전자)로 판명되었다.

3) Herpesvirus과

주로 림프구가 감염을 받아 변환되는 경우가 많은데 감염의 장기 특이성은 바이러스 특이 수용체 유무에 의한 감수성에 의해서 진행되는 것으로 사료된다.

(1) Herpes simplex virus 2형(HSV-2)

자궁경부암의 발생에 관여하는 것으로 보고 있다.

(2) EB virus

Burkitt 림프종과 상인두 암세포에서 EB 바이러스의 DNA와 항원(virus specific nuclear antigen; EBNA)이 검출된다.

4) Poxvirus과

Poxvirus는 세포질에서 증식하는 유일한 바이러스로 이 바이러스로 인한 종양형성은 다른 각종 DNA 바이러스로 인한 종양형성과 다르다. 일반적으로 poxvirus에 감염된 숙주세포는 세포분열이 촉진된다. 세포분열 지속시간은 바이러스 증식에 따른 세포의 사멸이 좌우하지만 종양원성이 있는 poxvirus는 세포사멸을 즉각적으로 일으키는 바이러스로는 생각되지 않는다.

5) Hepadnavirus과

B형간염 바이러스(HBV)가 사람에게 간암을 일으킨다. 만성활동성 B형간염 환자에서 간암 발생빈도가 매우 높고, 암세포에서 B형간염 바이러스의 DNA가 검출된다.

4 RNA 종양 바이러스

RNA 종양 바이러스로서 종양을 일으키는 바이러스는 retrovirus과의 oncovirus(종양 바이러스)아과로 한정되어 있다.

RNA 종양 바이러스는 주로 결체조직에서 육종을, 세망내피계와 조혈기관에서 백혈병을 일으킨다. 종양을 일으키는 retrovirus는 암 유전자를 가진 것과 갖지 않는 것으로 분류된다. 감염 후 2~4주간에 약 100%의 확률로 숙주를 암세포로 전이시킬 수 있는 육종 바이러스 및 급성 백혈병 바이러스(급성형 종양 바이러스)는 자신의 게놈 내에 바이러스 증식에 필요없는 유전자, 즉 암 유전자(종양 유전자, oncogene)가 존재한다(▶그림 5-16a). 즉 이 유전자에 변이가 생기면 더 이상 종양을 형성할 수 없게 되는 것으로 보아 확실하며 현재까지 20종류 이상이 보고되어 있다. 그 중 가장 규명이 잘된 암 유전자는 최초로 동정된 Rous 육종 바이러스의 V-src 유전자이다. 다양한 암 유전자를 가진 retrovirus는 세포 내에 흡수되어 종양화를 일으키는 것으로 생각된다. 한편, 감염 후 오랜 잠복기(4~12개월)를 경유하여 숙주를 낮은 빈도로 암화하는 림프성 백혈병 바이러스(만성형 종양 바이러스)는 retrovirus의 기본형으로 RNA genome 속에는 바이러스의 증식에 필요한 단백질을 암호화(coding)하는 3개의 유전자 (gag, pol, env)만이 존재하며 암유발 유전자는 내포하고 있지 않다(▶그림 5-16b). 이는 숙주세포의 암 유전자(c-onc)의 상위부위에 바이러스 유전자가 삽입되어 바이러스 LTR의 프로모터(promptor) 작용에 의해 세포성 암 유전자가 발현하여 종양화하는 것으로 보고 있다.

또한 성인 T 세포 백혈병(adult T-cell leukemia; ATL)은 우리나라에서도 환자 발생예가

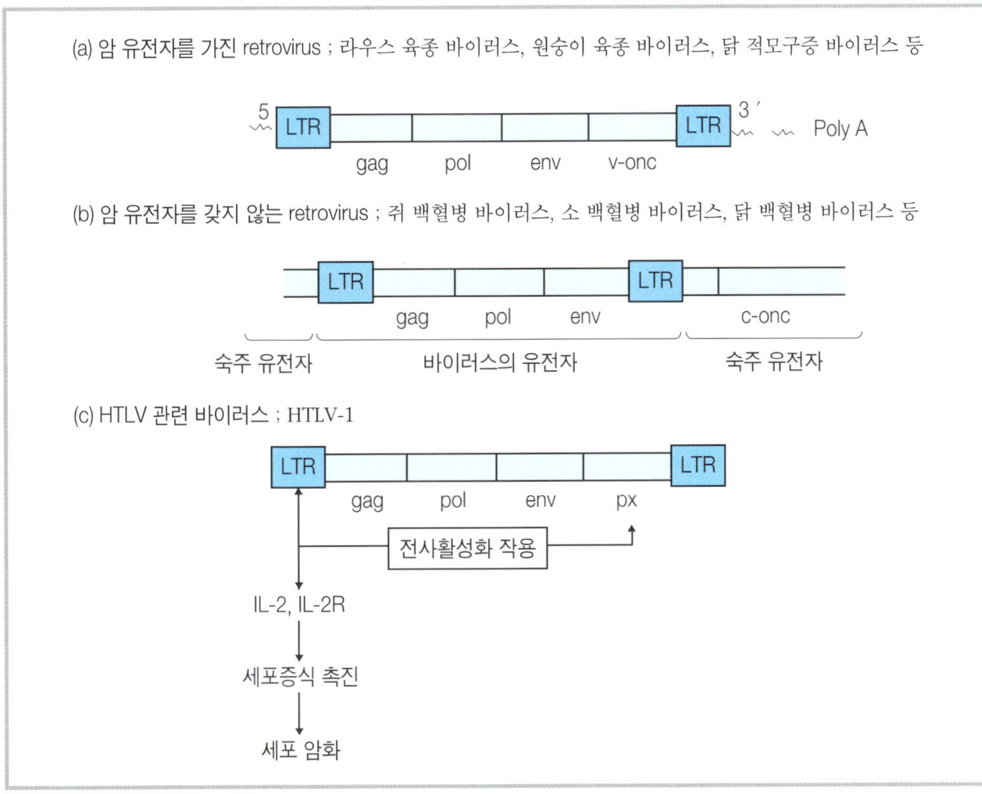

▶ **그림 5-16** RNA 종양 바이러스의 유전자 구성

있는 T 림프구의 악성 백혈병으로 암 유전자는 없으나 retrovirus의 기본형 외에 특유의 유전자 px라 일컫는 유전자를 가지고 있다(▶그림 5-16c). Px 유전자가 생산하는 단백질은 바이러스 genome의 프로모터(promptor)와 결합하여 전사를 촉진하는 작용을 하며, T 세포 증식을 촉진하는 interleukin-2(IL-2) 및 IL-2 receptor 유전자들의 활성화를 동시에 시행한다. 자신이 생산한 IL-2가 감염세포의 증식을 자극하는데, 그 세포군에서 돌연변이에 의해 IL-2를 분비하지 않더라도 완전히 자율증식을 획득하는 것이 출현하는 것으로 생각된다.

제 4 절 바이러스의 전파경로와 예방

바이러스의 전파형식은 대개 수직전파와 수평전파로 대별할 수 있으며, 각각의 바이러스군별로 거의 일정한 경로에 의해 전파되고 있는데 주요 바이러스를 예로 들어 그 전파경로와 감염예방에 대해 설명하겠다.

1 바이러스의 전파

1) 수직전파

수직전파는 바이러스가 부모로부터 자손에게 세대를 걸쳐 전파되는 것을 뜻한다. 대표적인 전파경로를 보면 태반감염, 산도감염, 모유감염 등을 들 수 있다.

(1) 태반감염

모체가 임신 중에 virus에 감염되어 그 바이러스가 태반을 통과하여 태아에게 감염되어 유 · 사산을 일으킨다든가 선천이상이 나타나는 전파형식이다. 대표적으로 풍진 바이러스에 의한 선천풍진증후군(congenital rubella syndrome), CMV에 의한 선천거대세포봉입체병(congenital cytomegal inclusion disease) 이외에 mumps virus와 홍역 virus 등이 드물게 감염을 일으킨다.

(2) 산도감염

분만 시 모체의 산도를 통해 바이러스가 신생아에게 감염하는 것으로 Herpes simplex virus 2형이나 B형간염 바이러스, CMV 등이 때로 감염증을 일으킨다.

(3) 모유감염

바이러스가 모체에서 모유로 이행하여 신생아에게 수유됨으로써 감염이 성립되는 것으로 성인 T 세포 백혈병 바이러스나 쥐 유암 바이러스가 그 예에 속한다. CMV도 사람의 모유에서 분리된 보고가 있다.

2) 수평전파

바이러스가 개체에서 개체 간의 수평으로 전염해 가는 방법을 말하며 사람에서 사람으로 감염되는 경우(폴리오 바이러스를 비롯한 장내 바이러스군, 풍진 바이러스, mumps 바이러스, 수두-대상포진 바이러스 등), 동물에서 사람으로 감염되는 경우(공수병 바이러스, 신증후군 출혈열 바이러스 등), 절족동물에 의해 사람에게 감염되는 경우(일본뇌염 바이러스, 황열 바이러스 등) 등 다양한 감염원에 의해 일어나게 된다.

바이러스의 감염경로는 주로 기도감염, 경구감염, 경피(점막)감염, 주입감염으로 대별되는데, 이 감염경로는 각각의 바이러스가 사람의 체내에서 초감염하는 부위 및 감수성 세포의 소재부위, 감염성 바이러스의 배출부위, 외계온도, 습도, pH에 대한 저항성 등에 의해 영향을 받는다. 감염이 성립된 후 증식한 바이러스가 초감염부위에만 있고 혈중으로 들어

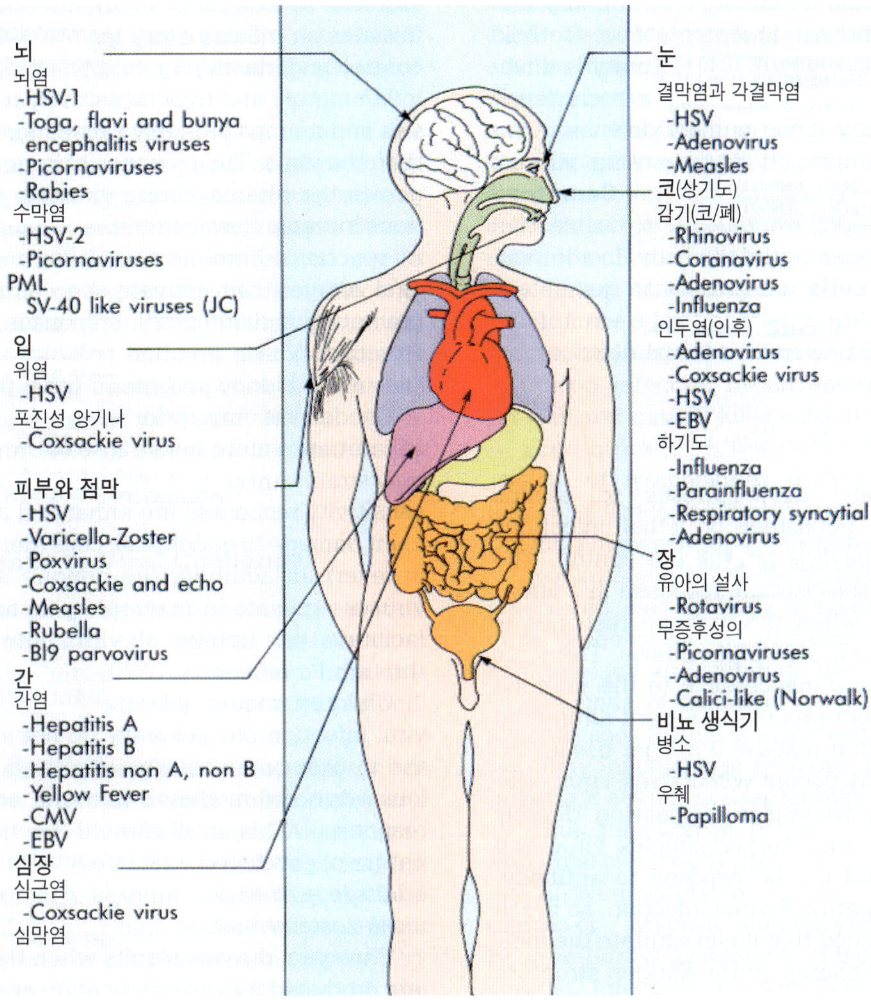

▶ 그림 5-17 바이러스 감염의 주요 표적조직

가지 않는 표면감염으로 끝나는 경우(influenza virus, parainfluenza virus, RS virus 등)와 감염 바이러스가 다시 혈행성으로 체내의 각종 장기와 부위에 전파되어 증식하는 경우(대부분의 바이러스군)가 있다(▶그림 5-17).

(1) 기도감염(비말감염)

Influenza virus, parainfluenza virus군, 홍역 virus, 풍진 virus, 수두-대상포진 virus, 장내 바이러스군, adenovirus군 등 매우 많은 바이러스가 이 경로에 의해 감염된다. 환자의 기침이나 재채기에 의해 바이러스가 공중에 비산되어 다른 사람에게 흡입됨으로써 상기도 점막에 침입하게 된다. 이는 점차 확대되어 점막 상피세포가 파괴되어 포도알균이나 폐렴알균 등 세균의 2차 감염을 받기 쉽게 된다.

(2) 경구감염

장내 바이러스군, adenovirus군은 전술한 기도감염도 일어나지만 경구감염에 의해서도 감염이 일어난다. 초감염 후에 장관점막에서 증식한 대량의 바이러스는 분변과 함께 배출되어 경구감염이 된다.

경구감염을 일으키는 바이러스는 대개 산에 강하기 때문에 위산에 저항한 후 장관점막에 감염할 수 있다.

(3) 경피(점막)감염

수포성 발진증을 일으키는 바이러스는 수포 내에 대량의 바이러스가 존재하기 때문에 이것이 피부와 점막에 침입하여 감염을 일으킨다(단순포진 바이러스와 수족구병을 일으키는 coxsachi virus 등). 또한 사마귀와 전염성 연우종 등도 이 형식으로 감염된다. 결막염을 일으키는 각종 바이러스는 손을 통하여 점막에 감염한다(adenovirus 8형, enterovirus 70형 등).

(4) 주입감염

일본뇌염, 황열, 뎅기열 바이러스 등은 매개동물인 절족동물에 물림으로써 감염되고, 공수병 바이러스는 감염동물에 물려서 감염된다. B형간염 바이러스, HTLV, HIV 등 혈액 중에 존재하는 바이러스는 수혈, 혈액제제 등의 주입 외에도 오염된 주사바늘에 의해 혈액에 들어감으로써 감염이 일어난다.

2 바이러스 감염의 예방

바이러스 감염증에 대한 예방대책은 전파 차단에 의한 방지가 주로 시행되고 있으나 모든 바이러스 감염을 예방하기는 매우 어려우며, 일부의 바이러스의 경우에는 vaccine에 의한 예방대책을 수립하고 있다. 대체적으로 전파 차단에 의한 바이러스 감염예방은 감염원, 감염경로, 숙주 각 단계별로 수립할 수 있다.

1) 감염원

일단 환자가 발생하면 격리시키는 것이 가장 중요하며 환자의 배설물이나 주위 환경소독 등을 철저히 실시한다.

2) 감염경로

경구감염 및 매개동물에 의한 감염은 현재 공중보건의 향상으로 많이 감소되었으나 해외 여행자가 증가함에 따라 검역이 중요한 문제가 되고 있다. 이에 반해 비말감염은 위생환경에 의한 영향을 비교적 적게 받기 때문에 예방이 어렵고 손을 잘 씻고 유행 시 마스크를 쓰는 것이 좋다.

3) 숙 주

바이러스 감염증에 대한 치료법이 확립되어 있지 않는 현재로서는 vaccine에 의한 능동면역과 γ-golbulin에 의한 수동면역이 이용된다.

(1) 능동면역

① 약독화 백신(Attenuated vaccine)

약독화한 생 바이러스를 생체내에 주입시켜 체액 및 세포면역을 유도하는 방법이다. 백신의 보급으로 pox virus는 이미 지구상에서 자취를 감추었으며 polio virus, measles virus, rubella virus, mumps virus, 수두 등의 백신이 매우 예방적 효과가 크다. Influenza virus는 항원변이가 있어 백신의 효과는 한 해만(1년) 있다.

② 불활성화 백신

이는 항원성만 남기고 감염성은 제거한 바이러스 입자를 이용하는 것으로 때로는 바이러스 입자구성 단백질 중 감염방어에 관여하는 성분만 백신으로 사용하는(component vaccine 혹은 subunit vaccine) 경우도 있다. 현재 개발되어 사용하고 있는 불활성화 백신으로는 influenza virus, 일본뇌염 바이러스, B형간염 바이러스, 공수병 바이러스 등이 있다.

(2) 수동면역(면역글로불린)

백신(vaccine)의 투여효과는 능동면역이나 바이러스 간섭현상을 초래하는데 비해 바이러스 중화항체가 함유된 면역 globulin을 투여하면 단기간의 감염을 억제할 수 있다.

제 5 절 바이러스 감염증의 치료

바이러스 감염증에 대한 치료는 대증요법(해열제 등)과 화학요법, 면역요법(γ-globulin, vaccine, 면역강화제 등) 등으로 크게 분류된다. 최근 AIDS의 출현을 계기로 화학요법에 대한 관심이 높아지고 있다.

1 항바이러스제(Antiviral compound)

바이러스는 숙주세포 내에서 증식하고 세포의 대사에 깊이 관여하고 있기 때문에 세균 감염증에 사용하는 항생물질은 거의 무효하다. 그러므로 항바이러스제는 바이러스 증식 특유의 효소, 입자구성 단백질이나 핵산 등의 합성을 선택적으로 억제하는 것(선택 독성이 높은 것)을 감안하여 개발하여야 효과적이라 할 수 있다.

1) Interferon

사람 섬유모세포와 림프구 배양세포 또는 유전자 공학에 의해 만들어지며 주로 항암제(γ형)로 사용되고 있으며 헤르페스성 각막염, 유행성 각결막염, B형간염과 C형간염의 치료, 각종 바이러스 감염증의 치료약으로 사용되고 있다.

2) 화학요법제

현재 치료에 사용되고 있는 약제로서는 idoxiuridine(IDU), vidarabine(ara-A), acyclovir(ACV), azidothymidine(AZT), ganciclovir 등 수종이 있다.

(1) Acyclovir(ACV)

정상세포에는 거의 영향을 주지 않고 바이러스 감염세포 내의 바이러스 thymidinekinase (TK)의 작용을 받아 특이적으로 인산화되어 바이러스 DNA 합성효소의 활성을 억제한다. 단순 포진(헤르페스) 바이러스 1형에 매우 높은 선택독성을 가진다. 그러나 TK가 없는 cytomegalovirus와 TK 결손 변이 바이러스에 대해서는 낮은 선택독성을 보인다.

(2) Idoxiuridine(IDU)

DNA 복제 시 thymidine 대신 삽입된 것으로 이상 DNA가 삽입되어 정상적으로 mRNA가 만들어지지 않는다. 단순 포진 바이러스(herpes simplex virus), 수두-대상포진 바이러스 감염 시 외용으로 효과적이다.

(3) Vidarabine(Adenine Arabinoside; ara-A)

mRNA가 리소좀에 결합할 때 작용하여 바이러스의 증식을 억제한다.

(4) Zidovudine(AZT), Dideoxyinosine(DDI)

HIV의 역전사효소(reverse transcriptase)에 작용하여 바이러스 RNA에서 DNA로의 합성을 억제한다. 이들 화합물질들은 바이러스의 다른 세포로의 확산은 억제할 수 있으나 환자의 체내에서 바이러스를 완전히 소멸시키는 것은 어렵다.

(5) Amantadine

Amantadine은 리소좀 내의 pH를 높여 A형 influenza의 리소좀막과의 융합을 억제하여 탈외피를 억제한다. 불면, 불쾌감, 진전 등의 중추신경계 장애를 일으키므로 별로 사용하지 않는다.

(6) Lamivudine

B형간염 바이러스(HBV)-DNA 양성환자의 바이러스 증식을 억제한다. 그 밖에 B형간염에 adefovir, clevudine, entecavir가 사용되고 있다.

(7) Famciclovir

수두-대상포진과 재발성 성기 헤르페스 바이러스에 매우 높은 선택독성을 가지고 있다.

(8) Ganciclovir

Cytomegalovirus의 DNA polymerase를 억제하여 바이러스의 증식을 억제한다.

(9) Ribavirin

바이러스 mRNA의 5′ 말단부분의 capping을 억제함으로써 바이러스의 증식을 억제한다.

A형간염 바이러스와 C형간염 바이러스, 단순포진 및 수두-대상포진 바이러스에 사용된다.

2 면역요법

각종 면역강화제, 면역 globulin이 중증환자, 암환자, 면역이 저하된 환자의 바이러스 감염증 치료에 사용되는 경우가 있다.

제 6 절 바이러스 감염증의 검사법

바이러스 감염증을 진단하는 방법으로는 바이러스의 분리와 동정, 항체가 측정, 조직병리학적 검사, 분자 생물학적 방법 등 여러 가지가 있으나 워낙 증상이 다양하고 수많은 종류의 바이러스가 있기 때문에 보다 정확한 진단을 위해서는 임상경과와 증상을 참고로 하여 가장 적당한 시기에 검체를 채취해서 검사를 시행하는 것이 중요하다.

1 바이러스의 분리와 동정

바이러스 감염 시 대부분의 바이러스는 분리 동정하여 진단을 내릴 수 있으나 원인 바이러스를 분리하는 데 많은 시간이 소요된다.

1) 검 체

일반적으로 사용되는 검체로는 환자의 인후두를 씻어낸 세척액, 코점액, 혈액, 오줌, 분변, 뇌척수액, 수포액 등이 이용되는 데 각 바이러스 감염증에 따라 적당한 검체를 선택하여 채취한다. 검체를 수송 또는 보존하는 경우에는 바이러스가 불활성화되지 않도록 보존제를 사용하든가 동결시키는 방법을 이용한다. 바이러스는 보통 56℃에서 30분이면 불활성화되므로 검체를 단기간 보존할 때는 4℃에 보관하면 충분하다. 그러나 수개월~수년 간 보존할 경우에는 −70℃의 초저온을 이용한다. 동결 건조하면 4℃에서 거의 영구히 보존할 수 있다. 채집된 검체를 검사수행에 들어갈 때 무균 검체인 경우는 별다른 처리없이 즉시 배지에 접종할 수 있으나, 오염 검체인 경우에는 일단 잡균을 제거하기 위해 적당한 항생물질로 전처리를 한 후 배지에 접종해야 배양기간 중 잡균의 발육을 억제할 수 있다.

이때 사용되는 항생물질로서는 보통 vancomycin, gentamycin, amphotericin B를 혼합하여 사용한다. 때로 장기간 배양 시에는 nystatin, fungizone 등의 항진균제를 첨가시키기도 한다.

(1) 세척액(Washes)

코안(비강)이나 인후, 기관지 등을 세척한 세척액은 세포와 상재균총의 오염 가능성이 높으므로 접종 전에 전처치(원심분리)를 하는 것이 좋다. 오염상태가 심할 경우에는 200nm pore의 여과막을 통과한 여과액을 접종한다.

(2) 면봉(Swab)

각막, 입안(구강), 코인두, 피부, 항문, 생식기 등을 면봉으로 도찰한 것으로 수송용 배지에 넣어 검사실로 수송한다. 이는 오염 검체로 간주하여 적절한 전처치를 실시한다.

(3) 혈액(Blood)

혈액은 무균 검체이므로 특별한 전처치를 할 필요가 없다.

(4) 오줌(Urine)

오줌은 정상적으로 세포독성이며 산성이기 때문에 세포배양의 역효과를 나타낸다. 가장 흔하게 오줌에서 검출되는 바이러스는 CMV이다.

(5) 분변(Stool)

분변은 성상이 다양할 뿐만 아니라 오염된 검체이므로 원심분리나 여과 등의 전처치를 수행한 뒤 검사에 착수한다.

Chapter 05

(6) 정상적으로 무균인 검체

뇌척수액, 늑막액, 양수, 복막액 등은 보통 무균 검체로 간주하여 특별한 배지를 사용하지 않고 직접 접종한다.

(7) 조직검체(조직편)

조직절편을 잘게 갈아서 완충식염수(Hanks 식염수)에 10% 부유액이 되도록 희석하여, 세척 검체와 같은 방법으로 처리한다.

2) 분리법

채집된 검체물은 필요에 따라 전처치를 거친 후 다음과 같은 방법을 이용하여 분리한다.

(1) 감수성 동물의 접종

실험동물에 채집된 검체를 접종하여 동물의 병태변화와 면역응답을 관찰한다.

예 일본뇌염, 공수병 환자 부검시 뇌유제를 젖먹이 쥐의 뇌 내에 접종한다.

(2) 부화란 내 접종

부화란은 보통 무균상태로 간주되고, 바이러스에 대한 항체가 없어 취급이 간편하기 때문에 널리 이용되는 방법이다.

예 Influenza 환자의 인후두를 씻어낸 세척액을 8~13일 된 부화란의 양막공간에 접종한다.

(3) 배양세포에 접종

시험관내에서 배양된 세포에 직접 접종하는 방법으로 바이러스 증식과 세포변성 효과를 관찰할 수 있다.

예 Enterovirus에 의한 무균성 수막염 환자의 분변 또는 척수액을 원숭이 콩팥세포와 사람 유래세포에 접종한다.

3) 동 정

이상의 경로를 통해 접종된 검체물의 동정은 접종된 동물의 증상, 동물 조직절편의 병리 변화, 전자현미경에 의한 바이러스 형태의 관찰, 배양세포의 바이러스에 의한 세포변성 효과의 관찰, 표준 항혈청을 사용한 중화시험, 또는 면역반응을 이용한 환자 재료 중의 바이러스 항원 증명법 등에 의해 이루어진다.

2 혈청학적 진단법

바이러스 또는 바이러스 항원을 사용하여 환자 혈청 중 바이러스 항체가를 측정함으로써 바이러스 감염증을 진단하는 방법이다(▶표 5-10).

1) 중화시험(Neutralization test; NT)

바이러스가 항원-항체반응에 의해 감염력을 잃게 되는 경우를 **중화**라고 한다. 알고 있는 일정 역가의 바이러스와 희석혈청을 혼합하여 동물이나 배양세포에 접종시키면 발증이나 세포변성 효과의 출현이 저지되어 바이러스 감염력 저하를 측정할 수 있다. 이 항체에 의한 바이러스 활성의 중화는 특이성이 높고 감도도 좋으나 동물이나 세포를 준비해야 하는 등의 번잡성이 있고 판정하는 데 시간이 걸리는 단점이 있다.

2) 적혈구 응집억제시험(Hemagglutination inhibition test; HI test)

적혈구 응집능이 있는 바이러스 입자와 혈청을 혼합하여 바이러스의 적혈구 응집능 저하를 측정한다. 비교적 감도는 양호한 편이며 방법도 간단하다.

▶ 표 5-10 바이러스 항체가 측정법

검사법	방 법	특 징	대상 바이러스
중화시험 (NT test)	알고 있는 일정 역가의 바이러스와 희석혈청을 혼합하고 바이러스 감염력의 저하를 측정	감도가 좋다. 환자 저항력과 잘 일치 방법이 번잡함	감염성 표준 바이러스를 준비할 수 있고 감수성 동물과 세포가 있으면 가능(entero, echovirus)
적혈구 응집억제시험 (HI test)	적혈구 응집능이 있는 바이러스 입자와 혈청을 혼합하여 바이러스의 적혈구 응집능 저하를 봄	감도 양호 방법은 비교적 간단	Influenza, mumps, 홍역, 풍진
보체결합반응 (CF test)	바이러스 항원-항체복합체에 대한 보체 소비량을 감작 적혈구의 용혈반응을 통해 측정	감도는 약간 낮다. 비특이적 반응가능성	표준항원이 있으면 어떤 바이러스나 가능
형광항체법 (IF test)	바이러스 감염세포에 혈청을 가하고 결합한 항체에 대한 형광색소표지 2차 항체를 가해 형광현미경으로 관찰(간접법)	감도 양호 IgA, IgM 항체 등을 따로 측정할 수 있다.	감염성 표준 바이러스와 감수성 동물과 세포가 있으면 가능 (EB virus의 항체가 측정에 사용)
수동적혈구응집시험 (PHA test)	표면에 항원이 결합한 적혈구에 항체를 작용시켜 적혈구 응집을 봄	감도 양호 Kit화된 것을 사용시 조작이 간단	널리 응용 (B형간염 바이러스 항체 측정에 이용)
효소항체법 (ELISA)	Polythylene 등의 고체에 항원을 결합시켜 환자혈청을 반응시킴, 효소표지 2차 항체 가하고 세정 후 기질을 가해 효소반응에 의한 기질 색 변화 측정	감도 양호 Kit화된 것을 사용시 조작이 간단 IgG, IgM 등을 따로 측정 가능	널리 응용 (HIV, herpes 바이러스 등) 다수가 Kit 화되어 있다.
방사면역측정법 (RIA)	2차 항체로서 방사성 동위원소를 표지한 것을 사용, 원리적으로 ELISA와 같다. Isotope 활성을 측정	감도 양호 완비한 시설이 필요	널리 응용 (B형간염 바이러스 항원이나 항체측정)
면역접착적혈구응집반응 (IAHA test)	바이러스 항원과 혈청을 혼합 후 보체를 가한다. 보체가 항원-항체복합체로 활성화되면 그 후 가한 O형 적혈구에 의해 응집됨	감도 양호 일정한 조건을 형성하는데 숙련을 요함	널리 응용가능
면역확산법	항원-항체복합체에 의한 침강선을 관찰	감도가 낮다.	

주로 influenza virus, mumps virus, 홍역, 풍진 바이러스 측정에 이용된다.

3) 보체결합반응검사(Complement fixation test; CF test)

바이러스 항원이 그 특이항체와 반응하여 복합체를 만들면 일정량의 보체가 그 복합체에 결합하게 되는데, 이를 용혈계를 이용하여 확인하는 방법으로 중화시험처럼 번잡하지 않고, 표준항원이 있으면 어떤 바이러스에나 적용할 수 있는 이점이 있어 널리 이용되고 있다. 그러나 감도는 중화시험이나 적혈구 응집억제시험보다 약간 떨어진다. 또 공통항원을 가진 것이 많아 비특이적 반응이 나타나 다른 방법과 병용하지 않으면 잘못 판정할 수도 있다.

4) 형광항체법(Florescent antibody technique; FA)

바이러스에 의한 감염 세포 표본에 환자 혈청을 가하고 결합한 항체에 대한 human γ-globulin 형광색소(fluorescein-isothrocyanate; FITC), 표식혈청(형광색소 표지 2차 항체)을 순차적으로 반응시켜 형광현미경으로 관찰하는 방법이다. 이 방법은 세포내 바이러스 증식의 형태학에도 이용되고 있다.

바이러스 감염 추이에 따라 혈청반응에 의한 항체가 변동하는데 바이러스 감염 초기에는 중화(NT) 항체, 적혈구 응집억제(HI) 항체, 보체결합(CF) 항체의 어느 혈청반응에서도 항체가는 평행으로 상승하여 1~2개월 후에 정상에 달한다. 그러나 CF 항체가는 3개월이 지나면서 급격히 하강하기 시작하고 NT, HI 항체역가는 1~2년간 고역가를 유지한다. 그래서 일반적으로 바이러스형 동정에는 NT와 HI 검사가, 군 식별에는 CF 검사가 혈청반응으로 적합하다.

5) 수동 적혈구 응집검사(Passive hemagglutination assay; PHA)

적혈구 표면에 항원물질을 흡착시켜 이 항원과 특이적 항체에 의해 적혈구 응집반응을 보이는 적혈구를 매개로 한 항원-항체반응이다. 사용하는 적혈구는 일반적으로 사람의 O형 혈구 또는 양의 혈구이다. 감도는 양호하며 Kit 화된 것을 사용하면 조작이 간단하여 널리 응용할 수 있다. B형간염 표면(HBs) 항체 측정에 이용되고 있다.

6) 효소 항체법(Enzyme linked immunosorbent assay; ELISA)

Polythylene 등의 고체에 항원을 결합시켜 환자 혈청을 가한 다음 peroxidase 표지항체를 순차적으로 반응시켜 세정 후 기질을 가해 효소반응에 의한 기질의 발색 정도를 측정하여 항체 또는 항원을 검출할 수 있다. 표지항체에 따라 IgG 항체가와 IgM 항체가를 측정할 수 있어 조기진단에 도움이 된다. 감도가 예민하며 Kit 화된 것을 사용시 조작이 간편하고 단시간 내에 할 수 있으며 HIV(AIDS 바이러스) 진단에 이용되고 있다.

7) 방사면역 측정법(Radioimmunoassay; RIA)

항원 또는 항체를 동위원소로 표지하고 여기에 대응하는 항체 또는 항원을 반응시켜 동위원소의 활성량으로 항원항체 결합물을 검출하는 방법으로 원리적으로 ELISA와 같다.

각종 호르몬, 대사물질들의 미량측정에 감도가 매우 높고 미량정량이 가능하기 때문에 많이 이용되고 있으며 HBs 항원이나 항체측정에 이용되고 있다.

8) 면역점착 적혈구 응집반응검사(Immune adherence hemagglutination assay; IAHA)

이 방법은 적혈구 응집능이 존재하지 않는 바이러스에 대해 실시하는 방법으로 바이러스 항원과 혈청을 혼합 후 보체를 가한다. 보체가 항원-항체복합체로 활성화되면 그 후 가한 O형 적혈구와 점착되어 혈구 응집능을 보인다.

이 반응은 미량의 항체 또는 항원을 측정할 수 있고 예민하지만 특이성은 높지 않다.

Chapter 05

9) 면역 확산법(Immunodiffusion technics; IT)

항원과 항체를 한천 중에서 확산시켜 항원-항체복합체에 의한 침강선의 형성을 관찰하는 방법으로 고농도의 시료가 필요하고 감도가 낮다.

1차원 확산법(Single diffusion, Oudin 법), 2차원 확산법(double diffusion, Ouchterlony법), 면역 전기영동법(immunelectrophoresis) 등이 있다.

3 조직 · 병리학적 진단법

이 방법은 재료의 채취와 바이러스의 특이성을 증명하는 데 기술적인 난점은 있으나 신속성에 있어서 다른 방법보다 양호하다.

1) 전자현미경에 의한 바이러스 입자, 바이러스 핵산의 증명

바이러스 입자나 핵산을 전자현미경을 통해 직접 확인하는 방법이다.

예 유아 · 아동기 설사증 분변 중 rotavirus의 증명(▶그림 5-18a), 급성 호흡기 감염환자의 코인두 분비물에서 adenovirus의 증명 등(▶그림 5-18b).

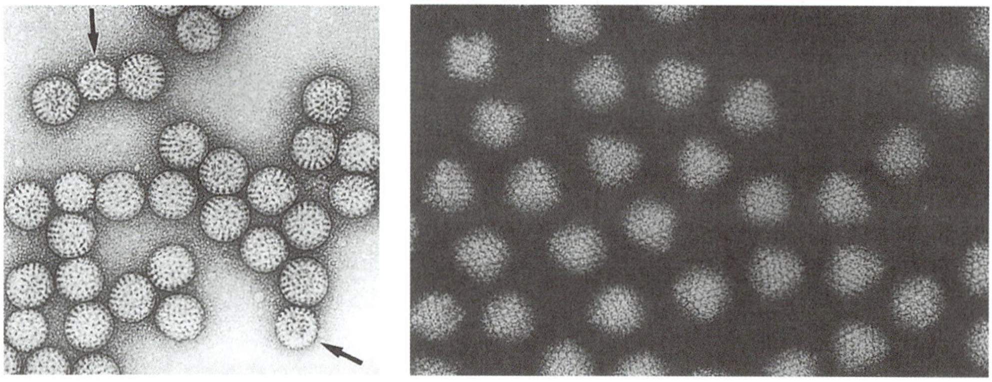

(a) Rotavirus (b) Adenovirus

▶ **그림 5-18** 전자현미경에 의한 바이러스 증명

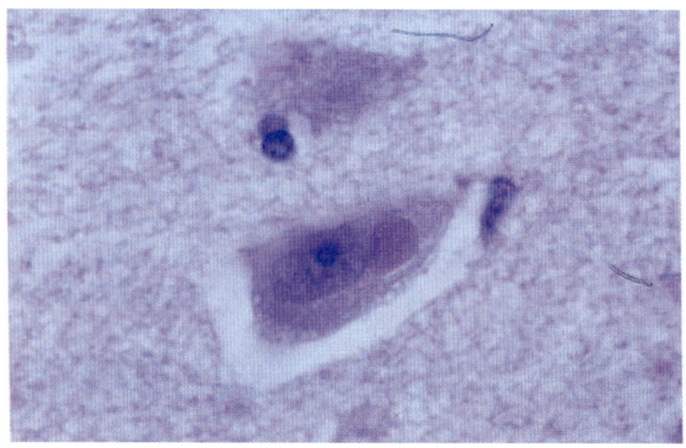

▶ **그림 5-19** 광견병의 Negri 소체

2) 조직학적 검사

바이러스 감염 세포에서 볼 수 있는 봉입체 등의 변화를 증명한다.

예 공수병의 신경세포질내 봉입체(inclusion body)인 Negri 소체의 증명(▶그림 5-19), cytomegalovirus 감염 세포의 핵내 봉입체인 Owl's eye(부엉이의 눈)의 증명, 형광항체법에 의한 세포내 각종 바이러스 항원을 증명한다.

4 분자생물학적 진단법

최근 분자생물학의 급속한 발전으로 바이러스의 유전자 구조의 해석이나 핵산의 배열이 해명되어 분자 수준에서의 진단이 가능하게 되었다.

1) 핵산 탐식자법(DNA probe법)

검출하고자 하는 바이러스 핵산을 상보적인 radioisotope(방사성 동위원소) 표지된 핵산을 사용하여 검체 중의 바이러스 핵산과의 혼성화(hybridization) 형성하여 X-film 상에서 봄으로써 유전자 수준에서 바이러스 핵산의 존재를 증명하는 방법이다.

Herpes virus과, retrovirus과, B형간염 바이러스 등 세포에 지속 감염하기 쉬운 바이러스 검출에 이용되고 있다.

2) 중합효소 연쇄반응법(Polymerase chain reaction; PCR)

바이러스 핵산이 극소량으로 존재할 때 이용할 수 있는 방법으로 극소량의 바이러스 핵산을 DNA 중합효소인 Taq polymerase(Thermus aquaticus라는 온천세균에서 분리)를 이용하여 인위적으로 단시간에 증폭시켜 검증하는 첨단기술이다.

PCR에 사용되는 시약(dNTPs 등)과 바이러스 핵산을 microfuge tube에 넣고 1 사이클은 3단계로 구성되어 있으며 각각 변성(denaturation), 조합(renaturation) 그리고 증폭(polymerization)로 온도를 변화시킴으로써 바이러스 핵산을 증폭시킬 수 있으며 25~30 사이클로 반복함으로써 2^n으로 증폭시킬 수가 있다.

Chapter 06

제6장 바이러스학 각론

제 1 절 DNA 바이러스

1 Poxvirus과(Family Poxviridae)

1) 분 류

척추동물에 감염성을 나타내는 poxvirus는 ▶표 6-1과 같이 분류된다. 이들 중에서 원숭이, 소, 양의 poxvirus는 사람에게도 감염하여 인수공통감염병이다.

2) 바이러스의 성상

바이러스 중에서는 최대의 직방체(200×350×150nm)로서 단백성 돌기를 가진 envelope에 감싸이고, 내부에는 DNA와 단백질이 결합한 core 부분과 바이러스의 증식에 필요한 효소를 가진 측체(lateral body) 등이 감싸여 있다(▶그림 6-1).

바이러스 증식의 현장은 세포의 세포질에서 A형, B형 등 2종류의 봉입체가 형성된다. 바이러스 DNA의 복제에는 바이러스 입자의 측체에 감싸이는 효소가 이용된다.

3) 두창 바이러스(Variola virus)

사람에게만 감염성을 나타내고 두창(천연두)을 발증한다. 두창은 고대 인도, 중국에서 발생한 것이 기록되어 있는데 그 후 중동, 이집트에 넓게 퍼졌으며, B.C 10세기경 람세스 5세의 미라(mirra)에서 두창에 감염한 흔적을 볼 수 있다. 십자군의 원정 후에 질병은 유럽에 침입하였고 신대륙의 발견과 함께 미국으로 퍼졌다.

▶ 표 6-1 척추동물의 poxvirus의 분류

속	Virus종
Orchopoxvirus	두창 바이러스, vaccinia 바이러스 우두 바이러스, 원숭이두 바이러스 등
Parpoxvirus	양의 올프 바이러스 등
Avipoxvirus	닭의 두 바이러스 등 조류에 감염하는 바이러스
Capripoxvirus	양의 바이러스, 염소두 바이러스 등
Leporipoxvirus	토끼의 점액종 바이러스, 섬유종 바이러스 등
Suipoxvirus	돼지두 바이러스
미분류 poxvirus	사람의 전염성 연속종 바이러스 등

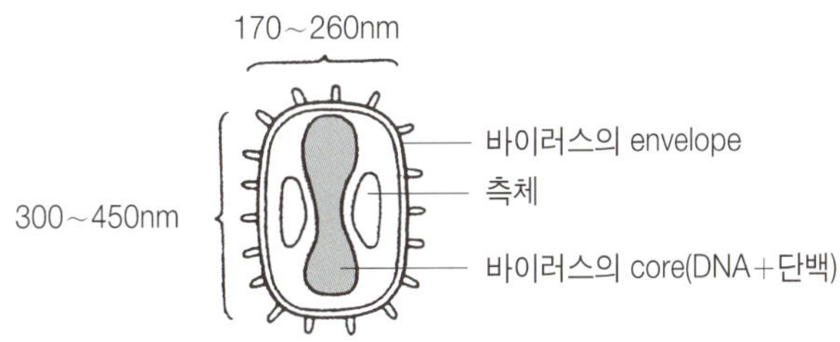

▶ **그림 6-1** Poxvirus의 구조

(1) 감염경과

바이러스는 환자의 고름물집(농포)과 괴사딱지(가피) 등에 의해 호흡기를 거쳐 감염하여 점막밑의 국소 림프절 내에서 증식한 다음 바이러스혈증을 일으켜 피부 전체로 전파한다.

환자는 약 12일간의 잠복기 후에 발열하고 열의 하강기에 주로 팔, 다리 및 얼굴에 많은 발진이 나타난다. 발진은 물집(수포) → 고름물집(농포) → 괴사딱지(가피)로 변화하여 치유되지만 치유 후 피부에 반흔(곰보)을 형성하는 경우가 많다. 감염 피부의 표피세포 내에는 B형 봉입체가 있는데, 이것을 Guarnieri 소체라고 한다.

(2) 예방

1796년에 Jenner가 우두 바이러스를 사용하여 종두를 고안한 이래, 두창 환자의 집단 발생과 사망률이 서서히 감소해 왔다.

(3) 두창의 박멸계획

1966년부터 세계보건기구(WHO)의 계획에 의해 두창 발생국의 주민에 대해 철저한 종두의 접종을 실시한 바 1977년에 소말리아에 최후의 두창 환자가 발생한 이래 환자는 전혀 볼 수 없게 되었다(▶그림 6-2).

두창 환자가 적멸한 원인은

① 바이러스가 사람을 유일한 숙주로 하고 있었다는 것
② 숙주가 바이러스를 배출하는 기간이 비교적 짧다는 것
③ 바이러스의 항원성 변이가 적다는 것
④ 사람의 이 바이러스에 대한 세포면역이 평생 지속된다는 것 등이다.

4) 종두 바이러스(Vaccinia virus)

이 바이러스는 두창 바이러스와 매우 유사한 성질을 나타내며 항원성도 일치해 있기 때

Chapter 06

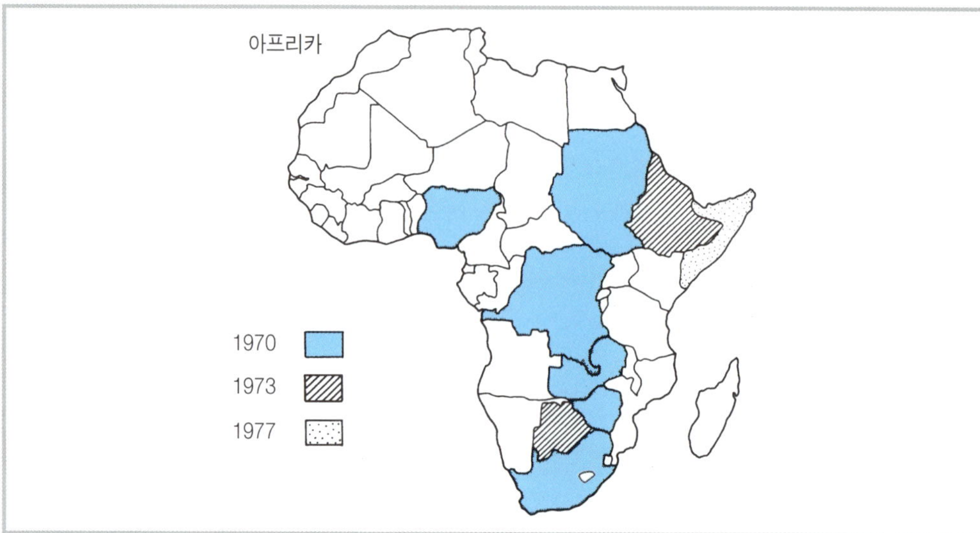

▶ **그림 6-2** 아프리카에 있어서 두창 발생국의 감소

문에 두창의 예방에 사용되어 왔었다.

종두 바이러스는 두창에 대한 생백신으로서 생후 3~24개월된 소아에게 접종되고 있었는데 종두접종 후 극히 드물기는 하지만 뇌염, 전신성 종두진을 일으키기 때문에 문제시되어 왔다. 전 세계 중에서 두창의 발생을 볼 수 없게 된 오늘날에는 소아의 정기적 종두접종은 시행되지 않고 있다(▶그림 6-3).

(1) Vaccinia 바이러스를 사용한 유전자공학

대장균과 고초균 등의 무해한 세균 중에 있는 plasmid에 인슐린, 인터페론(interferon) 등 특수한 물질을 만드는 근본이 되는 유전자를 재조합시켜 균을 배양함으로써 대량으로

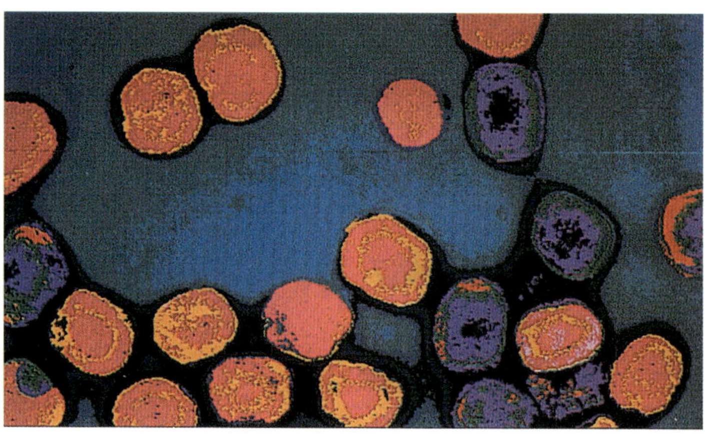

▶ **그림 6-3** 단순 헤르페스바이러스의 전자현미경 사진

생산할 수 있다. 이 유전자 재조합에 사용하는 plasmid를 vector라고 하는데 Vaccinia 바이러스의 DNA를 vector로 하는 시도도 시행되고 있다.

5) 전염성 연속종 바이러스(Molluscum contagiosum virus)

사람에게만 일으키는 질병으로 특히 소아에게 잘 감염한다.

가슴배부위의 표피에 국소적으로 직경 2~3mm의 고립결절을 많이 만든다. 결절의 중앙에 작은 오목이 나타나는 것이 특징이다.

2 Herpesvirus과(Family Herpesviridae)

1) 분 류

α-Herpesvirus, β-Herpesvirus, γ-Herpesvirus의 3아과가 있는데, 사람에게 감염을 일으키는 것으로는 단순 헤르페스 바이러스 1 · 2형, 수두-대상포진 바이러스(이상 α-Herpesvirus), cytomegalovirus(β-Herpesvirus), Epstein-Barr virus(γ-Herpesvirus)가 있다(▶표 6-2).

α-Herpesvirus아과는 세포내에서의 증식이 신속하고 세포 변성을 나타내며 주로 신경절에 잠복감염한다. β-Herpesvirus아과는 증식이 느리고 감염 세포는 거대화하며 봉입체를 형성한다. γ-Herpesvirus아과는 림프구를 표적세포로서 감염한다. 이들 바이러스종은 사람 Herpesvirus(human Herpesvirus; HHV) 1~6명칭으로 일컫고 있다.

2) 바이러스의 성상

Envelope로 덮인 정20면체의 바이러스로서 외경이 150~200nm, capsomere의 수가

▶ 표 6-2 사람 헤르페스바이러스의 분류

아 과	Virus종
Alphaherpesvirus	단순 헤르페스바이러스 1형(HHV-1)
	단순 헤르페스바이러스 2형(HHV-2)
	수두-대상포진 헤르페스바이러스(HHV-3)
Betaherpesvirus	Cytomegalovirus(HHV-4)
Gammaherpesvirus	Epstein-Barr 바이러스(HHV-5)
	Human Herpesvirus 6형(HHV-6)

162개이다. 사람에 있어서 감염의 특징은 표피, 점막(입안, 호흡, 성기 등)을 통해서 전파하며 생체내의 어떤 부위에 잠복감염하고 생체의 다양한 조건의 변화에 따라 재발하며 생체의 저항력이 저하했을 경우에는 중증인 전신감염을 일으킨다.

3) 단순 헤르페스바이러스(Herpes simplex virus)

단순 헤르페스바이러스의 1형은 입술 주위에 입술(구순) 헤르페스, 헤르페스성 인두염(구내염), 헤스페스성 각막염, 헤르페스성 뇌염 등 상반신에 감염을 일으키며, 2형은 생식기를 중심으로 하반신에 감염을 일으키며 성기(음부) 헤르페스와 신생아 헤르페스 등을 일으킨다.

(1) 감염경과

① 단순 헤르페스바이러스 1형(HHV-1)

초감염은 소아기에 있으며 구내감염을 일으킨다. 바이러스는 그 후 삼차신경의 신경절에 잠복감염을 일으킨다. 잠복감염한 바이러스는 발열, 자외선조사, 외상, 피로 등의 자극에 의해 재발하여 입술 헤르페스를 일으킨다.

입술 헤르페스는 평생에 몇 번이고 반복하여 재발한다. 입술의 피부, 점막에 물집이 발생하고 물집에 이어 괴사딱지를 형성하고 치유한다. 수포 중에는 감염성인 바이러스가 생산되며 바이러스에 미감염한 소아에게는 접촉을 통해 전파된다. 또한 헤르페스성 각막염, 헤르페스성 인두염(구내염), 헤르페스성 뇌염도 일으킨다.

② 단순 헤르페스바이러스 2형(HHV-2)

항원성이 1형과 약간 다르며 주로 성기(음부) 헤르페스를 일으킨다. 성교에 의해 바이러스가 전파하고 질, 귀두에 헤르페스 등을 일으키고 신경섬유의 신경절에 잠복감염한다.

바이러스는 재발해서 헤르페스를 반복한다. 임산부가 초감염을 일으키고 출생시 바이러스가 신생아에게 감염하여 중증인 신생아 헤르페스를 일으키는 것으로 알려져 있다. 2형의 초감염 시기는 1형보다 늦어진다(▶그림 6-4, 5).

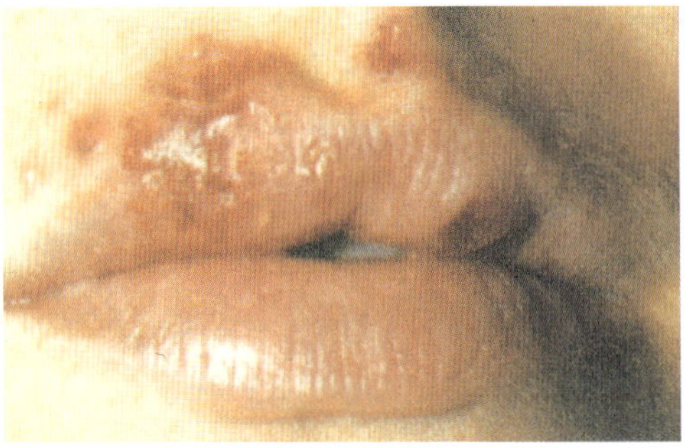
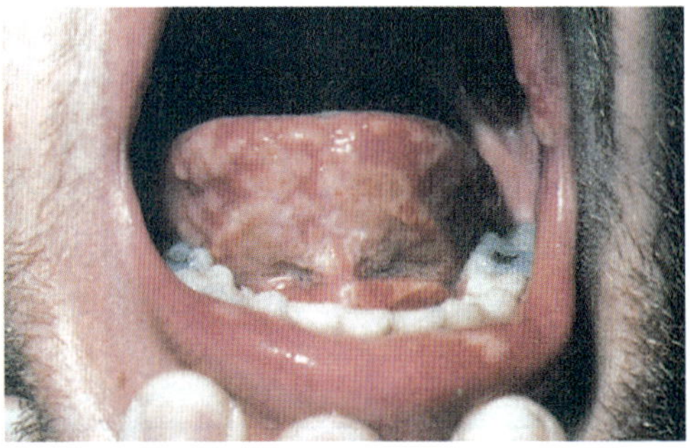

▶ **그림 6-4** 입술 헤르페스와 헤르페스성 구내염

4) 수두-대상포진 바이러스 (Varicella-zoster virus; VZV)

초감염은 소아에게 수두를 일으키고 재발시에는 성인에게 대상포진을 일으키는 바이러스이다. 고대에는 수두는 두창의 가벼운 증상으로 생각하였고 chicken pox라는 이름이 주어져 있었으나 두창보다는 오히려 헤르페스에 가까운 질환이라는 것을 알게 되었고, 1953년 T. H. Weller가 비로소 원인 바이러스를 분리, 수두와 대상포진이 동일한 바이러스에 의해 발증한다는 것을 증명하였다.

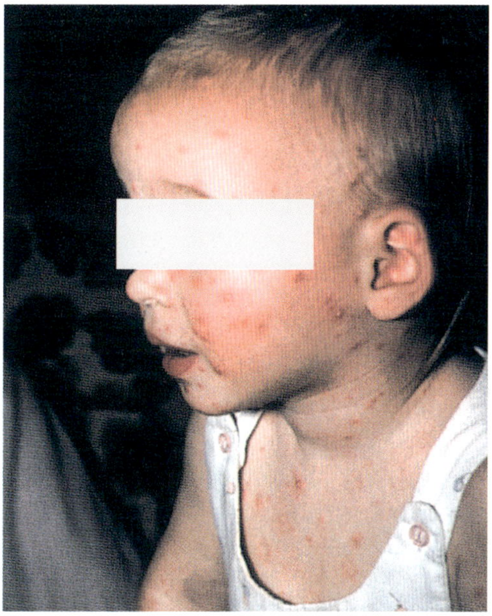

▶ **그림 6-5** 수두 환자의 발진(Chicken pox)

(1) 감염경과

수두는 봄, 늦은 가을에 유행하는 발열성 질환으로 발열과 함께 전신피부(주로 가슴, 배등의 몸통부위)에 발진이 생긴다(▶그림 6-6). 처음에 구진(솟음), 발적, 이어서 물집이 되고 최후에는 괴사딱지(가피)를 형성하는데 한 사람의 피부에 다양한 시기의 발진이 혼재하고 있는 것이 특징이다. 바이러스는 초감염 후에 척수의 후근 신경절에 잠복감염하고 재발시에는 그 말초신경의 지배영역에 있는 피부에 지각신경에 띠 모양(대상)의 포진이 나타난다(▶그림 6-6). 대상포진(▶그림 6-6)은 통상 심한 통증을 수반하며 포진이 괴사딱지가 되어 치유하더라도 지각신경의 통증이 남는 경우가 있다(대상포진 후 신경통).

5) 거대세포바이러스(Cytomegalovirus; CMV)

사산한 태아의 뇌, 담도, 간에 장애가 있고 그 조직표본 중에 봉입체를 가진 거대세포가 있는 거대세포봉입체병이라는 질병이 있다. 1950년 M.G. Smith 등이 거대세포봉입체병의 병원체로서 cytomegalovirus를 발견하였다.

(1) 감염경과

바이러스는 통상 모친으로부터 신생아로 수직감염하거나 출생 후 수평감염에 의한 감염이나 수혈 후 단핵증을 일으키는 경우가 있다. 바이러스는 생체내의 샘(선)조직에 잠

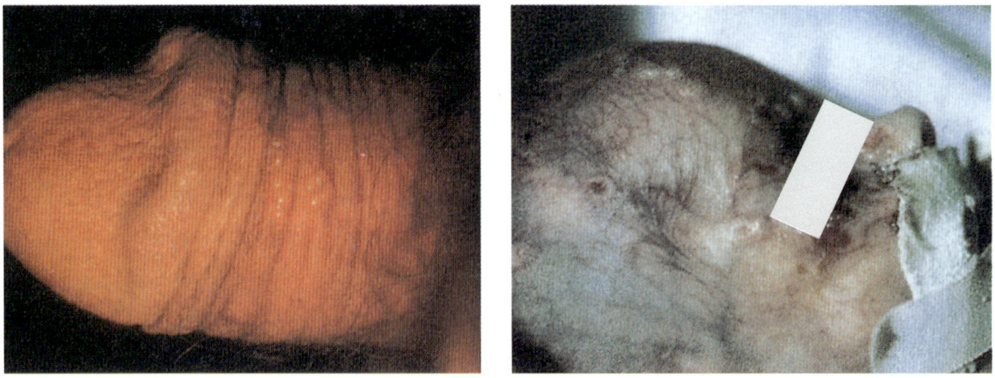

▶ 그림 6-6 Cytomepalovirus의 세포변성

복감염하는 것으로 생각되나 숙주의 면역력이 저하하거나 다른 질병에 걸리면 재발하여 폐렴, 망막염 등을 일으킨다. 재발은 장기이식 후에 면역억제제의 투여를 받은 사람, AIDS에 감염된 환자 등에서 잘 일어난다. 여자는 임신하면 그 말기에는 자궁경관 점액 중에 바이러스를 배출하고 그것이 출산시 태아에게 수직감염을 일으킨다.

6) 엡스타인-바 바이러스(Epsteni-Barr virus; EB virus)

1964년 Epstein과 Barr는 서아프리카와 뉴기니아에서 다발하는 아래턱부위 림프종(Barkitt lymphoma)의 림프절을 조직배양하면 배양 림프구 중에 헤르페스바이러스가 존재한다는 것을 알아냈다. 이 바이러스는 발견자의 이름을 따서 엡스타인-바 바이러스(Epstein-Barr virus; EB virus)라고 하는데 특히, 사람의 B 림프구에 감염하여 종양화하는 성질이 있다.

대부분의 사람은 유아기에 EB virus의 감염을 받아 항체가 형성되며 사춘기 남녀에게 초감염이 있고, 감염경로는 키스 등에 의해 EB virus가 점막을 통해서 전파하고 전염성 단핵증이라는 유행성 질환을 일으킨다.

7) 사람 헤르페스바이러스-6형(HHV-6)

1986년 미국의 Salahuddin 등의 림프종과 AIDS 환자의 말초혈 림프구에서 분리한 신종의 사람 헤르페스바이러스이다. 최초에는 B 림프구에만 감염하는 것이라고 했으나 T 림프구에도 감염한다. 소아의 감염성 질환으로서 지금까지 병원체가 불명이었던 돌발성 발진증 환자로부터 이 바이러스가 분리되었고 그 병원체임이 증명되었다(▶표 6-3).

▶ 표 6-3 사람의 헤르페스바이러스와 그 질환

바이러스	초감염	재 발	저항력 저하상태에서의 감염
단순 헤르페스바이러스 1형	헤르페스성 구내염	입술 헤르페스 헤르페스성 각막염	헤르페스성 습진 전신성 감염 성인의 뇌염
단순 헤르페스바이러스 2형	성기 헤르페스	성기 헤르페스 신생아 헤르페스	전신성 감염
수두-대상포진 바이러스	수두	대상포진	범발성 대상포진폐렴
Cytomegalovirus	무증상 감염 신생아폐렴 단핵증	AIDS 기회감염	거대세포봉입체병 수혈 후 단핵증 폐렴
Epstein-Barr virus	무증상 감염 전염성 단핵증		버킷림프종 상인두암
HHV-6	돌발성 발진증 전염성 단핵증	AIDS 기회감염	림프구에 감염

8) 헤르페스바이러스 감염증의 예방과 치료

Herpesvirus과의 바이러스는 저항력이 저하된 사람에게 감염하면 중증인 전신성 질환을 일으키기 때문에 특히 중증환자를 다수 수용하고 있는 병원에서는 원내감염을 일으키기 쉽다. 수두-대상포진 바이러스에 대해서는 생백신이 만들어졌고, 백혈병 등에 이환되어 감염을 받기 쉬운 소아에게만 투여되고 있는데 단순 헤르페스바이러스, Cytomegolovirus, EB virus의 백신은 아직 만들어져 있지 않다.

단순 헤르페스바이러스, 수두-대상포진 바이러스에 감염된 환자에게는 항바이러스제로서 acyclovir와 ribavirin이 사용된다. Acyclovir은 바이러스의 감염 세포 속에서만 활성화되기 때문에 생체에 대한 독성이 적고 바이러스의 DNA 합성을 선택적으로 저해한다. 수두-대상포진 바이러스, Cytomegalovirus에 대해서는 항바이러스성 면역글로불린과 인터페론(interferon)이 유효하다.

3 Adenovirus과(Family Adenoviridae)

1) 분 류

1953년 Rowe가 사람의 adenoid를 조직배양하는 과정에서 분리했다. 사람에게 감염하는 adenovirus는 그 혈청형이 41로 분류되어 있다. 그러나 최근 바이러스의 감염을 일으키

▶ 표 6-4 사람의 Adenovirus의 군별과 그 질환

군	혈청형	감염부위와 질환	소동물에 암원성	DNA 중의 G + C%
A	12, 18, 31	소화기	높다	48
B	3, 7, 11, 21	호흡기 결막염 출혈성방광염	낮다	51
C	1, 2, 5, 6	인두염	없다	58
D	8, 9, 19, 37	각결막염	없다	58
E	4	상기도염	없다	58
F	40, 41	소화기(장염)	없다	

는 부위, 동물에 대한 병원성, DNA 중의 구아노신과 시토신의 비(GC비) 등에 의해 A~F의 6종으로 분류하고 있다(▶표 6-4).

2) 바이러스의 성상

지름 70~80nm인 정20면체의 바이러스로서 외피(envelope)는 없다. 캡소미어(capsomere)의 수는 252개로서 육각형인 헥손(hexon)이 240개, 5각형인 펜톤(penton)은 12개 있다(▶그림 6-7). 바이러스는 각종 동물의 적혈구를 응집한다.

3) 호흡기 감염증을 일으키는 Adenovirus

Adenovirus의 B군, C군은 인두염, 기관지염, 폐렴의 병원체가 된다. 군대와 보육원 등에

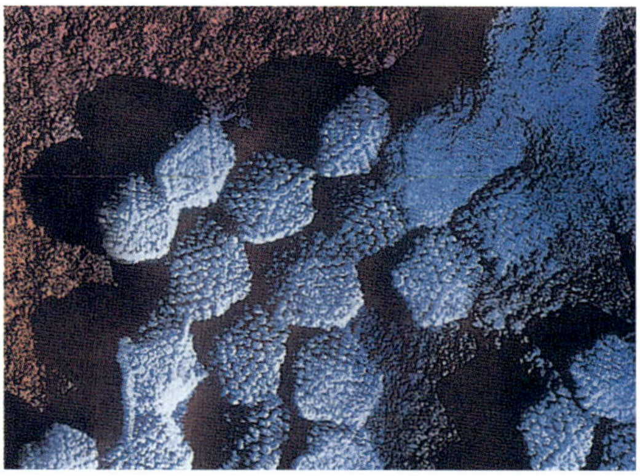

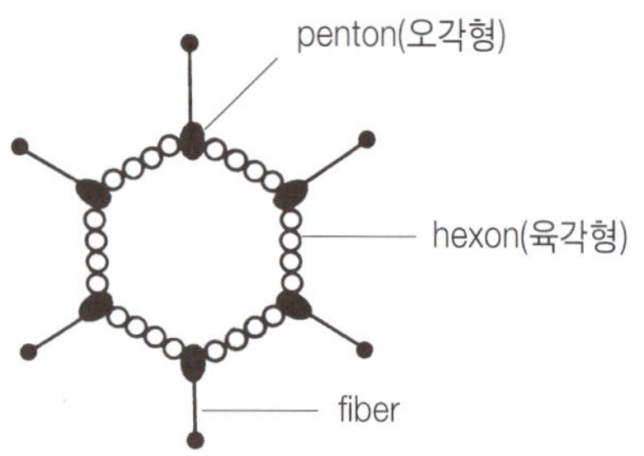

▶ 그림 6-7 Adenovirus의 전자현미경 사진과 캡시드(capsid) 구조

서 집단적인 감염이 일어나는 경우도 있다. 수영장(pool)에서 감염하기도 하는데 이것을 pool열이라고 한다.

4) 결막염을 일으키는 Adenovirus

D군의 adenovirus는 주로 눈의 감염증을 일으킨다. 유행성으로 adenovirus의 결막염이 발생하는 경우가 있는데(유행성 결막염) 이것은 adenovirus 8형에 의한 경우가 많다. Adenovirus의 3형, 7형도 인두염과 함께 결막염을 수반한다.

5) 소화기에 감염하는 Adenovirus

Adenovirus의 A군, F군은 소화기에 감염하며 F군은 장염을 일으킨다. Adenovirus의 감염에 의해 장관막 림프절이 종창하여 소아의 장중적증의 원인이 되는 경우도 있다. A군의 바이러스는 햄스터 등 동물에 접종하면 종양을 만드는 것으로 밝혀져 있다.

6) 기타의 Adenovirus

Adenovirus 11형은 출혈성 방광염의 원인이 된다.

Chapter 06

7) 감염과 역학

호흡기에 adenovirus가 감염하면 초기에는 바이러스가 기도에서 배출되나 후에는 변에서도 바이러스가 분리된다. 발증하고 있지 않은 사람의 인두와 변에서도 흔히 adenovirus가 분리되기 때문에 분리된 바이러스와 질환과의 인과관계를 결정할 때에는 신중히 해야 한다.

Adenovirus 감염예방을 위한 백신, 치료를 위한 항바이러스제는 아직도 개발되어 있지 않다.

4 Papovavirus과(Family Papovaviridae)

1) 분 류

Papovavirus란 사람 및 토끼, 소의 유두종(papilloma) 바이러스, 생쥐(mouse)의 polyomavirus, 원숭이의 SV 40(vacuolating agents)의 머릿글자를 따서 붙인 그룹명이다.

▶ 표 6-5 Papovavirus의 분류			
속*	바이러스 종	숙주동물과 병원성	
A	사람 유두종 바이러스	사람	사마귀(warts), 첨규 콘딜롬, 자궁경부암
	토끼 유두종 바이러스	토끼	유두종
	소 유두종 바이러스	소	유두종
B	Polymavirus	생쥐	polyma
	SV 40	원숭이	배양세포에 종양원성
	JC virus	사람	진행성 다소성 백질뇌증, hamster 종양원성
	BK virus	사람	불명

* A속은 55nm의 바이러스 입자를 가졌으며, B속은 45nm의 바이러스 입자를 가졌다.

A, B속의 2속으로 분류하는 데 ▶표 6-5에서 제시한 바이러스 종이 속해 있다.

A속은 55nm의 바이러스 입자를 가졌으며, B속은 45nm의 바이러스 입자를 가졌다.

2) 바이러스의 성상

이중사슬의 고리모양 DNA로 이루어지는 정20면체 바이러스로서 외피(envelope)가 없다. 72개의 캡소미어(capsomere)에 의해 캡시드(capsid)를 형성하고 있다. 특징은 종양원성을 나타낸다는 점이다. SV 40을 중심으로 연구가 진행되어 이 바이러스의 염기배열도 결정되었고 종양원성의 연구도 시행되었다.

3) 사람(인) 유두종 바이러스(Human papilloma virus; HPV)

사람의 손발, 피부, 성기 등에 생기는 사마귀(유두종)는 HPV가 원인인 것으로 되어 있다. 성기 외음부에 생기는 것을 첨규 콘딜롬(condyloma)이라고 한다. HPV에는 혈청학적으로나 DNA의 염기배열에서도 매우 상이한 33형이 있는데 앞으로도 새로운 형이 추가될 가능성이 있다(▶표 6-5). 이 바이러스는 *in vitro*에서는 배양할 수가 없다. 30~60%의 자궁경부암 환자의 암조직 중에 HPV-16, 18형의 DNA가 검출되기 때문에 자궁경부암의 가장 큰 원인 바이러스이다. 이 바이러스 예방 백신을 접종하여 자궁경부암의 약 80% 정도 예방할 수 있다(▶그림 6-8).

4) 사람 폴리오마 바이러스(Human polyoma virus)

BK 바이러스와 JC 바이러스가 있으며, 모두 원숭이 유래의 SV 40과 입자류 형태가 유사하다. JC 바이러스는 진행성 다소성 백질뇌증(Progressive multifocla leukoencepha-

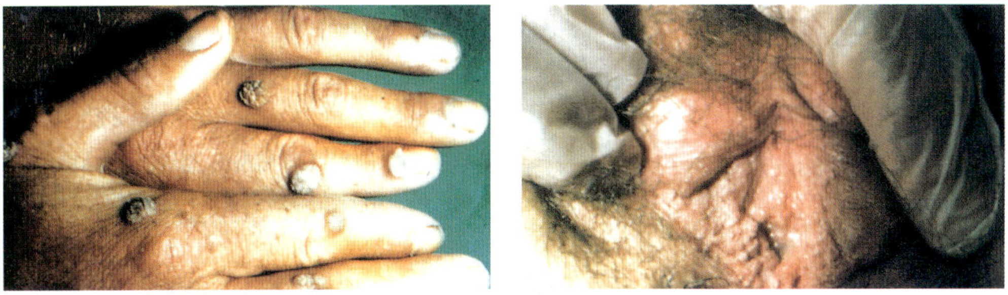

▶ 그림 6-8 사람 유두종 바이러스에 의한 감염

lopathy; PML) 환자의 뇌조직에서 분리되는데 이 질환의 원인 바이러스로 생각되고 있다. 한편 BK 바이러스가 일으키는 질병은 알려져 있지 않다. 성인의 70~80%가 이 바이러스에 대한 항체를 가지고 있다. 이들 바이러스는 햄스터에 종양을 유발하고 사람의 종양 원인으로는 알려져 있지 않다.

제 2 절 RNA 바이러스

Chapter 06

1 Orthomyxovirus과(Family Orthomyxoviridae)

1) 분 류

Orthomyxvirus과는 인플루엔자 바이러스 1속으로 이루어져 있다. 인플루엔자 바이러스는 nucleoprotein(NP)과 membrane protein, 또는 matrix protein(M)의 항원성에 의해 A, B, C형의 3가지로 분류된다.

A형, B형 바이러스는 적혈구응집소(hemagglutinin; HA)와 neuramidase(NA, receptor 파괴효소)의 항원성에 의해 다양한 아형(subtype)으로 분류되나 C형 바이러스는 1개의 아형 밖에 없다.

2) 바이러스의 성상

(1) 입자의 성상

지름이 약 100nm의 구상 입자로서 생체에서 분리되었을 때에는 다형태성을 나타내고 간상과 섬유상 입자도 볼 수 있다(▶그림 6-9). 유전자는 단사슬인 RNA로서 NP 및

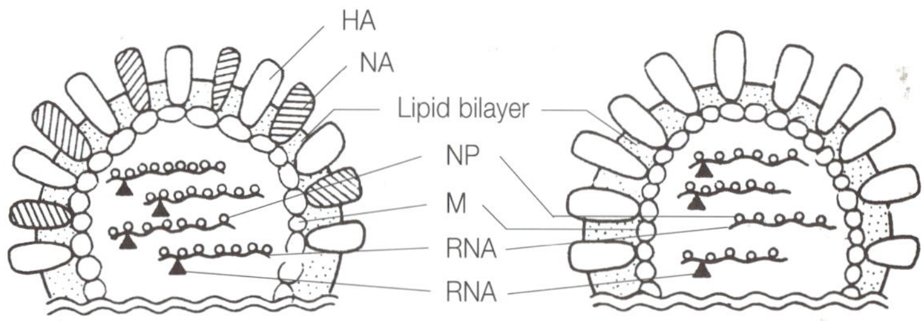

(a) A, B형 인플루엔자 바이러스 (b) C형 인플루엔자 바이러스

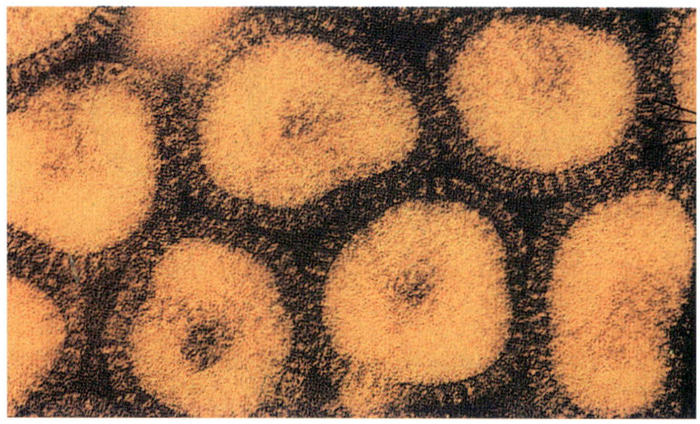

▶ **그림 6-9** 인플루엔자 바이러스 입자의 전자현미경 사진과 모식도

P 단백(RNA dependent RNA polymerase)과 복합체(nucleocapsid)를 만들며 몇 개의 분절(A, B형에서는 8개, C형에서는 7개)로 나뉘어 존재하고 있다. 이중의 지질로 된 envelope가 있으며 ethyl ether로 처리하면 envelope가 용해, 감염성이 손실된다. Envelope의 안쪽은 M 단백이 있으며 A, B형 바이러스에서는 envolope에 적혈구응집소(hemagglutinin;HA)와 neuramidase(NA)라는 2종류의 당단백질이 ▶그림 6-9에서 보는 바와 같이 spike를 형성하고 있다. 이에 대해 C형 바이러스의 spike는 HE(hemagglutininesterase)라 일컫는 1종류의 당단백질로 구성되어 있다.

(2) 항원변이

바이러스의 항원구조는 유행할 때마다 바뀐다. A형 바이러스의 경우 항원구조의 변화(불연속변이, antigenic shift)가 거의 10년 주기로 세계적인 대유행(pandemic)을 일으켜 왔다(▶표 6-7). 동일 아형 내에서의 항원구조의 근소한 변화를 연속변이(antigenic drift)라고 한다. 사람 사이에서 대유행을 일으키는 것은 주로 A형 바이러스인데, 이 바이러스는 사람 이외에는 말, 돼지, 조류 등에도 감염한다. B, C형 바이러스는 지금까지 사람 이외의 자연숙주를 가지고 있지 않았으나 최근 C형 바이러스가 중국의 돼지에서

▶ 표 6-6 인플루엔자 바이러스(A형)의 유행

유행시기	유행주의 표면 항원구조(아형)	세계적 대유행의 독감
1918 ~ 1957	H1 N1	스페인 독감
1957 ~ 1968	H2 N2	아시아 독감
1968 ~ 현재	H3 N2	홍콩 독감
1977 ~ 현재	H1 N1	소련 독감
2004 ~ 현재	H5 N2, H5 N1	조류독감(AI)
2009 ~ 현재	H1 N1	신종 인플루엔자

분리되었다. 인플루엔자 바이러스주의 명명은 WHO의 제창에 따라 형/분리유래숙주(사람인 경우에는 생략)/분리지역/분리순서/분리연도(H 항원형, N 항원형)의 순으로 표시한다. 예를 들면, A/Seoul/1/88(H3 N2) 등으로 표기한다.

3) 인플루엔자 바이러스(Influenza virus)

인플루엔자 바이러스는 유행성 독감(influenza)의 병원체이다.

(1) 감염경과

비말감염으로 침입한 바이러스는 상기도의 점막 상피세포에서 증식하고 상기도염을 일으킨다. 1~4일의 잠복기 후 고열, 두통, 근육통 등의 전신증상을 나타낸다. 건강한 성인은 수일 내에 치유되나 유아, 노인 및 호흡기와 심장에 기질적 질환이 있는 자는 세균감염(합병증)을 일으켜 폐렴으로 사망하는 경우가 있다. 합병증으로 중이염, 결막염, 인두염, 부비동염(축농증), 편도선염, 기관지염 등을 조심해야 한다.

(2) 병원성

A형 바이러스에 의한 전국적인 유행이 매년 겨울에 발생한다. 거의 10년 주기로 나타났던 A형 바이러스에 의한 세계적인 유행은 새로운 아형으로서 이것은 HA 및 NA 유전자상에 점변이(point mutatioon)를 일으킨 바이러스 중 사람의 생체방어기구를 벗어난 변이 바이러스에 의한 것이다. 연속변이주 사이에서는 항원성이 비교적 유사하기 때문에 이와 같은 주에 의한 감염을 반복하면, 최초에 이환한 바이러스주에 대한 항체가가 점차 상승해 간다. B형 바이러스는 사람 이외의 자연숙주를 가지지 않기 때문에 불연속변이는 일어나지 않는다. C형 바이러스의 역학에 관해서는 불명한 점이 많으나 유아의 항체 보유율은 낮고, 2~3세에서 소아에 걸쳐 갑자기 높아지며 성인에서는 80~90%를 유지한다.

(3) 진 단

환자의 인두를 닦은 액과 양칫물은 발육계란이나 조직배양세포에 접종하여 바이러스를 직접 분리하는 방법과 혈청학적인 진단법이 있다. 환자 혈청 중의 바이러스 구성단백에 대한 항체를 적혈구 응집저지시험(hemagglutination inhibition test; HI test), neuramidase 활성저지시험(neuramidase actvity inhibition test; NAI test), 바이러스 중화시험(neutralization test) 등으로 검출한다. 이 밖에도 면역침강반응(immunoprecipitation reaction), 우무내 확산법(agar diffusion method), 보체결합반응(complement fixation test) 등을 사용한다. 혈청학적인 진단에 있어서는 원칙적으로 급성기와 회복기의 혈청을 채취하여 항체가의 유의적 상승을 가지고 진단을 내린다.

(4) 예방과 치료

독감에 걸리지 않도록 예방하는 것이 최선이다.

① 사람과 접촉에서 손과 손을 통한 감염이 가장 흔하므로 손을 자주 씻는다.
② 유행시기에 사람이 많이 모여 있는 곳을 피한다.
③ 목욕, 샤워, 또는 머리를 감은 뒤 덜 말린 상태에서 찬바람을 쐬지 않는다.
④ 방이 건조하지 않도록 습도를 유지한다.
⑤ 특히 면역력이 저하된 환자들, 항암치료를 하는 암환자, 만성폐질환자, 콩팥질환환자 그리고 65세 이상 노인은 미리 독감예방 백신을 맞는다.

치료는 증상에 따른 대증요법으로 해열진통제, 진해제와 기관지확장약, 콧물감기약(항히스타민제), 거담제, 합병증이 있을 때 적절한 항생제를 선택하여 치료한다.

독감의 치료약으로 neuramidase spike를 억제하여 증상을 완하시키는 zanamivir (Relenza)와 osteltomivir(Tamiflu)가 사용되고 있다.

2 Paramyxovirus과(Family Paramyxoviridae)

1) 바이러스의 성상과 분류

형태는 Orthomyxovirus와 유사하나 약간 대형이며 크기와 형태에 다형태성을 나타낸다(▶그림 6-10). 유전자는 mRNA와는 상보적인 단사슬 RNA로서 orthmyxovirus와는 달리 비분절성이며 1개의 RNA가 모든 유전정보를 맡고 있다. 나선대칭인 nucleocapsid를 외피(envelope)가 감싸고 여기에서 당단백으로 이루어진 3종류의 spike가 돌출하고 있다(▶표 6-7). 그 가운데 1개(F)가 이 바이러스의 특징인 세포융합능을 맡고 있다. 또 한쪽의 spike가 가진 생물활성의 상이에 따라 바이러스는 3개 속으로 구별되어 있다(▶표 6-8).

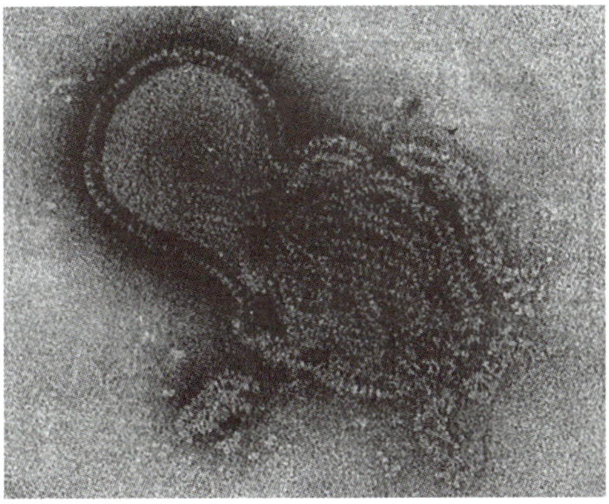

(a) Virus 입자

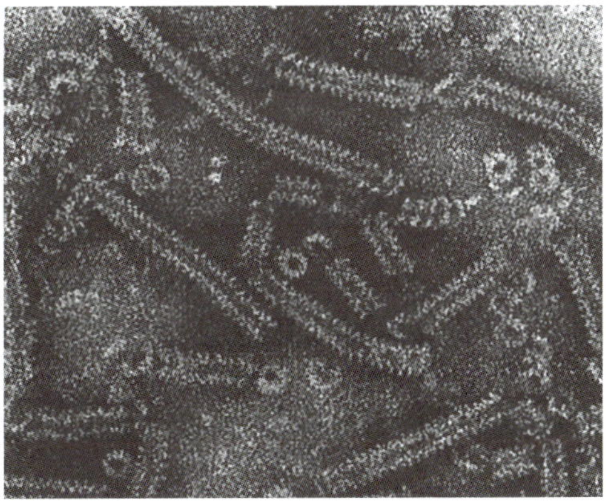

(b) Nucleocapsid

▶ 그림 6-10 Parainfluenza virus 1형의 전자현미경 사진

▶ 표 6-7 Paramyxovirus과의 성상
1. 직경 150~300nm의 대형 구상 virus이다. 크기와 형상이 다형태성을 나타낸다. 2. Envelope에 감싸이고(에텔 감수성), 표면에 3종류의 spike(H, N, F)를 가진다. 3. Nucleocapsid는 나선대칭. 4. 유전자는 단사슬 RNA로서 비분절성이다. 5. 세포융합능을 가지며 융합거세포를 형성한다. 6. 세포질에서 증식하고 원형질막에서의 출아(budding)에 의해 방출된다.

▶ 표 6-8 Paramyxovirus과의 분류

속	Spike의 생물활성			사람에서의 주된 바이러스종
	F	H	N	
	세포융합능	적혈구응집능	Neuramidase	
Paramyxovirus	+	+	+	Parainfluenza virus 1, 2, 3, 4형 Mumps virus
Morbillivirus	+	+	−	홍역 virus
Pneumovirus	+	−	−	RS virus

2) 파라인플루엔자 바이러스(Parainfluenza virus)

RS virus와 함께 소아의 급성 상기도 감염증의 주요 병인으로서 항원성에 따라 1~4형으로 구별된다(▶그림 6-10).

(1) 감염경과

기도분비물의 비말감염에 의해 확산되어 상기도 점막에 증식한 후 1~3일간의 잠복기 후 발생한다. 성인의 경우에는 가벼운 감기증상을 나타내지만 5세 미만인 소아에서는 croup(급성 폐색성 기관지염) 증상을 나타내며 호흡곤란이 되는 경우도 있다. 생후 1세 미만인 유아에서는 세기관지염과 폐렴으로의 진전도 드물지 않다. 일반적으로 환자의 발생은 겨울을 중심으로 나타나는데 2형은 가을에서 초겨울, 3형은 초가을에서 많이 발생한다. 유아기에 거의 모든 유아가 초감염을 받는다. 유아원 등에서의 유행도 많으며 감염 후의 면역은 약하고 재감염을 빈번히 반복하지만 증상은 점차 가벼워진다.

Parainfluenza virus에서는 4개의 형 사이만이 아니라 Mumps virus와의 사이에서도 공통 항원이 나타나며 재감염의 예도 많기 때문에 혈청 진단 시에는 주의가 필요하다.

(2) 예방과 치료

유효한 백신은 개발되어 있지 않다. 특이적인 치료법은 없으나 유아의 폐렴과 croup에서는 호흡관리에 유의할 필요가 있다.

3) 멈프스 바이러스(Mumps virus)

유행성 이하선염의 병원체이다. Parainfluenza virus와 항원성에 공통성을 볼 수 있다.

(1) 감염경로

감염경로는 침을 통한 비말감염이다. 바이러스는 상기도 점막과 목의 국소 림프절에

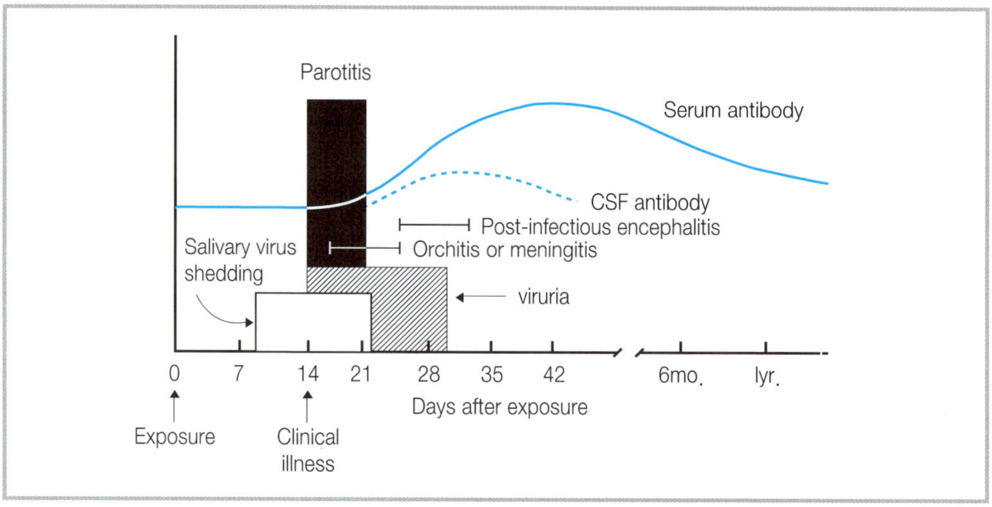

▶ 그림 6-11 Mumps virus의 감염과정

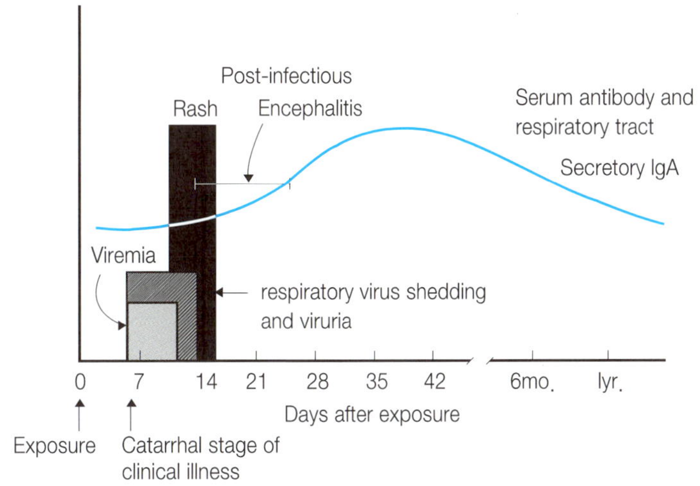

▶ 그림 6-12 홍역 바이러스의 감염과정

서 증식한 후 바이러스 혈증(viremia)을 일으키고 침샘(주로 이하선), 수막, 고환, 이자, 난소, 갑상샘, 콩팥 등의 장기에 2차적인 전신감염을 일으킨다. 감염 후 16~18일의 잠복기가 지난 다음 주로 귀밑샘(이하선)의 종창과 동통을 가지고 발증하기 때문에 유행성 이하선염이라고 하는데 무균성 수막염(약 10%에서 발생), 고환염, 이자염 등을 나타낸다. 무증상감염(불현성감염)도 약 30%에서 나타난다. 성인이 되어 이환하면 고환염(30%)과 난소염(5%)의 빈도가 높으며 불임증의 원인이 되는 경우도 있다. 발증하기 6일 전부터 5일간에 걸쳐 침으로 바이러스의 배설이 있고 발증 후에는 오줌으로도 바이러스가 배설된다. 겨울~봄에 걸쳐 나타나며 대부분은 5~15세에 이환하고 평생면역을 획득한다(▶그림 6-11).

(2) 예방과 치료

예방에는 약독화 백신(MMR)이 유효하지만 특이적인 치료법은 없다. 무균성 수막염을 포함해서 일반적으로 예후는 양호하나 후유증으로서 난청을 일으키는 경우가 있다.

4) 홍역 바이러스(Measles virus)

홍역의 병원체이다.

(1) 감염경과

감염경로는 환자의 비인두 분비물 등에 의한 비말감염이다. 면역이 저하된 사람이 감염을 받으면 발증하며, 먼저 상기도 점막에 감염한 후 소속 림프절에서 증식한다. 감염된 림프구와 단핵구가 림프 혈류에 의해 전신으로 운반되며(바이러스 혈증), 그 결과 전신의 림프절, 간, 지라, 편도, 막창자꼬리(충수), 허파 등에 감염된다. 이들 조직에서는 바이러스가 검출된다. 특징은 발진부위에는 바이러스의 감염은 없는데 발진은 면역반응의 결과인 것으로 생각되고 있다.

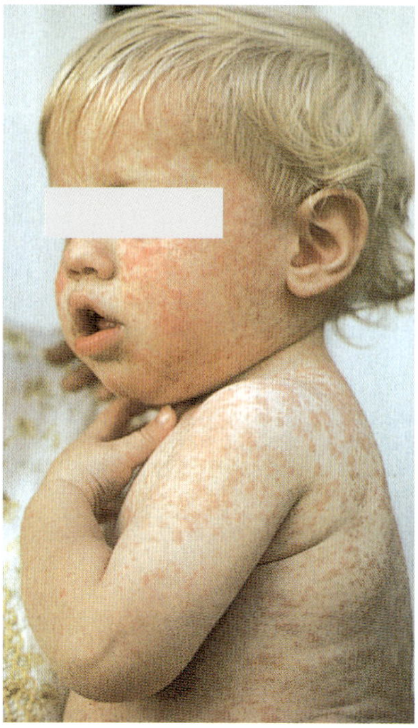

▶ 그림 6-13 홍역 환자의 발진

감염 후 10일 전후의 잠복기가 지난 다음 발열과 기도, 결막의 카타르 증상을 가지고 발증한다(카타르기). 카타르기의 눈물액, 비인두 분비물, 침 등이 감염원이 되며, 이 시기에 구강에 반점이 나타나는 Koplik 반점이라 일컫는 속립 크기의 백색반은 진단 가치가 높다. 2~3일 후에 내려가던 열은 다시 상승하고 전신에 발진이 나타나는데(발진기), 3~4일 후에는 회복이 된다. 일반적으로 예후는 양호하나 약 10%에서 세균성 중이염과 폐렴을 일으키고 0.1%의 증례에서는 홍역 뇌염을 병발하는데 그 치사율은 10~30%로 높다. 홍역의 유행은 수년 간격으로 일어나며 겨울~봄 사이에 가장 많다. 치료 후에는 평생면역을 갖는다. 대부분은 15세까지 발증하고 진행성으로 뇌의 기능이 침해되면 수년 이내에 사망한다. 환자의 혈청과 수액에는 높은 항체가인 홍역 바이러스 항체가 검출된다(▶그림 6-13, 14).

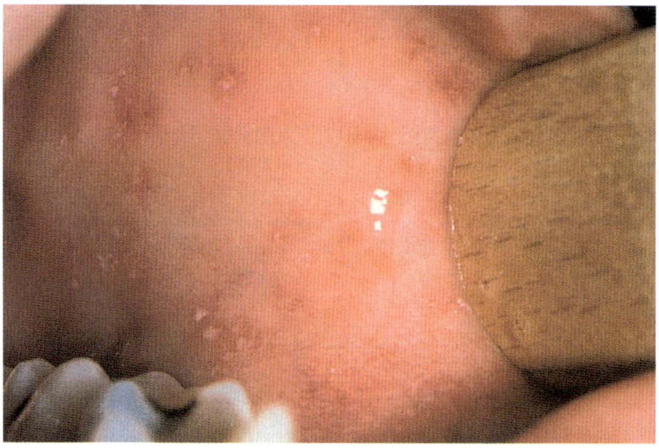

▶ 그림 6-14 Koplik 반점

(2) 예방과 치료

예방에는 약독화 백신(MMR)이 유효하다. 특이적인 치료법은 없으나 세균성의 2차 감염을 막기 위해 항생제 투여도 시행되고 있다.

5) RS virus(Respiratory syncytial virus)

유아에 있어서 급성 기도감염증의 병원체로 소아과 영역에서는 중요한 바이러스의 하나이다. 호흡기(respiratory organ)에서 분리되고 조직배양세포에 감염하면 융합거세포(syncytium)를 형성하기 때문에 RS virus라고 명명하였다.

(1) 감염경과

감염경로는 기도 분비물에 의한 비말감염으로 기도에 감염, 증식한 후 1~3일의 잠복기를 거쳐 발증한다. 성인에서는 상기도 감염에 의한 감기증상으로 나타나지만 생후 6개월 미만의 유아에서는 세기관지염과 폐렴으로 진전, 입원을 요하는 경우도 많다. 특히 선천성 심장질환인 유아에서의 치명률은 30%나 된다. 가을에서 이른 봄에 걸쳐 매년 유행하게 되는데 대부분의 유아는 최초의 겨울에 초감염을 받는다. 소아과 병동과 유아원내의 유행 시에는 종사자도 감염을 받아 감염원이 된다. 병후의 면역은 약하며 재감염을 반복하게 되는데 그때마다 증상은 가벼워진다.

(2) 예방과 치료

유효한 백신은 개발되어 있지 않다. 특이적인 치료법은 없으나 중증시에서는 충분한 대증요법과 호흡관리가 필요하다.

3 Rhabdovirus과(Family Rhabdoviridae)

1) 바이러스의 성상과 분류

단사슬 RNA로 이루어진 나선대칭 nucleocapsid의 주위를 당단백질의 돌기(spike)를 가진 2중의 외피(envelope)가 감싸고 탄환 모양의 형태를 나타내는 바이러스이다(▶그림 6-15).

척추동물, 절족동물, 원충, 식물 등을 숙주로 하는 각종 바이러스가 5속으로 분류되는데, 대표적인 예는 *Lyssavirus*속의 공수병 바이러스이다.

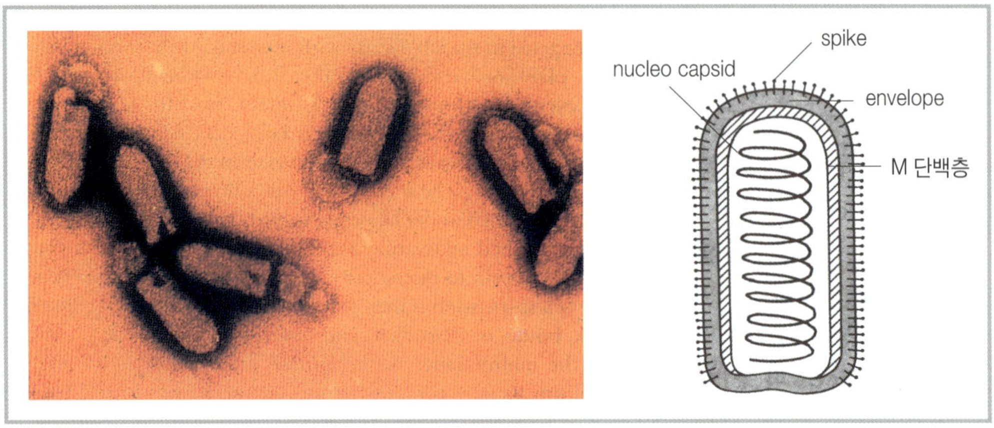

▶ **그림 6-15** Rhabdovirus과의 바이러스 형태

2) 공수병(광견병) 바이러스(Rabies virus)

모든 포유동물이 공수병 바이러스에 대해 감수성이 있으며 중추신경계에 감염이 되어 높은 치사율을 나타낸다. 바이러스는 야생동물(여우, 스컹크, 박쥐 등)에 널리 상재하고 특히, 병든 야생동물이나 개, 고양이 등을 통해서 사람에게 직접 전파된다.

(1) 감염경과

감염한 동물에게 물리면 침에 함유되어 있는 바이러스가 침입, 지각신경의 구심신경을 통해 척수와 뇌신경 세포에 도달하여 증식하고, 이어 원심신경을 따라 전신의 신경섬유를 통해 퍼져간다. 특히 침샘에서 잘 증식하며 침 중에 대량의 바이러스가 배출된다. 물린 부위가 뇌에 가까울수록 잠복기는 짧고 2~3주에서 6개월 또는 수년의 잠복기 후 발병한다. 초기에는 두통, 불안상태가 계속되고(전구기) 1~2주에 신경증상이 나타나며 발작을 나타낸다(발작기). 특히 빛, 소리 등의 감각자극에 대해 민감해지며 호흡곤란, 침의 분비과잉, 물을 삼킬 때 인두근 경련을 일으킨다(이 상태를 공수병이라고 한다). 발작기는 2~7일간 지속하고 마비기에 들어가는데 호흡중추의 마비로 사망한다.

(2) 예방과 치료

집에서 키우는 개는 백신접종을 철저히 시행한다. 광견에 물린 경우에는 물린 상처의 소독과 백신접종을 시행하고, 오랜 잠복기 중에 면역을 성립시킴으로써 발증을 막는다. 또한 그 개가 무증상인 경우에는 10일 정도 관찰하고 발증하지 않을 경우에는 공수병이 아닌 것으로 판정해도 좋다. 발증한 경우에는 현재로서는 확실한 치료법이 없다.

4 Togavirus과, Flavivirus과

1) 분 류

Togavirus과는 4속으로 구성되어 있었으나 최근 *Flavivirus*속을 독립시켜 Flavivirus과로 하였다.

*Alphavirus*속 및 *Flavivirus*속의 바이러스는 흡혈성 절족동물(모기, 진드기, 파리 등)의 체내에서 증식하고 대개는 뇌염을 일으키는 바이러스이다. 전에는 Arbovirus(절족동물 매개성 바이러스)이라고 한 바이러스군의 대부분이 이 속에 속해 있다. *Rubivirus*속, *Pestivirus*속은 비절족동물 매개성 바이러스이다(▶표 6-9).

▶ 표 6-9 Togavirus 과와 Flavivirus과

과	속	종
Togavirus	*Alphavirus*	동부말뇌염 바이러스, 서부말뇌염 바이러스, 베네젤라말 뇌염 바이러스
	Lubivirus	풍진 바이러스
	Pestivirus	돼지 콜레라 바이러스 등
Flavivirus	*Flavivirus*	일본뇌염 바이러스, 오스트리아뇌염 바이러스, 황열 바이러스, 천구열 바이러스

2) 바이러스의 성상

단사슬 RNA를 가진 정20면체 nucleocapsid가 돌기를 가진 외피(envelope)로 감싸인 구형 바이러스로서 toga는 외투를 뜻한다. 외피의 돌기는 거위, 병아리의 적혈구를 응집하는 성질이 있는 데 항체의 측정에 응용되고 있다.

3) 일본뇌염 바이러스(Japanese encephalitis virus; JE virus)

일본뇌염 병원체 바이러스로서 일본, 한국, 중국, 동남아시아의 각국에 널리 분포하고 있다. 바이러스는 뇌염모기에 의해 매개 전파된다. 돼지는 이 바이러스에 대해 높은 감수성을 가지고 있으며 바이러스를 보유한 모기에 물리면 바이러스 혈증을 일으킨다. 이 혈액을 빨아먹은 모기의 체내(중장벽세포, 침샘세포)에서 바이러스는 증식하고 사람에게서 흡혈할 때 침을 통해 바이러스를 사람에게 전파한다. 이와 같이 자연계에서는 돼지 → 모기 → 돼지 → 모기

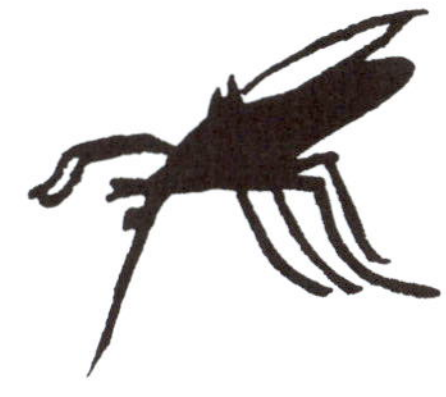

▶ 그림 6-16 뇌염모기

의 감염환이 있으며 돼지가 일본뇌염 바이러스의 보유동물(amplifier)로 되어 있다. 일본뇌염의 유행은 모기의 발생시기와 일치한 여름철로 한정되어 있다(▶그림 6-16).

(1) 감염경과

일본뇌염 바이러스의 감염은 무증상감염(불현성감염)이 많으며 1,000~ 2,000명당 1명의 비율로 발증한다. 체내에 침입한 바이러스는 모세혈관의 내피세포, 림프절, 지라에서 증식하며 바이러스 혈증을 일으킨다. 이 시기가 발증시기로서 가벼운 발열을 나타내는데 이대로 회복되는 경우가 많다. 바이러스가 혈액-뇌관문(blood-brain barrier; BBB)을 통과하여 뇌염으로 진행하는 경우에는 오한, 발열, 두통, 구토의 증상이 수일간 계속된 다음 수막자극 증상, 뇌염 증상으로서 하부강직, 의식장애, 경련, 혼수 등이 나타난다. 발병일로부터 5~6일 사이에 호흡마비 등으로 사망하는 경우가 있으며, 회복한 경우에도 마비, 지능저하, 성격이상 등의 중추신경 후유증이 약 30%에서 나타난다.

(2) 예방과 치료

일본뇌염의 바이러스의 감염환에 의해 예방대책은 ① 모기의 구제 ② 증식동물인 돼지에 대한 불활성화 백신 접종 ③ 사람에 대한 불활성화 백신 접종 등 3가지 방법이 취해지고 있다.

치료법에는 원인 요법은 없으며 대증요법뿐이다.

4) 황열 바이러스 및 뎅기열 바이러스(Yellow fever virus, Dengue fever virus)

이들 두 바이러스는 우리나라에서는 없다. 황열 바이러스는 아프리카, 중남미에 분포하는데 원숭이 → 모기 → 원숭이 → 모기의 자연감염환을, 뎅기열 바이러스는 동남아, 아프리카에 분포하고 사람 → 모기 → 사람 → 모기의 감염환으로 존속하고 있다.

(1) 감염경과

바이러스를 보유하고 있는 모기에 의해 침입한 바이러스는 일본뇌염 바이러스와 마찬가지로 그물내피계의 세포에서 증식하는데 황열 바이러스의 경우에는 간, 콩팥, 심장의 출혈괴사, 위장점막괴사에 의한 출혈, 황달, 핍뇨가 나타난다. 뎅기열 바이러스 감염의 경우에는 관절통, 근육통, 피부발진 정도의 증상이다. 수일 내에 치유하는 경우가 많고 예후도 양호하나 때로는 전신의 출혈증상을 갖는 심한 dengue shock syndrome(뎅기출혈열)을 나타내는 경우가 있다. 이것은 뎅기열 바이러스에 1~4항원형이 있고, 이 중의 이형 바이러스 재감염에 의한 알레르기 반응이 원인인 것으로 생각되고 있다.

(2) 예방과 치료

황열 바이러스 유행지에 갈 경우에는 약독생 황열 백신의 예방접종이 의무화되고 있다. 발증한 경우 효과적인 치료법은 없다.

5) 풍진 바이러스(Rubella virus)

풍진은 예부터 독일홍역(German measles)이라 하여 증상이 가볍고 그다지 중요하게 생각하지 않았으나 1941년 Gergg가 임신부의 풍진과 선천성 기형아 출산과의 관계를 보고하였고, 1964년 미국에서 풍진이 크게 유행했을 때, 기형아 출산과의 관계가 분명해짐으로써 크게 주목을 받게 되었다. 겨울에서 봄에 걸쳐 유아, 아동에게 유행하나 때로는 성인에게도 발생한다.

(1) 감염경과

환자의 입에서 비산하는 비말 중에 바이러스가 존재하고 사람의 인두점막에 감염, 증식하여 소속 림프절을 거쳐 혈중으로 들어간 다음 전신에 확산한다. 이 시기부터 발열과 함께 발진, 전신의 림프절종창이 일어난다(▶그림 6-17). 전신증상은 가볍고 발진은 4~5일로서 소실하나 바이러스는 발진 소실 후에는 수일간은 인두점막에서 배출, 감염원이 된다. 임신 3개월 이내의 임부가 풍진에 걸리면 바이러스는 태반을 거쳐 태아조직에 감염하여 기관형성시 세포를 파괴하기 때문에 **선천풍진증후군**이 발생하여 심장의 기형, 백내장, 난청, 자반증, 뼈의 성장이상, 작은머리증(소두증), 저체중, 저지능 등 많은 증상이 나타난다. 발병률은 감염을 받은 모체의 임신시기와 관계가 있는데 임신 1개월 이내의 감염에서는 80~90%, 3개월 전후는 20~30%, 4개월 이후에는 5%인 것으로 되어 있다(▶그림 6-17).

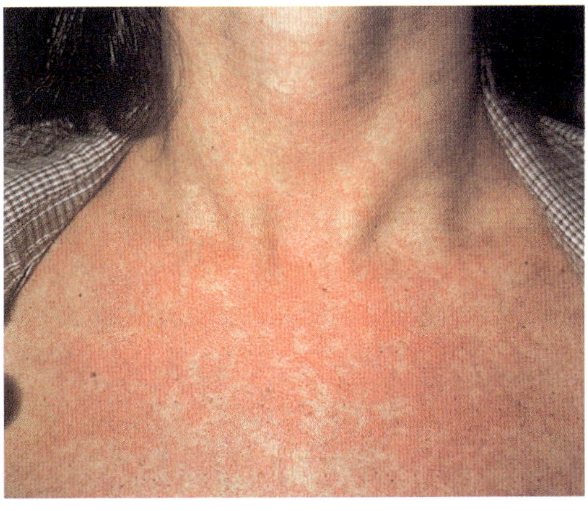

▶ 그림 6-17 풍진 환자의 발진

(2) 예 방

현재는 안전하고 유효성이 높은 약독화 생균 백신(MMR)이 개발되어 있다. 백신 투여는 선천풍진증후군 예방을 목적으로 임신가능성이 적은 여중생과 임신하고 있지 않은 성인 여자로서 항체를 가지고 있지 않은 사람을 대상으로 접종한다.

5 Arenavirus과(Family Arenaviridae)

바이러스 입자 중에 세포의 리보솜이 함유되어 있고 이것이 사립상으로 보이기 때문에 arenous(모래 모양의)라는 말에서 Arena virus라고 명명되었다.

1) 분 류

사람에 대해 사망률이 높은 라사열 바이러스(Lassa virus), 알젠틴과 볼리비아 지방의 출혈열 병원체인 Takaribe(Takaribe virus), 생쥐(mouse)와 쥐(rat)의 수막염을 일으키는 림프구성 맥락수막염 바이러스(LCM virus)가 있다.

2) 바이러스의 성상

지름 50~300nm(평균 100nm)인 또는 다형태성 외피(envelope)를 가지고 있으며, RNA는 단사슬이다. 대체로 설치류에 잠복감염하고 드물게 인체에 감염하여 출혈열의 원인이 된다.

3) 라사열 바이러스(Lassa virus)

1969년 아프리카의 나이지리아에서 3명의 간호사가 원인불명의 열성질환에 이환, 그 중에서 2명이 사망하였다. 이 환자에게서 라사열 바이러스가 분리되었는데 그 후 나이지리아, 쉘라레오네, 리베리아 등에서 300명 이상의 환자가 발생하여 30~60%의 사망률을 보였다(▶표 6-10). 증상이 심한 경우에는 인두통, 삼킴곤란, 두통, 설사, 고열, 신경증상, 출혈경향을 수반한다. 폐렴(허파염), 혈압의 저하도 주증상의 하나이다.

혈액에서의 바이러스 분리, 보체결합 항체가의 측정으로 진단한다. 바이러스는 통상 아프리카의 들쥐에 잠복하고 있는데 감염 들쥐는 평생 오줌으로 바이러스를 배설하여 물을 오염시킨다.

▶ 표 6-10 라사열의 집단발생과 사망률

발생연도	발생국	감염지수	사망률
1969	나이지리아	3	67%
1970	나이지리아	28	46%
1970~1972	쉘라레오네	63	38%
1972	리베리아	11	36%

4) Takaribe virus군(Takaribe virus group)

남미에서 발생하는 아르헨티나출혈열, 볼리비아출혈열의 병원체이다. 역시 감염은 들쥐에서 사람에게 전파한다.

5) 림프구성 맥락수막염 바이러스(Lymphocytic choriomeningitis virus; LCM virus)

LCM virus는 생쥐, 쥐, 햄스터 등의 설치류에 지속감염을 일으키며, 드물게 사람에게 감염하여 무균성 수막염을 일으키나 증상은 가볍다.

(1) 예방과 치료

Adenavirus과의 감염에 대한 적당한 백신은 개발되어 있지 않으나 최근 인플루엔자 바이러스 등에 치료 효과가 있는 항 바이러스제인 ribavirin이 유효하다는 보고가 있다.

Chapter 06

6 Bunyavirus과(Family Bunyaviridae)

아프리카의 우간다에 있는 부니얀베라 지방에서 이 바이러스과 중의 1종이 분리되었기 때문에 부쳐진 이름이다. 대부분의 바이러스는 모기, 진드기 등의 곤충에 의해 매개되기 때문에 전에는 Arbovirus의 C군으로 분류되었다.

1) 분 류

*Bunyavirus*속, 모래파리열 바이러스속, 나이로비양병 바이러스속, 우쿠니에미 바이러스속, 한탄 바이러스속 등이 있다. 대부분의 바이러스는 출혈열의 원인이 된다.

2) 바이러스의 성상

Togavirus와는 달리 나선대칭인 nucleocapside가 envelope에 감싸여 있다. 바이러스의 크기는 90~100nm이다. 단사슬 RNA의 유전자를 가졌으며 입자에 RNA의 전사효소를 가지고 있다.

3) 유행성(신증후군) 출혈열 바이러스(Hantaan virus)

우리나라에서 유행하는 출혈열로서 1974년 한탄강 유역에 서식하는 들쥐에서 이호왕 박사가 바이러스를 분리하여(▶그림 6-18) Hantaan virus로 명명되었다.

법정감염병으로 호흡기를 통해 감염되며 두통, 고열, 점막 및 피부의 출혈반 외에도 단백뇨, 핍뇨 등의 콩팥기능장애를 일으킨다.

1989년 이호왕 박사가 세계 최초로 백신을 개발하였으며, 들에서 일하는 농부와 야영을 많이 하는 군인들은 접종대상이 된다.

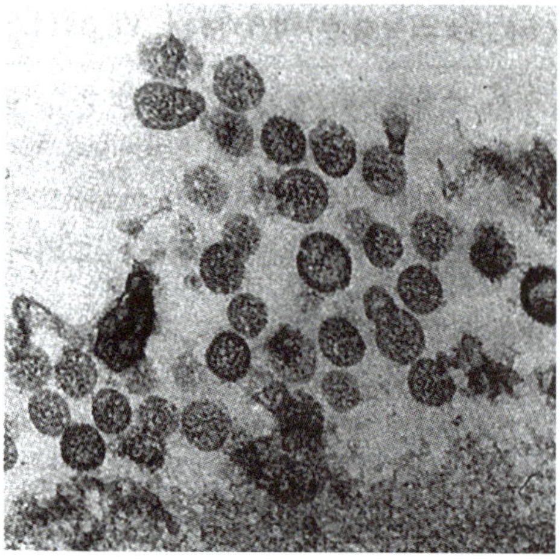

▶ 그림 6-18 Hantaan virus의 전자현미경 사진

4) 기타의 바이러스

Bunyavirus과의 바이러스에는 지중해 연안과 남미에서 볼 수 있다. La Crosse열의 병원

▶ 표 6-11 세계의 출혈열과 병원 바이러스

출혈열	유행지	Virus	기 타
라사열	서아프리카	Arenavirus	마스토미 → 사람
아르헨티나출혈열	남미	Arenavirus	
볼리비아출혈열	남미	Arenavirus	
에볼라출혈열	동아프리카	휘로 virus	
마르블그병	동아프리카, 남아프리카	휘로 virus	
크레미아 · 콩고출혈열	동유럽	Bunya virus	곤충매개
한국형 출혈열	북유럽, 아시아	Bunyavirus	쥐 → 사람
뎅기열	동남아시아	Flavivirus	곤충매개

체, 모래파리에 의해 매개되는 파파타치열의 병원체, 크레미아 · 콩고출혈열의 병원체 (nairob virus) 등이 있다. 세계의 출혈열과 그 병원체는 ▶표 6-11과 같다.

7 Picornavirus(Family Picornaviridae)

Picornavirus는 바이러스의 종류가 많은 점에서 RNA 바이러스 중 최대의 과이며, 그 중에 포함되는 바이러스는 사람에게만 한해서 200여 종 가까이의 바이러스가 동정되어 있다.

또한 그 명칭이 가리키듯(pico=작다, rna=RNA : 작은 RNA) 바이러스 입자는 바이러스 중에서 가장 작다.

1) 분 류

본과의 바이러스는 4개의 속으로 분류되는 데 사람에게 병원성을 나타내는 바이러스는 *Enterovirus*속과 *Rhinovirus*속에 포함된다.

*Enterovirus*속에는 poliovirus, coxsackievirus, enterovirus 등이 포함된다(▶표 6-12).

▶ 표 6-12 Picornavirus과의 분류(사람유래)

속	종과 혈청형
Enterovirus	a) poliovirus(1~3형) b) coxsackie virus A군(1~24형) B군(1~6형) c) echovirus(1~34형) d) enterovirus(68~72형)
Rhinovirus	rhinovirus(1~113형)

2) 바이러스의 성상

바이러스 입자는 envolope가 없는 정20면체로서 지름 25~30nm의 작은 RNA 바이러스이다. 일반적으로 Enterovirus는 장관 내에 기생하고 산과 쓸개즙산에 저항성을 나타내는 데 Rhinovirus는 코안에서 증식하여 산에 불안정하다(▶그림 6-19).

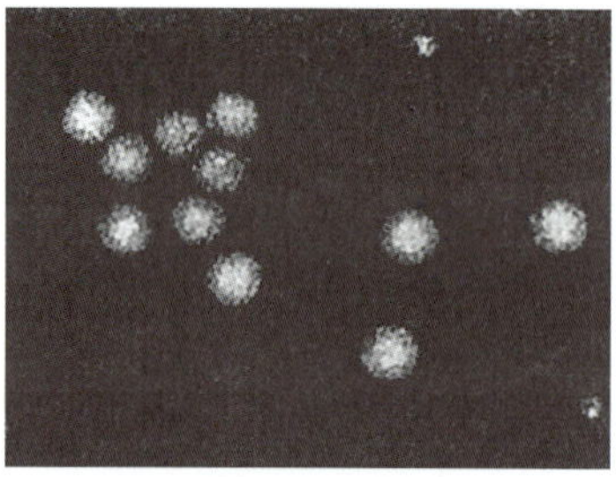

(a) Poliovirus 입자

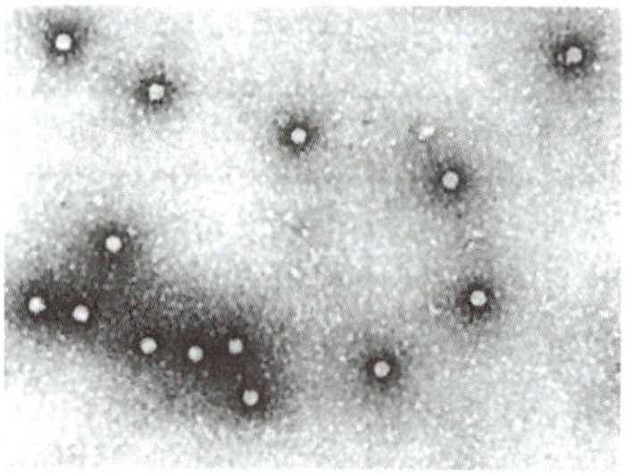

(b) Poliovirus 입자

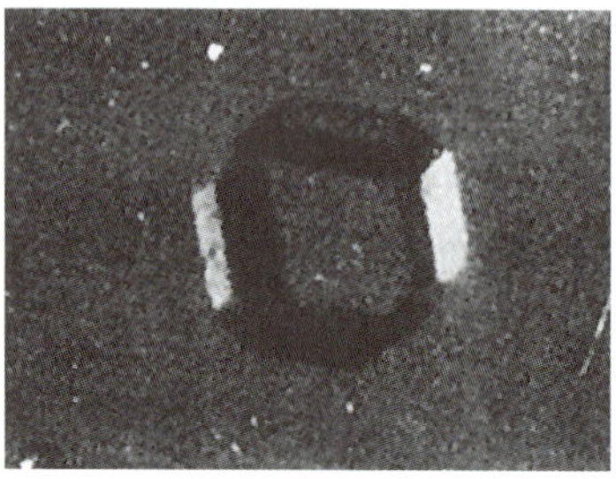

(c) Poliovirus를 정제해서 얻은 결정

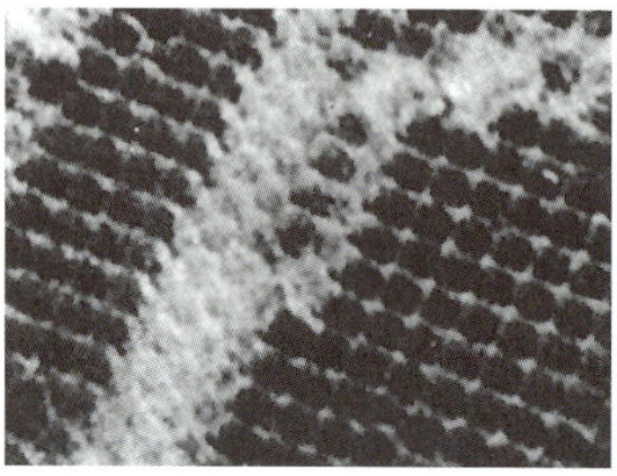

(d) Poliovirus 입자로 이루어진 결정
(C 사진의 표면)

▶ **그림 6-19** Poliovirus의 전자현미경 사진

3) 소아마비 바이러스(Poliovirus)

Poliomyelitis(급성 회백수염)의 원인 바이러스이며, 전에는 세계적으로 유행하였고 바이러스 질환 중에서 가장 무서워했던 것의 하나였다. 그러나 생백신에 의해 1961년 이후 격감하였다. 바이러스는 일반 소독약에 저항성이 있으나 formalin과 자외선에 의해 불활성화된다.

(1) 감염경과

경구적으로 침입한 후 인두와 작은창자에 감염하며 주로 림프조직(편도와 파이엘판)에서 증식하고 림프절을 거쳐 바이러스 혈증을 일으켜 전신에 퍼진다. 바이러스 감염의 대부분은 비교적 가벼운 증상(무증상감염)으로 끝난다. 임상증상은 대체로 발열, 불쾌감, 인두 · 후두통을 동반하며, 간혹 무균성 수막염 증상(두통과 구토)을 나타내는 경우가 있다. 드문 예로서 바이러스가 혈류를 통해서 뇌의 운동피질과 척수의 전각 세포에 도달하여 전구증상(근육통과 근경직) 후 급속히 이완성 마비가 출현한다(▶그림 6-20).

(2) 예 방

사백신(Salk)과 경구 생백신(Sabin)이 있으나 오늘날에는 거의 모든 나라에서 생백신

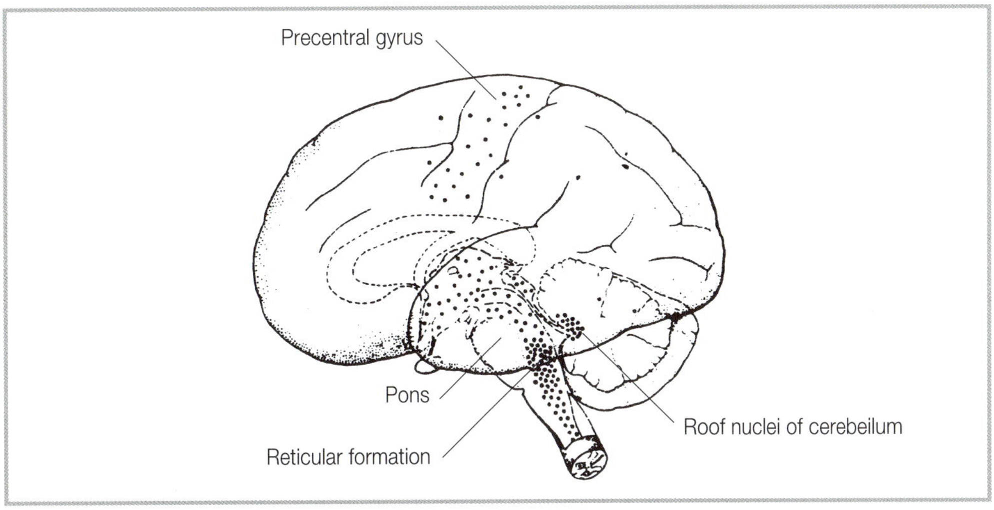

▶ **그림 6-20** 뇌조직내 소아마비 바이러스의 분포

을 사용하고 있다. 경구 백신은 poliovirus의 3가지 형 전부의 약독주로 이루어져 있으며 IgA, IgG 항체의 생성을 촉진한다.

4) Coxsackie virus

포유 생쥐(mouse)에 대한 병원성에 의해 A군과 B군으로 분류하는데 A군은 이완성 마비, B군은 강직성 마비를 일으킨다.

(1) 감염경과

다른 enterovirus속 바이러스와 마찬가지로 coxsackie virus도 인두, 후두와 장관 내에서 증식하여 혈류를 통해 전신에 퍼지며 주로 분변 중에 배설된다. 일반적으로 무증상감염(불현성감염)이 많고, 또한 혈청형에 따라 특유한 질환의 원인이 되는 경우가 많다(▶표 6-14). 태반감염도 나타나는데 모체에서의 항체가 존재하는 경우에는 주로 무증상으로 끝나지만 항체가 없는 경우에는 신생아에 중증 질환이 일어난다.

A. Coxsackie A군 바이러스(1～24형)

① 무균성 수막염(A9, A9)

② 수족구병(A9, A16): 수포성 발진증후군에서 손바닥, 발바닥, 입술에 궤양화하기 쉬운 작은 물집(수포)을 형성한다(대유행을 일으키는 경우도 있으나 약 1주일 내로 치유된다).

③ 헤르판기나(A군 전반): 물렁입천장(연구개)에 지름 1~2nm의 소수포(수포성 인

두염), 또는 결절이 형성되는 발열성 인두염으로 여름 감기의 합병증으로서 나타낸다.

B. Coxsackie B 군 바이러스(1∼6형)

① 심근염 : 생후 1주일 이내의 신생아 및 다양한 연령층에서 볼 수 있으며, 신생아의 경우에는 호흡곤란을 나타내는 데 치사율이 높다.

② 유행성 근육통증 : 발열, 두통, 가슴안(흉강) 주변의 근육통 및 전신의 근육통

③ 기타 질환 : 무균성 수막염, 용혈요독증, 급성 이자염 등을 일으킨다.

5) Echovirus

사람의 분변과 호흡기에서 분리되는 바이러스로서 enteric(장내의), cytopathic(세포독성), human(사람의), orphan(병원성 불명의) 바이러스의 머릿글자를 따서 echovirus라는 이름으로 불린다.

(1) 감염경과

경구적 침입에 의해 인두와 장관에서 증식하고 혈류에 따라 전신장기에 퍼진다. 무증상감염이 많은데 무균성 수막염(4, 6, 9형), 발진성 질환(4, 6, 9, 16형), 상기도염(감기,

▶ 표 6-13 Picornavirus과의 바이러스에 의한 주요 질환

바이러스와 혈청형	주요 질환
a) poliovirus(1~3)	급성 회백수염(소아마비)
b) coxsackie virus	
A군 1~6, 8, 10	헤르판기나
7, 9	무균성 수막염
9, 16	수족구병
21, 29	감기
24	급성 출혈성 결막염
B군 1~6	심장근육염, 유행성 근육통증
c) echovirus	
4, 6, 9	무균성 수막염
4, 6, 9, 16	반구진상발진
11, 20	상기도염(감기)
d) enterovirus	
70	급성 출혈성 결막염, 마비
71	수족구병, 마비
72(A형간염 바이러스)	간염
e) rhinovirus	
1~113	감기

11, 20형) 등을 일으키며(▶표 6-13), Coxsackie virus 감염증과 유사한 증상을 일으킨다.

6) Enterovirus

Poliovirus 이외의 *Enterovirus*속 바이러스는 생쥐(mouse)에 대한 병원성에 따라 coxsackie virus와 echovirus는 번호에 의해 명명하게 되었다. 현재까지 68~72형의 5종이 알려져 있다(▶표 6-12, 13).

(1) 감염경과

Enterovirus 70형에 의한 급성 출혈성 결막염은 감염성이 강한 결막밑 출혈을 수반하는 결막염으로 잠복기는 24시간으로 짧다. 각막염을 일으키는 경우와 신경계의 후유증(척수근염)이 나타나는 경우도 있다. 또한 enterovirus 72형은 A형간염 바이러스로 알려져 있다.

7) Rhinovirus

*Enterovirus*속 바이러스와는 달리 산(pH 3~5)에 대해 불안정하여 쉽게 불활성화된다. 1~113형의 혈청형이 있고, 또한 새로운 혈청형 바이러스가 분리되고 있는 중이다.

(1) 감염경과

주로 비말감염에 의해 비점막, 상부기도점막에 감염하여 상피세포에서 증식하고 코감기를 일으킨다. 또한 세균에 의한 2차 감염으로서 부비강염(축농증)과 중이염 등이 일어나는 경우도 있다. 증식 최적온도는 체온보다 낮기 때문에(33℃) 하부기도에 침입한다거나 바이러스 혈증을 일으키는 경우는 없다. 또한 감염 후 성립하는 면역은 형특이적이지만 주로 IgA에 의하기 때문에 지속기간이 짧다. 또한 바이러스는 많은 혈청형이 있기 때문에 재감염을 반복해서 일으킨다.

8 Reovirus과(Family Reoviridae)

1) 분류

Reovirus과는 6속으로 분류되며 사람에게 감염하는 바이러스종은 이들 중에서 *Orthoreovirus*속, *Orbivirus*속, *Rotavirus*속에 포함된다(▶표 6-14).

▶ 표 6-14 Reovirus과의 분류

속	종	주요 질환
Orthoreovirus	human reovirus (1~3형) 등	불명(무증상감염)
Orbivirus	colorado tick fevevirus	dengue 열양질환
Rotavirus	human rotavirus A군 (1~4형) 등	유아설사증

2) 바이러스의 성상

바이러스 입자는 유전자를 함유한 core를 정20면체 대칭인 2층의 각단백질(내각단백질과 외각단백질)이 감싼 60~80nm의 구상을 하고 envelope는 없다. 바이러스는 세포질내에서 증식하며, 바이러스 유전자는 이중사슬 RNA로서 10~12개의 분절로 갈라져 있다.

이 과의 대부분의 바이러스는 호흡기와 장관에서 발견되며 respiratory(호흡기와), enteric(장관에 감염성인), orphan(병원성 불명) 바이러스의 머릿글자를 취하여 Reovirus라고 명명하였다.

3) Rotavirus

소아의 장염, 특히 개발도상국에서의 저영양아설사성 질환에 의한 사망(연간 500~1,000만 명)의 원인 바이러스로서 1973년에 발견되었다. 바이러스 입자는 약 70nm로서 구상이며, 유전자는 11개의 분절로 갈라져 있다(▶그림 6-21).

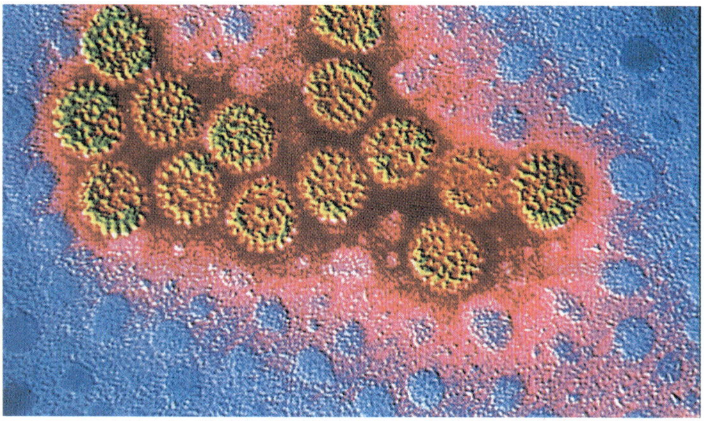

▶ 그림 6-21 Rotavirus

이 속의 바이러스는 단백질의 항원성에 의해 A~D군에 분류되며, 또한 아군으로서 I과 II로 구별된다. 사람에게 병원성을 나타내는 Rotavirus의 대부분은 A군에 속해 있는데, 외각단백질의 항원성(중화반응)에 의해 1~4형까지 혈청형이 존재한다. 3형, 4형에는 원숭이와 말, 돼지 등의 Rotavirus도 포함된다.

(1) 감염경과

생후 6개월~2년 정도까지의 유아가 주로 감염된다. 바이러스는 경구적으로 침입하여 작은창자융모의 상피세포에서 증식한다. 잠복기는 1~3일 정도이고 구토와 심한 설사로(쌀뜨물과 같은 백색~황백색인 설사변이 되는 경우가 있기 때문에 가성소아 cholera라고도 일컫는다) 종종 탈수증이 되는 경우도 있다. Rotavirus에 의한 감염증(유아설사증)은 열대지방에서는 연중 볼 수 있으나 온대에서는 거의 동계로 국한되어 있다.

혈청 중의 항체가 측정은 보체결합반응, 중화반응, radioimmunoassay, enzymeimmunoassay, 적혈구 응집억제반응 등이 이용되고 있다.

(2) 예 방

Rotavirus의 감염방어에는 초유 중의 IgA 항체와 장관면역이 중요한 역할을 하고 있다는데서 경구 투여할 수 있는 생백신이 유효한 것으로 생각되나 아직 개발되어 있지는 않다.

Chapter 06

4) 기타의 설사증을 일으키는 바이러스

사람 rotavirus 이외에 주로 설사증을 일으키는 바이러스로서는 Astrovirus라 일컫는 분변 중에서 전자현미경에 의해 검출되는 바이러스가 존재한다. 그러나 이 바이러스의 병원성에 관해서는 불분명한 점이 많다. 또한 Calicivirus과에 속하는 대부분의 장내 바이러스는 주로 성인의 설사증의 원인 바이러스로서 중요하다. 이 바이러스는 형태적으로 Picornavirus와 유사하며 유전자도 단사슬 RNA이다. 또한 Calicivirus와 매우 유사한 Norwallk 인자, Hawaii 인자, Ditchling 인자 등이 알려져 있다. 이들 바이러스는 배양세포에 의해 증식시킬 수 없기 때문에 분변 중의 입자를 전자현미경으로 관찰하든가 혈청 중 항체가를 radioimmunoassay 등에 의해 측정하고 있다. 감염은 경구감염인데 2~3일의 잠복기 후 설사, 오심, 구토, 두통, 근육통 등의 증상이 나타난다. 증상은 성인에 있어서 현저하며 소아의 감염 예는 적다. 이 밖에도 Adenovirus 40형, 41형에 의한 장염도 유아, 소아에게 많이 발생한다.

9 Calicivirus과(Family Caliciviridae)

1) 분류 및 성상

정20면체 캡시드의 전자현미경상은 32개의 컵 모양의 함몰부가 있어 '다윗의 별' 모양을 나타내는 것이 특징이다. 'calici' 의 명칭은 이 컵 모양의 표면구조(calix = cup)에 유래하였다.

지금까지 바이러스성 위장염(식중독)의 원인 바이러스를 전자현미경적 형태에 기초하여 '소형구형 바이러스(SRSV)' 로 불러왔다. 최근 이 소형구형 바이러스는 2종류의 calicivirus라는 것이 알려졌다.

2002년에 이 바이러스는 정식으로 각각 Norovirus, sapovirus라고 부르게 되었으나 식중독 병인물질로서 '소형구형 바이러스(SRSV)' 는 대부분이 Norovirus이므로 Norovirus로 바꾸었으며, Norovirus 이외의 소형구형 바이러스는 '그 외의 바이러스' 에 분류하게 되었다.

2) Norovirus와 Sapovirus

(1) 감염경과

Rotavirus와 유사하며 경구로 감염되어 구토, 설사를 주증상으로 하는 감염성 위장염, 식중독을 일으킨다. Norovirus에 의한 **식중독**은 환자 수가 가장 많고, 세균성 식중독도 포함하여 식중독 전체의 31%를 차지한다. 원인 식품으로는 굴 · 조개가 가장 많고, 오염된 다른 음식물에 의해서도 발생하며, 겨울철을 중심으로 발생한다.

Norovirus와 Sapovirus는 사람 이외의 동물에는 감염되지 않으며, 배양세포에서 증식되지 않는다. 검출은 바이러스 RNA의 검출과 항원의 검출(Norovirus), 전자현미경적 관찰(Sapovirus)에 의한다.

변 중에 배설된 Norovirus가 하수를 매개하여 바다로 유입되어 굴, 조개 등의 체내에 축적되고(조개의 체내에서 증식하는 것은 아님), 그것을 먹음으로써 경구감염을 일으킨다.

Norovirus의 감염이 식품을 매개로 하여 일어난다면 **바이러스성 식중독**으로서, 사람에게서 사람으로의 감염으로 일어난다면 **감염성 위장염**으로 각각 취급한다.

(2) 예방

가열 조리하거나 손씻기를 권장하고 식중독 대책에 의하여 예방한다.

⑩ Retrovirus과(Family Retroviridae)

1) 분류

Retrovirus는 ▶표 6-15와 같이 분류된다.

2) 바이러스의 성상

역전사효소(reverse transcriptase)를 가진 단사슬 RNA 바이러스로서 정20면체의 캡시드(capsid)를 외피(envelope)가 감싸고 있다. 역전사효소에 의해 바이러스 RNA에서 상보적인 DNA가 만들어진다. 이때 DNA 양단에 동일 염기배열의 반복구조 LTR(Long terminal repeat)이 형성된다. 또한 LTR 양단이 닫혀 환상이 되며 숙주유전자에 흡수되어 provirus가 된다. 그런 결과 retrovirus의 종류에 따라 발암과 바이러스의 복제에 의한 세포 파괴가 일어난다. 전자현미경적 관찰에 의해 바이러스 내의 core(핵양물질)의 형태로서 A, B, C, D형으로 구별된다.

3) 사람 T 세포백혈병 바이러스(Human T-cell leukemia virus-1; HTLV-1)

성인 T 세포백혈병(adult T-cell leukemia; ATL)의 원인 바이러스인 HTLV-1은 Gallo 등에 의해 발견되었다. 아프리카, 미국의 흑인 등에 다발하는 T 세포(T 림프구)의 종양이다.

(1) 감염경과

HTLV-1이 helper T 세포에 감염하여 백혈병 세포가 된다. 피하, 림프절, 말초혈 등에

▶ 표 6-15 Retrovirus의 분류

속	바이러스종
Oncovirus 종양바이러스	a) 사람성인 T 세포백혈병 virus(human T-cell leukemia virus; HTLV-1) hairy 세포백혈병 virus(hairy cell leukemia virus; HTLV-2) b) 사람 이외의 동물 1) 백혈병 바이러스(leukemia virus); 생쥐, 고양이, 소, 닭 2) 육종 바이러스(sarcoma virus); 생쥐, 고양이, 원숭이, 닭 3) 유암 바이러스(mammary tumor virus); 생쥐
Lentivirus AIDS 등 변성질환	사람 면역결핍 바이러스(human immunodeficiency virus; HIV-1, 2) visna virus 양의 중추신경증 말전염성 빈혈증 virus(equine infectious anemia virus) 말의 빈혈
Spumavirus 병원성 불분명	foamy virus

서 이상 증식하고 오랜 잠복기 후에 발증하며 사망률은 높다. 감염경로는 모유에 의한 모자감염, 배우자감염, 수혈에 의한다. 일본의 경우 carrier가 200만 명이라고 하며, 1,000~2,000명 중 1명이 발증한다. HTLV-1 associated myeloparthy(HAM)라 일컫는 척수장애도 HTLV-1 감염이 원인이라고 한다.

(2) 예방과 치료

보균자인 모친에게서 출생한 유아를 인공유로 양육하는 시도가 이루어지고 있다. 항체 검사를 시행하게 되었고 수혈에 의한 감염에 조심해야 한다. 백신은 아직 없다.

4) 사람 면역결핍 바이러스(Human immunodeficiency virus; HIV)

후천성면역결핍증(acquired immunodeficiency syndrome ; AIDS)의 원인 바이러스인 AIDS 바이러스라고 한다.

1983년 Montagnier, Gallo 등에 의해 발견되었다. HIV-1, HIV-2가 존재한다. AIDS는 맨 처음 미국에서 발견되었는데 그후 세계적으로 급속히 증가하여 현재는 중요한 사회문제로 되어 있다.

HIV의 발생지는 중앙아프리카가 아닌가 생각되고 있다. 혈청조사에 의해 아프리카의 주민이 세계에서 최초로 HIV에 대한 항체를 보유하고 있었다. 이 주민이 1970년대 카리브해의 하이티와 유럽에 다수 이민하였고 그 곳에서 미국, 유럽에 HIV 감염이 퍼진 것으로 추정되고 있다. HIV-1은 중앙아프리카, HIV-2는 서아프리카에 많다. 아프리카의 녹색원숭이에 HIV와 매우 유사한 원숭이 면역부전 바이러스(SIV)가 있는데 이것에서 HIV가 유래한 것이 아닌가 하는 견해가 있다.

(1) 감염경과

HIV는 체내에 들어가면 helper T 세포의 CD4 수용체(receptor)에 흡착하여 그 세포내에 침입, 증식하여 세포를 파괴한다. 사람에서 사람으로의 감염은 바이러스가 직접 혈중으로 들어감으로써 일어난다. 감염경로는 성적접촉, 수혈, 혈액제제, 모자감염 등이다. 감염 후 12주를 지나 항체가 양성이 된다.

초기증상은 독감증상과 비슷하게 열, 목이 아프고, 전신이 쑤시며, 구토, 몸에 발진이 생긴다. Carrier가 되어 무증상으로 수년간 경과하는데 도움 T 세포 수는 감소된다(**무증후 보균자**, asymptomatic carrier; AC). 또한 면역력이 저하하여 림프절종창, 체중감소, 발열, 만성설사가 지속된다(**AIDS 관련 증후군**, AIDS related complex; ARC). 그 후 폐렴 등의 각종 원충질환, 칸디다 등의 진균증, Herpesvirus군의 감염 등 **기회감염**, 카포시육종, 림프종 등을 병발하고 대개는 사망한다(▶그림 6-22, 23). 기회감염과 HIV의 뇌내증

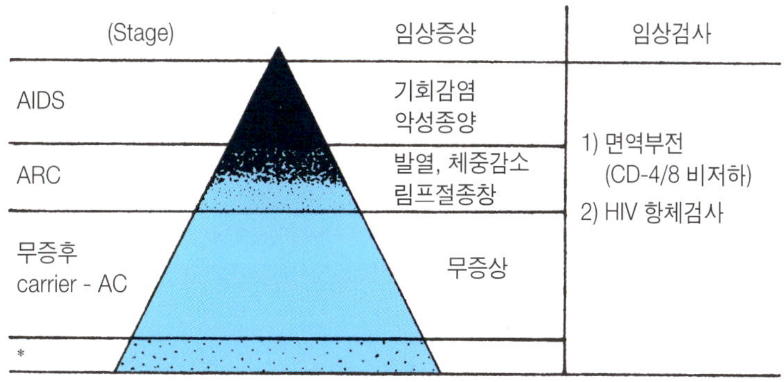

▶ 그림 6-22 AIDS의 발증과정

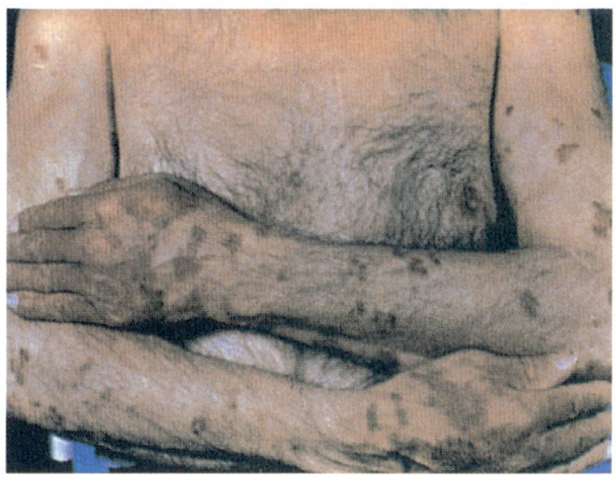

▶ 그림 6-23 카포시육종

식에 의해 치매를 일으키는 경우가 있다.

AIDS 발증률은 감염 후 5년간에 30% 이상이라고 한다.

(2) 진단

HIV 감염의 검사는 HIV 항체를 검출하는 방법으로 ELISA(enzyme-linked immunisorbent assay)와 Western Blot이 개발되었다. HIV에 감염되면 우리 인체 내에서 HIV 바이러스 단백질에 특이적인 항체가 4~12주에 생성되어 혈청학적 방법으로 HIV 감염여부를 측정할 수 있다.

(3) 예방과 치료

역전사효소 억제제인 zidovudine(AZT)이 사용되고 있으나 골수억제 등 독성이 강하며, AIDS 치료약을 병용투여하는 **칵테일 요법**이 많이 시행되고 있다. 최근에 기존 약물의 내성균에 효과적인 CD4-receptor와 결합하는 것을 저해하는 침투 억제제인

enfuvirtide(Fuzeon)과 역전사효소 억제제인 etravirine(Intelence), 그리고 HIV 증식에 사용되는 protease 생성을 억제하는 프로테아제 억제제인 darunavir(Prezista)가 개발되었다. 문란한 성관계를 피하고, 동성애 및 마약 사용을 금하고, 수혈 및 정맥주사 시 조심해야 한다. 감염자의 혈액과 체액이 직접 혈중에 들어가지 않으면 감염은 성립되지 않는다. 의료 종사자는 실수하여 주사바늘에 찔리지 않도록 해야 한다. HIV 백신은 현재 개발 중에 있다.

제 3 절 간염 바이러스

1 간염 바이러스

간염 바이러스에는 A형간염 바이러스, B형간염 바이러스, non-A non-B형간염 바이러스(C형간염 바이러스와 E형간염 바이러스), delta 바이러스가 있다. 이들 바이러스는 분류상, 상이한 바이러스이나 주로 간세포에 친화성이 있으며 증식함으로써, 급성 또는 만성간염을 일으킨다는 공통성이 있다.

이들 간염 바이러스가 간세포에서 증식한 후 면역학적 반응이 일어나서 면역복합체를 형성 또는 세포독성반응이 일어나는 등 간세포에 이상을 초래한다.

주요 간염 바이러스의 특징은 ▶그림 6-24와 ▶표 6-16과 같다.

1) A형간염 바이러스(Hepatitis A virus; HAV)

(1) 성 상

이 바이러스는 지름 27nm인 구상입자로서 단사슬 RNA(+ss RNA)를 함유하고 있다. 캡소미어(capsomere)의 수는 32이며, 외피(envelope)는 없고, Enterovirus 72로서 분류되고 있다. 이 바이러스는 산에 강하고 ether, chloroform에도 내성이며 60° C에서 4시간의 가열에도 견디나 100℃에서 5분, autoclave(121℃, 20분)에서 불활성화한다. 또한 formalin, 염소계 소독약이 유효하다. 혈청형은 1종뿐이다.

(2) 감염경과

경구적으로 체내에 침입, 먼저 장관상피에서 증식하고 혈류를 따라 간세포에 감염한다. 바이러스는 분변 중에 배출되고 혈청 중의 sGOT, sGPT치가 상승하고 이어서 황달,

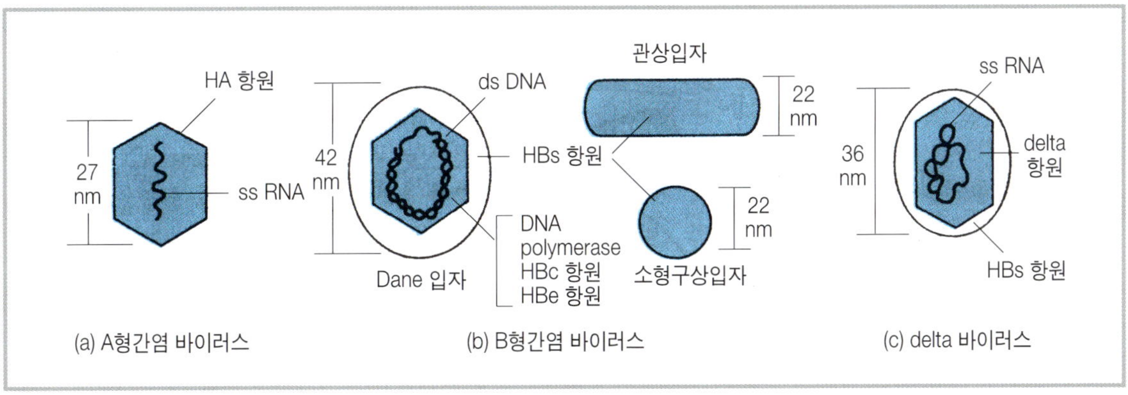

▶ **그림 6-24** 감염증의 일반적 경과

▶ **표 6-16 A형간염, B형간염, non-A non-B형간염의 비교**

	A형간염	B형간염	non-A non-B형간염	
			C형간염	E형간염
바이러스	27nm ssRNA Hepatitis A virus (HAV)	42nm(Dane 입자) dsDNA Hepatatis B virus (HBV)	Hepatatis C virus (HCV)	27nm Hepatatis E virus (HEV)
항원의 종류	HA 항원	HBs, HBc, HBe 항원		
바이러스의 배설	주로 분변	혈액 및 체액	혈액	분변
감염경로	주로 경구	수혈, 접촉, 수직감염	주로 수혈	경구
잠복기	10~50일	50~180일	2~26주	10~40일
증상	발열수반 돌연히 성인은 중증	서서히 발증 중증	서서히 발증 경증	중증인 경우가 있다
만성화	일어나지 않는다	10% 정도 일어난다	50% 정도 일어난다	일어나기 어렵다
예방법	환경의 개선 백신	HB 글로불린 백신	혈액 및 수혈시 주의	없다

간종창이 일어난다. 증상은 B형간염보다도 급격히 나타나는 데 일반적으로 가볍고 2~3주에 치유된다. A형간염은 만성화되지 않고 예후도 좋으며 평생면역을 획득한다. 유아에서는 무증상감염이 많은 데 성인이 될수록 중증이 된다.

A형간염의 임상경과는 ▶그림 6-25에서 보는 바와 같다.

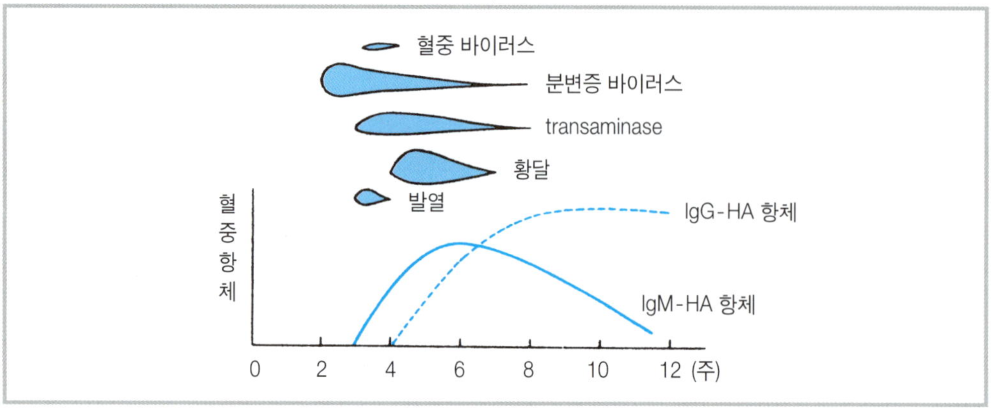

▶ **그림 6-25** A형간염의 경과

(3) 예방과 진단

음료수, 식품 등이 감염자의 분변에 의해 오염됨으로써 집단 발생하기 때문에 공중위생과 환경개선이 예방에 중요하다.

세포배양 HAV의 불활성화 백신으로 동결건조시킨 A형간염 백신이 있다.

진단은 혈청 중의 HA 항원에 대한 IgM 항체(항 HAV-IgM 항체)가 증명되면 확실하다.

2) B형간염 바이러스(Hepatitis B virus; HBV)

(1) 성 상

B형간염 바이러스는 Hepadnavirus과(Hepadnaviridae)에 분류된다. 지름 42nm의 Dane 입자(Dane particle)와 22nm의 구상, 또는 관상입자가 환자의 혈액 중에서 전자현미경에 의해 관찰되는 데 감염성을 가진 것을 Dane 입자라 부른다. Dane 입자는 불완전한 이중사슬 고리모양의 DNA, DNA ploymerase, core 단백(HBe 항원), HBe 항원으로 이루어진 nucleocapsid 부분(core 입자)과 그를 감싼 이중의 capsid(HBs 항원)에 의해 구성되어 있다. 지름 22nm의 입자는 HBs 항원만을 가진다.

HBs 표면(surface) 항원에는 adr, adw, ayr, ayw란 4개의 아형이 있다. HBc 중심(core) 항원은 감염 간세포 내에서만 검출된다. HBe 항원은 HBc 항원의 분해산물인 것으로 생각되고 있는데 혈액 중의 HBe 항원의 검출량과 바이러스의 감염력은 높은 상관이 있으며 만성 활동성 간염의 경과를 반영하기 때문에 주목되고 있다.

HBV는 25℃에서 1주일, 60℃에서 4시간의 조건에서도 감염성을 상실하지 않는 안정된 바이러스이다. 멸균 · 소독에는 고압증기멸균, 건열멸균, 또는 0.5% 차아염소산 나트륨액이 사용된다.

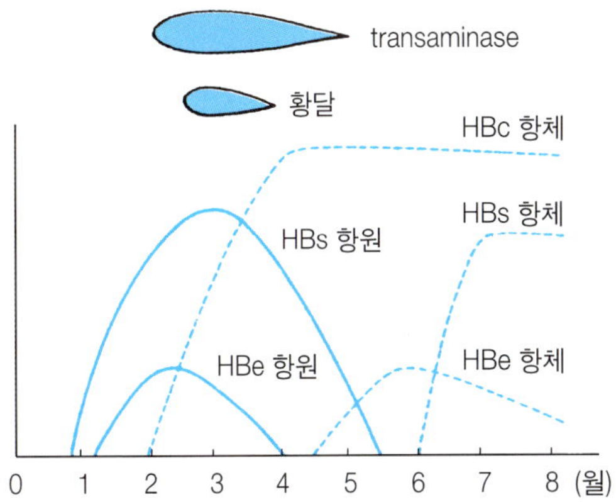

▶ **그림 6-26** B형급성 간염의 경과

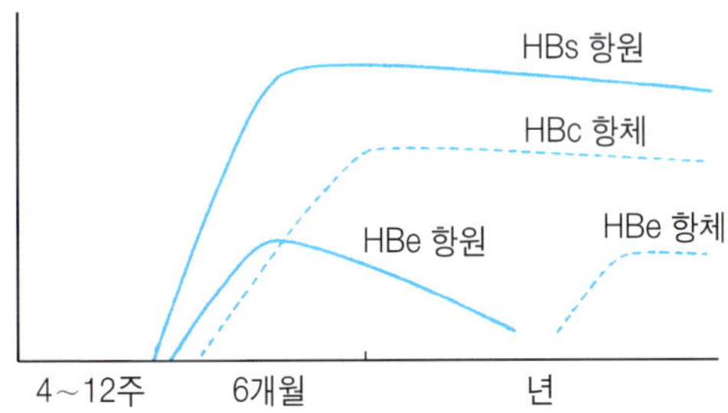

▶ **그림 6-27** B형간염 virus 지속감염의 경과

(2) 감염경과

B형간염 바이러스는 전 세계에 분포되어 있으며 감염자의 대부분은 무증후성 지속감염자(무증후 보균자, asymptomatic carrier)이다. 감염은 주로 혈액을 통해서 일어나며 출산시 모친에게서 신생아로 감염되는 수직감염(vertical transmisson), 오염된 주사바늘에 의한 사고, 성행위에 의한 감염(sexually transmitted disease; STD)이 문제가 되고 있다.

감염된 바이러스는 간세포에서 증식하고 HBs 항원 및 Dane 입자를 혈액 중에 방출한다. 잠복기는 50~180일(평균 2~3개월)로서 길며 식욕부진, 권태감 등의 전구증상 후 황달이 나타난다. 증상은 1개월 정도에서 회복되는 경우가 많고 간기능의 저하는 3개월 가까이 지속한다. 치사율은 A형간염보다 높고 수혈 등의 감염인 경우에는 더욱 높으며 때로는 급성 간염을 일으킨다. 약 10~20%는 만성 간염으로 이행하여 그후 간경변과 간암으로 진행하는 경우도 있다. 모친으로부터 신생아로의 감염은 출산시에 일어나는 것으로 특히, HBe 항원 양성인 모친으로부터의 감염은 매우 높으며, 신생아는 80~100%가 감염의 증상을 나타내지는 않으나 보균자가 되고 있다.

B형간염 바이러스 감염 후 경과에서 급성 경과를 취하는 경우와 지속감염의 경과를 취하는 경우를 ▶그림 6-26, 27에 표시한다.

(3) 예방, 진단과 치료

의료 종사자에 대해서는 근년 HBs 양성 혈액에서 분리한 HBs 항원으로 만든 불활화 B형간염 백신과 유전자공학에 의해 만들어진 HBs를 기초로 한 백신을 사용하게 되었다. 의료사고에 대해서는 B형간염 면역글로불린(HBIG)이 유효하다. 모자감염을 막기 위해서는 모친에게서 출생한 신생아에게 HBIG와 HB 백신의 접종이 시행되고 있다. 이

신생아의 백신접종에 의해 앞으로 지구상에서 이 바이러스가 사라질 것으로 기대되고 있다.

바이러스 항원의 검출은 역수동적혈구응집반응(reverse passive hemagglutination test; RPHA)이 항체검출법은 수동적혈구응집반응(passive hemagglutination test; PHA)이 일반적인데 radioimmunoassay(RIA), 효소항체법(enzyme linked immunosorbnt assay; ELISA), 면역확산법(immunodiffusion techniques)도 이용되고 있다.

치료는 interferon과 ramivudine이 HBV-DNA 양성환자의 바이러스 증식을 억제하며 그 밖에 adefovir, clevudine, entecavir가 사용되고 있다.

3) non-A non-B형간염 바이러스(non-A non-B hepatitis virus; NANB-HV)

(1) 성 상

임상증상, 경과 및 감염경로 등에 의해 바이러스는 단일 종류가 아니고 C형간염 바이러스(HCV)와 E형간염 바이러스(HEV)가 있다. 주로 혈액을 통해 감염되는 바이러스와 경구감염하는 바이러스가 있는데 경구감염에 의한 바이러스는 지름 27nm의 입자가 전자현미경에 의해 관찰된다. 각각의 감염경로는 B형간염 및 A형간염 바이러스의 감염양식과 유사하지만 항원적으로는 매우 다르다. 100℃에서 5분, 60℃에서 10시간, formalin에 의해 불활성화된다.

(2) 감염경과

수혈, 혈액제제에 의해 감염하는 바이러스(HCV)는 2주에서 6개월의 잠복기 후에 발증하고 경증이지만 만성간염으로 이행하기가 쉽다. 한편 경구감염에 의한 것(HEV)은 10일에서 6주간의 잠복기로서 증상은 무거우나 만성간염으로 되지는 않는다. 수혈에 의한 감염은 근년 B형간염이 감소하는 반면 전혈수혈 환자의 10~20%가 NANB-HV에 의해 일어나고 있는 것으로 보고되어 있다.

(3) 예방, 진단과 치료

바이러스의 성상에 불분명한 점이 많기 때문에 예방법, 검사법은 확립되어 있지 않다. 수혈에 의한 감염을 막기 의해 공혈자의 혈청 GPT 측정에 의한 검사가 차선책으로서 지금까지 시행되었으나, 최근 NANB 간염 chimpanzee 혈액에서 원인 바이러스의 하나로 생각되는 C형간염 바이러스(HCV)의 유전자 단편을 추출, 효모에다 유전자 조합을 함으로써 바이러스 단백을 발현시키고 얻은 항원을 사용하여 환자혈청 중의 항체를 ELISA법에 의해 검출하는 방법이 실용화 되었다. 이 방법에 의해 NANB 간염 환자 혈청의 30% 정도가 양성반응을 나타낸다는 점에서 수혈용 혈액에 대한 검사를 시행할 수 있게 되었다. 이로써 NANB 간염의 수혈에 의한 감염을 예방할 수 있을 것으로 기대되고 있다. 혈액제제는 가열처리 등에 의해 바이러스의 불활성화를 시행하고 있으나 완전한 것은 아니다. C형간염의 치료는 interferon과 ribavirin의 병용요법이 행해지고 있다.

4) Delta 간염 바이러스

B형간염 환자에서 새로운 바이러스 항원이 발견되어 delta 항원(delta antigen)으로 명명되었다. 그 후 가쪽이 HBs 항원으로 덮이고 내부에 ssRNA와 delta 항원을 감싼 지름 36nm인 바이러스양 입자가 발견되었는데 이 입자를 delta 인자(delta agent) 또는, delta 간염 바이러스(hepatitis D virus; HDV)라고 명명하였다.이 입자는 B형간염 바이러스에 감염한 환자에서만 검출된다는 점에서 B형간염 바이러스에 의존하여 증식이 가능한 불완전 바이러스인 것으로 생각되고 있다. 아시아에서는 거의 볼 수 없게 되었으며 특히, 구미의 약물 중독자에게 많은데 delta 항원을 가진 B형간염은 중증화하기 쉽다.

Chapter 07

제 7 장 진균학 총론

제 1 절 진균이란

진균(fungi)은 자연계에 널리 분포하며 일상생활과 밀접한 관계가 있는 미생물로 현미경 없이도 관찰이 가능한 버섯을 포함한 **진핵생물**(eucaryotae)이다.

진균에는 구조와 생리학적 성상이 다른 약 10만 종의 균종이 있으며 식물에 많은 질병을 일으키며 그 중에서 약 300종만이 인체나 동물에 직접적인 관계가 있어 일부의 진균은 사람에게 **진균증**(mycosis)을 유발한다. 또 많은 종은 발효에 이용되는 사람에게 유용한 미생물이다. 그런데 근래에는 식품에 증식하여 발암성을 유발하는 진균독소(mycotoxin)를 생성하여 섭취한 사람에게 진균독소중독증(mycotoxicosis)을 일으켜 주목받고 있는 종도 많다.

진균증의 약 90%는 약 12종의 균종에 의해 일어나고 있다. 그중 피부 사상균과 칸디다(*Candida*)만이 사람에서 사람으로 전파된다. 면역력이 떨어진 개체에 병을 일으킬 수 있는 진균은 아직 병원성이 인정되지 않은 균종 중에도 다수 있을 수 있어 병원성 진균증은 앞으로 그 수가 증가할 가능성을 가지고 있다.

진균학(mycology)이라는 용어는 버섯을 의미하는 그리이스어 mykes와 학문을 의미하는 logos의 합성어에서 유래되었다. 진균에 대한 체계적인 연구는 1800년대부터 활발하게 진행되어 19세기 후반에 들어서면서부터 진균의 세포학, 유전학, 생리학, 식물병리학, 응용진균학 및 의학진균학 등에서 많은 발전을 해 왔다.

진균류는 대부분 식물 및 동물체를 분해하여 유기화합물을 섭취하는 종속영양형(heterophilic)이기 때문에 식물과 구분되며 주로 chitin 혹은 cellulose로 구성된 세포벽을 가진다는 점에서 동물세포와 구분된다.

진균은 전형적인 진핵세포로서 다세포 구조를 가지며 엽록소가 결여되어 있으며 대부분의 경우 실 모양으로(**균사**) 분지하는 영양체로 구성되었으며 타 세포의 표면으로부터 영양을 흡수하며 유성생식 또는 무성생식으로 **포자**(spore)를 형성하여 증식하는 미생물이다.

진균의 학명은 1867년에 제정된 국제식 명명규약에 따라 개개의 균종을 명명하게 되었으며, 현재의 학명은 1987년 9월 베를린에서 열린 제14차 국제식물학회에서 제정된 국제명명규약에 따라 사용하는 것이다.

제 2 절 형태와 증식

1 진균의 형태와 구조

진균은 체세포의 기본적 형태에 따라 두 종류로 나누어진다. 그 하나는 체세포가 단세포로 이루어져 그 일부에 출아(budding)되어 낭세포를 만드는 효모(yeast) 또는 효모양진균(yeast-like fungus)이며, 또 다른 하나는 막대 모양의 세포로 긴 축 방향으로 이어져 첨단에서 분지하면서 실 모양의 관 구조인 **균사**(hyphae)로 이루어진 것으로 **사상균**(곰팡이, mold) 및 버섯이 여기에 속한다. 균사가 모인 것을 **균사체**(mycelium)라 한다. 균사는 배지 표면 위쪽으로 자라는 공중균사(aerial hyphae)와 배지 내로 자라는 영양균사(vegetative hyphae)로 구분되기도 한다(▶그림 7-1, 2).

또 이와 별도로 배양할 때는 균사형, 생체내에서는 효모형을 나타내는 2형성 진균(dimorphic fungi)이 있다(▶그림 7-3).

이형성 진균에는 *Blastomyces*, *Coccidioides*, *Histoplasma*, *Paracoccidioides*, *Sporothrix*가 있다.

또한 진균은 체세포 형태와는 별개로 번식과 보존을 위해 포자(spore)를 형성한다.

1) 균사(Hyphae)

사상균의 기본형태는 균사이다. 균사는 세포가 실 모양으로 균사의 폭은 보통 1~10㎛이

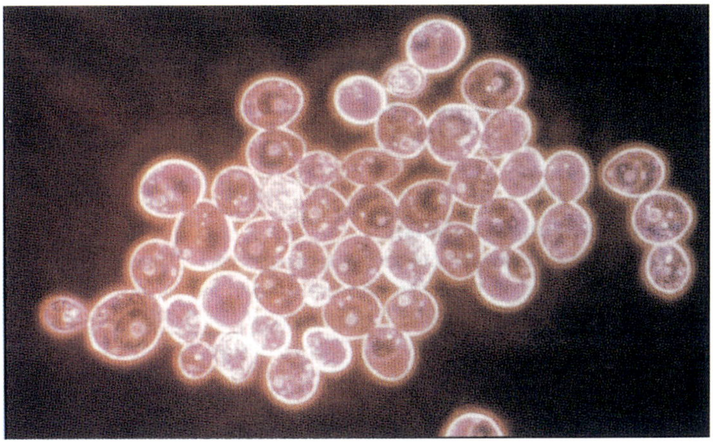

▶ 그림 7-1 효모의 출아(Budding)

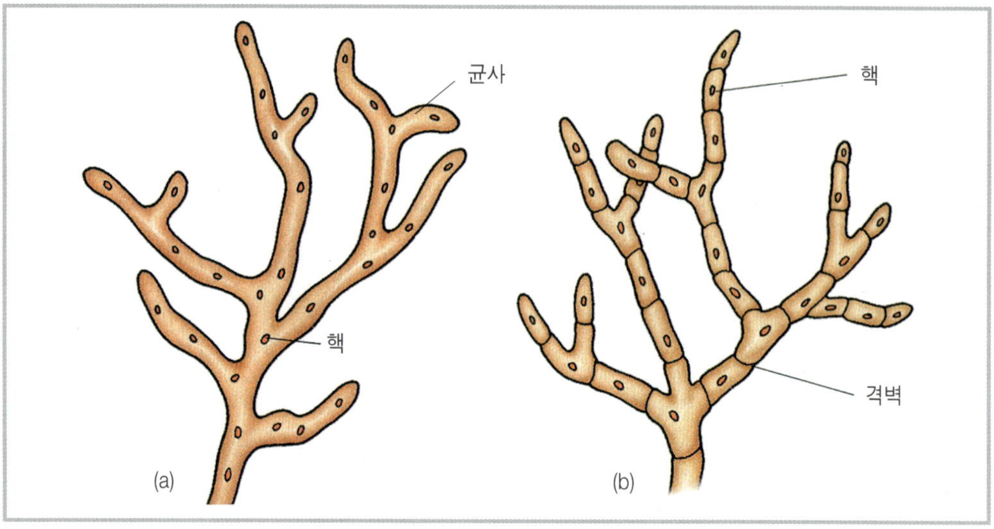

▶ **그림 7-2 균사와 격벽.** (a) 무격벽 균사, (b) 유격벽 균사.

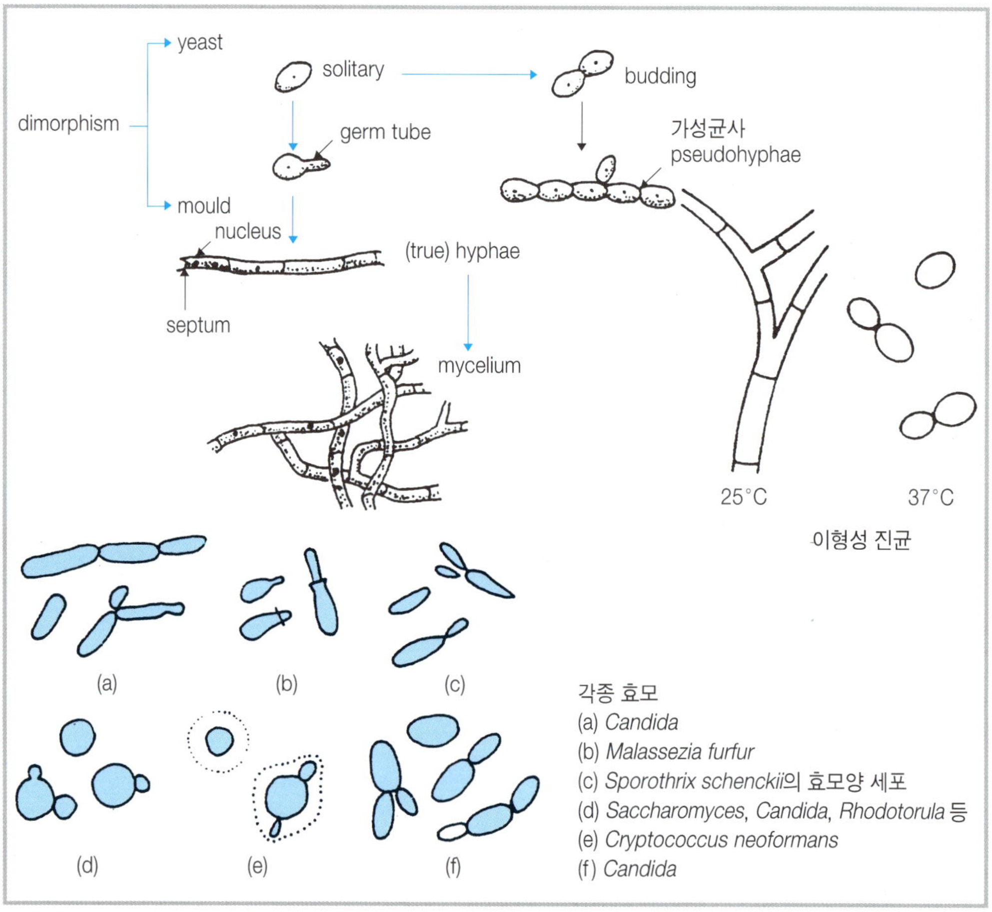

▶ **그림 7-3** 이형성 진균과 효모

다. 효모가 만든 가성균사와 비교하기 위해 진성균사(true hyphae)라고도 하는데 균사는 격벽이 있고 없음에 따라 무격벽 균사와 유격벽 균사로 분류된다.

(1) 무격벽 균사(Non septate hyphae, aseptate hyphae)

접합균류(Zygomycetes)에서 보여지는 것으로 격벽이 없는 균사를 말한다. 넓은 리본 모양을 하고 있으며 직경이 6~10㎛이다. 대표 균속으로 *Absidia*와 *Mucor*가 있으며 세포내에 다수의 핵을 갖는다.

(2) 유격벽 균사(Septate hyphae)

균사가 격벽의 형성에 의해 사슬모양의 세포로 나누어지는 균사로서 한 개 내지 여러 개의 핵을 가진다. 격벽의 중심에는 작은 구멍이 다수 존재하며 각 세포가 완전히 독립되어 있는 것은 아니다. 자낭균류(Ascomycetes), 담자균류(Basidiomycetes) 및 불완전균류(Fungi imperfecti)에서 공통적으로 보인다.

2) 진균의 포자와 생식

많은 진균은 감수분열을 통하여 포자를 형성하는 생식능력을 가지며 이 경우 염색체는 같은 수를 유지한다. 균사는 선단발육(apical growth) 및 분지로서 효모는 출아(budding) 또는 이분열(분열효모의 경우)로 증식하지만 진균은 이 밖에도 포자를 형성하여 자손을 증식한다.

포자는 그 형성 양식에 의해 유성포자(sexual spore)와 무성포자(asexual spore)로 분류된다.

(1) 유성포자(Sexual spore)

진균의 유성생식은 고등진핵성 생물체와 똑같은 방법으로 이루며 자웅 2개의 균사가 합체해서 형성된다(이때 자웅동체, 자웅이체가 있다). 난포자(oospore), 담자포자(basidiospore), 접합포자(zygospore), 자낭포자(ascospore)가 여기에 속한다(▶그림 7-4~6).

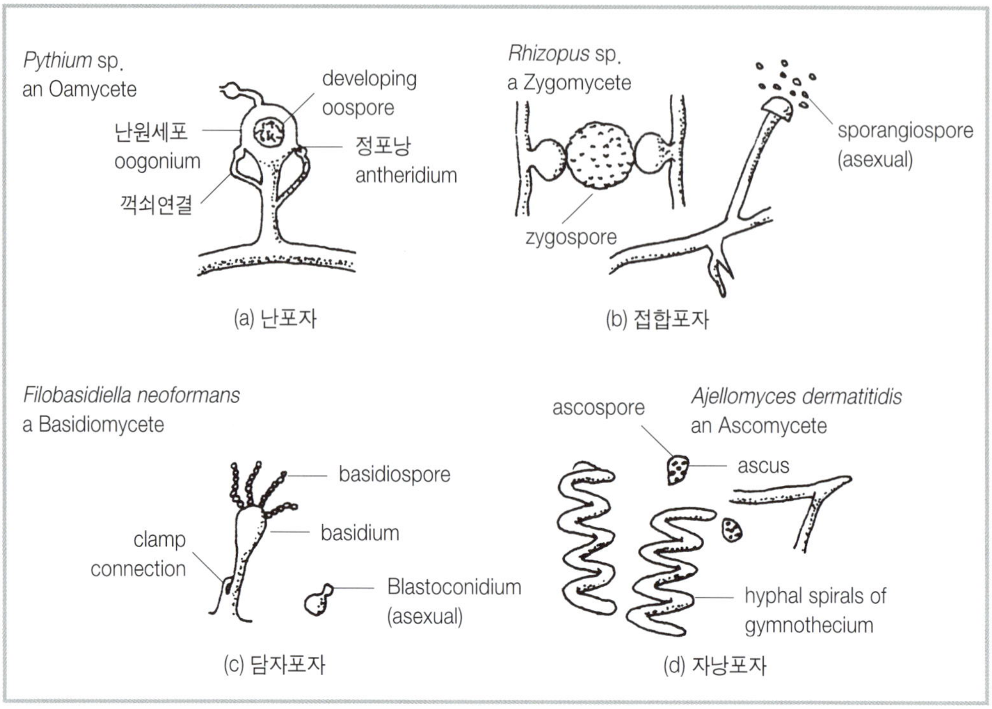

▶ **그림 7-4** 유성생식포자의 종류와 형태

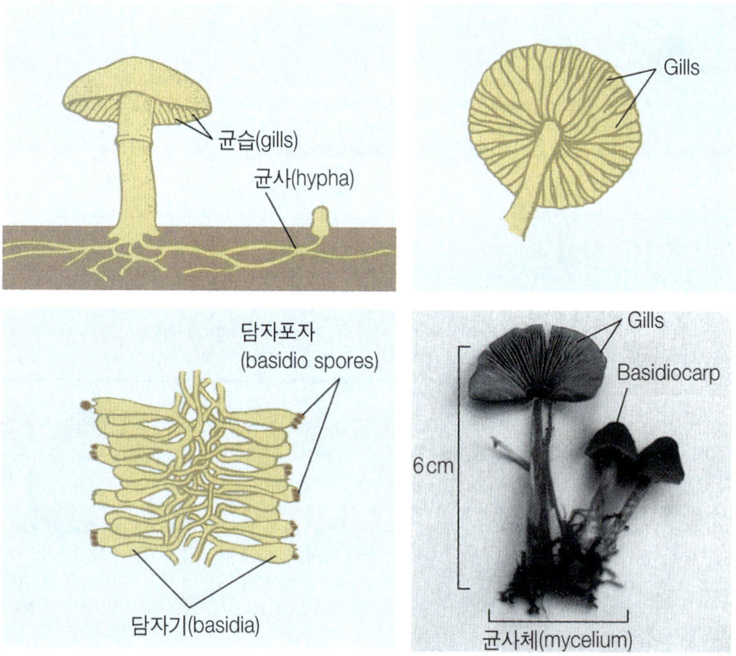

▶ **그림 7-5** 담자포자

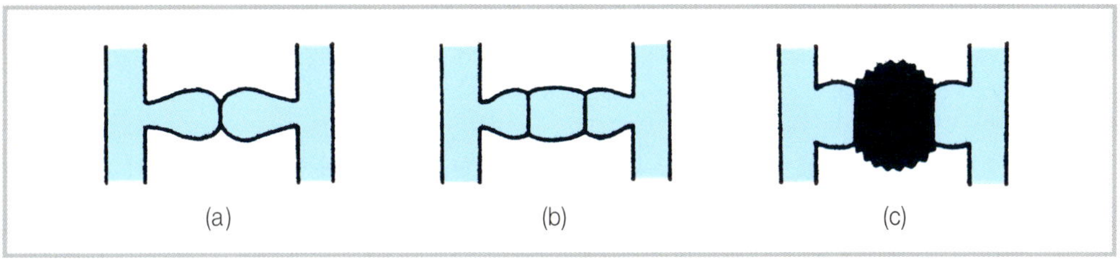

▶ **그림 7-6** 접합포자의 형성과정
(a) 전배우자낭(progamentangium) 신장, (b) 접합체(zygote) 형성, (c) 접합포자(zygospore) 형성.

(2) 무성포자(Asexual spore)

무성포자는 균사의 합체없이 형성되는데 포자낭포자(sporangio spore)와 분생자(분생포자, conidiospore, conidia), 후막포자(chlamydospore), 분절포자(arthrospore)가 있다. 분생자는 7종 정도로 세분된다(▶그림 7-7).

백선균(*Thychophyton*)과 표피균(*Epidermophyton*) 속에서는 대 · 소 2종의 분생자를 만든다. 큰 것은 대분생자(macroconidia), 작은 것은 소분생자(microconidia)라고 일컫는다(▶그림 7-8).

일반적으로 진균은 무성포자를 형성하고 증식하는데 악조건 등에서는 유성포자를 형성한다(단, 버섯은 유성생식이 보통).

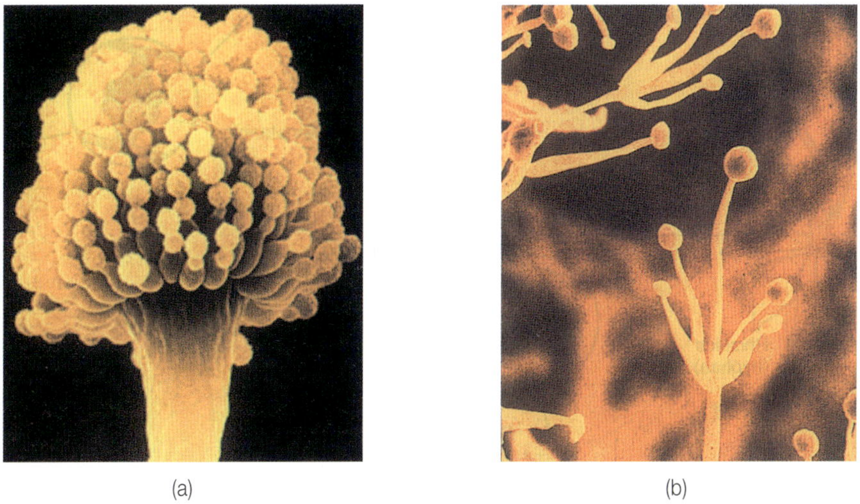

▶ **그림 7-7** **무성포자**. (a) 포자낭포자, (b) 분생자.

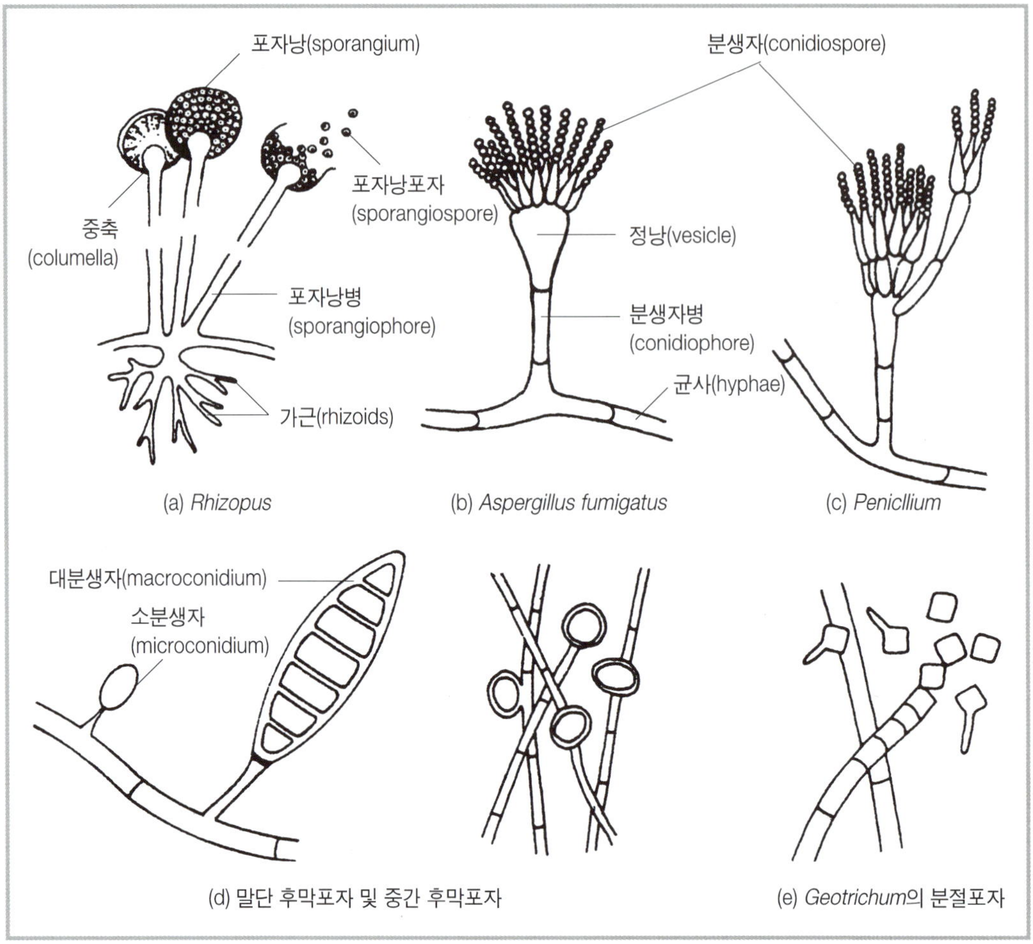

▶ **그림 7-8** 무성포자의 종류와 형태

제 3 절 분류와 병원성

1 진균의 분류

종래에는 진균 전체를 진균문(Eumycota)이라 하였고, 이것을 Zygomycota(접합균문), Ascomycota(자낭균문), Basidiomycote(담자균문), Deuteromycota(불완전균문)의 4문으로 분류하고 있다(▶표 7-1).

그러나 일반적으로 강(class)를 나타내는 어미인 Zygomycetes, Ascomycetes, Basidiomycetes, Deuteromycetes(Fungi imperfecti)를 사용하고 접합균류, 자낭균류,

▶ 표 7-1 진균의 분류와 중요한 병원성 진균

	강	목	과	속(질환)
1. 접합균류 (접합포자, 무격벽균사)	접합균강	Mucorales목	Mucoraceae과	*Mucor*속 *Rhizopus*속 *Absidia*속 *Rhizomucor*속 ─ Mucor증
2. 자낭균류 (자낭포자, 유격벽균사)	반자낭균강	Endomycetales	Saccharomycetaceae	*Saccharomyces*속 *Clavispora*(*Candida*)*
	부정자낭균강	Gymnoascales	Gymnoascaceae	*Arthroderma*(*Trichophyton*) *Nannizia*(*Microsporum*) *Ajellomyces*속(*Blastomyces*) (*Histoplasm*)
		Eurotiales목	Trichocomaceae과	*Eurotium*(*Aspergillus*)
		Hypocreales목	Hypocreacea과	*Nectria*(*Fusarium*)
	소방자낭균강	Dothideales목	Piedraceae과	*Piedraia hortae*흑색사모
3. 담자균류 (접합포자, 무격벽균사)	균선강	Agaricales목		
	복균강			
	사비킨강			
	크로보킨강	Sporidiales목	Sporidia과	
			Filobasidiaceae과	*Filobasidiella neoformans* (*Cryptococcus*) *Filobasidium uniguttulatum* (*Cryptococcus*)
4. 불완전균류 (무성포자, 유격벽균사)	Blastomycetes강 불완전 효모균강	Cryptococcaceaer과		*Candida*(칸디다증) *Cryptococcus*(크립토코쿠스증) *Trichosporon cutaneum*(백색사모) *Malassezia* 또는 *Pityrosporum*(전풍)
	Coelomycetes강 분생자과 불완전균강			
	Hyphomycetes강 불완전 자상균강	Phialospore		*Phialophora*(흑색진균증) *Cephalosporium*(각막염) *Aspergillus*(아스페르질루스증) *Penicillium*(페니실륨증) *Fusarium*(각막염) *Paecilomyces*(피하진균증)
		Aleuriospore		*Microsporum* *Trichophyton* *Epidermophyton* ─ (피부사상균증) *Histoplasma*(히스토플라스마증) *Blastomyces*(북미브라스토마이세스증) *Paracoccidiodes*(남미브라스토마이세스증) *Monosporium*(족균종)
		Sympodulospore		*Sporothrix*(스포로스릭스증) *Fonsecaea*
		Blastospore		*Cladosporium*
		Anellospore		*Exphiala* *Scopulariopsis*
				(*Fonsecaea*, *Cladosporium*, *Exphiala* ─ 흑색진균증)
		Porospore		*Alternaria*
		Arthrospore		*Geotrichum*(지오트리쿰증) *Coccidioides*(콕시디오이데스증)

Chapter 07

담자균류, 불완전균류로 분류된다.

1) 접합균류(Zygomycetes)

균사에 격벽이 없는 조균류에 속하며, 유성생식은 자웅이주 혹은 동주의 균사가 접합해서 생육하여 접합포자(zygospore)를 형성한다. 무성생식 포자낭포자가 발아하고 균사로부터 포자낭을 형성해서 포자를 형성한다. 접합균류로 잘 알려진 균으로는 빵곰팡이인 *Rhizopus* 외에 *Absdia*, *Mucor*, *Rhizonucor* 등이 있다.

2) 자낭균류(Ascomycetes)

자낭균류는 균사에 격벽이 있고, 대부분이 부생성으로 고도의 기질 특이성이 있다. 일반적으로 자낭균류는 자낭포자를 자낭 중에 내생하는 것이 특징이며 생활환 중에 불완전 세대로 불리우는 무성생식의 시기를 동시에 가지는 경우가 많다. 무성생식 시기에 균사는 그 균의 특유한 분생자병을 형성하고 그 위에 다수의 분생자를 착생한다. 분생자는 발아하며 다시 균사를 형성한다.

3) 담자균류(Basidiomycetes)

담자균류는 club fungi라 부르며, 일반적으로 널리 알려진 버섯의 대부분이 여기에 속한다. 담자균류는 균사에 격벽이 있고, 끝에 특징적인 담자기를 형성하며, 그 선단에 4개의 담자포자를 형성한다. 진균류 중에서도 가장 고등한 균류이며 대부분이 수목에 부생 또는 기생하며, 일부는 곡물의 병원성균으로 작용하기도 한다.

4) 불완전균류(Deuteromycetes, Fungi imperfecti)

진균류 중에서 균사체와 분생자만으로 증식하는 균류, 즉 유성생식이 알려져 있지 않는 균류를 통칭하여 불완전균류라 한다. 균사에는 격벽이 있고 무성생식 기관이 자낭균류의 그것과 유사하며, 곰팡이 외에 무포자 효모나 사출효모도 불완전 균류로 포함한다. 대부분 병원성이 있는 균류이다.

❷ 진균의 병원성

진균에 의한 질환은 크게 ① 감염증인 mycosis ② 포자 등에 의한 allergy증 ③ 생산된 독소에 의한 mycotoxicosis 등 3종류가 있다. Mycosis는 장기가 침해되는 전신성 또는 **심재성(심부성) 진균증**(systemic or deep mycosis)과 피하를 중심으로 침해하는 **피하진균증**(subcutaneus mycosis), 표피만이 침해되는 **표재성 진균증**(superficial mycosis)으로 분류된다.

심재성 진균증에는 *Coccidioides, Histoplasma, Blastomyces, Paracoccidiodes*와 같이 특정지역에서 건강인에게도 감염되는 것과 *Candida, Cryptococcus, Aspergillus, Mucor* 등과 같이 저항성이 떨어진 숙주에서 기회감염을 일으키는 경우가 있다. 후자인 기회성 진균증은 최근에 증가하여 *Rhodotorula, Fusarium, Geotrichum* 등에 의한 것도 보고되고 있다(▶표 7-2).

진균독소중독증(mycotoxicosis)은 이미 200여 종 이상이 알려져 있는데, 우리나라에서도 근래에 수입 농산물이 증가됨에 따라 문제되고 있는 실정이다. *Aspergillus flavus*가 생성되는 aflatoxin은 간장애를, *Fusarium*속이 생산하는 rebalenol, buzalencone X, F-2 toxin, (이들은 옥수수와 보리를 섭식한 후에 발생하는 빨간곰팡이 중독증을 초래함) 및 sporfusarin(식중독성 무백혈구증, alimentary toxic aleukia; ATA를 초래함) 등이 있으며, 맥각균(*Claviceps purpurea*)이 생상하는 맥각 alkaloid(위장장애, 지각마비, 근육경련, 조직괴사를 일으킴) 등 많은 종류의 진균독소중독증이 알려져 있다.

피하진균증에는 스포로트릭스증, 다양한 흑색진균증, *Monsporium, Madurella* 등에 의한 균종(mycetoma) 등이 있다. 또 각막진균증도 피하진균증에 포함하는 경우가 많다.

표재성 진균증은 병변이 각질층 및 모발에 국한해 있는 것을 말하는데 이것에 속하는 질환에는 조직반응, 자각증상이 없는 전풍(pityriasis versicolor), 흑선, 백색사모(white piedra), 흑색사모(black piedra) 등과 조직반응, 자각증상이 강하게 나타나는 피부사상균증, 피부칸디다증 등이 있다. 단 후자의 경우에는 병변이 진피까지 파급되는 경우도 있다(▶표 7-2).

알레르기성 질환은 포자와 균사의 단편이 항원이 되며 1~4형까지 다양한 양식에 의해 발증하는 것으로 생각된다. 1형 알레르기인 기관지천식, 3~4형 알레르기로 생각되는 비염, 결막염, 농부폐(farmer's lung) 등의 허파질환, 3형으로 생각되는 백선증, 유독버섯이 생산하는 환상 peptide(amaniaine, pyroidine) 등이 유명하다.

▶ 표 7-2 진균증의 분류와 주요 진균

질 환 명	원 인 균	주요 병변, 증상 등
1. 심부진균증		
(1) 원발성 감염형		
Blastomyces증	*B. dermatitidis*	공중, 외상에서 허파, 피부
Coccidioides증	*C. immitis*	공중에서 허파
Histoplasma증	*H. capsulatum*	새,박쥐 → 사람허파, 지라, 간, 콩팥, 골수
Paracoccidioides증	*P. brasiliensis*	공중, 외상에서 허파, 피부
(2) 기회감염형		
Candida증	*C. albicans, C. tropicalis.*	상재균 → 구강, 외음부, 피부, 장관, 허파
Cryptococcus증	*C. neoformans*	비둘기 → 사람, 외상에서 허파, 수막염, 피부
Aspergillus증	*A. fumigatus, A. flavus*	식품에서 간, 공중에서 기관지, 허파, 바깥귀길(외이도), 구비강
Geotrichum증	*G. candidum*	상재균 → 허파, 구강, 피부, 장관
Penicillium증	*Penicillium*속의 균	토양, 공중에서 코, 허파, 손톱, 귀, 요로 공
Mucor증	*Mucor, Rhizopus, Absidia*속	중에서 눈확부위, 코곁굴, 뇌, 허파, 장관
2. 피하진균증		
Sporothrix증	*S. schenckii*	외상에서 얼굴 및 팔에 결절, 궤양, 하감
흑색진균증	*Cladosporium trichoides, Exophiala dermatitidis, Fonsecaea pedrosoi, Phialophora verrucosa*	외상에서, 피부염 → 궤양, 종양, 장기로
균종	*Madurella mycetomii, Monosporium apiospermum* 등	외상에서 주로 발 소결절 → 종창, 누공
각막진균증	*Fusarium solani, F. oxyporum, Aspergillus fumigatus, Candida albicans* 등	각막염, 시력장애
3. 표재성 진균증		
(1) 조직반응, 자각증상이 없는 것		
반풍	*Malassezie furfur*	얼굴, 경부, 체간에 담갈색 색소반 및 탈색소반
흑선	*Hortaea werneckii*	수장에 담갈색반
백색 및 흑색사모	*Trichosporon cutaneum* 및 *Piedraia hortae*	모간에 따라 백색이나 흑색의 소결절
(2) 조직반응, 자각증상이 강한 것		
① 피부 사상균증		
백선	*Trichophyton, Microsporum,*	
황선	*Epidermophyton* 속의 각균	
와상선	*T. schoenleinii*	발, 체간, 음고부, 모간
	T. concentricum	
② 피부 칸디다증	*Candida albicans*	
4. Allergy 질환	*Candida, Aspergillus, Trichophyton, Penicillium, Cladosporium* 등	기관지천식, 농부폐, 백선진

▶ 표 7-2 진균증의 분류와 주요 진균(계속)

질 환 명	원 인 균	주요 병변, 증상 등
5. Mycotoxin증		
Aflatoxin	*Aspergillus flavus* ; 쌀, 보리 옥수수, 땅콩 등	간염 → 간경변, 간암 급성뇌증(Reye 증후군)
Fusarenon X Nivale T-2 toxin	*Fusarium tricinctum* ; *F. nivale* 등 보리, 옥수수	붉은곰팡이중독증(구토, 설사)
Sporofusarin	*F. sporottrichoides* ; 보리, 옥수수	식중독성 무백혈구증(ATA)
Citreoviridin	*Penicillum citreoviride* ; 쌀(황변미)	충심각기
Citrinin	*P. citrinum*	신장장애
맥각 Alkaloid	*Claviceps purpurea* ; 귀리, 보리	맥각중독

제 4 절 생체의 반응과 검사법

❶ 생체의 반응

진균에 대해서 생체는 다양한 면역응답을 나타내는 데 많은 진균에 대해서는 호중구의 탐식이 중요한 것으로 생각된다.

크립토코쿠스증(cryptococcosis)과 히스토플라스마증(histoplasmosis)에서는 감작 림프구도 관여하고 있다. 많은 진균감염시의 육아종 형성은 세포성 면역과 밀접한 관계가 있는 것으로 생각된다. 일부 감염에서는 4형 allergy가 성립되기 때문에 균체항원을 사용한 피내반응이 진단에 이용되고 있다. 일부의 심재성 진균증에서는 혈중항체가 상승하므로 이것도 진단에 이용되고 있다.

❷ 진균의 검사법

진균의 진단에는 세균의 경우와 마찬가지로 재료를 직접 검경하는 방법과 분리 배양하는 방법이 있다. 동정하기 위해서는 집락의 생성, 균사의 형태가 중요하다. 또한 효모의 동정을 위해서는 기타 여러 종류의 생화학학적 성상이 이용된다.

1) 직접 검경

(1) 피부편, 발톱, 모발

10~20% KOH를 한 방울 첨가하여 커버글라스를 덮고 10분 정도 가볍게 가열한 후(모발은 파괴되기 쉬우므로 가열하지 말고 1~2시간 기다리는 것이 좋음) 현미경으로 관찰한다.

KOH 액에 DMSO(dimethyl sulfoxide)를 20% 가하면 각질용해가 더욱 촉진된다. 또한 KOH에다 잉크를 넣은 액으로 균을 염색하는 방법도 사용한다.

(2) 농즙, 객담

슬라이드글라스에다 도말한 후 커버글라스로 가볍게 눌러서 현미경으로 관찰한다.

(3) 수액, 흉수, 요

원심분리(3,000rpm, 15분) 후 침사를 경검한다. Lactophenol cotton blue 액으로 염색하는 방법을 흔히 이용되며 크립토코쿠스증이 의심될 경우에는 묵즙 염색법을 이용한다.

(4) 조직

PAS(periodic acid schiff) 염색법으로 염색한 후 현미경으로 관찰한다.

2) 배양법

병원성 진균은 수일~수주간의 배양이 필요하다. 따라서 잡균의 흡입방지와 포자의 비산방지가 중요하다. 분리배지로서는 pH가 5.5 정도이고 영양분이 적은 Sabouraud's glulose agar 배지 및 여기다 chroramphenicol 등을 가한 배지가 병용으로 사용된다(▶표 7-3).

효모형균은 세균과 같은 집락을 형성한다. 특수한 배지로서 *Candida albicans*의 후막포자형성용인 콘밀(corn meal) 우무배지 및 여기에다 tween 80을 0.3% 가한 콘밀 tween 80 우무배지와 *Aspergillus penicillium*의 분리동정에 이용되는 Czapek-Dox 배지 등이 있

▶ 표 7-3 Sabouraud dextrose agar 배지의 조성

Dextrose	40g
Neopeptone(DIFCO)	10g
Agar	15g
Distilled water	1L
pH	5.6

▶ 표 7-4 Amman's Lactophenol 배지의 조성

결정석탄산	10g
젖산	10g
글리세롤	21g
증류수	10mL

다. 균사의 상태를 관찰하기 위해서는 슬라이드 배양법 등이 흔히 이용되며, 배양한 균의 염색에는 lactophenol(cotton blue)액이 사용된다.

(1) 배양진균의 관찰

① 조균법

집락에서 찍어 lactophenol cotton 액 또는 여기에다 색소(cotton blue)를 0.05% 넣은 락토페놀 코톤 블루액으로 염색하여 관찰한다(▶표 7-4).

② 슬라이드 배양법

Petri dish에다 V 자관과 슬라이드글라스를 넣고 그 위에 배지의 작은 block을 둔다. 균은 접종 후 커버글라스를 덮고 배양한 다음 배지를 버리고 아래와 같이 염색하고 현미경으로 관찰한다(▶그림 7-9).

(2) *Candida* 및 *Cryptococcus*의 동정법

① 후막포자의 형성

콘밀 우무 평판에 균을 획선도말하고 커버글라스를 덮어 배양하거나 슬라이드 배양법을 시행한다.

② 질산칼륨 이용법

시판의 yeast carbon base 우무(한천)에다 균을 도말하고 그 위에 10% 질산칼륨액을 흡수케 한 여지를 두고 배양한다.

③ 당분해능

0.5~1% 펩톤액에 각 당을 1% 가하고 배양한다.

④ 발아관 형성능

효모를 사람 또는 소 태아혈청 중에 부유시켜 37℃로 2~3시간 배양한다. 효모에서 균사의 시초인 발아관이 형성된다.

⑤ urease 활성

요소 2%를 가한 크리스텐센요소 사면배지(세균용도 무방)에다 피검균을 접종하여 배양한다. 크립토코쿠스속(Cryptococcus)의 경우에 4~5일 붉게 변한다.

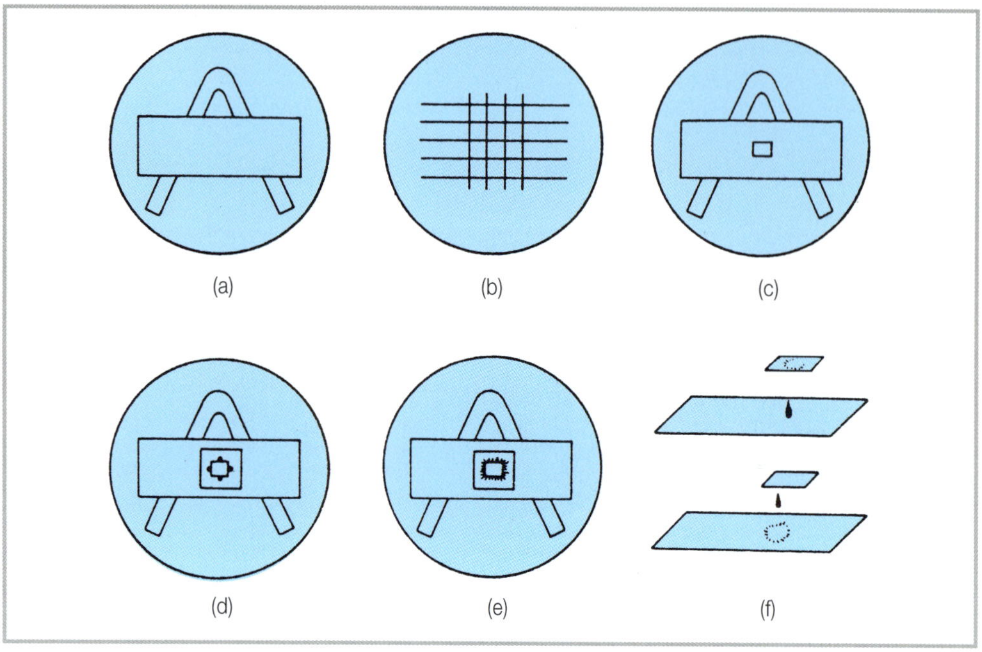

▶ **그림 7-9** 슬라이드 배양법

(a) Petri dich에 V 자관과 slide glass를 넣고 건열멸균한다.
(b) 별도의 Petri dich에 평판배지를 만들고, 여기에서 작은 block를 잘라낸다.
(c) b의 작은 block를 slide glass에 옮긴다.
(d) 균을 접종한 후, 멸균 cover glass를 덮고, Petri dish 바닥에는 소량의 멸균수를 부어 배양한다.
(e) 균이 발육할 때까지 기다린다.
(f) 배지를 버리고, lactophenol로 봉입하여 관찰한다.

⑥ 항균인자 혈청을 사용하는 응집반응

피내반응 항원으로서 아래의 균체 추출물이 흔히 이용되고 있다. Trichophyton(백선), sporothrikin(sporothrix증), histoplasmin(histoplasma증), blastomycin(blastomyces증), coccidioidin(coccidioides증) 기타 crytococcus, aspergillus 등의 항원이 있다. 이들 항원을 사용하는 환자 혈청 중의 항체가 측정은 히스토플라스마증, 콕시디오이데스증, 블라스토마이세스증, 아스페르길루스증 등에서 시행되고 있다(▶그림 7-10).

(3) 효모형균의 동정

상기한 형태검사 외에도 발아관 형성능, 각종 당의 발효능, 질산칼륨 이용능 등이 이용된다. *Candida*인 경우에는 항균혈청이 시판되고 있는 데 혈청학적으로도 동정할 수 있다.

(4) 기타의 검사법

수종의 균에서는 피내반응시험을 시행한다. 최근에는 같은 항원을 사용해서 혈청 중의 항체가를 측정하는 방법도 개발되었다. 사상균의 일부에서는 환부에 파장 365nm의

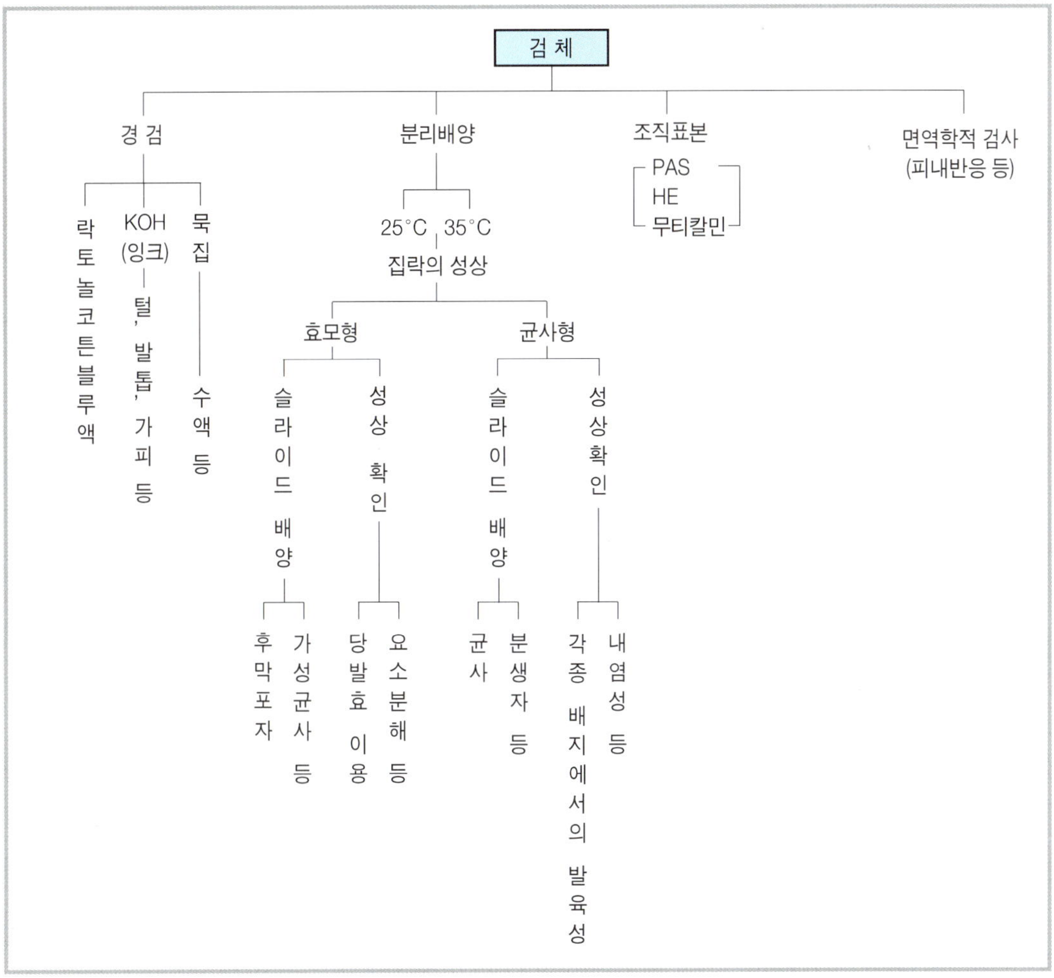

▶ **그림 7-10 병원성 진균의 검사법**

자외선을 조사(Wood's light)하여 형광발생을 보는 것도 이용된다.

제 5 절 치료와 예방

1 치 료

진균은 진핵생물이기 때문에 진균에만 작용하고 인체에 부작용이 적은 약제를 발견하기가 어려운데 아래와 같은 약이 사용되고 있다.

1) Nystatin(Mycostatin)

*Streptomyces noursel*에서 얻어지는 polyene 유도체이다. 작용기전은 진균의 세포막 성분인 sterol과 결합하여 세포막 투과성을 변화시키므로 항진균작용을 나타낸다. 세균의 세포막에는 sterol 성분이 없으므로 효과가 없다. *Candida albicans*에 유효하여 소화관 칸디다증, 구강 칸디다증, 질 칸디다증 치료에 쓰인다. 부작용으로 다량 복용시 때때로 오심, 구토, 설사, 위장관 장애를 일으킬 수 있다. 용량은 50~100만 단위를 1일 3회 경구투여하나 구강 칸디다증에는 40~60만 단위를 1일 4회 입안에 바르며, 질 칸디다증에는 1일 1회 10~20만 단위의 질정을 10~14일간 질내에 삽입한다.

2) Amphotericin B(Fungizone)

Candida albicans, Histoplasomsis, Cryptococcosis, Blastomycosis 등의 진균증에 사용한다. 전신투여시 혈전증 및 콩팥장애를 야기시킬 수 있다. 소화기계 칸디다이상증식증에 100mg 1일 2~4회 경구투여하며, 그 밖의 진균증에 1일 20~50mg을 정맥내 주사한다.

3) Griseofulvin(Fulvicin)

피부사상균(*Trichophyton, Microsporum, Epidermophyton*)의 감수성균에 의한 피부, 두발, 손톱, 발톱의 백선증 치료에 사용한다. 체내 각질 전구체 세포에 축적되어 진균감염 조직을 탈락시키며 진균의 균사를 파괴하고 균발육을 저지한다.

부작용은 위장장애, 설사, 두통 등으로 비교적 독성이 적으며 불면증, 오심, 발진 등이 있다. 1일 250mg을 1회 또는 분할하여 경구투여한다.

4) Ketoconazole(Nizoral)

백선균, 효모균 및 칸디다 등 전신적 진균감염에 사용하는 경구용 항진균제이다. 질 칸디다증에 200mg씩 1일 2회, 백선증에 1일 1회 200mg씩 경구투여한다.

5) Fluconazole(Diflucan)

급성 또는 재발성 질 칸디다증, 백선, 완선 등의 피부진균증에 사용한다. 질 칸디다증에 150mg을 단 1회, 점막 및 구강 칸디다증에는 1일 1회 50mg을 7~14일간 경구투여한다. 정맥내주사 속도는 5~10mL/min으로 서서히 투여한다.

▶ 표 7-5 국소용 항진균약

약물명(상품명)	용 법	적응증
Miconazole(Daktarin)	1일 1~2회 cream	무좀, 백선, 피부 칸디다증
Clotrimazole(Canesten)	1일 1~수회 cream, powder	백선, 피부 칸디다증
Bifonazole(Baritona)	1일 1회, solution	백선, 칸디다성 귀두염
Siccanin(Siccarin)	1일 2회, ointment	백선, 완선
Cloconazole(Jodan)	1일 2~3회 cream	백선, 간찰진, 전풍
Tolnafate(Tamtinc)	1일 2~3회 aerosol, ointment	백선
Econazole(Fungazol)	1일 1~수회 ointment	피부 칸디다증, 백선
Salicylic acid(P. M)	1일 1~수회 solution	백선, 전풍

6) 국소용 항진균약(Local antifungal drugs)

각종 진균감염증에 사용되는 연고, 에어로솔, 크림, 좌제는 ▶표 7-5와 같다.

2 예 방

병원 내에서의 예방은 칸디다 등의 기회감염균에 대응하는 것이 중요하다. 항암제와 스테로이드를 장기간 사용하고 있는 저항력이 떨어진 환자에 대해서는 감염에 조심해야 한다. 소독약으로는 역성비누(양성비누)와 크레졸이 유효하다.

전신감염을 일으키는 *Coccidioides*, *Blastomyces*, *Histoplasma* 등은 우리나라에서는 희소하지만 수입되어 건강인도 감염되기 때문에 주의가 필요하다. 특히 *Coccidioides*의 분절형 분생자는 공중에 날아다녀 기도감염을 일으키기 쉽기 때문에 의사와 간호사보다도 균을 배양하는 임상병리사가 위험하다. 설비가 갖추어진 실내에서 주의하여 취급해야 한다.

Chapter 08

제8장 진균학 각론

제 1 절 심재성 진균증(심부진균증)

1 원발성 감염증(Systemic Mycosis)

1) Blastomyces증(분아균증)

주로 북 · 남미에 널리 퍼져있는 병원균으로 북미의 경우 *B. dermatitidis*(유성세대는 *Ajellomyces dermatitidis*), 남미의 경우 *Paracoccidioides brasiliensis*에 의한다. 모두 이형성 진균이며 토양진균인 것으로 추정된다. 생체내에서는 효모형을 취하여 출아에 의해 증식하여 포자흡입으로 감염되어 발병한다. 허파(폐)와 피부에 화농성 육아종성 병변을 형성하고 때로는 전신감염이 된다. 늑막 삼출이 있는 경우도 있고 현저한 백혈구증가증(주로 호중구이며 25,000개 이상)이 특이한 점이다. 허파에 공동(석회화)을 형성하는 것은 드문 일이다(▶그림 8-1).

2) Coccidioides증

대체로 건조한 사막이나 알칼리성 토양인 지방(미 남서구, 멕시코, 파라과이, 아르헨티나 등)의 지방병으로 알려져 있으며 우리나라에는 분포하지 않는다. 병원체는 *C. immitis*이다. 이형성 진균으로 생체내에서는 구상이며 발아하면 다핵체가 되고(구상체라고도 함) 그 내부에 포자를 형성한다. 이것은 균체 전부가 포자낭의 기능을 가진 것으로 생각되기 때문에 접합균류에 포함한다. 그러나 배양하여 균사를 형성하게 되면 유격벽이 되며 분절

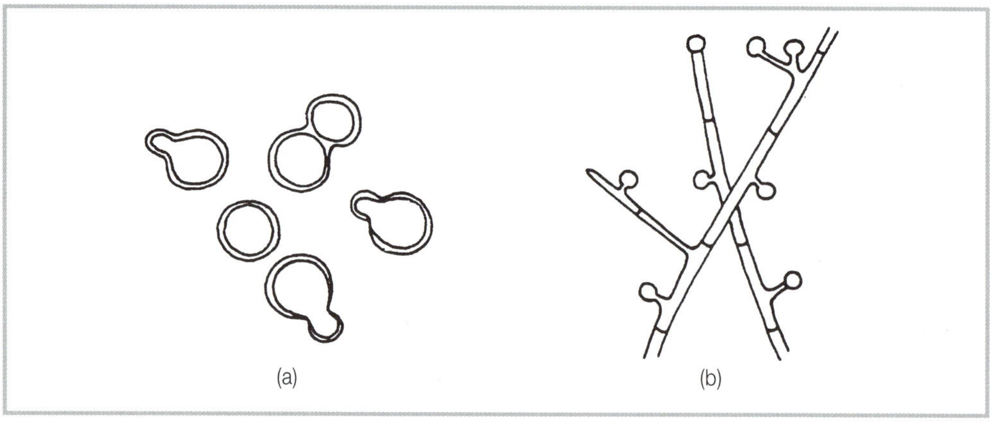

▶ **그림 8-1** *Blastomyces dermatitidis*
(a) 조직내 또는 37°C 배양, (b) S abouraud 우무배지상 20°C 배양.

포자가 여러 세포로 세분된 균사에서 세포씩 걸러서 생산되는 것을 볼 수 있기 때문에 자낭균류 또는 불안전 균류로 분류하는 경우도 있다.

포자로 분화되지 못한 세포는 부러져서 분절포자가 쉽게 공기 중으로 비산하여 감염력이 강하다. 공기 중으로 비산된 분절포자는 모래바람에 섞여 널리 퍼져나가 경우에 따라서는 지역주민의 50~80%가 감염된다고 한다. 이와 같은 분절포자의 흡입으로 폐렴을 일으킨다. 감염자의 약 절반은 무증상으로 경과하고 나머지 반에서는 증상이 나타난다.

폐렴을 일으키면 결절과 홍반, 출혈반을 수반하는 경우도 있으며, 또한 허파에 결핵양 공동을 형성하는 것도 있다. 때로는 전신감염을 일으킨다.

열, 관절통, 두통, 급성 폐렴 등 인플루엔자 바이러스 감염과 동일한 증상을 나타내며, 우리나라에서는 1957년 미국 수입산 양으로부터 한 농부가 감염된 예가 보고된 바 있다(▶그림 8-2).

3) Histoplasma증

H. capsulatum(유성생식, *Ajellomyces capsulata*)에 의한다. 이형성 진균으로 포자의 흡입에 의해 허파에 감염된다. 통상 양성으로서 자연치유하나 때로는 육아종성 병변, 결핵과 유사한 공동을 형성한다. 소아나 면역능이 저하된 사람에서는 전신의 세망내피계가 침입되는 경우가 있다. 흡입된 균은 세망내피세포 내에서 효모로 증식하는데 효모형균이 조직구와 대식세포 내에 나타나는 것이 특징이다.

이 균은 주로 박쥐나 조류의 배설물로 오염된 토양에 서식하고 주로 미국 동부 및 중부, 중남미 및 아프리카 지역의 토양에 부생하고 있고 지역에 따라서는 주민의 60~90%가 이 균의 항원에 대한 강한 피부반응을 나타내고 있다.

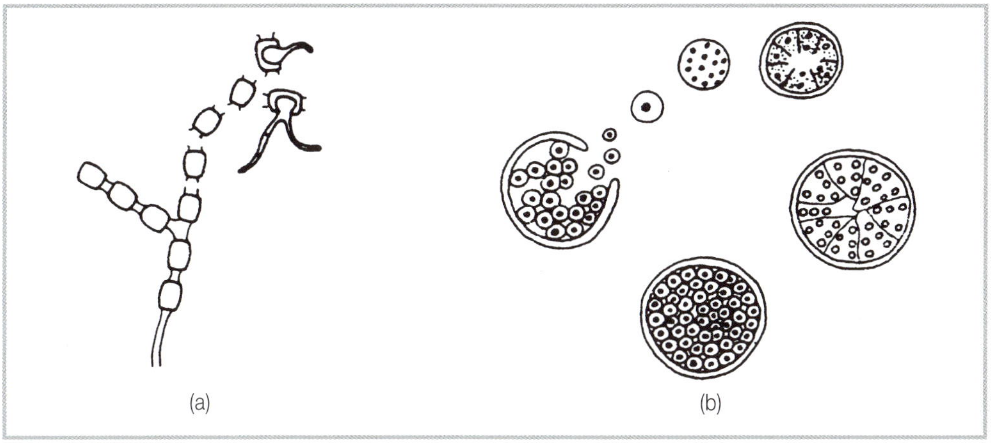

▶ **그림 8-2** *Coccidioides immitis*
(a) 토양 중, 분절포자의 형성과 발아, (b) 내포자를 갖는 소구체의 형성.

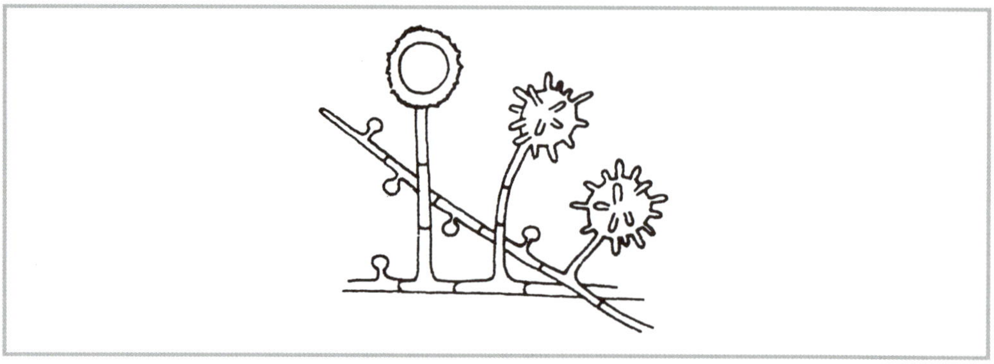

▶ **그림 8-3** *Histoplasma Capsulatum* : 20°C, 배양에서의 대분생자 및 소분생자.

많은 양의 포자를 흡입하게 되면 대개 10~18일 후에 증상과 함께 여러 가지 형태의 급성 폐렴이 발생할 수 있다(▶그림 8-3).

2 기회감염증(Opportunistic Mycosis)

건강한 개체에서는 병을 일으키지 못하지만 면역력이 저하된 개체에 발생하는 진균증으로 신체의 어느 부위에서나 병변이 형성될 수 있다 원인균은 다양하지만 대개 이형성 진균이 아니고 세계 어디서나 볼 수 있는 균들이다.

1) Candida증

칸디다속에 의한 질환으로 주로 *C. albicans*가 원인균이며, 기타 여러 균종이 분리된다. 균은 체온과 실온에서 효모세포와 균사가 섞여 증식한다. *C. albicans*는 2가지 혈청형(A, B)이 알려져 있다.

흔히 진성균사 및 분아포자가 길다랗게 뻗은 가성균사(pseudohypha)를 형성하며, 그 구부러진 부분에 분아포자를 형성할 뿐만 아니라 선단에 내구형인 것으로 알려진 후막포자를 형성할 때도 있다. Sabouraud 우무배지에서는 37℃에서 2일 배양하면 백색 크림모양인 원형집락(3~5mm)을 형성하며 알코올이 발효될 때 나는 냄새가 난다. Corn meal 또는 rice tween 우무배지에서 슬라이드 배양하면 가성균사와 후막포자가 잘 형성된다(▶그림 8-4).

이 균은 사람의 호흡기계, 구강, 질 및 장관 내에 존재하는 정상 상재균총으로 균교대증과 기회감염을 일으킨다. 표재성인 것과 심재성인 것이 있는데 표재성인 것은 구강점막에 백색위막을 만드는 아구창, 구내염, 구각염, 외음부 질염, 비후염, 발톱주위염이 있다. 피부염 호발부위는 사타구니(영아의 기저귀피부염), 음고부, 겨드랑(액와), 유방 밑 등의 습윤

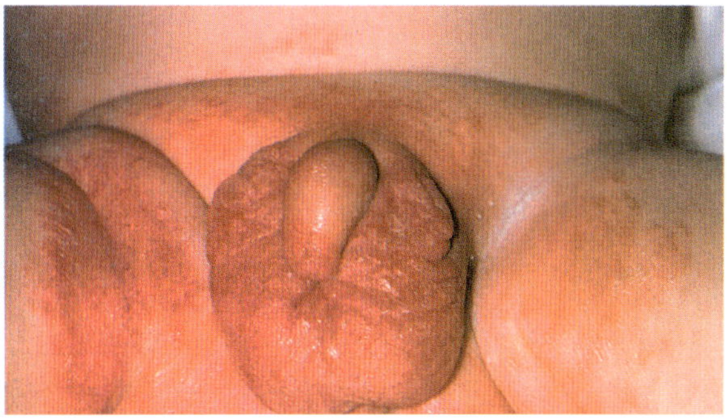

(a)

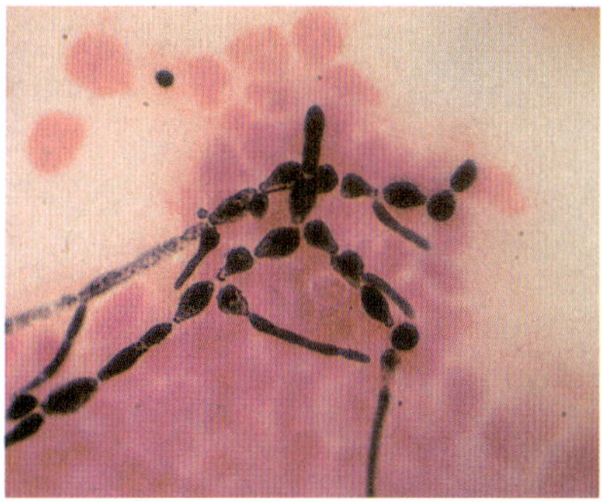

(b)

▶ **그림 8-4** Candida증(a)과 Candida albicans(b)

하기 쉬운 부위이다.

항생제(특히, tetracycline)를 오래 쓰면 균교대증으로 장관 내에서 *C. albicans*의 수가 증가되어 간혹 문제가 되기도 하며, 세포성 면역능이 저하된 소아에서는 칸디다증(chronic mucocutaneous candidiasis ; CMCC)을 일으킨다. 심재성인 것은 장관, 허파에 발증하는 것이 많다. 저항력이 없는 사람에서는 혈행성으로 전파하고 전신감염된다(범발성 칸디다증).

동정은 검체에서 균을 분리하고 그 생화학적 성상, 발아관 형성시험능, 후막포자 생성 등을 실시하여 알아낸다.

2) Cryptococcus증

*Cryptococcus*속에는 수종이 있는 데 원인균은 *C. neoformans var. neoformans*(혈청형 A, D) 및 *C. neoformans var. gattii*(혈청형 B, C. 유성생식, Filobasidiella 및 Bacillispora)이다. 지름 3~15㎛ 크기의 효모형으로 다당체로 이루어진 두꺼운 협막이 있다(그 항원성에 의해 A~D 4가지 혈청형으로 분류됨). Sabouraud 우무배지에서는 발육은 늦으나 잘 증식하여 백색~담황갈색인 집락을 형성한다. Glucose, maltose, sucrose, galactose를 발효하지 않으나 에너지원으로서는 이용한다. Lactose는 발효도 이용도 않는다. 보통은 분아로서 증식하는 효모양균이 다른 세포가 공존하면 융합에 의해 균사를 형성하며 그 선단에 담자기를 형성한다(유성세대, *Filobasidiella neoformans*). 주로 조류의 배설물이나 배설물로 오염된 토양에서 발견되는데 특히, 비둘기의 배설물을 주된 감염원으로 보고 있다. 지역에 따라 임상적 분리균의 혈청형 분포가 달라 미국과 우리나라에서는 A형이 많다. 경구, 기도감염(폐렴)을 일으키는 데 혈행성으로 이행하여 피부, 중추신경(뇌, 수막), 내장 등에 궤양과 육아종을 형성한다. 객담, 농즙, 조직편은 10% KOH로 처리한 후 수액은 원심분리 후에 묵즙염색하면 균체가 관찰된다.

Chapter 08

3) Aspergillus증

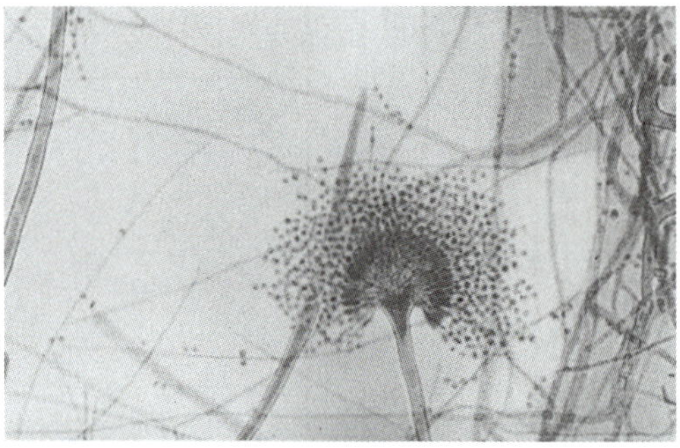

▶ 그림 8-5 *Aspergillus*의 무성포자

Aspergillus(flask를 뜻함)란 속명이 붙어진 균들에 의해서 발병하는 진균증으로 주로 소인이 있는 개체에 호발한다. 균종으로는 *A. fumigatus, A. terreus, A. niger, A. flavus, A. nidulans* 등이 있으며, 특히 이들 가운데 가장 흔한 *A. funigatus*는 우리 생활주변의 토양, 공중, 곡물 등에 널리 분포되어 있다.

이들 균종은 발육이 신속하여 25℃에서 1주간 배양하면 4cm 정도의 거대한 집락을 형성한다. 처음에는 백색 비로드 모양이지만 분생자가 착생함에 따라 종 고유의 색소를 나타낸다. Czapek Dox agar 우무에서 배양하면 각균의 집락, 균사, 분생자의 특징을 관찰할 수 있다(▶그림 8-5, 6)

*A. fumigatus*는 폐결핵의 공동 중에서 증식하며 균괴(fungus ball)를 형성하기도 하고(aspergilloma) 허파 실질에 염증을 일으킨다. 또 때로는 알레르기성 천식과 각막염을 일으키기도 한다. *A. terreus*와 *A. niger*는 외이도에 감염하는 경우가 많으며, *A. flavus*는 aflatoxin을 생산하는데, 이 독소가 들어있는 식품을 섭취하면 간암을 초래한다.

4) Penicillium증

*Penicillium*은 전 세계의 토양 및 공중에 널리 존재한다. 따라서 검체에서 분리되더라도 오염균인지 병원균인지의 판정에 신중해야 한다. 이 속에 속하는 곰팡이 가운데 *P.*

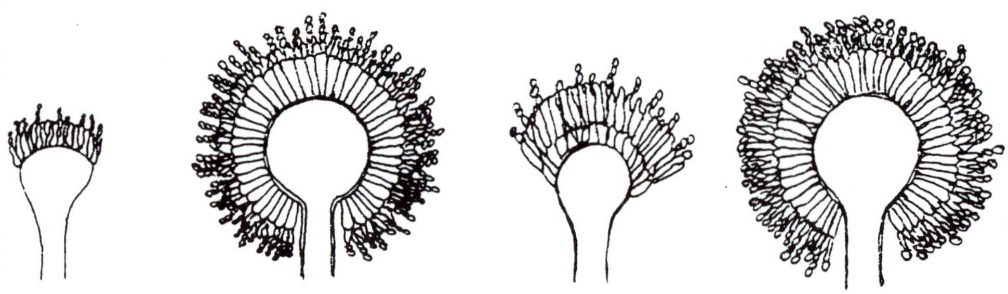

(a) *A. fumigatus* (b) *A. fumigatus* (c) *A. terreus* (d) *A. flavus*

▶ 그림 8-6 *Aspergillus*의 분생자병, 분생포자, Phialide의 모형도

*marneffei, P. commune*이 저항력이 낮은 사람에게 지라, 장관, 뇌, 허파 등에 심재성 감염을 일으킨다는 보고가 있다. 기타의 균도, 손 · 발톱, 귀, 요로 등의 감염된 사례가 보고된 바 있다.

균의 발육은 신속하며 처음에는 백색이지만 점차 청록색이 되기 때문에 푸른곰팡이라고 하는데, 특히 *P. notatum*은 페니실린 생산균주로 유명하다(▶그림 8-7).

5) Mucor 진균증(모균증)

집합균문의 *Absidia, Mucor, Rhizopus, Rhizomucor* 등에 의한다. *Mucor*속의 균은 기회감염이 많다. 주로 진성 당뇨병이나 암환자에 발생하며 희귀하지만 대부분 치명적이다.

임상증상은 다음과 같은 유형이 있다.

① 눈확부위(안와부), 코곁굴(부비동)에 감염이 일어나고 이어서 중추신경으로 침입하는 뇌형(당뇨병 환자)

② 폐렴(암환자에게서 흔히 보임)

③ 소화관궤양에 침입하는 소화기형

④ 전신에 병소를 형성하는 범발형이 있다.

배양은 항생물질을 가한 Sabouraud 배지를 사용하고, 무격벽 균사와 포자낭포자의 존재를 확인한다(▶그림 8-8).

균의 발육은 신속하며 3~4일로서 백색~회백색인 집락을 형성한다. 포자낭이 생기면 집락의 표면에 소흑점으로 나타난다. 포자는 공중에 부유하기 쉽기 때문에 주위가 필요하다.

6) Geotrichum증

Geotrichum candidum(완전세대, *Endomyces geotrichum*)에 의해 발생하는 매우 드문

Chapter 08

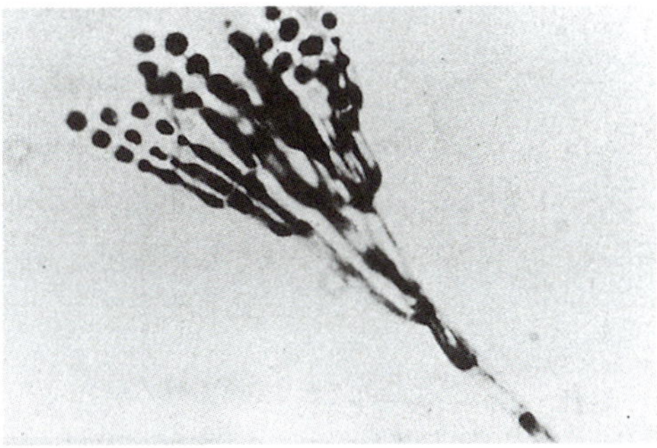

▶ **그림 8-7** ***Penicillium*의 무성포자**
가근이 없다.

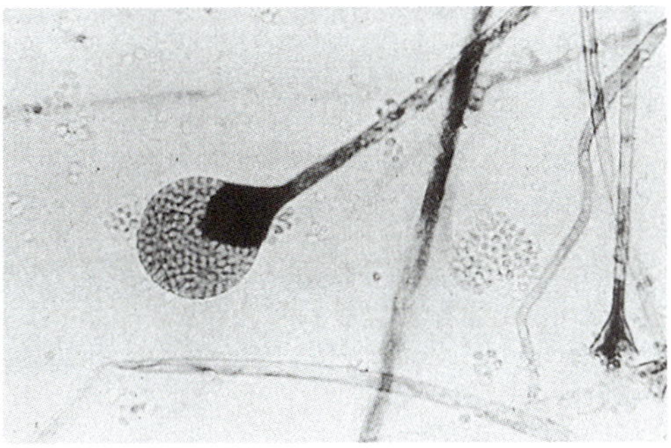

▶ **그림 8-8** ***Mucor*의 무성포자**(포자낭포자)
가근이 없다.

진균증이다. 이 균은 토양, 물 속에 널리 분포되며 과일과 곡물을 오염시키고 사람의 장관, 구강에도 상재하는 균으로 드물게 기도 등에 감염을 일으킨다.

Sabouraud 우무배지상에 백색의 평활한 집락을 형성하며 균사는 유격벽, 분절형 분생자를 형성한다.

제 2 절 피하진균증

주로 토양 중에 존재하는 많은 종류의 원인균이 피부의 상처를 통하여 감염이 일어나며 대개 피하조직에 국소화되어 만성적으로 질병이 지속된다.

1 Sporothrix증

원인균은 *Sporothrix schenckii*이다. 세계적으로 널리 분포되어 있으며, 대개 외상에서 감염되어 질병이 일어나 침입부위에 피하결절을 형성하고 후에 괴사, 궤양을 나타내어 스포로스릭스 하감(sporotrichotic chancre)을 형성하는 국소형과 드물게 흡입에 의해서 허파에 감염되어 이차적으로 다른 부위에 전파되는 형도 있다. 병원균이 림프계를 통하여 다른 조직으로 전파될 경우 고름집(농양)을 야기한다.

*Sporathrix*는 또한 이형성균으로 생체내에서도 효모형이 많은데 백혈구 내에서도 볼 수 있다(단, 조직 중의 균검출은 어렵다). 균체 주위에 eosine에 염색이 잘 되고 광채가 나는 집락이 출현한다. 궤양 가장자리의 괴사딱지(가피) 중에는 균사와 포자를 볼수 있으며 가검물로부터 직접경검에 의하여 균을 관찰하기도 하나 거의 발견할 수 없으므로 반드시 배양하여야 한다.

Sabouraud 우무배지에서 25~35℃로 배양하면 백색~흑갈색 집락을 형성한다. 이것을 염색하면 유격벽 균사와 서양 배 모양의 포자가 존재하는 것과 벽이 두껍고 큰 분생자가 존재하는 것을 볼 수 있다. 혈액우무배지에서 37℃로 배양하면 효모형이 되는데 본균의 완전세대는 아직 불분명하다. 진단에는 피내반응도 이용되고 있으며 치료에는 보통 사용되는 약 이외에도 KI 가 사용된다(▶그림 8-9).

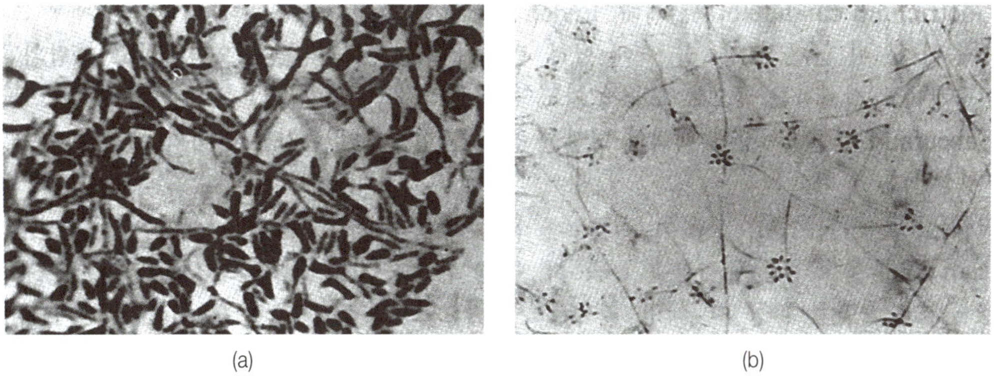

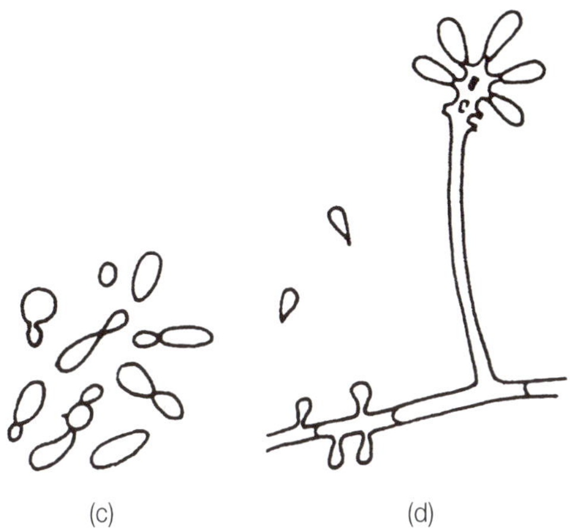

(a) 효모형
(b) 균사형
(c) 조직내 또는 37℃ 배양균에서 볼 수 있는 분아포자
(d) 20℃ 배양에서의 분생자 형성

▶ **그림 8-9** *Sporothrix schenckii*의 효모형과 균사형

2 흑색진균증(흑색분아균증, Chromomycosis)

균사와 분생자가 멜라닌 색소를 보유하고 있기 때문에 집락이 흑색을 띠는 흑색진균에 의한 것이다. 주로 열대지방에서 많이 발견되며 감염되는 장소는 대개 맨발로 작업하는 노동자의 다리에서 발견된다. 수십 종의 병원균이 알려져 있으나 *Fonsecaea pedrosoi*에 의한 것이 대부분이며, 일부 *Exophiala dermatitidis*(별명 *Fonsecaea dermatitidis*)와 *Phialophora vellucosa*균에 의한다. 주로 열대지방에서 맨발로 생활하는 사람들의 다리 외상에서 침입하여 피하에 만성 육아종성 병변과 궤양을 형성하며 감염부위의 림프관을 따라 확대되어, 결국 괴사딱지(가피)가 있고 고름물집(농양)을 수반하는 배추꽃 모양의 결절이 형성되며, 림프관이 섬유조직 증식 등으로 폐쇄되므로 상피병(elephantiasis)을 일으킨다. 때로는 뇌와 내장에 전이되는 경우도 볼 수 있다(▶그림 8-10).

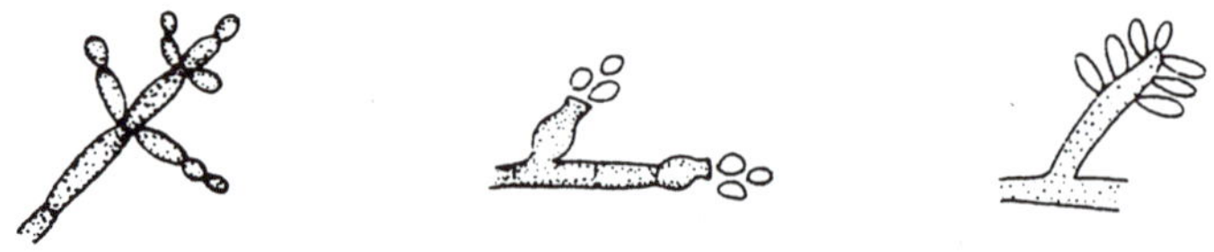

(a) Cladosporium 형 (b) Phialophora 형 (c) Acroteca 형

▶ **그림 8-10** 흑색진균에서 볼 수 있는 분생자형

제 3 절 표재성 피부진균증

표재성 진균과 피부진균이 피부, 모발 및 손·발톱 등 신체의 외부에 감염을 일으키는 질환이다. 표재성 진균증은 비침투성이고 기본적으로 무증상이며 피부나 모발의 케라틴(keratin)이 함유된 가장 외부에 감염되는 반면 피부진균증은 좀더 깊은 피부층에 감염되고 조직파괴와 증상이 더 나타난다.

1 피부사상균증

피부사상균증은 Hyphomycetes강에 속하는 3균속인 백선균(*Trychophyton*속 25종), 소포자균(*Microsporum*속 17종) 및 표피균(*Epidermophyton*속 2종)의 3속에 속한 약 40종의 균(이들을 일반적으로 피부사상균이라 함)에 의한 표재성 질환이다. 피부사상균증 중 *T. schoenleinii*, *T. concentricum*에 의한 질환을 각각 황선, 와상선이라고 하지만 이들은 드물다. 그 밖의 사상균증은 원인균이 백선균 이외 일지라도 모두 백선(ringworm)이라 하는데 임상적으로 가장 많이 볼 수 있는 진균증이다(▶그림 8-11). 발가락 사이, 손톱, 외음고부 등에 호발한다. 부위와 증상에 따라 두부백선, 반상소수 백선, 한포상 백선, 완선 등으로 일컫는다. 전체적으로 *T. rubrum*, *T. mentagrophytes*에 의한 것이 각각 약 70%, 25%로 많은데 두부 백선만은 *M. canis*(45%), *T. rubrum*(25%), *T. violaceum*(25%) 순이다. 감염은 때로는 심재성이 되기도 한다. 그 대표 예로 모낭 내에 침입하여 진피와 피하에 염증이 파급한 *Kerion celsi*가 있다. 이때 감염 국소에서 떨어진 부위에서 알레르기성 발진(백선진)이 나타나는 경우가 많다.

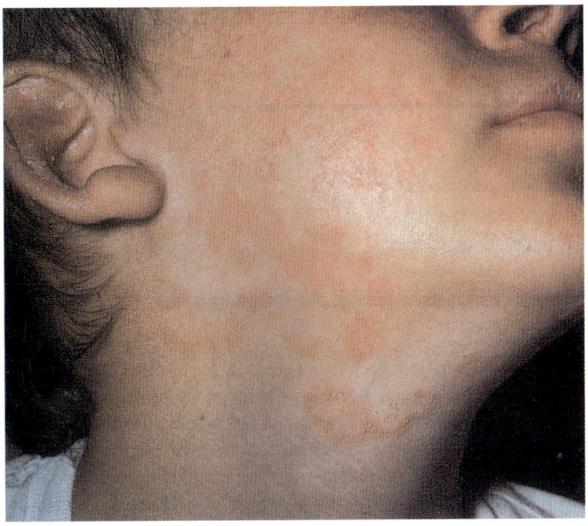

▶ 그림 8-11 Ringworm(백선)

1) 백선균(*Trichophyton*)속

주로 소분생포자를 생성하고 간혹 연필 혹은 방망이 모양의 끝이 뭉뚝하고 표면이 매끈한 1~12개의 세포로 된 대분생포자를 생성하는 균이다. 균집락의 형태와 색이 균종에 따라 다양하며 배지의 조성에 따라 영향을 받게 된다. 각질로 된 모든 조직을 침범하여 모발에 침범할 경우에는 털줄기(모간) 내를 침범하는 모내사상균(endothrix)도 있고, 털줄기 밖을 침범하는 모외사상균(ectothrix)이 있다.

(1) *T. mentagrophytes*(모창백선균)

감염경로는 동물과 동물, 사람에서 사람으로 옮겨지며 한포상 백선, 두부 백선, 손 · 발톱 백선, 음고부 백선, 모창성 백선, 켈즈스 대머리창을 일으킨다.

Sabouraud 우무배지상에서 신속히(1주일) 발육하며 집락의 표면은 과립상, 분말상, 평탄, 방사상 또는 불규칙한 주름을 가지며 황색~적갈색이다. 균사는 나선체, 라켓형 균사이며 후막포자와 결절기관을 가진다.

(2) *T. rubrum*(홍색백선균)

감염경로는 사람에서 사람으로 옮기며 한포성 백선, 손 · 발톱 백선, 음고부 백선, 모창성 백선, 반상수포성 백선, 켈즈스창 등의 진균증을 일으킨다.

Sabouraud 우무배지상에서 2~3주만에 발육하며 균사 옆면에 눈물방울 모양의 소분생포자를 볼 수 있다. 집락 표면은 분말상, 비로드상, 단융모상, 불규칙한 주름, 백색, 황

Chapter 08

색, 핑크색, 담자홍색, 자홍색이며 이면은 백색, 농자홍색, 농갈홍색이다. 균사는 라켓형이며 결절기관, 후막포자를 가진다.

2) 소포자균(*Microsporum*)속

주로 대분생포자를 균사 끝에 형성하고 모양은 북처럼 생겼으며 표면은 거칠고 여러 개의 세포로 되어 있다.

균은 주로 피부나 모발에 침범하며 모발 외부를 분절포자가 모자이크상으로 치밀하게 배열되어 덮고 있는 모외사상균이며 배양시 라켓 모양의 균사의 후막포자를 볼 수 있다. 현재 16종이 알려져 있고 완전시대를 가진균은 10종이다.

(1) *M. canis*(개 소포자균)

동물(특히, 고양이)에서 사람, 사람에서 사람으로 감염되며 두부 백선, 족부 백선, 체부 백선, 켈즈스 대머리창의 원인균이다. Sabouraud 우무배지에서 신속히 자라며 배지 표면은 양모상, 신상, 평탄 또는 방사상 주름을 나타내며 담갈색~갈색을 띠고 이면은 담황색이고 균사는 라켓형이며 결상체, 결절기관, 후막포자를 가진다.

(2) *M. gypseum*(석고상 소포자균)

감염경로는 토양에서 동물, 동물에서 사람으로 감염된다. 초래하는 질환의 종류는 두부 백선, 반상체 백선 등이다.

Sabouraud 우무배지에서 신속히 발육하며 배지 표면은 분말상, 평탄, 황갈색~적갈색이고 이면은 담황~담갈색, 갈홍색이다. 균사는 라켓형이며 절상체, 나선체, 후막포자를 가진다(▶그림 8-12).

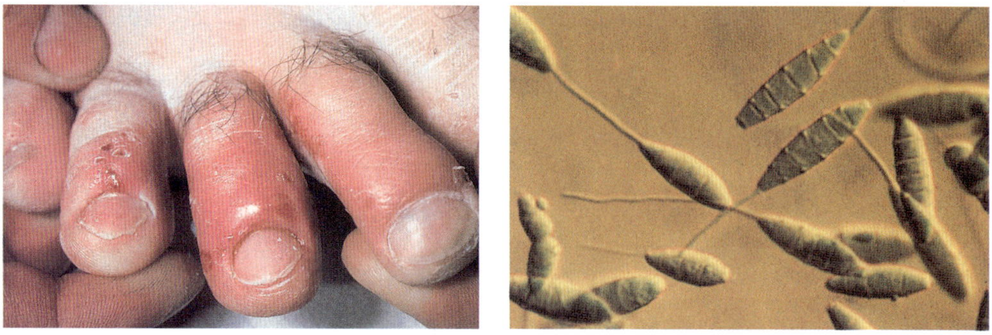

(a) (b)

▶ **그림 8-12** Trichophyton에 의한 백선(a)과 *Microsporum gypseum*(b).

3) 표피균(*Epidermophyton*)속

2개의 균종이 알려져 있고 임상 가검물에서 분리되는 균종은 주로 *E. floccosum*이다. 이 균은 서경표피균이라 하며 사람에서 사람으로 감염된다. 주로 피부와 손 · 발톱에 침범하며 모발에는 침범하지 않는데 완선, 손 · 발톱 백선, 음부 백선, 고부 백선, 한포상 백선을 초래한다.

Sabouraud 우무배지에서 중간속도로 자라며 집락 표면은 미세분말상, 불규칙한 주름과 황록색이며 집락 이면은 황갈색으로 1~5개의 세포로된 곤봉 모양의 표면이 매끈한 대분생포자만을 형성하는 특징이 있다. 집락은 쉽게 변이를 일으켜 녹황색의 집락이 백색으로 변한다. 균사는 후막포자를 가지며 나선체, 라켓형 균사이다.

Chapter 08

Chapter 09

제9장 원충학

제 1 절 총 론

1 원충의 형태

원충은 생물학에서는 원생동물(protozoa)이라 일컫는 핵과 세포질로 된 단세포생물이다. 진균과 같은 진핵균류이지만 세포벽이 없는 것이 진균과 다르며 동물세포의 성격을 갖는다. 1개의 세포가 단독으로 생존하면서 증식해 나가기 때문에 다세포생물(metazoa)의 세포와는 다르다. 기본구조는 내부에 세포질과 핵, 미토콘드리아, 리보솜, 마이크로솜 등이 있으며, 바깥쪽은 세포막으로 둘러싸여 있다. 세포질은 보통 내질과 외질로 구별할 수 있고, 외형질(ectoplasm)은 체외층을 형성하며 유리처럼 투명하고 운동, 식물섭취, 배설, 호흡 및 방어에 관계하며 때에 따라서는 특수한 기관을 구성하기도 한다. 운동기관으로는 위족(pseudopodia), 편모(flagella), 섬모(cilia), 파동막(undulating membrane)이 있다. 자연계에는 종류가 매우 많으나 기생생활을 하는 원충류는 소수이다(▶그림 9-1).

2 원충의 생식, 감염

이분열, 다수분열, 내부출아(endodyogency) 등의 무성생식과 동형융합과 이형융합 등의 유성생식이 있다. 이와 같은 증식은 영양형의 시기에 이루어진다. 영양형(trophozoite)은 운동기관을 가지고 있으면서 섭식, 분열증식하는데 외부 환경의 변화에 따라 모든 기능을 버리고 낭자(cyst)로 변형한다. 소화기 기생원충은 저항성으로 인해 감염형의 낭자를 다

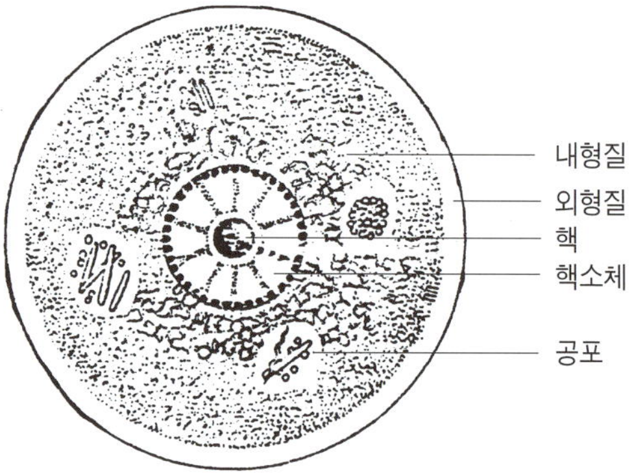

▶ 그림 9-1 원충의 모형

수 형성한다.

기생충에는 고유의 감염경로가 있다. 아메바(amoeba)는 물과 음식에 의해 감염되며, toxoplasma는 흙과 음식물 등에서, 주혈원충류는 곤충이 매개한다. 질 트리코모나스(trichomonas)는 낭자를 만들지 않고 영양형이 성적 접촉(sexual transmission)에 의해 전파한다.

3 원충의 분류

원충은 크게 근족충류(Rhizopoda), 편모충류(Mastigophora), 섬모충류(Ciliata), 포자충류(Sporozoa)의 4군으로 분류한다.

1) 근족충류

근족충류(Rhizopda)에 속하는 원충류는 일반적으로 아메바라 한다. 운동기관이 없고 원형질은 구조상 과립이 많은 내질과 투명한 외질로 되어 있다. 핵은 1개를 갖는 것과 2개를 갖는 것이 있으며 영향형기에는 위족을 돌출시켜서 운동을 하고 생활조건이 불리해지면 세포막 외측에 견고한 막을 분비하여 세포를 싸서 일종의 휴지세포인 낭자를 형성하여 환경조건에 적응한다.

2) 편모충류

편모충류(Mastigophora)는 색소과립세포(chromatophores)를 가지지 않는다. 본충의 영양형은 운동기관으로서 1개의 편모(flagella)가 있고 어떤 종류의 것은 파동막을 가지고 있다. 편모에 의해 활발히 운동하는 것을 영양형이라 하고 몇 종을 제외하고는 낭자를 형성하여 감염은 낭자에 의해 이루어진다. 병원성으로는 질 트리코모나스(*Trichomonas*), 트리파노조마(*Trypanosoma*), 리슈마니아(*Leishmania*)가 있다.

3) 섬모충류

섬모충류(Ciliata)는 원충류 가운데 가장 크고 섬모로 운동한다. 대핵(macronucleus)과 소핵(micronucleus)이 한 개체에 들어 있으며, 대핵은 신진대사에 관여하고 소핵은 번식에 관여한다. 인체 내에 기생하여 병원성을 나타내는 것은 대장 발란티움(Balantidium coli) 뿐이다.

4) 포자충류

포자충류(Sporozoa)는 복잡한 생활환(life cycle)을 가지며 모두 기생생활을 하고 척추동물과 무척추동물의 체내에 기생한다. 포자충류는 생활환 도중에서 유성세대와 무성세대가 세대를 반복하며 대부분의 경우 곤충과 인간과 같은 2종의 숙주를 필요로 한다. 무성생식은 2분열 외에 다수분열(핵분열은 일어나나 세포분열은 하지 않고 세포가 성장하여 일단 대형의 다핵세포가 된 후, 이것이 한꺼번에 많은 세포로 분열하는 증식방법을 말함)을 일으키며 유성생식은 감수분열로 생긴 자웅의 생식세포(배우자)가 합체하여 새로운 개체(접합자)를 만드는 방식이다. 유성생식을 하여 최종적으로 포자(spore)를 형성하고 무성생식을 하여 분열체를 형성한다. 병원성인 것으로 말라리아원충(*Plasmodium*)과 톡소플라스마(*Toxoplasma*)가 있다.

제 2 절 각 론

1 소화기 기생 아메바

1) 이질아메바(*Entamoeba histolytica*)

세계 인구의 약 10%가 낭자에 오염된 물과 식품에서 잠재적으로 감염되어 있다.

이질아메바의 성숙한 낭자가 음식물, 음료수 중에 혼입되었다가 경구적으로 감염된다. 감염된 낭자는 작은창자(소장) 하부에서 탈낭되며, 낭포 내의 4핵성 아메바는 작은 구멍을 뚫고 나와 1개의 영양형과 4핵성 아메바가 되었다가 다시 복잡한 핵 및 충체의 분열기전에 의해 8개의 작은 아메바로 된다(▶그림 9-2).

큰창자(대장) 내에서 증식한 영양형은 큰창자벽으로 침입하고(감염 예의 약 10%) 점막밑조직에 도달한다. 세균의 혼합감염에 의해 궤양을 형성하고 설사 또는 이질이 생기며 점막 및 소수의 적혈구와 함께 영양체가 흔히 액상변 속에 배설되어 점액 및 혈액변의 특징이 있는 이질과 유사한 증상이 된다.

원충은 혈액으로 전이하여 간, 허파, 뇌에 고름집(농양)을 만든다. 영양형은 낭자가 되어 배설되며 감염원이 된다. 감염하더라도 반드시 발증하는 것은 아니며 낭자보균자(cyst carrire)가 되는 경우가 많다. 치료는 metronidazole(Flagyl), tinidazole(Fasigyn)이 임신부

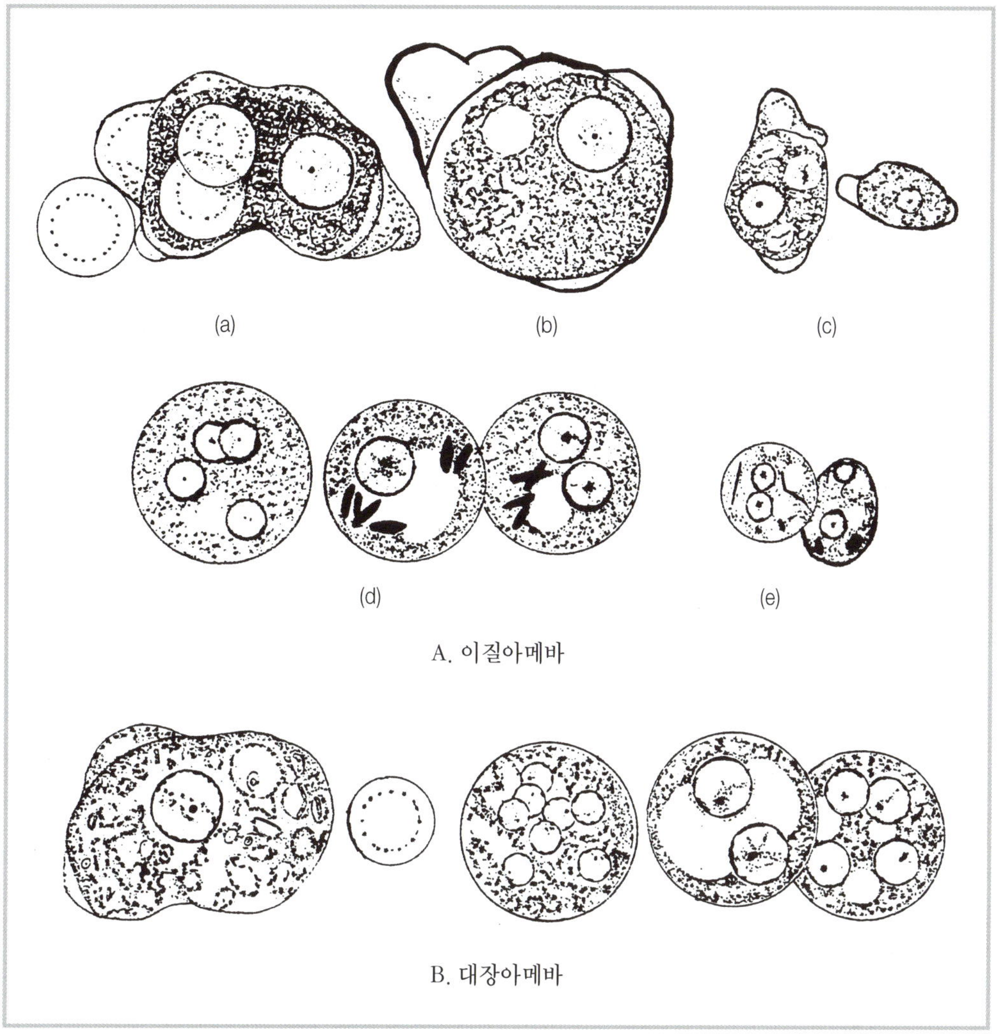

▶ **그림 9-2** 이질아메바와 대장아메바

A. 이질아메바
(a, b) 영양형 : 적혈구를 탐식하는 것이 특징
(c) *E. hartmanni* 영양형(식포는 있으나 적혈구는 없음)
(d) 낭포형 1~4개의 핵과 유염색질체를 가짐
(e) *E. hartmanni*(왼쪽 : 2개의 핵을 가진 낭포형, 오른쪽 : 단핵을 가진 전낭포형)

B. 대장아메바
(a) 영양형(식포와 내용물을 가짐)
(b) 낭포형(2, 4 및 8개의 핵을 가짐, 후자는 성숙한 것임)

를 제외하고 일반적으로 사용된다. 최근에는 남성 동성애자 중에 무증상 환자가 증가되고 있다(▶그림 9-3).

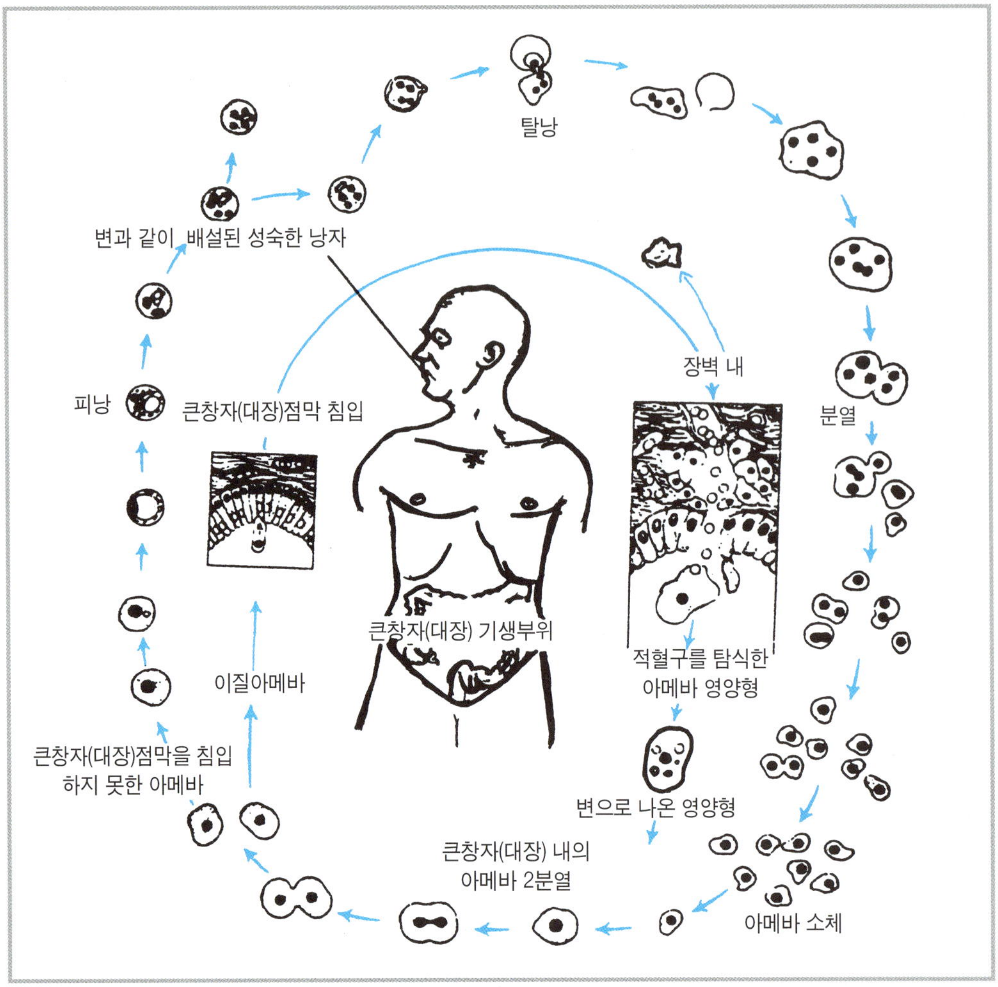

▶ **그림 9-3** 이질아메바의 생활사

❷ 조직 기생 아메바

아메바 중 *Naegleria folwleri*와 *Acanthamoeba culberrsoni*에 감염하면 뇌수막염 증상을 나타내는 경우가 있다.

*Naegleria*의 낭자는 호수나 풀에서 수영할 때 비강 감염하고 뇌에 침입하여 출혈성 괴사를 일으킨다. 증상은 두통, 식욕부진, 구토 등의 신경증상이다. 이것을 원발성 아메바성 뇌수막염(primary amoebic meningoencephalitis ; PAM)이라고 한다.

*A. culbertsoni*는 인두 등에 무증상감염(불현성감염)하고 있는데 면역부전인 사람에게서 발증한다. 이것을 기회감염(opportunistic infection)이라고 한다. 뇌에 전이하여 육아종수막염(granulmatous amebic encephalitis ; GAE)을 발증한다.

3 소화기 기생 편모충

1) 람블편모충(*Giardia lamblia*)

세계 각지에 분포되어 있으며 열대, 아열대지방에 많다. 성인보다 소아에 감염률이 더 높다. 형태는 영양형과 낭자로 구분한다. 영양형은 정면에서 보면 서양배 모양이며 좌우가 대칭적으로 잘 균형잡혀 있다. 낭자는 난원형이며 크기는 8~12㎛이고 피막은 엷으며 투명하다(▶그림 9-4).

환자의 분변 중에 많은 낭자가 배출되는 데 이것이 이질아메바의 낭자와 마찬가지로 물과 식품으로 매개되어 감염한다. 샘창자(십이지장)에 기생하여 증식한 영양형은 점막상피에 흡착하여 흡수불량을 일으킨다. 주된 증상은 지방성 설사, 만성 설사증, 영양불량, 복부의 경련, 팽만 및 담낭염이다.

치료에는 이질아메바 치료제를 사용한다.

4 비뇨생식기 기생 편모충

1) 질 트리코모나스(*Trichomonas vaginalis*)

사람에 감염하는 3종의 트리코모나스 중에서 *Tichomonas vaginalis* 만 병원성이 있다.

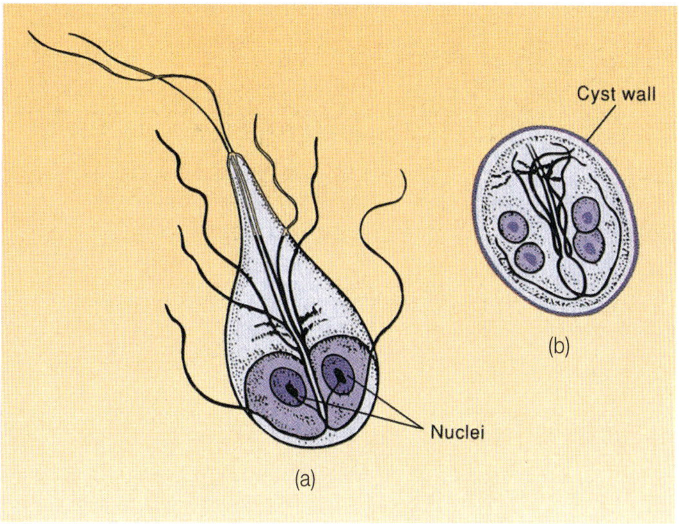

▶ **그림 9-4 람블편모충.** (a) 영양형, (b) 낭자.

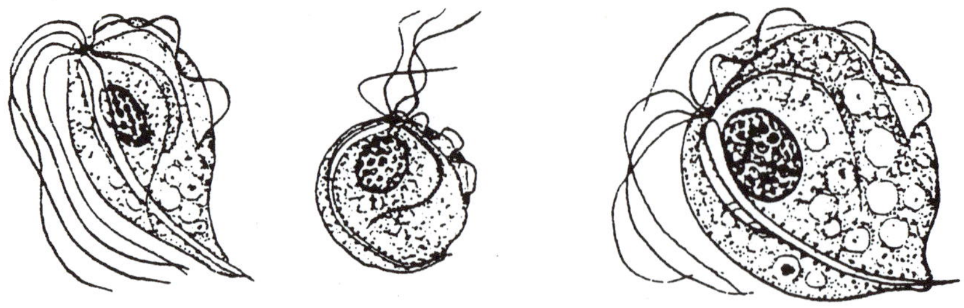

(a) 정상영양형 (b) 분열 후의 윤형 (c) 정제된 표본상의 일반형

▶ 그림 9-5 질 트리코모나스

서양 배 모양을 하고 있으며 짧은 파동막이 몸통 중앙에 뻗어 있으며 4가닥의 편모를 가지고 있다. 보통은 장축이 15~20㎛이나 30㎛에 달하는 것도 있다. 특유한 움직임과 회전운동을 하고 세포질 내에는 과립이 상당량 들어 있다(▶그림 9-5).

낭자는 형성되지 않으며 영양형 충체가 성교에 의해 전파되고 여성의 질염을 일으킨다. 증상은 외음부의 소양증, 작열감, 백색 대하인데 칸디다성 질염과의 혼합감염이 많다. 자궁 내에는 침입하지 않는다. 임부 월경시에 발증하기 쉬운 것은 원충의 당소비량이 많은 것과 관계가 있다. 남성에서는 전립샘, 요도에 기생하나 무증상인 경우가 많다. 치료는 이질아메바에 준하지만 질 좌약이 있다. 완전한 치료를 위해서는 배우자와 치료를 동시에 실시해야 한다.

5 혈액 · 조직 기생 편모충

트리파노조마(trypanosoma)와 리슈마니아(leishamina)의 2종류가 주혈편모충으로서 중요하다. 환자로부터 흡혈에 의해 매개곤충의 체내에 들어가 원충은 곤충의 체내에서 증식한 다음 곤충이 사람을 흡입할시 사람에게 전파된다. 매개곤충이 서식하는 열대와 아열대에 분포되어 있다.

1) 트리파노조마

(1) 감비아트리파노조마(*Trypanosoma brucei gambiense*) 및 로데시아트리파노조마(*T. brucei rhodesiense*)

모두 아프리카 수면병의 병원충으로 흡혈곤충인 체체파리(*Glossina*속)가 매개한다(▶그림 9-6).

숙주 체내에서 가늘고 긴 자유편모를 가진 세장형, 짧고 통통한 것으로 편모가 없는 단형과 그 중간형의 3가지 형태가 있다. 길이 14~33㎛, 폭이 1.5~3.5㎛이며 타원형 핵이 충체의 중앙에 위치하며 1개의 편모가 기립체에서 시작하여 파상으로 주행하여 파동막이 된다(▶그림 9-7).

원충은 곤충에 흡수되어 중장에서 침샘으로 이행한다. 감염 국소에서 증식하여 여러 가지 정도의 결절과 종창이 생기며 점차로 진행되어 트리파노조마 하감을 형성한다. 이어서 사람의 혈중에 들어가면 분열, 증식하여 최종적으로는 중추신경에 도달하여 전형적인 수면병증후군을 일으키는데, 심근염과 수막뇌염 장애가 일어난다. 그로 인해 권태, 식사불능, 보행불능, 혼수상태 그리고 사망에 이른다. 목림프절종창이 현저한데 Witerbottome's sign이라 한다.

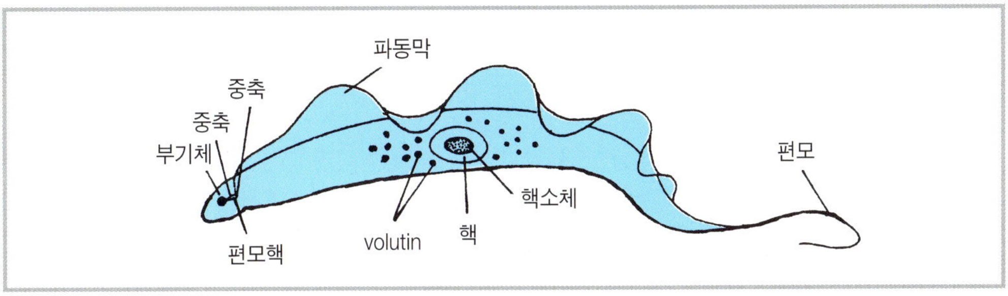

▶ 그림 9-6 수면병 원충

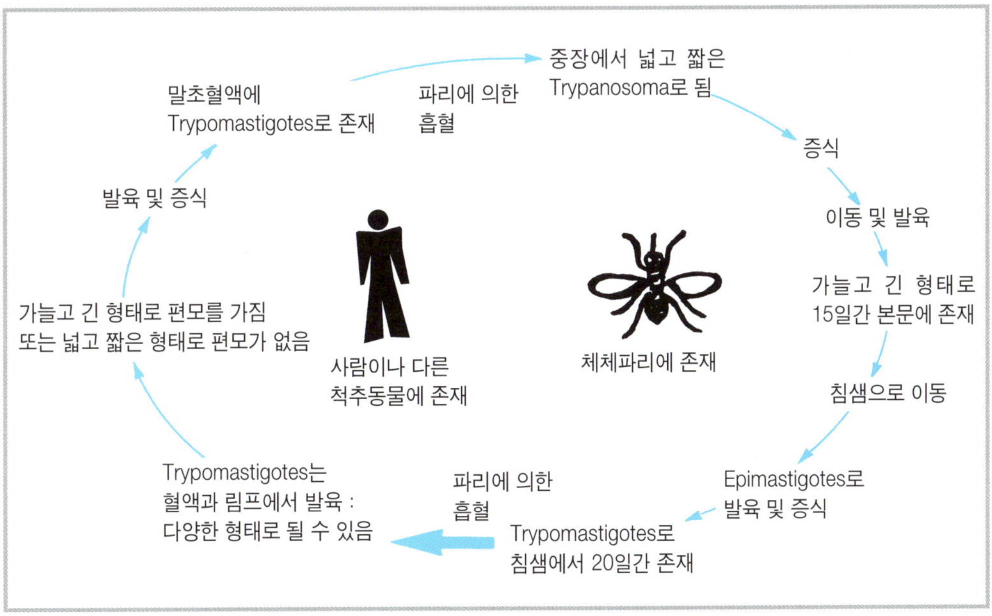

▶ 그림 9-7 감비아트리파노소마와 로데시아트리파노소마의 생활사

Chapter 09

(2) Cruz 트리파노조마(*T. cruzi*)

남미에 분포되어 있으며 흡혈 곤충인 *Triatoma*속, *Panstrongylus*속에 매개한다. 곤충의 분변에 배출된 원충은 사람이 이 곤충에 물린 후 강한 가려움 때문에 피부를 긁을 때 상처를 통해서 감염한다. 눈의 점막에서도 침입한다. 그러면 그 곳에 호중구 림프구의 침윤에 의한 구진이 형성되는데 Chagoma라고 한다. 눈꺼풀(안검)의 부종은 Romanas sign이라고 한다. 고열, 간비종, 심전도 이상, 부종 등의 만성 경과를 거치며 거대식도, 거대결장을 일으키는 경우가 있다(▶그림 9-8).

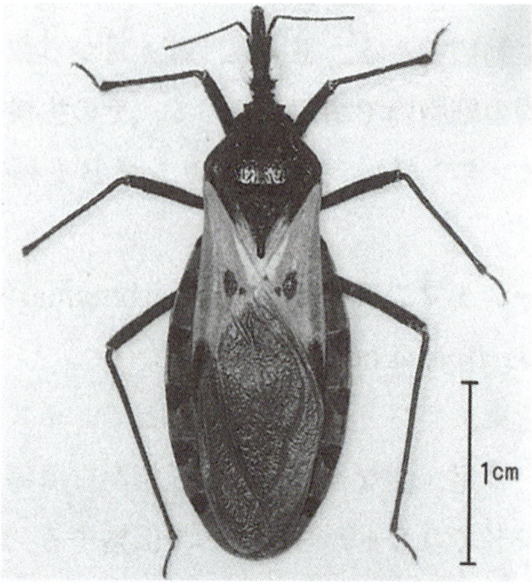

▶ 그림 9-8 흡혈곤충 *Triatoma*속

치료법이 없기 때문에 곤충에 물리는 것을 방지하는 대책이 필요하다. 이 병을 샤가스병이라고 한다.

2) 리슈마니아

이 원충은 열대, 아열대의 포유동물에서 볼 수 있는 조직내 기생충이다. 전 세계적으로 1,200만 명의 환자가 있는데 매년 40만 명의 새로운 환자가 발생하고 있다. 우리나라에서는 아직 보고된 바 없다.

소형인 샌드파리의 일종인 흡혈곤충인 *Phlebotomus* spp.에 의해서 인체에 감염되고 또 분뇨나 콧물 등이 비말로 되어 기도, 경구적 감염도 있다.

매개충에 물림으로써 전편모(promastigote)를 전파하고 전편모는 대식세포(큰포식세포, macrophage)에 섭취된 후 급속히 무편모로 변하며, 감염 후 다시 대식세포 내에서 기생하여 분열 증식하여 대식세포의 세포질에 충만된다. 곧 이어서 대식세포는 파열되고 유리된 기생체는 별도의 대식세포에 들어간다. 이 과정이 반복되어 세포면역의 결손을 일으킨다. 과민성 반응에 의한 조직의 파괴, 충체가 피부에서 내장으로 이행할 때 만들어지는 면역복합체에 의한 사구체신염(토리콩팥염) 등이다.

원충은 항원성과 특징에 따라 4군으로 분류된다.

(1) 내장 리슈마니아(*Visceral leishmaniasi*)

병원체는 *Leishamania donovani* complex으로 남미, 중미, 인도, 아프리카, 유러시아 대륙 등 전 세계에 분포되어 있다. 지역에 따라 병태가 다른 데 인도에서는 성인에게 많고 지중해와 북아프리카, 중동에서는 소아에 많다. 보통 숙주는 개나 야생동물로서 감염 후 수개월에서 수년 후에 비종, 간종, 부종, 빈혈이 일어난다. 이 원충은 조혈장기의 세포 내에서 증식되기 때문에 생검에 의해 진단된다.

치료에는 5종의 antimon제, pyrimethamine, pentamidine, amphoterisin B를 사용한다. 치료하지 않으면 환자의 70~90%가 사망한다.

(2) 피부 리슈마니아(*Cutaneous leishmaniasis*)

① *Leishamina tropica* complex

남유럽, 중동, 아프리카, 인도 등에서 쥐, 개가 숙주이다. 병변은 피부로 국한되어 있고 귀, 수족, 얼굴 등의 자상이 구진에서 궤양으로 된다. 피내반응(Montenegro's test)이 양성으로 나타난다. 인도에서는 사람에서 사람으로 전파한다. 도시에서는 *L. t. minor* 아종이 오랜 잠복기를 거쳐 건조형 피진을 일으키고 삼림지대에서는 *L. t. major* 아종이 짧은 잠복기 후 발증하는데 환부는 습윤형인 병태를 일으킨다.

② *Leishmania mexicana* complex

멕시코, 아마존, 과테말라 등에서 삼림설치류가 숙주이다. 세포면역이 결여된 예에서는 DCL(diffuse cutaneous leishaniasis)가 되어 원충이 증식하는데 궤양을 만들지는 않는다.

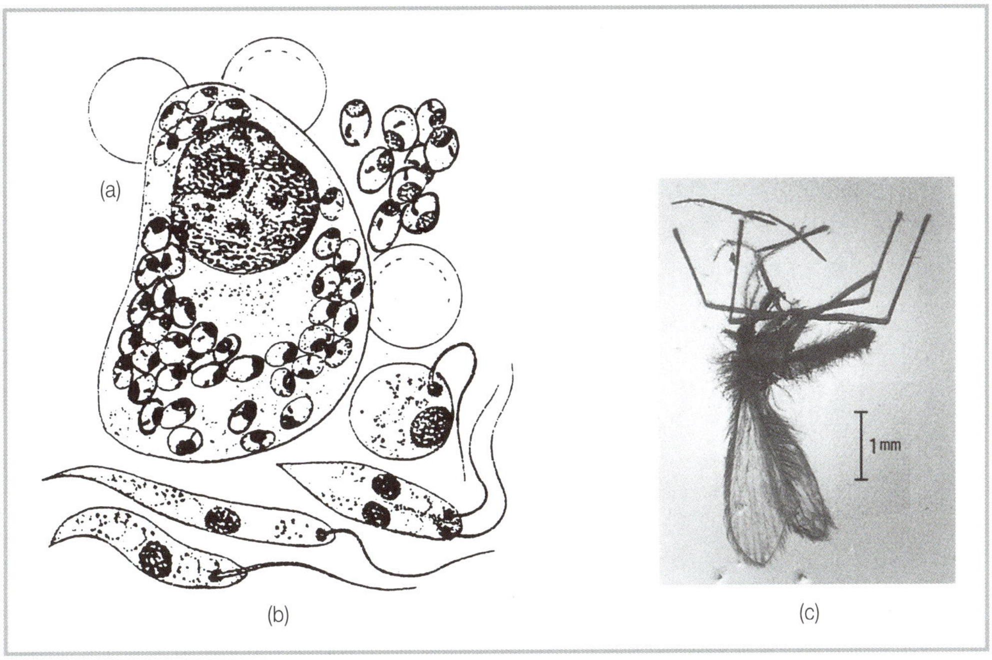

▶ **그림 9-9** *Leishmania*(a,b)와 매개곤충(c)

(a) 무편모로 지라(비장)의 많은 내망세포에 존재하고 있는 도노반 리슈마니아
(b) Sandfly 내장이나 배양에서 발견이 되는 유편모의 도노반 리슈마니아

(3) 점막피부 리슈마니아(*Mucocutaneous leishmaniasis*)

병원체는 *Leishmania brasiliensis* complex으로 중미, 남미의 정글 속의 설치류가 숙주이다. 병변은 코, 입, 인두에 이르는 폴립(polyp)과 궤양인데 외적으로 보이는 증상이 매독과 유사하기 때문에 삼림매독(espundia)이라고도 한다. 20년 이상이 지나 재발되는 경우도 있으며 사망률은 5~85%나 된다(▶그림 9-9).

3) 주혈원충류의 최신 치료법

트리파노조마, 리슈마니아 등의 주혈원충이 포유류의 혈관 내에서 생존할 수 있는 것은 충체 자신이 가진 alkali peptidase에 의한 바가 크다. 이 효소는 포유류에서는 존재하지 않고 기생충의 모든 발육단계에서만 볼 수 있는 것으로 충체는 이 효소에 의해 숙주의 면역계에 저항하여 충체가 혈관 내로 침입할 수 있는 것이다. 그래서 최근에는 이 효소와 반응하기 쉬운 아미노산의 특이 배열과 유사한 구조의 효소에 억제제가 합성되었다.

6 소화기 기생 섬모충

1) 대장발란티움(*Blantidium coli*)

세계 각지에 분포하나 특히 열대지방에 많다. 돼지에 높은 비율로 기생하는데 인체 기생은 드물다. 우리나라에서는 배합사료로 사육하지 않는 돼지의 절반 이상에서 발견할 수 있다.

영양형과 낭자형이 있는데, 영양형의 크기는 50~10㎛×40~70㎛ 이며 난원형이다. 체표면은 섬모로 덮여 있고 핵은 대핵과 소핵이 있다. 충체 양쪽에 입, 뒤쪽에 항문이 있고 배설기관으로는 수축포가 2개 있다. 낭자형은 구형이며 45~65㎛이고, 핵은 언제나 1개 갖는다(▶그림 9-10).

이 원충의 증식은 2개체의 접합(conjugation)에 의한다. 낭자에 의해 경구감염하고 섭취한 낭자는 영양형이 되고 큰창자(대장) 내에서 영양형이 증식하면 이질아메바와 유사한 증상을 나타내는데 무증상인 경우도 있다. 병변이 일어났을 때는 점액, 혈액이 배설되는데 이를 balantidial dysentery라 한다. 치료에는 tetracycline를 사용한다.

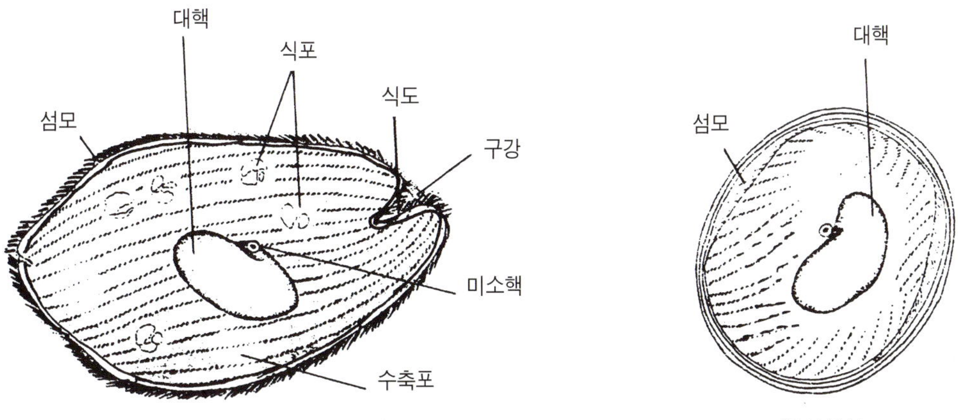

▶ **그림 9-10** 대장 발란티움

7 소화기 기생 포자충

1) *Cryptosporidium*속

분변 중의 Ocyst가 경구감염하고 소화관 점막상피세포의 미융모 내에 침입한 포자체(sporozoite)가 발육, 최종적으로 Ocyst가 배출된다. 감염하더라도 정상인인 경우에는 무증상인 예로 있으나 면역억제제를 사용 중이거나 면역기능결핍증 환자에서는 설사가 지속된다. 특히 AIDS 환자의 경우에는 기회감염으로 원충에 의해 발증하고 쓸개, 이자, 허파에 퍼지는 중증을 나타내는 경우가 있는 Ocyst는 미융모 내에서 성숙하고 포자체를 방출하기 때문에 자가감염도 된다.

8 혈액, 조직 기생포자충

1) Malaria 원충(*Plasmodium*)

사람에게서 볼 수 있는 말라리아 원충은 3일열 말라리아(*Plasmodium vivax*), 4일열 말라리아(*P. malariae*), 열대열 말라리아(*P. falciparum*), 난형 말라리아(*P. ovale*) 4종이 있다. 모두 학질모기(*Anpheles*속)가 매개한다. 우리나라에서도 1,400년대에 이미 알려져 있으며 학질, 하루거리 등으로 불리어 왔다. 현재는 강원도 일부 산악지대에서 감염되고 있으며, 우리나라에서는 3일열 말라리아 원충이 대부분인 것으로 알려져 있다.

① 생활사

사람 혈액 중의 자웅생식 모체의 원충(macro-micro gametocyte)이 모기가 흡혈시 모기 체내에 침입된 후 생식체(gamete)가 융합 수정하여 모기의 장 상피세포벽에서 Ocyst를 형성하는 데 이 과정을 **유성생식 과정**이라 한다. 이후 O-cyst 내부에 수천 개의 포자체가 형성되고 이것이 침샘으로 이동하여 흡혈시 사람에게 침입한다. 따라서 모기는 말라리아 원충의 숙주인 셈이다. 사람에게 침입한 포자체는 피부밑 모세혈관을 지나 간세포 내에 들어가 무성생식을 개시한다. 간세포 내에서 분열증식한 원충은 혈액 중으로 들어가서 적혈구내에 기생한다. 원충은 분열증식하여 일정수의 분자체(merozoite)를 만들고 48시간마다 (3일열, 열대열, 난형 말라리아) 또는 72시간 (4일열)마다 적혈구를 파괴하며 분자체는 새로운 적혈구에 침입한다. 3일열과 난형 말라리아 원충은 미숙 적혈구에, 4일열 원충은 성숙 적혈구에, 열대열 원충은 모든 발육기의 적혈구에 기생한다(▶그림 9-11).

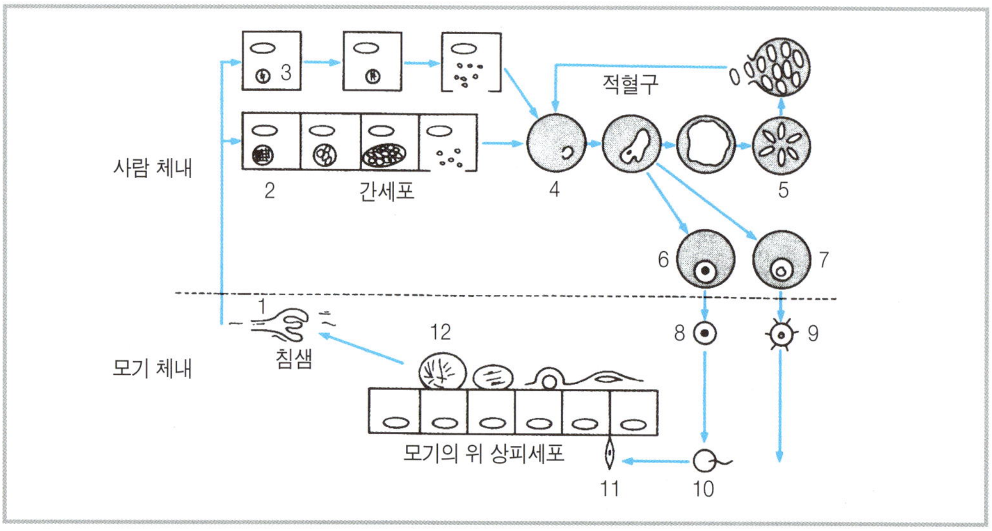

▶ 그림 9-11 말라리아 원충의 발육사

1. 모기의 침샘에서의 sporozoite
2. 사람의 간세포 내에서의 merozoite 형성
3. 간세포 내에서 휴면하고 있는 hypnozoite(3일형과 난형 말라리아 뿐)
4. 적혈구 내에 침입한 윤상체가 된 원충
5. 일정수의 merozoite를 형성한 schizont(이 형성과정을 schizogony라고 함)
6. 자생생식모체(macrogametocyte)
7. 웅성생식모체(microgametocyte이 형성과정을 gametogony라고 함)
8. 자성생식체(macrogamete)
9. 웅성생식체(microgamete)
10. 융합체(수정) (zygote)
11. 충양체(ookinate)
12. 모기의 위 상피세포 바닥막 아래의 oocyst 발육과 내부에 sporozoite 형성(이 형성과정을 sporogoy라고 함)

② 증 상

감염 적혈구와 정상 적혈구의 파괴로 인한 빈혈, 항원-항체복합물의 처리에 의한 비종, 고열에 의한 혈관 확장으로 저혈압과 조직의 산소결핍 등이 일어난다(▶그림 9-12).

열 발작은 특징에 따라 다음 3단계로 구분된다.

ⓐ 오한기(cold stage) : 한기, 떨림이 30분간 지속한다.

ⓑ 발열기(hot stage) : 체온이 40~41℃로 상승하고 두통과 혈관 확장이 3~8시간 지속한다.

ⓒ 발한기(sweating stage) : 대량의 발한으로 해열되고 피로에 의해 잠자게 되며 기분이 상쾌해진다.

특히, 열대열 말라리아는 증상이 격렬하고 사망률이 높다. 이것은 원충기생 적혈구의 표면에 돌기가 발생, 혈관벽에 접착하기 쉽고 그로 인해 뇌의 소혈관을 막혀 주위의 조직이 산소결핍 상태가 되어 혼수에 빠지기 때문이다. 중증 말라리아 환자의 혼수상태가

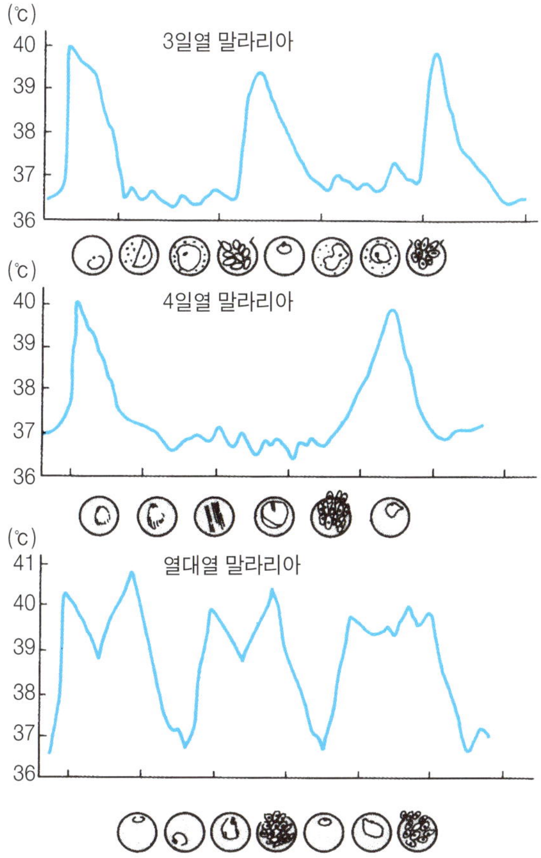

▶ **그림 9-12** 말라리아의 열형

▶ 표 9-1 말라리아 원충 4종의 특징

	3일열 원충	열대열 원충	4일열 원충	난형 원충
Sporogony에 모기 체내에서의 Sporozoite의 형성	9일	11일	21일	16일
간 내 Schizogony 후 최초의 merozoite 출현	8일	5~6일	13~16일	9일
간 내 Schizogony 연속	5년	없음	없음	3년
적혈구 내 Schizogony	48시간	48시간	72시간	49~50시간
반복일어나는 시간	12~24	16	6~12	8
Merozoite 형성수	유약 적혈구	모두 적혈구	노화 적혈구	전 기관
기생 적혈구	팽대	무변화	무변화	난형
적혈구의 변형과 표면의 변화	Schuffner의 반점	Maurer의 반점	Ziemann의 반점	Schüffner의 반점
재발 계속기간	2년 이내	1년 이내	40년	2년 이내
Gametogony	3~5일	9~11일	5~21일	5일

마약 상습자의 혼수로 오인되어 방치하여 사망한 경우도 있다. 사고와 수술로 지라 적출을 받은 자는 열대지방 여행 중에 열대열 말라리아에 감염되기도 한다. 그 밖에도 마약 중독자가 사용한 주사기가 말라리아에 원충으로 오염되어 다른 상습자로 감염하는 경우와 4종 말라리아 모두가 태반감염하여 유아가 발증하는 것도 알려져 있다(▶표 9-1).

③ 진 단

발병하기 전의 열대지방으로의 여행경험 유무, 열형, 그리고 혈액도말표본에 의한 적혈구 내에 기생원충의 검출에 의해 확진한다. 열대열 말라리아 환자는 증상이 급격히 악화되기 때문에 신속한 진단과 약제 투여가 필요하다.

▶ 표 9-2 발육형에 따른 말라리아 약제의 효과 비교

약제 / 발육형	키니제 Quinine	키나크린 Quinacrin	클로로킨 Chloroquine	플라스모킨 Plasmochin	팔루드린 Paludrin
분열체	+++	++++	++++	+	+++
생식모체	+	+	+	+++	+++
조직형	−	−	−	+	−

④ 치 료

Chloroquine가 가장 유효하나 내성 말라리아 원충의 출혈이 각국에서 보고되고 있다. Quinacrine, quinine, pyrinuthamine 등도 사용된다. 3일열과 난형 말라리아의 간내 원충은 primaquine을 사용하여 화학요법을 시행한다(▶표 9-2).

2) 톡소플라스마(*Toxoplasma gondii*)

고양이의 장관 상피세포내에서 유성생식에 의해 증식하고 분열이 빠른 tachyzoite가 만들어지며 최종적으로 분변 내에 Ocyst가 배출된다(▶그림 9-13).

사람에서는 모체로부터의 선천감염이 있다. 후천감염으로서는 이 Ocyst에 감염된 돼지의 근육내 낭자의 섭취에 의한다. Cyst 내에는 분열속도가 늦은 bradyzoite가 수백 개 들어 있다. 또는 Ocyst의 직접 경구감염도 있다. 충체는 1.5~4㎛×2~7㎛이고 초생달 모양이며 중앙에 1개의 핵이 있다(▶그림 9-14).

① 증 상

ⓐ 선천감염(congenital infection) : 톡소플라스마증에 감염된 모친으로부터 태반 경유로 태아가 감염한다. 모친이 만성 감염이어서 혈중에 원충이 나타나지 않을 경우에도 드물게 원충에 감염하는 경우가 있다. 태아는 사산하든지 유산하게 되지만 출산하더라도 맥락망막염(chorioretinitis), 뇌내석회화(cerebral

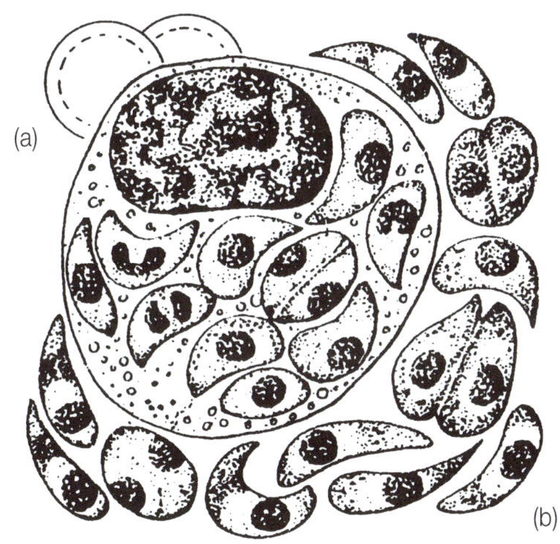

▶ **그림 9-13** 톡소플라스마 곤디

(a) 영양형(많은 단핵세포가 있음)

(b) 혈액에 유리된 *T. gondii*(적혈구 내에서는 발견되지 않으나 특히 내망세포나 다른 세포에서 기생하고 있음)

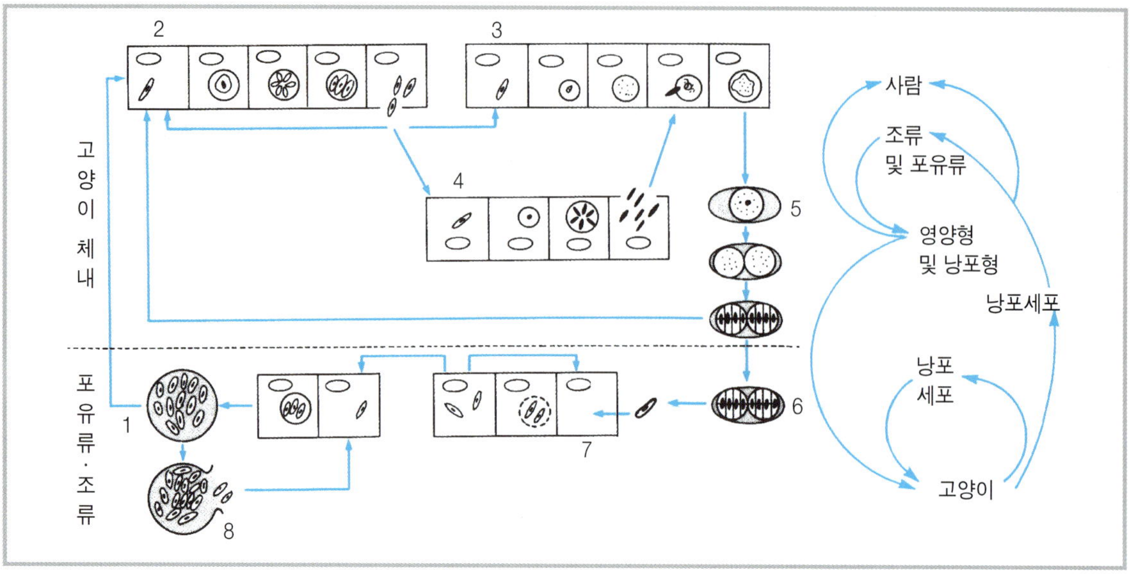

▶ **그림 9-14** 톡소플라스마의 발육사

1. 감염된 포유류, 조류의 조직 내 cyst와 내부의 영양형 bradyzoite
2. 고양이 작은창자(소장) 상피세포 내의 톡소플라스마 원충 tachyzoite의 발육
3. 자성생식체(macrogamete)의 형성
4. 웅성생식체(microgamete)의 형성과 수정
5. oocyst의 형성과 발육
6. 성숙한 oocyst 내에 2개의 sporocyst, 그 속에서 각 4개의 sporozoite
7. 포유류, 조류의 세포 내 원충의 증식
8. 포유류, 조류의 조직 내 cyst에서 나온 brakyzoite에 의한 재발

calcification), 정신운동 장애자(psychomotor disturbance) 등의 후유증을 남긴다.

ⓑ 후천감염 : 고양이 분변 중의 Ocyst를 오염 환경에서 경구 섭취한다든가 식육용 동물의 근육내 낭자를 불완전하게 가열 조리하여 섭취하면 감염한다. 성인보다 소아가 발증하기 쉽고 급성에서 만성으로 증가할 때, 원충 증식으로 인해 전신의 림프절염 등이 일어난다.

항체가의 조사로 무증상감염(불현성감염)이 많은 것을 알 수 있는데 발증하지 않은 예가 많다. 그러나 면역기능결핍증 환자와 면역억제제를 사용하는 사람에게서 갑자기 발증하는 경우가 있기 때문에 주의가 필요하다.

② 감염예방

임신 중기까지는 고양이와의 접촉을 피하고 O-cyst에 의한 감염을 막는 것이 바람직하다.

③ 치 료

Pyrimethamine(항말라리아제), spyramycine(항생제)를 사용한다.

3) Pneumocystis(*Pneumocystis carinii*)

대부분 무증상감염(불현성감염)의 경우가 많으며 정상인에서는 발증하지 않기 때문에 병원성은 낮다. 최근에는 AIDS 환자의 50~60%가 *Pneumocystis carinii*에 의해 폐렴이 발생하며, 허파 이외의 전신 장기에서도 병소가 발견되고 있다. 중증이 되면 마른기침과 발열이 계속된 후 저산소혈증이 된다.

NDEX

찾아보기

한글 찾아보기

ㄱ

ㄴ

ㄷ

ㄹ

ㅁ

INDEX 찾아보기

ㅂ

ㅅ

ㅇ

ㅈ

ㅎ

영문 찾아보기

A

B

C

D

E

J, K

L

M

N

O

V

W, X, Z

저자 소개(가나다순)

김 관 천 광주보건대학교
김 충 환 마산대학교
박 미 숙 교통대학교
범 진 필 조선간호대학교
이 광 배 대구보건대학교
이 진 희 군산간호대학교
정 명 실 성신여자대학교

인 지
생 략

| 병원미생물학 |

인쇄일 2013년 2월 15일 초판 인쇄
발행일 2013년 2월 25일 초판 발행

저 자 김관천 · 김충환 · 박미숙 · 범진필 · 이광배 · 이진희 · 정명실

발행인 김 시 동
발행처 정 문 각
서울특별시 마포구 백범로 104, 봉화빌딩 401호
출판등록 1990년 10월 25일 9-246호
전 화 02) 713-0421~3
팩 스 02) 704-6265
전자우편 jungmunk@unitel.co.kr
홈페이지 www.jungmunkag.co.kr

정 가 **30,000원**

ISBN 978-89-7742-513-2 93510